疾病预防控制机构
生物安全管理体系建设与应用

主　编　于　鲲

副主编　孙建云　吴雯卿　魏　静　陆瑛玮　宁俊艳

ESTABLISHMENT AND COMMON PRACTICE
OF BIOSAFETY MANAGEMENT SYSTEMS IN CENTERS FOR
DISEASE CONTROL AND PREVENTION

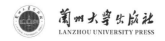

兰州大学出版社
LANZHOU UNIVERSITY PRESS

图书在版编目（ＣＩＰ）数据

疾病预防控制机构生物安全管理体系建设与应用 /
于鲲主编. -- 兰州 ：兰州大学出版社，2022.8
 ISBN 978-7-311-06371-9

Ⅰ．①疾… Ⅱ．①于… Ⅲ．①疾病预防控制中心－安
全管理体系－研究 Ⅳ．①R197.2

中国版本图书馆CIP数据核字(2022)第152492号

责任编辑　陈红升
封面设计　陈　欣

书　　名	疾病预防控制机构生物安全管理体系建设与应用	
作　　者	于　鲲　主编	
出版发行	兰州大学出版社　（地址：兰州市天水南路222号　730000）	
电　　话	0931-8912613(总编办公室)　0931-8617156(营销中心)	
	0931-8914298(读者服务部)	
网　　址	http://press.lzu.edu.cn	
电子信箱	press@lzu.edu.cn	
印　　刷	甘肃发展印刷公司	
开　　本	787 mm×1092 mm　1/16	
印　　张	36.25(插页2)	
字　　数	814千	
版　　次	2022年8月第1版	
印　　次	2022年8月第1次印刷	
书　　号	ISBN 978-7-311-06371-9	
定　　价	75.00元	

前　言

　　生命安全和生物安全领域科学技术研究离不开实验室，病原微生物实验室是国家安全的重要组成部分，病原微生物实验室生物安全是实验室安全运行的重中之重。

　　20世纪40年代美国为研究生物武器开展大量实验，实验中实验室感染频发，针对实验室意外感染，美国在50～60年代首先提出生物安全实验室概念。相继一些发达国家如：英国、加拿大、日本等建造了不同等级的生物安全实验室。为指导实验室生物安全，减少实验室感染事故的发生，1983年世界卫生组织出版了《实验室生物安全手册》（第一版），经过多年的发展，2004年发布了第三版，其中对生物安全管理、实验室硬件（实验室设施设备）和软件（管理要求、操作规程）等都做出了明确要求。

　　我国在2002年由原卫生部颁布的行业标准《微生物和生物医学实验室生物安全通用准则》（WS 233-2002），是我国实验室生物安全领域的开创性工作。"炭疽粉末事件""新加坡SARS实验室感染事件"让实验室生物安全工作受到高度重视。2004年中华人民共和国国务院令（第424号）公布实施《病原微生物实验室生物安全管理条例》，中华人民共和国质量监督检验检疫总局和中华人民共和国标准化委员会颁布了《实验室生物安全通用要求》（GB 19489-2004），中华人民共和国建设部和中华人民共和国质量监督检验检疫总局联合发布《生物安全实验室建设技术规范》（GB 50346-2004），2006年原卫生部印发《人间传染的病原微生物名录》（卫科教发〔2006〕15号）。上述法规、标准的发布实施，使我国病原微生物实验室的管理工作步入了法制化轨道。但同时，我们也清醒地认识到实验室生物安全管理工作依旧存在一些问题，如：法规理解不透，管理工作覆盖不够全面、缺乏手段，机构间管理水平差异明显，实验人员培训考核不充分等；究其原因是实验室管理人员和实验人员对生物安全法规、标准等生物安全知识缺乏全面性和系统性的理解和掌握。为此我们组织了具有一定实验室生物安全管理和工作经验的专业技术人员，参考国内外相关书籍资料并结合实际工作和实践经验编写了本书，旨在为从事实验室生物安全管理和实验活动的人员，特别是基层的实验室管理人员和实验人员提供专业的帮助。

参与本书编写工作的均为甘肃省疾病预防控制中心多年从事实验室生物安全管理和实验工作的专业人员，其中于鲲编写了第一篇、第二篇、第三篇、第五篇第三章，共计18.9万字；宁俊艳编写了第四篇，共计12.6万字；吴雯卿编写了第五篇第二章，共计18.8万字；孙建云编写了第五篇第四章，共计1.9万字；魏静编写了第五篇第一章第一节～第五节，共计13.5万字；陆瑛玮编写了第五篇第一章第六节～第十一节，共计13.5万字。由于编者水平有限，本书中难免出现不妥之处，恳请广大读者批评指正，我们将不胜感激。

在此对参与本书编写的各位专家、老师的辛勤付出表示衷心的感谢。

编者

2022年7月

目录

第五篇　生物安全管理体系文件实例

第一篇

实验室生物安全概述

第一章 实验室生物安全的概念

一、相关概念及术语

(一) 生物危害

广义的生物危害是指各种生物因子（biological agents）对人、环境和社会造成的危害或潜在危害。有害生物因子是指那些能对人、环境和社会造成危害作用的生物因子，如病原微生物、来自高等动植物的毒素和过敏原、来自微生物代谢产物的毒素和过敏原、基因结构生物体等。狭义的生物危害是指在实验室进行感染性致病因子的科学研究过程中，对实验室人员的危害和对环境的污染。

(二) 生物安全

生物安全是指防止由生物技术及微生物危险物质引起的生物危害，或者是指防止生物技术及微生物生物污染，广义的生物安全可以理解为包括生物安全（biosafety，强调的是防止非故意引起的生物技术及微生物生物危害）和生物安保（biosecurity，则是指主动地采取措施防止故意的，如窃取及滥用生物技术及微生物危险物质引起的生物危害）。生物安全贯穿于病原微生物实验室实验活动的全过程，从取样开始到所有潜在危险材料的处理等实验活动的各个环节。生物安全面临的对象主要包括检验人员（操作者）、实验动物及实验标本（操作对象）、检验人员（操作者）周边的人员和环境。

实验室的生物安全是指实验室在符合相关法规、标准规范等对实验室生物安全要求的前提下，实验室的生物安全条件和状态满足相关法规、标准规范关于最低容许水平的要求，从而避免实验室人员、来访人员、社区及环境受到不可接受的损害（从而达到保护实验室人员、来访人员、社区及环境安全的目的）。

(三) 相关术语

下列术语和定义适用于本标准：

1.气溶胶（aerosols）

悬浮于气体介质中的粒径一般为 $0.001\sim100~\mu m$ 的固态或液态微小粒子形成的相对稳定的分散体系。

2.事故（accident）

造成死亡、疾病、伤害、损坏或其他损失的意外情况。

3.气锁（air lock）

具备机械送风/排风系统、整体消毒条件、化学喷淋（适用时）和压力可监控的气密室，其门具有互锁功能，不能同时处于开启状态。

4.生物因子（biological agents）

微生物和生物活性物质。

5.生物安全柜（biological safety cabinet，BSC）

具备气流控制及高效空气过滤装置的操作柜，可有效降低实验过程中产生的有害气溶胶对操作者和环境的危害。

6.缓冲间（buffer room）

设置在被污染概率不同的实验室区域间的密闭室，需要时，设置机械通风系统，其门具有互锁功能，不能同时处于开启状态。

7.定向气流（directional airflow）

特指从污染概率小区域流向污染概率大区域的受控的气流。

8.危险（hazard）

可能导致死亡、伤害或疾病、财产损失、工作环境破坏或这些情况组合的根源或状态。

9.危险识别（hazard identification）

识别存在的危险并确定其特性的过程。

10.高效空气过滤器（HEPA过滤器）（high efficiency particulate air filter）

通常以0.3 μm微粒为测试物，在规定的条件下滤除效率高于99.97%的空气过滤器。

11.事件（incident）

导致或可能导致事故的情况。

12.实验室（laboratory）

涉及生物因子操作的实验室。

13.实验室生物安全（laboratory biosafety）

保证实验室的生物安全条件和状态不低于容许水平，避免实验室人员、来访人员、社区及环境受到不可接受的损害，符合相关法规、标准等对实验室生物安全责任的要求。

14.一级屏障（primary barrier）

操作者和被操作对象之间的隔离，也称一级隔离。

15.二级屏障（secondary barrier）

生物安全实验室和外部环境的隔离，也称二级隔离。

16.生物安全实验室（biosafety laboratory）

通过防护屏障和管理措施，达到生物安全要求的微生物实验室和动物实验室。包括主实验室及其辅助用房。

17.实验室防护区（laboratory containment area）

实验室的物理分区，该区域内生物风险相对较大，需对实验室的平面设计、围护结构的密闭性、气流，以及人员进入、个体防护等进行控制的区域。

18.实验室辅助工作区（non-contamination zone）

实验室辅助工作区指生物风险相对较小的区域，也指生物安全实验室防护区以外的区域。

19. 主实验室（main room）

是生物安全实验室中污染风险最高的房间。包括实验操作间、动物饲养间、动物解剖间等，主实验室也称核心工作间。

20. 独立通风笼具（individually ventilated cage，IVC）

一种以饲养盒为单位的独立通风的屏障设备，洁净空气分别送入各独立笼盒使饲养环境保持一定压力和洁净度，用以避免环境污染动物（正压）或动物污染环境（负压），一切实验操作均需要在生物安全柜等设备中进行。该设备用于饲养清洁、无特定病原体或感染（正压）的动物。

21. 动物隔离设备（animal isolated equipment）

是指动物生物安全实验室内饲育动物采用的隔离装置的统称。该设备的动物饲育内环境为负压和单向气流，以防止病原体外泄至环境并能有效防止动物逃逸。常用的动物隔离设备有隔离器、层流柜等。

22. 单向气流（unidirectional airflow）

沿单一方向呈平行流线并且气流方向垂直的断面上风速均匀的气流。与水平面垂直的叫垂直单向气流（verticalunidirectional airflow），与水平面平行的叫平行单向气流（horizontal unidirectional airflow）。

23. 非单向气流（non-unidirectional airflow）

具有多个通路循环特性或气流方向不平行的气流。

24. 气密门（airtight door）

气密门为密闭门的一种，气密门通常具有一体化的门扇和门框，采用机械压紧装置或充气密封圈等方法密闭缝隙。

25. 洁净度（cleanliness）

洁净环境内单位体积空气中含大于等于某一粒径悬浮粒子的统计数量来区分的洁净程度。

26. 悬浮粒子（airborne particle）

用于空气洁净度分级的空气悬浮粒子尺寸范围在 $0.1\sim1000\ \mu m$ 的固体和液体粒子。对于悬浮粒子计数测量仪，一个微粒球的面积或体积产生一个响应值，不同的响应值等价于不同的微粒直径。

27. 洁净度 5 级（cleanliness class5）

环境空气中大于等于 $0.5\ \mu m$ 的微粒数大于 350 粒/m³（0.35 粒/L）到小于等于 3500 粒/m³（3.5 粒/L）；大于等于 5 μm 的微粒数小于等于 29 粒/m³（0 粒/L）的空气洁净程度。相当于原 100 级。

28. 洁净度 6 级（cleanliness class6）

环境空气中大于等于 $0.5\ \mu m$ 的微粒数大于 3520 粒/m³（3.5 粒/L）到小于等于 35200 粒/m³（35.2 粒/L）；大于等于 5 μm 的微粒数小于等于 293 粒/m³（0.3 粒/L）的空气洁净

程度。相当于原1000级。

29.洁净度7级（cleanliness class7）

环境空气中大于等于0.5 μm的微粒数大于35200粒/m³（35.2粒/L）到小于等于352000粒/m³（352粒/L）；大于等于5 μm的微粒数大于293粒/m³（0.3粒/L）到小于等于2930粒/m³（3粒/L）的空气洁净程度。相当于原10000级。

30.洁净度8级（cleanliness class8）

环境空气中大于等于0.5 μm的微粒数大于352000粒/m³（352粒/L）到小于等于3520000粒/m³（3520粒/L）；大于等于5 μm的微粒数大于2930粒/m³（3粒/L）到小于等于29300粒/m³（29粒/L）的空气洁净程度。相当于原100000级。

31.洁净度8.5级（cleanliness class8.5）

环境空气中大于等于0.5 μm的微粒数大于3520000粒/m³（3520粒/L）到小于等于11120000粒/m³（11120粒/L）；大于等于5 μm的微粒数大于29300粒/m³（29粒/L）到小于等于92500粒/m³（93粒/L）的空气洁净程度。相当于原300000级。

32.空态（as-built）

实验室在净化空气调节系统已安装完毕且功能正常并未运行的情况下，但是没有实验设备和人员的状态。

33.静态（at-rest）

静态可分为静态a和静态b。

静态a：实验室在净化空气调节系统已安装完毕且功能正常并已运行的情况下，实验设备已安装完毕并可运行，但实验室内没有人员的状态。

静态b：实验室所有实验活动全部结束，人员已撤离实验室并经过20 min自净后。

34.动态（operational）

实验室在净化空气调节系统已安装完毕且功能正常并已运行的情况下，实验设备已安装完毕并按照指定方式运行、实验室内有指定的人员按照规范进行操作的状态。

35.检测（test）

按照规定程序，对给定产品进行处理，确定一种或多种特性或提供服务等所组成的技术操作。

36.泄漏（leak）

空气过滤器系统因完整性不佳或有缺陷所引起的污染物透过，且透过的污染物超过下风向浓度预计值。

37.检漏（leak teat）

找到过滤器和机组部件泄漏的方法，即使用气溶胶光度计或光学粒子计数器以相互重叠的扫描区域扫描通过测试区。

38.过滤器安装后泄漏测试（installed filter leakage teat）

为确认过滤器安装良好所进行的测试。测试时要验证设施没有旁路渗漏，过滤器及过滤器和安装框架间的密封面没有缺陷和泄漏。

39.化学品安全技术说明书（safety date sheet for chemical products，SDS）

化学品的供应商向下游用户、公共机构、服务机构和其他涉及该化学品的相关方传递化学品基本危害信息（包括运输、操作处置、储存和应急行动信息）的一种载体。在一些国家，化学品安全技术说明书又被称为物质安全技术说明书或材料安全数据单（material safety data sheet，MSDS）

40.个体防护装备（personal protective equipment，PPE）

用于防止人员个体受到生物性、化学性或物理性等危险因子伤害的器材和用品。

41.风险（risk）

危险发生的概率及其后果严重性的综合。

42.风险评估（risk assessment）

评估风险大小以及确定是否可接受的全过程。

43.风险控制（risk control）

为降低风险而采取的综合措施。

44.安全标志（safety sign）

是指用以特定安全信息的标志，由图形符号、安全色、几何形状（边框）或文字构成。

45.安全色（safety colour）

是指传递安全信息含义的颜色，包括红、蓝、黄、绿四种颜色。

46.禁止标志（prohibition sign）

是用来禁止人们不安全行为的图形标志。

47.警告标志（warning sign）

是用来提醒人们对周围环境引起注意，以避免可能发生危险的图形标志。

48.指令标志（direction sign）

是用来强制人们必须做出某种动作或采用防范措施的图形标志。

49.提示标志（information sign）

是用来向人们提供某种信息（如标明安全设施或场所等）的图形标志。

50.说明标志（explanatory sign）

是用来向人们提供特定信息（标明安全分类或防护措施等）的标记，由几何图形边框和文字构成。

二、病原微生物危害程度分类

根据病原微生物的传染性、感染后对个体或者群体的危害程度，我国《病原微生物实验室生物安全管理条例》将病原微生物分为四类。

第一类病原微生物，是指能够引起人类或者动物非常严重疾病的微生物，以及我国尚未发现或者已经宣布消灭的微生物（如天花病毒、类天花病毒、埃博拉病毒、流行性出血热病毒、黄热病病毒）。

第二类病原微生物，是指能够引起人类或者动物严重疾病，比较容易直接或者间接在人与人、动物与人、动物与动物间传播的微生物，如口蹄疫病毒、高致病性禽流感病毒、艾滋病毒（Ⅰ型和Ⅱ型）、乙型脑炎病毒、脊髓灰质炎病毒、狂犬病毒（街毒）、小鼠白血病病毒、布鲁氏菌属、结核分枝杆菌、霍乱弧菌。

第三类病原微生物，是指能够引起人类或者动物疾病，但一般情况下对人、动物或者环境不构成严重危害，传播风险有限，实验室感染后很少引起严重疾病，并且具备有效治疗和预防措施的微生物，如冠状病毒、柯萨奇病毒、EB病毒、肝炎病毒（包括甲型、乙型、丙型、丁型和戊型肝炎病毒）、麻疹病毒、风疹病毒、流行性腮腺炎病毒、蜡样芽胞杆菌、空肠弯曲菌、肉毒梭菌、鼠伤寒沙门菌、金黄色葡萄球菌。

第四类病原微生物，是指在通常情况下不会引起人类或者动物疾病的微生物，如豚鼠疱疹病毒、金黄地鼠白血病病毒、小鼠白血病病毒。

其中，第一类、第二类病原微生物统称为高致病性病原微生物。

三、生物安全实验室分级、分类

我国实验室生物安全防护水平的分级标准与WHO的分级标准相同，即根据实验室所处理对象的生物危害程度和采取的防护措施，将实验室生物安全防护水平分为四级，一级防护水平最低，四级防护水平最高，这也是国际通用的分级标准，依据国家相关规定划分如下：

生物安全防护水平为一级的实验室，适用于操作第四类病原微生物，即操作对象对人体、动植物或环境危害较低，不具有对健康成人、动植物致病的致病因子。

生物安全防护水平为二级的实验室，适用于操作第三类病原微生物，即操作对象对人体、动植物或环境具有中等危害或具有潜在危险的致病因子，对健康成人、动物和环境不会造成严重危害，具备有效的预防和治疗措施。

生物安全防护水平为三级的实验室，适用于操作第二类病原微生物，即操作对象对人体、动植物或环境具有高度危害性，通过直接接触或气溶胶使人传染上严重的甚至是致命疾病，或对动植物和环境具有高度危害的致病因子。通常有预防和治疗措施。

生物安全防护水平为四级的实验室，适用于操作第一类病原微生物，即操作对象对人体、动植物或环境具有高度危害性，通过直接接触、气溶胶传播、传播途径不明、或未知的高度危险的致病因子。没有预防和治疗措施。

以BSL-1、BSL-2、BSL-3、BSL-4（biosafety level，BSL）表示仅从事体外操作的实验室的相应生物安全防护水平；以ABSL-1、ABSL-2、ABSL-3、ABSL-4（animal biosafety level，ABSL）表示包括从事动物活体操作的实验室的相应生物安全防护水平。

根据实验活动的差异、采用的个体防护装备和基础隔离设施的不同，对实验室可分以下四种情况：

第一种情况：操作通常被认为非经空气传播致病性生物因子的实验室，也就是《生物安全实验室建筑技术规范》（GB 50346-2011）中所述的a类实验室。例如操作HIV的实验室，HIV的传播途径不是呼吸道，相对操作经空气传播的致病性因子，对HIV的风险控制策略应是不同的。需要注意的是，在一定条件下非主要经气溶胶传播的病原微生物也有可能使人员通过呼吸道感染，因此，基础的防护要求也是必需的，特别是对那些可引起较严重后果和缺乏有效治疗手段的病原微生物的防护。

第二种情况：可有效利用安全隔离装置（如生物安全柜）操作常规量经空气传播致病性生物因子的实验室，也就是《生物安全实验室建筑技术规范》（GB 50346-2011）中所述的b1类实验室，目前大多数的生物安全实验室都是这一类型的实验室。当前，生物安全防护设备和生物安全型的实验室设备发展迅速，如生物安全柜、生物安全型离心机、采用独立通风笼架及笼盒饲养方式的IVC以及相当于三级生物安全柜的隔离器等可有效实现一级隔离。这一类型实验室的特点是，在有效的安全隔离装置内操作病原微生物，正常情况下实验室内环境被污染的概率和程度应处于很低水平。

第三种情况：不能有效利用安全隔离装置操作常规量经空气传播致病性生物因子的实验室，也就是《生物安全实验室建筑技术规范》（GB 50346-2011）中所述的b2类实验室。目前的安全隔离装置一般仅适用于小型动物或细胞水平的操作，对大中型动物的饲养和/或操作只能采用半隔离（仅部分实验过程可以隔离）或开放的方式。这一类型实验室的特点是，实验操作所产生的污染物会阶段性或完全进入实验室内环境。

第四种情况：利用具有生命支持系统的正压防护服操作常规量经空气传播致病性生物因子的实验室。利用具有生命支持系统的正压服是完全实现一级隔离而保护操作人员的主要手段之一，通常用于生物安全四级实验室和上述第三种情况的实验室（是否需要具有生命支持系统的正压服应经过风险评估确定）。由于具有生命支持系统的正压服是一套高度复杂和要求极为严格的系统装置，如果安装和使用不当，其本身还存在着使人窒息等重大危险。《实验室生物安全通用要求》（GB 19489-2008）中对使用具有生命支持系统的正压服的实验室提出了具体的要求。四级生物安全实验室根据所使用生物安全柜的类型和穿着防护服的不同，可分为生物安全柜型（使用Ⅲ级生物安全柜）和正压服型（使用Ⅱ级生物安全柜和具有生命支持系统的正压防护服）两类。

四、病原微生物实验室生物安全防护

实验室生物安全防护的基本原理是将操作对象与操作者隔离（一级防护屏障）、将操作对象与环境隔离（二级防护屏障）。二级生物安全实验室宜实施一级防护屏障和二级防护屏障，三级、四级生物安全实验室应实施一级防护屏障和二级防护屏障，其技术指标应符合《生物安全实验室建筑技术规范》（GB 50346-2011）的要求。

一级防护屏障主要包括生物安全柜、各种密闭容器、离心机安全罩等基础隔离设施及个人防护装备，如手套、外套、罩衣、鞋套、长筒靴、呼吸机、面罩（包括口罩、正压防护面罩）、护目镜、防护服、帽子等。

二级防护屏障涉及的范围很广，包括了实验室的建筑及安装的各种技术装备和措施。如对实验室建筑、安装工程装修和结构方面的要求，对空调、通风和净化系统方面的要求，对给排水的要求，对供电和通信的要求等等，包括对其相应管理措施的要求。

五、病原微生物实验室的感染

病原微生物实验室的感染主要包括三种类型：第一种类型是气溶胶导致的实验室感染，由于实验室中的病原微生物可以以气溶胶的形式飘散在空气中，当工作人员吸入了这种污染的空气而造成的感染。第二种类型是事故性感染，一般是因为实验人员操作过程中的疏忽，使本来接触不到的病原微生物污染环境，直接或间接感染实验人员甚至危及周围环境。第三种类型是起源于人为破坏，如播撒生物战剂，可以说是人为引发的实验室感染。

实验室感染是由多种因素综合导致的，对构成实验室感染的主要来源应加以有效控制：

1.实验用菌（毒）种管理，应按照原卫生部《人间传染的病原微生物菌（毒）种保藏机构管理办法》等相关法律法规的要求，结合《人间传染的病原微生物名录》的规定，做好菌（毒）种的保藏与使用的安全管理工作。

2.检验标本管理，检验标本包括实验室标本和临床标本，尤其是临床标本（如各种病人的血液、尿液、粪便和其他病理标本）可能含有各种致病因子，也就是说除已知的病原体之外是否还包括未知的病原体，根据《实验室安全手册》（WHO，第三版）的规定，对于因操作可能含有致病微生物的标本，对实验室要求是最低应达到二级生物安全防护标准。为防止实验室感染的发生，应在开展危害程度评估的基础上进行综合考虑，从而最大程度地保护实验室工作人员和环境的安全。

3.仪器设备使用过程中产生的污染

实验室所用的离心机、组织匀浆机、粉碎器、研磨器、混匀器、振荡器、培养搅拌器、真空冷冻干燥机、离心浓缩机、恒温水浴锅、恒温水浴振荡器、冷冻切片机、干燥罐、厌氧罐、超声波器具等在使用过程中可能产生的气溶胶、飞溅物、溢出物、泄漏和容器破裂（碎）等会造成实验室感染，因此在使用上述仪器设备时，应高度重视并采取必要的防护措施，如使用前加强对相关容器耗材的检查、加装必要的防护装置或采用带有防护装置的仪器设备等防护措施。

4.实验操作过程中产生的污染

在使用接种环、吸管、针头和注射器时，由于操作不当或其他原因，有可能产生微生物气溶胶而造成污染；在设施内传递样本、倾倒液体、打开搅拌容器、干燥菌种安瓿以及用乳钵研磨动物组织标本时，由于操作不当等原因，有可能引起危害物质泄漏而造成污染；离心时离心管破裂、打开干燥菌种安瓿时安瓿破碎、不小心摔碎带有培养物的培养皿、实验动物解剖时器械划伤皮肤、用注射器抽取液体或接种时刺入或划伤皮肤等意外情况都有可能造成感染。

5.实验动物

在动物实验中，不科学的实验室管理可以导致病原微生物的传播，例如，若研究用的动物在运输途中感染，而实验室没有对购进的或进入实验室的动物进行有效隔离观察和实施有效的病原检测就直接进入实验室，可能会引起实验室的污染以及对实室工作人员造成危害。

六、病原微生物实验室危险物及其防护

1.危险化学品及其防护

在微生物实验室中的工作人员除了接触病原微生物以外，还会接触化学品，因此，这些工作人员应充分了解实验室所用的化学品尤其是危险化学品的毒性作用、暴露途径以及可能与操作和贮存这些化学品有关的危险性和使用注意事项等信息是至关重要的，这些信息可以从化学品生产商和（或）供应商处提供的材料安全数据单（material safety data sheet，MSDS）中得到，必要时可将材料安全数据单作为其安全手册或标准操作程序（SOP）的一部分。

人们可能通过吸入、接触、食入、针刺、通过破损皮肤等途径使自己暴露于危险化学品。因此，通常情况下实验室应该只保存满足日常使用量的化学品，大量的化学品，尤其是危险化学品应贮存在专门指定的、符合贮存条件要求的库房或建筑物内，必要时应配备相应的设备设施，以确保其安全。在贮存和操作使用化学品时，为了避免发生火灾和（或）爆炸，应严格执行"关于不相容化学品的一般原则"，如表1-1-1所示。

表1-1-1 不相容化学品的一般原则

化学物质类别	不相容化学品
碱金属,如锂、钠、钾、铯	氯代烃、水
卤素(氟、氯、溴、碘)	氨、乙炔、烃
乙酸、硫化氢、苯胺、烃、硫酸	氧化剂,如铬酸、高锰酸钾、过氧化物、硝酸

在操作某些化学品或吸入它们的蒸汽时会危及人体健康，实验室应高度关注化学品的毒性作用。除了众所周知的毒性物质以外，已知许多化学品都有不同程度的毒性作用，可能会对人体的呼吸系统、血液系统、消化系统、神经系统和肺、肾、肝等脏器以及其他器官和组织造成不良影响或严重损害，尤其是一些化学品还具有致畸作用。这种对人体健康的不良影响或严重损害既有急性的也有慢性蓄积性的。此外，有些化学品如叠氮化物、高氯酸、苦味酸及其盐类和乙醚等（包括压缩气体和液化气），在运输、贮存和使用时，由于操作不当可能会发生爆炸，实验室也要给予高度重视。

虽然化学品的大多数生产商都会发行描述化学品溢出处理的示意图，且化学品溢出处理的示意图及其处理工具盒也可采购到。但是为正确规范地处理实验室内的化学溢出物，避免化学溢出物造成的危害，实验室应根据本实验室的实际情况制定化学品的溢出处理程序和相应的应急预案，在实验室显著位置明确处理流程，并配备包括处理工具盒、个人防护用品、用于中和溢洒化学品的材料、处理容器与器具、吸收材料、清洁材料等处理物品。溢出处理程序和相应的应急预案应根据溢出化学品的性质和溢出量，制定相应的应急处理措施，并明确相关人员的职责。

2.其他危险物及其防护

实验室人员可能还要面对其他诸如火灾、电气、噪声、电离辐射、放射性核素等与能量形式有关的危害。实验室的设施设备应符合国家标准的相关规定，并采取必要的防护措施，配备符合要求的消防器材并对其进行检查和维护，配备必要的个人防护用品，确保消除或降低对实验室人员的健康危害和环境危害。

七、实验室安全标志

安全标志是指用以特定安全信息的标志，由图形符号、安全色、几何形状（边框）或文字构成。安全标志分为禁止标志、警告标志、指令标志和提示标志四种类型。

通常情况下，实验室应按照《安全标志及其使用导则》（GB 2894-2008）、《病原微生物实验室生物安全标识》（WS 599-2018）、《消防安全标志第1部分：标志》（GB 13495.1-2015）、《工作场所职业病危害警示标识》（GBZ 158-2003）和《电气安全标志》（GB/T 29481-2013）的相关规定，结合实验室的实际情况，在实验室醒目位置设置明确并且容易区分的安全标志。

然而，上述国家标准中规定的安全标志并不能完全满足实验室的需求，尤其是涉及到实验室生物安全方面仍有不足，需要引用国际上通用的标志以及相关行业标准的规定。

例如医疗废物标志按照《医疗废物专用包装袋、容器和警示标志标准》（HJ 421-2008）执行。医疗废物，是指医疗卫生机构在医疗、预防、保健以及其他相关活动中产生的具有直接或者间接感染性、毒性以及其他危害性的废物，《医疗废物分类目录》将医疗废物分为感染性废物、病理性废物、损伤性废物、药物性废物、化学性废物5类。

生物危险标志由一位退休美国环境卫生工程师Baldwin在1966年设计，并通过各种测试后选出的最不易忘记、最有警示性的标志。橙色/橘红色/黄色由于最为醒目而作为生物危害标志的颜色与黑色共同组成，其三条边可以任意缠绕粘贴在装有生物危害材料的盒子上，并在不同的部位可以看见，且容易在物品上打上印迹。该标志应张贴在实验室入口处，其下部标注该实验室的生物安全等级、病原体名称和责任人姓名与联系电话等，见图1-1-1。

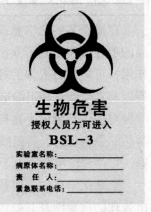

（底色为黄色，文字为黑色）

图1-1-1　生物危险标志

第二章 生物安全实验室的重要意义

随着社会的发展和进步，人们充分认识到建立生物安全实验室具有十分重要的意义，其意义包括以下几个方面：

1.是建立病原微生物研究安全平台、提高生物安全实验室应对突发公共卫生事件能力的需要

生物安全实验室的直接目的是保证研究人员不受实验因子的伤害，保护环境和公众的健康，保护实验因子不受外界因子的污染。为此，在开展生物安全实验室相关工作中，应首先建立科学、安全的研究传染病的平台，以便更好地贯彻国务院颁布的《病原微生物实验室生物安全管理条例》，提高生物安全实验室应对突发公共卫生事件的能力，避免和/或尽量降低实验室感染事件的发生。

2.是生物防护（国防）的需要

二十世纪下半叶，生命科学与技术异军突起，日新月异，取得了极为辉煌的成就。但是，一个不容忽视的问题却摆在我们的面前，即生命科学和技术迅速发展在给人类带来福音的同时，也可能给人类造成生物威胁。许多专家指出，生物威胁其中包括生物恐怖（战），如同一个幽灵在世界各地游荡，生物国防已经成为人类最为关心的话题。生物安全实验室的建立无疑加强了我们的生物国防能力。

3.是传染病预防与控制的需要

新中国成立以来，在党和政府的领导下，从保证人民健康和促进社会经济发展的根本目的出发，把传染病防治作为卫生工作的重要组成部分，取得了巨大成就。但是，随着世界环境的新变化，我们正面临着新的挑战。近二、三十年，不但一些曾被控制的传染病有死灰复燃之势，而且不断有新传染病出现。据不完全统计，全球发现的32种新传染病有一半以上已经在我国出现。例如，2002年11月中旬在广东开始出现的"传染性非典型肺炎"（SARS）就是不能忘记的一例。有些新出现的传染病，如埃博拉出血热、马尔堡出血热、拉沙热等都是目前无法治疗的烈性传染病，一旦传入我国，后果不堪设想。凡此种种，我们必须加强生物安全能力的建设，提高实验室研究能力。

4.是动物防疫的需要

面临新的国际政治、经济和军事环境，生物威胁已经不仅局限于生物恐怖（战），还包括生物事故、生物灾难、新发传染病、动物疫病，对国家安全、社会稳定、人民健康、经济发展带来巨大威胁。2001年欧洲再度暴发的疯牛病、口蹄疫和2004年亚洲高致病禽流感震动了世界，造成严重经济损失。目前畜牧业已成为我国农村经济的重要组成部分，其产值占农业总收入比重已超过30%。但我国动物防疫形势不容乐观，动物疫病每年造成200亿元的直接损失和300亿元的间接损失，成为畜牧业发展的瓶颈。更为严重的是，已有的和新发的人畜共患病一旦传播给人造成流行，后果更不堪设想。

5.是出入境检验检疫的需要

我国改革开放以来，经济稳步快速发展，国际地位不断提高，国际往来日益频繁，进出口额不断扩大，出入境中的生物危险的防护面临新的挑战。一方面要完善规章制度加强管理，另一方面更要提高各种生物危害的侦察能力、实验室的检测能力，特别是要加强对具有潜在威胁、国内没有的和未知的病原微生物的检验工作。

6.是医院感染控制的需要

在全球，医院感染已经成为医院生死存亡的大问题。2003年SARS流行期间，我国医院内感染病例占病人总数的20%左右，医护人员高比例的感染造成了社会的极大恐慌。实际上，医护人员的职业性感染早就存在，例如结核病房医护人员和临床检验人员的感染率远高于正常人群，因此临床检验工作也需要生物安全实验室。

7.是优化利用生物技术的需要

随着现代科学技术的发展，世界上出现了越来越多的转基因生物，这些转基因生物正是利用分子生物学技术，通过将某些生物的基因转移到其他物种中，从而改变生物的遗传物质，使得那些遗传物质得到改造的生物，也就是转基因生物在性状、营养和消费品质等方面向人类需要的目标转变。转基因技术所能带来的好处是显而易见的，自第一种转基因生物诞生之日起，人类有关转基因技术和转基因食品安全性的争论就从未停止过。所以说，转基因技术是把双刃剑。由此可见，加强生物安全意识和提高生物安全水平，优化生物技术的利用平台，将使生物技术真正能为人类造福。

8.GOARN监测网络离不开生物安全实验室

GOARN监测网络是WHO建立的全球传染病突发预警和应对的网络（the Global outbreak Alert and Response Network，GOARN），其中要加强实验室网络建设。它是成员国、地区、实验室、国际组织等形成的专业技术协作网络，它有效使用各方面资源应对传染病的威胁，抵御突发传染病的全球传播。

第三章 病原微生物实验室生物安全相关法律法规和标准(简述)

《中华人民共和国传染病防治法》(中华人民共和国主席令第17号)

《中华人民共和国传染病防治法》1989年2月21日第七届全国人民代表大会常务委员会第六次会议通过并公布,同年9月1日开始实施;2004年8月28日第十届全国人民代表大会常务委员会第十一次会议对该法进行了第一次修订;根据2013年6月29日中华人民共和国第十二届全国人民代表大会常务委员会第三次会议《全国人民代表大会常务委员会关于修改〈中华人民共和国文物保护法〉等十二部法律的决定》,对该法进行了第二次修订。《中华人民共和国传染病防治法》包括第一章总则,第二章传染病预防,第三章疫情报告、通报和公布,第四章疫情控制,第五章医疗救治,第六章监督管理,第七章保障措施,第八章法律责任,第九章附则等共计九章八十条。规定了对病原微生物生物安全的管理要求:①第二十二条规定"疾病预防控制机构、医疗机构的实验室和从事病原微生物实验的单位,应当符合国家规定的条件和技术标准,建立严格的监督管理制度,对传染病病原体样本按照规定的措施实行严格监督管理,严防传染病病原体的实验室感染和病原微生物的扩散"。②第二十六条规定"国家建立传染病菌种、毒种库。对传染病菌种、毒种和传染病检测样本的采集、保藏、携带、运输和使用实行分类管理,建立健全严格的管理制度。对可能导致甲类传染病传播的以及国务院卫生行政部门规定的菌种、毒种和传染病检测样本,确需采集、保藏、携带、运输和使用的,须经省级以上人民政府卫生行政部门批准。具体办法由国务院制定"。③第五十三条第五项规定"县级以上人民政府卫生行政部门对传染病菌种、毒种和传染病检测样本的采集、保藏、携带、运输、使用进行监督检查"。④第五十四条规定"县级以上人民政府卫生行政部门在履行监督检查职责时,有权进入被检查单位和传染病疫情发生现场调查取证,查阅或者复制有关的资料和采集样本。被检查单位应当予以配合,不得拒绝、阻挠"。

《中华人民共和国生物安全法》(中华人民共和国主席令第56号)

《中华人民共和国生物安全法》2020年10月17日第十三届全国人民代表大会常务委员会第二十二次会议表决通过,2021年4月15日起实施。《中华人民共和国生物安全法》包括第一章总则,第二章生物安全风险防控体制,第三章防控重大新发突发传染病、动植物疫情,第四章生物技术研究、开发与应用安全,第五章病原微生物实验室生物安全,第六章人类遗传资源与生物资源安全,第七章防范生物恐怖与生物武器威胁,第八章生物安全能力建设,第九章法律责任,第十章附则等共十章八十八条。该法贯彻落实习近平总书记关于生物安全的重要指示批示精神和党中央重大决策部署，聚焦生物安全领域主要风险，完善风险防控体制机制，用法律划定生物技术发展边界，增强主动应对风险能力，全面规范生物安全相关活动，是生物安全领域的基础性、系统性、综合性、统领性法律。对保障人民生命安全和身体健康、维护国家安全、提升国家生物安全治理能力、完善生物安全法律体系具有重要意义。该法第五章规定了病原微生物实验室生物安全的要求。①第四十二条国家加强对病原微生物实验室生物安全的管理，制定统一的实验室生物安全标准。病原微生物实验室应当符合生物安全国家标准和要求。②第四十三条国家根据病原微生物的传染性、感染后对人和动物的个体或者群体的危害程度，对病原微生物实行分类管理。③第四十四条设立病原微生物实验室，应当依法取得批准或者进行备案。④第四十七条病原微生物实验室应当加强对实验活动废弃物的管理，依法对废水、废气以及其他废弃物进行处置，采取措施防止污染。⑤第四十八条病原微生物实验室的设立单位负责实验室的生物安全管理，制定科学、严格的管理制度，定期对有关生物安全规定的落实情况进行检查，对实验室设施、设备、材料等进行检查、维护和更新，确保其符合国家标准。病原微生物实验室设立单位的法定代表人和实验室负责人对实验室的生物安全负责。⑥第四十九条病原微生物实验室的设立单位应当建立和完善安全保卫制度，采取安全保卫措施，保障实验室及其病原微生物的安全。国家加强对高等级病原微生物实验室的安全保卫。高等级病原微生物实验室应当接受公安机关等部门有关实验室安全保卫工作的监督指导，严防高致病性病原微生物泄漏、丢失和被盗、被抢。国家建立高等级病原微生物实验室人员进入审核制度。进入高等级病原微生物实验室的人员应当经实验室负责人批准。对可能影响实验室生物安全的，不予批准；对批准进入的，应当采取安全保障措施。⑦第五十条病原微生物实验室的设立单位应当制定生物安全事件应急预案，定期组织开展人员培训和应急演练。发生高致病性病原微生物泄漏、丢失和被盗、被抢或者其他生物安全风险的，应当按照应急预案的规定及时采取控制措施，并按照国家规定报告。

《中华人民共和国国境卫生检疫法》（中华人民共和国主席令第83号）（2009年修正本）与《中华人民共和国国境卫生检疫法实施细则》（中华人民共和国国务院令第574号）

《中华人民共和国国境卫生检疫法》1986年12月2日第六届全国人民代表大会常务委员会第十八次会议通过，1986年12月2日中华人民共和国主席令第四十六号公布。根据2007年12月29日第十届全国人民代表大会常务委员会第三十一次会议《关于修改〈中华人民共和国国境卫生检疫法〉的决定》，进行了第一次修正。根据2009年8月27日第十一届全国人民代表大会常务委员会第十次会议《关于修改部分法律的决定》，进行了第二次修正。

《中华人民共和国国境卫生检疫法实施细则》1989年2月10日国务院批准1989年3月6日卫生部发布施行。根据2010年04月24日《国务院关于修改中华人民共和国国境卫生检疫法实施细则的决定》，进行了第一次修订。根据2016年2月6日《国务院关于修改部分行政法规的决定》，进行了第二次修订。《中华人民共和国国境卫生检疫法》及其《实施细则》对由国外传入或由国内传出的传染病种类、出入境检疫对象、发现可疑线索采取的措施、各级行政主管部门和职能部门的职责等作出了相应的规定。但是对开展检疫活动所涉及的设备设施、标准操作、实验室生物安全、人员安全和环境保护等诸多方面没有作出规定。

《中华人民共和国出入境动植物检疫法》（中华人民共和国主席令第53号）与《中华人民共和国出入境动植物检疫法实施条例》（中华人民共和国国务院令第206号）

《中华人民共和国出入境动植物检疫法》1991年10月30日第七届全国人民代表大会常务委员会第二十二次会议通过，中华人民共和国主席令第53号发布，自1992年4月1日起执行。

《中华人民共和国出入境动植物检疫法实施条例》1996年12月2日中华人民共和国国务院令第206号公布自1997年1月1日起施行。

《中华人民共和国出入境动植物检疫法》及其《实施条例》规定了检疫对象（包括动物传染病、寄生虫病和植物危险病、虫、杂草及其他有害生物）、检疫制度、检疫单位、过境检疫、携带和邮寄物检疫、发现检疫对象后的处理方法等，并根据动物传染病、寄生虫病的危害性将其分为一类动物传染病、寄生虫病和二类动物传染病、寄生虫病，同时规定一类、二类动物传染病、寄生虫病的名录和植物危险性病、虫、杂草的名录，由国务院农业行政主管部门制定并公布。然而，同《中华人民共和国国境卫生检疫法》及其《实施细则》一样，并没有对开展检疫活动所涉及的设备设施、标准操作、实验室生物安全、人员安全和环境保护等诸多方面作出规定。

《病原微生物实验室生物安全管理条例》（中华人民共和国国务院令第424号）

《病原微生物实验室生物安全管理条例》经2004年11月5日国务院第69次常务会议通过，2004年11月12日中华人民共和国国务院令第424号公布，自公布之日起施行。该《病原微生物实验室生物安全管理条例》分总则、病原微生物的分类和管理、实验室的设立与管理、实验室感染控制、监督管理、法律责任、附则共7章72条。

制定本条例的目的是为了加强病原微生物实验室（以下称实验室）生物安全管理，保护实验室工作人员和公众的健康。在中华人民共和国境内设立实验室及从事病原微生物菌（毒）种、样本有关的研究、教学、检测、诊断等活动，均适用本条例对其生物安全进行管理。

条例特别规定，对于实验室发生高致病性病原微生物泄漏造成传染病传播、流行等严重后果的，由其设立单位对实验室主要负责人、直接负责的主管人员和其他直接责任人员，依法给予撤职、开除的处分；有许可证件的，并由原发证部门吊销有关许可证件；构成犯罪的，依法追究刑事责任。

条例还明确了各种实验室的主管监督部门：国务院卫生主管部门主管与人体健康

有关的实验室及其实验活动的生物安全监督工作；国务院兽医主管部门主管与动物有关的实验室及其实验活动的生物安全监督工作；国务院其他有关部门在各自职责范围内负责实验室生物安全管理工作；县级以上政府及其有关部门在各自职责范围内负责实验室及其实验活动的生物安全管理工作。

《突发公共卫生事件应急条例》（中华人民共和国国务院令第376号）

《突发公共卫生事件应急条例》2003年5月7日国务院第7次常务会议通过，2003年5月7日中华人民共和国国务院令第376号公布，自公布之日起施行。

《突发公共卫生事件应急条例》从五个方面重点对现行的应急处理机制进行了规范和完善。第一，为了强化处理突发公共卫生事件的指挥系统，明确了政府负责对突发公共卫生事件应急处理的统一领导和指挥。《条例》规定，突发事件发生后，国务院和有关省、自治区、直辖市人民政府成立应急处理指挥部，均由主要领导人担任总指挥，负责对突发事件应急处理的统一领导和指挥。卫生行政主管部门和其他有关部门在各自的职责范围内，做好突发事件应急处理的有关工作，包括建立突发公共卫生事件应急流行病学调查、传染源隔离、医疗救护、现场处置、监督检查、监测检验、卫生防护等有关物资、设备、设施、装置、技术、人才等资源的储备。按照分类指导、快速反应的要求，制定全国和各行政区域、各部门突发公共卫生事件应急预案。第二，明确和完善了突发公共卫生事件的信息报告制度，强化了政府对突发公共卫生事件的报告责任及时限。同时明确规定任何单位和个人均有权向政府报告突发公共卫生事件。第三，明确了对突发公共卫生事件预防控制体系和应急处理能力建设的要求，要求县级以上地方人民政府应当建立和完善突发公共卫生事件监测和预警系统，确保其保持正常运行状态。同时还要加强对急救医疗服务网络的建设，配备和提高医疗卫生机构应对各类突发公共卫生事件的救治能力。第四，进一步明确规定了突发公共卫生事件应急处理中专业技术机构、医疗卫生机构及有关部门、单位的职责。第五，加大了对不按照规定履行应急处理义务、扰乱社会和市场秩序的违法行为的处罚力度。

《条例》明确要求突发公共卫生事件应急工作应当遵循预防为主、常备不懈的方针，贯彻统一领导、分级负责、反应及时、措施果断、依靠科学、加强合作的原则。应当建立的相关工作制度，这些制度包括突发公共卫生事件的监测与预警制度、应急报告制度、信息公布制度、举报制度、应急处理制度、应急处理工作督导制度和应急处理中医疗卫生人员的补助制度。

《医疗废物管理条例》（中华人民共和国国务院令第380号）与《医疗卫生机构医疗废物管理办法》（中华人民共和国卫生部令第36号）

《医疗废物管理条例》2003年6月4日国务院第十次常务会议通过，2003年6月16日中华人民共和国国务院令第380号公布，自公布之日起施行。

《医疗卫生机构医疗废物管理办法》2003年8月14日原卫生部部务会议讨论通过，2003年10月15日中华人民共和国卫生部令第36号发布，自发布之日起施行。

为了加强医疗废物的安全管理，防止疾病传播，保护环境和保障人体健康，国务院发布施行了《医疗废物管理条例》；为规范医疗卫生机构对医疗废物的管理，有效预防和控制医疗废物对人体健康和环境产生危害，原卫生部根据《医疗废物管理条例》，制定发布实施了《医疗卫生机构医疗废物管理办法》(以下简称《条例》及《办法》)。

《条例》及《办法》将医疗废物从产生、分类收集、密闭包装到收集转运、贮存、处置的整个流程都处于严格的控制之下，对涉及医疗废物的各环节均提出了明确要求。

首先，《条例》及《办法》规定医疗卫生机构和医疗废物集中处置单位，应当建立、健全医疗废物管理责任制，其法定代表人为第一责任人，切实履行职责，防止因医疗废物导致传染病传播和环境污染事故；应当制定与医疗废物安全处置有关的规章制度和在发生意外事故时的应急方案，设置监控部门或者专（兼）职人员，负责检查、督促、落实本单位医疗废物的管理工作；对本单位从事医疗废物收集、运送、贮存、处置等工作的相关人员（包括管理人员）进行相关法律法规和专业技术、职业卫生安全防护和紧急处理知识等相关知识的培训，同时应对这些人员进行健康检查和免疫接种，防止其受到健康损害。

第二，《条例》及《办法》规定医疗卫生机构和医疗废物集中处置单位，还应当依照固体废物污染环境防治法的规定，执行危险废物转移联单管理制度；应当对医疗废物进行登记，登记内容应当包括医疗废物的来源、种类、重量或者数量、交接时间、处置方法、最终去向以及经办人签名等项目，登记资料至少保存3年；应当采取有效措施，防止医疗废物流失、泄漏、扩散，发生医疗废物流失、泄漏、扩散时，医疗卫生机构和医疗废物集中处置单位应当采取减少危害的紧急处理措施，对致病人员提供医疗救护和现场救援，同时向所在地卫生行政主管部门、环境保护行政主管部门报告，并向可能受到危害的单位和居民通报。禁止任何单位和个人转让、买卖、邮寄医疗废物；禁止通过铁路、航空运输医疗废物。从事医疗废物集中处置活动的单位，应当向县级以上人民政府环境保护行政主管部门申请领取经营许可证，未取得经营许可证的单位，不得从事有关医疗废物集中处置的活动。

第三，《条例》及《办法》特别突出了对医疗废物产生和医疗废物集中处置两个部分的监督管理。卫生行政部门、科技、教育行政部门负责对医疗卫生机构、计划生育技术服务机构及科研、教育机构等医疗废物产生单位的监管；环境保护行政部门负责医疗废物集中处置单位的许可和监管；工商、公安、财政、邮电、铁路、民航等部门予以配合、支持。县级以上各级人民政府及其他有关部门在各自的职责范围内负责与医疗废物处置有关的监督管理工作。卫生行政主管部门、环境保护行政主管部门履行监督检查职责时，可以对有关单位进行实地检查，了解情况，现场监测，调查取证；查阅或者复制医疗废物管理的有关资料，采集样品；责令违反本条例规定的单位和个人停止违法行为；查封或者暂扣涉嫌违反本条例规定的场所、设备、运输工具和物品；对违反本条例规定的行为进行查处。医疗卫生机构和医疗废物集中处置单位，对有关部门的检查、监测、调查取证，应当予以配合，不得拒绝和阻碍，不得提供虚假材料。

卫生行政主管部门、环境保护行政主管部门或者其他有关部门，未按照本条例的规定履行监督检查职责，也要负相应的法律责任。

第四，《条例》及《办法》规定医疗废物产生单位负责医疗废物产生后的分类收集管理，医疗废物集中处置单位负责从医疗废物产生单位收集转运到医疗废物集中处置地的贮存和处置的管理，其他任何单位和个人不得从事上述活动。医疗卫生机构作为医疗废物的产生场所，应当及时收集本单位产生的医疗废物，并按照类别分置于防渗漏、防锐器穿透的专用包装物或者密闭的容器内，并应当有明显的警示标识和警示说明。医疗卫生机构应当建立医疗废物的暂时贮存设施、设备，不得露天存放医疗废物，暂时贮存时间不得超过2天。医疗废物暂时贮存设施、设备，应当远离医疗区、食品加工区和人员活动区以及生活垃圾存放场所，并设置明显的警示标识和防渗漏、防鼠、防蚊蝇、防蟑螂、防盗以及预防儿童接触等安全措施。医疗废物的暂时贮存设施、设备还应当定期消毒和清洁。医疗废物集中处置单位应当至少每2天到医疗卫生机构收集、运送一次医疗废物，并负责医疗废物的贮存、处置。医疗废物集中处置单位运送医疗废物，应当遵守国家有关危险货物运输管理的规定，使用有明显医疗废物标识的专用车辆。

《人间传染的高致病性病原微生物实验室和实验活动生物安全审批管理办法》（中华人民共和国卫生部令第50号）

为加强实验室生物安全管理，规范高致病性病原微生物实验活动，《人间传染的高致病性病原微生物实验室和实验活动生物安全审批管理办法》2006年7月10日经原卫生部部务会议讨论通过，2006年8月15日中华人民共和国卫生部令第50号予以发布，自发布之日起施行。

《人间传染的高致病性病原微生物实验室和实验活动生物安全审批管理办法》适用于三级、四级生物安全实验室从事与人体健康有关的高致病性病原微生物实验活动资格的审批，及其从事高致病性病原微生物或者疑似高致病性病原微生物实验活动的审批。《人间传染的高致病性病原微生物实验室和实验活动生物安全审批管理办法》所称高致病性病原微生物是指原卫生部颁布的《人间传染的病原微生物名录》中公布的第一类、第二类病原微生物和按照第一类、第二类管理的病原微生物，以及其他未列入《人间传染的病原微生物名录》的与人体健康有关的高致病性病原微生物或者疑似高致病性病原微生物。《人间传染的高致病性病原微生物实验室和实验活动生物安全审批管理办法》提出，卫生部负责三级、四级生物安全实验室从事高致病性病原微生物实验活动资格的审批工作。卫生部和省级卫生行政部门负责高致病性病原微生物或者疑似高致病性病原微生物实验活动的审批工作。县级以上地方卫生行政部门负责本行政区域内高致病性病原微生物实验室及其实验活动的生物安全监督管理工作。

《人间传染的高致病性病原微生物实验室和实验活动生物安全审批管理办法》要求，三级、四级生物安全实验室从事高致病性病原微生物实验活动，必须取得卫生部颁发的《高致病性病原微生物实验室资格证书》，需要从事某种高致病性病原微生物或者疑似高致病性病原微生物实验活动的，应当报省级以上卫生行政部门批准。《人间传染的高致病性病原微生物实验室和实验活动生物安全审批管理办法》规定了高致病性病原微生物实验室资格审批程序和高致病性病原微生物实验活动的审批程序。

《人间传染的高致病性病原微生物实验室和实验活动生物安全审批管理办法》强调，高致病性病原微生物实验室应当在明显位置标示生物危险标识和生物安全实验室级别标志；应当制定科学、严格的管理制度并认真贯彻执行；应当每年定期对工作人员进行培训，并对实验室工作人员进行健康监测；应当建立完备的实验记录和档案，做好实验室感染控制工作，制定实验室感染应急处置预案；从事的高致病性病原微生物实验活动结束后，应当及时将病原微生物菌（毒）种和样本就地销毁或者送交保藏机构保管，并及时将实验活动结果以及工作情况向原批准部门报告。

《高致病性动物病原微生物实验室生物安全管理审批办法》（中华人民共和国农业部令第52号）

为了规范高致病性动物病原微生物实验室生物安全管理的审批工作，《高致病性动物病原微生物实验室生物安全管理审批办法》2005年5月13日原农业部第10次常务会议审议通过，2005年5月20日中华人民共和国农业部令第52号公布并施行。

《高致病性动物病原微生物实验室生物安全管理审批办法》适用于高致病性动物病原微生物的实验室资格、实验活动和运输的审批。原农业部主管全国高致病性动物病原微生物实验室生物安全管理工作，县级以上地方人民政府兽医行政管理部门负责本行政区域内高致病性动物病原微生物实验室生物安全管理工作。《高致病性动物病原微生物实验室生物安全管理审批办法》所称高致病性动物病原微生物是指来源于动物的、《动物病原微生物分类名录》中规定的第一类、第二类病原微生物。《动物病原微生物分类名录》由原农业部商国务院有关部门后制定、调整并予以公布。

《高致病性动物病原微生物实验室生物安全管理审批办法》明确规定，实验室从事高致病性动物病原微生物实验活动，应当取得农业部颁发的《高致病性动物病原微生物实验室资格证书》（有效期为5年）。规定了实验室申请《高致病性动物病原微生物实验室资格证书》应当具备的条件，申请人应当向所在地省、自治区、直辖市人民政府兽医行政管理部门提交的申请材料；以及各级政府兽医行政管理部门关于审核时限等相关要求。

《高致病性动物病原微生物实验室生物安全管理审批办法》明确要求，从事某种高致病性动物病原微生物或者疑似高致病性动物病原微生物实验活动应当具备的审批条件、应提交的申请材料以及政府行政管理部门关于审批时限等相关要求。获批准的实验室在实验活动期间，应当按照《病原微生物实验室生物安全管理条例》的规定，做好实验室感染控制、生物安全防护、病原微生物菌（毒）种保存和使用、安全操作、实验室排放的废水和废气以及其他废物处置等工作，规定了实验活动结束后，病原微生物菌（毒）种、样本销毁保藏要求，以及实验活动结果和工作情况的报告规定。

《高致病性动物病原微生物实验室生物安全管理审批办法》规定，运输高致病性动物病原微生物菌（毒）种或者样本的，应当经政府兽医行政管理部门批准。并规定了运输高致病性动物病原微生物菌（毒）种或者样本应当具备的条件和提出申请所必需的材料以及政府行政管理部门关于审批时限等相关要求。

《可感染人类的高致病性病原微生物菌（毒）种或样本运输管理规定》（中华人民共和国卫生部令第45号）

为加强可感染人类的高致病性病原微生物菌（毒）种或样本运输的管理，保障人体健康和公共卫生，《可感染人类的高致病性病原微生物菌（毒）种或样本运输管理规定》2005年11月24日经卫生部部务会议讨论通过，2005年12月28日中华人民共和国卫生部令第45号予以发布，自2006年2月1日起施行。

《可感染人类的高致病性病原微生物菌（毒）种或样本运输管理规定》适用于可感染人类的高致病性病原微生物菌（毒）种或样本的运输管理工作。其所称可感染人类的高致病性病原微生物菌（毒）种或样本是指在《人间传染的病原微生物名录》中规定的第一类、第二类病原微生物菌（毒）种或样本和《人间传染的病原微生物名录》中第三类病原微生物运输包装分类为A类的病原微生物菌（毒）种或样本，以及疑似高致病性病原微生物菌（毒）种或样本。上述可感染人类的高致病性病原微生物菌（毒）种或样本的运输应当经省级以上卫生行政部门批准。未经批准，不得运输。

《可感染人类的高致病性病原微生物菌（毒）种或样本运输管理规定》明确要求从事疾病预防控制、医疗、教学、科研、菌（毒）种保藏以及生物制品生产的单位，因工作需要，可以申请运输高致病性病原微生物菌（毒）种或样本。并规定了在运输前应当向省级卫生行政部门提交的申请材料、接收单位应当符合条件、申请的内容、审批权限、审批程序、审批时限、申请批准后的有效期以及特殊情况的申请审批程序等等。

《可感染人类的高致病性病原微生物菌（毒）种或样本运输管理规定》强调，运输高致病性病原微生物菌（毒）种或样本的容器或包装材料应当达到国际民航组织《危险物品航空安全运输技术细则》（Doc 9284包装说明PI 602）规定的A类包装标准，符合防水、防破损、防外泄、耐高温、耐高压的要求，并应当印有卫生部规定的生物危险标签、标识、运输登记表、警告用语和提示用语。运输高致病性病原微生物菌（毒）种或样本，应当有专人护送，护送人员不得少于两人。申请单位应当对护送人员进行相关的生物安全知识培训，并在护送过程中采取相应的防护措施。通过民航运输的，托运人应当按照《中国民用航空危险品运输管理规定》（CCAR 276）和国际民航组织文件《危险物品航空安全运输技术细则》（Doc 9284）的要求，正确进行分类、包装、加标记、贴标签并提交正确填写的危险品航空运输文件，交由民用航空主管部门批准的航空承运人和机场实施运输。如需由未经批准的航空承运人和机场实施运输的，应当经民用航空主管部门批准。

《可感染人类的高致病性病原微生物菌（毒）种或样本运输管理规定》要求，高致病性病原微生物菌（毒）种或样本在运输之前的包装以及送达后包装的开启，应当在符合生物安全规定的场所中进行。申请单位在运输前应当仔细检查容器和包装是否符合安全要求，所有容器和包装的标签以及运输登记表是否完整无误，容器放置方向是否正确。在运输结束后，申请单位应当将运输情况向原批准部门书面报告。

《病原微生物实验室生物安全环境管理办法》（国家环境保护总局令第32号）

《病原微生物实验室生物安全环境管理办法》2006年3月2日经原国家环境保护总局2006年第二次局务会议通过，2006年3月8日国家环境保护总局令第32号公布，自2006年5月1日起施行。

为加强生物安全实验室建设及管理，规范病原微生物实验活动，原国家环境保护总局出台《病原微生物实验室生物安全环境管理办法》，对病原微生物实验室环境影响评价工作提出了具体的要求，明确了病原微生物实验室废水废物的处置方法，一旦病原微生物实验室发生泄露或者扩散事故，责任由该病原微生物实验室承担。

根据实验室对病原微生物的生物安全防护水平，《病原微生物实验室生物安全环境管理办法》将病原微生物实验室分为四级，对环境影响评价工作提出具体的要求。同时指出新建、改建、扩建病原微生物实验室，应当执行环境影响评价制度。对于从事高致病性病原微生物实验活动三、四级病原微生物实验室的新建、改建、扩建或者生产、进口移动式三级、四级病原微生物实验室，应当编制环境影响报告书，并按照规定程序报国家或/和省级人民政府环境保护行政主管部门审批。承担三级、四级病原微生物实验室环境影响评价工作的环境影响评价机构，应当具备甲级评价资质和相应的评价范围。

对于已经建成的病原微生物实验室，为防止能够使人或者动物致病的微生物通过实验室向外传播，引起环境污染或者疫病流行，《病原微生物实验室生物安全环境管理办法》指出，病原微生物实验室排放废水、废气的，应当执行排污申报登记制度。实验室必须妥善收集、贮存和处置其实验活动产生的危险废物。必须建立危险废物登记制度，对危险废物的来源、种类、重量或者数量、处置方法、最终去向等项目进行登记，登记资料至少保存3年。将收集实验活动中产生的危险废物，按照类别分别置于符合要求的专用包装物、容器内，并按国家规定要求设置明显的危险废物警示标识和说明。病原微生物实验室应配备符合相关技术规范要求的危险废物暂时贮存柜（箱）或者其他设施、设备。病原微生物实验室对危险废物就地进行无害化处理，并根据就近集中处置的原则，及时将经无害化处理后的危险废物交由依法取得危险废物经营许可证的单位集中处置。转移危险废物的，应当按照《固体废物污染环境防治法》和原国家环境保护总局的有关规定，执行危险废物转移联单制度。《病原微生物实验室生物安全环境管理办法》强调指出，病原微生物实验室不得随意丢弃、倾倒、堆放危险废物，不得将危险废物混入其他废物和生活垃圾中。

《病原微生物实验室生物安全环境管理办法》指出，病原微生物实验室应当制定环境污染应急预案，报所在地县级人民政府环境保护行政主管部门备案，并定期进行演练。病原微生物实验室产生危险废物的，应制定意外事故的防范措施和应急预案，并向所在地县级以上地方人民政府环境保护行政主管部门备案。关于事故的承担,《病原微生物实验室生物安全环境管理办法》强调指出,病原微生物实验室的设立单位对实验活动产生的废水、废气和危险废物承担污染防治责任。

《人间传染的病原微生物菌(毒)种保藏机构管理办法》(中华人民共和国卫生部令第68号)

《人间传染的病原微生物菌(毒)种保藏机构管理办法》2009年5月26日原卫生部部务会议讨论通过,2009年7月16日中华人民共和国卫生部令第68号发布,自2009年10月1日起施行。

为加强人间传染的病原微生物菌(毒)种[以下称菌(毒)种]保藏机构的管理,保护和合理利用我国菌(毒)种或样本资源,防止菌(毒)种或样本在保藏和使用过程中发生实验室感染或者引起传染病传播,卫生部制定了《人间传染的病原微生物菌(毒)种保藏机构管理办法》。对需要保藏的菌(毒)种、病原微生物样本和可导致人类传染病的寄生虫不同感染时期的虫体、虫卵或样本以及编码产物或其衍生物对人体有直接或潜在危害的基因(或其片段)鉴定、分类、编号进行了规定;并指出菌(毒)种或样本的保藏是指保藏机构依法以适当的方式收集、检定、编目、储存菌(毒)种或样本,维持其活性和生物学特性,并向合法从事病原微生物相关实验活动的单位提供菌(毒)种或样本的活动。

《人间传染的病原微生物菌(毒)种保藏机构管理办法》规定了保藏机构的职责、保藏机构的指定、保藏活动的开展和管理以及保藏机构生物安全的监督管理的要求。规定了保藏机构应当具备的条件,明确要求保藏机构应当制定严格的安全保管制度和保密制度,做好菌(毒)种或样本的出入库、储存和销毁等原始记录,建立档案制度并指定专人负责。所有档案保存不得少于20年。保藏环境和设施应当符合有关规范,具有防盗设施并向公安机关备案;同时,保藏机构还应制定应急处置预案,并具备相关的应急设施设备,对储存库实行24小时监控。

《人间传染的病原微生物菌(毒)种保藏机构指定工作细则》(卫科教发[2011]43号)

为贯彻落实《病原微生物实验室生物安全管理条例》和《人间传染的病原微生物菌(毒)种保藏机构管理办法》(以下简称《办法》),做好人间传染的病原微生物菌(毒)种保藏机构指定工作,依照科学、规范、公开的原则,原卫生部于2011年5月12日制定并发布了《人间传染的病原微生物菌(毒)种保藏机构指定工作细则》,明确了人间传染的病原微生物菌(毒)种保藏机构的申请条件、现场评估论证的程序要求及其工作纪律和指定的程序要求。

《人间传染的病原微生物名录》(卫科教发[2006]15号)

为加强病原微生物实验室生物安全管理,规范病原微生物实验活动,根据《病原微生物实验室生物安全管理条例》的规定，原卫生部组织制订了《人间传染的病原微生物名录》。经部务会讨论通过，于2006年1月11日发布并实施。《人间传染的病原微生物名录》对人间传染的病毒、细菌（包括细菌、放线菌、衣原体、支原体、立克次体、螺旋体）、真菌的危害程度进行了分类，规定了这些病原微生物的运输包装分类，对这些病原微生物的不同实验活动所需的生物安全实验室的防护级别进行了明确规定。《人间传染的病原微生物名录》的发布实施，对进一步规范和加强病原微生物实验室的生物安全管理是非常重要和及时的。

《动物病原微生物分类名录》（中华人民共和国农业部令第53号）

根据《病原微生物实验室生物安全管理条例》第七条、第八条的规定，2005年5月24日原中华人民共和国农业部第53号令发布并实施的《动物病原微生物分类名录》，将动物病原微生物分为一类动物病原微生物、二类动物病原微生物、三类动物病原微生物和四类动物病原微生物。

《高致病性病原微生物实验室资格审批工作程序》（卫科教发〔2007〕162号）

为确保高致病性病原微生物实验室资格审批工作的公正、公开、公平，依据《病原微生物实验室生物安全管理条例》和《人间传染的高致病性病原微生物实验室和实验活动生物安全审批管理办法》（卫生部第50号令），原卫生部组织制定了《高致病性病原微生物实验室资格审批工作程序》，于2007年5月15日发布并实施。《高致病性病原微生物实验室资格审批工作程序》明确了高致病性病原微生物实验室的申请条件、现场评估论证的程序要求及其工作纪律和批准的程序要求。

《高致病性动物病原微生物菌种或者样本运输包装规范》（中华人民共和国农业部第503号公告）

为加强动物病原微生物实验室生物安全管理，规范高致病性动物病原微生物菌（毒）种或者样本运输包装，根据《病原微生物实验室生物安全管理条例》和《高致病性病原微生物实验室生物安全管理审批办法》，2005年5月24日原中华人民共和国农业部公告第503号颁布实施的《高致病性动物病原微生物菌（毒）种或者样本运输包装规范》，从内包装、外包装、包装要求和民用航空运输特殊要求四个方面对运输高致病性动物病原微生物菌（毒）种或者样本的包装提出了具体要求。

《兽医实验室生物安全管理规范》（中华人民共和国农业部第302号公告）

为加强兽医实验室生物安全工作，防止动物病原微生物扩散，确保动物疫病的控制和扑灭工作以及畜牧业生产安全，根据《中华人民共和国动物防疫法》和《动物防疫条件审查办法》的有关规定，参照国际有关对实验室生物安全的要求，2003年10月15日原中华人民共和国农业部第302号公告发布实施的《兽医实验室生物安全管理规范》，规定了兽医实验室生物安全防护的基本原则、实验室的分级、各级实验室的基本要求和管理。并明确指出《兽医实验室生物安全管理规范》为兽医实验室最低要求，适用于各级兽医实验室的建设、使用和管理。

《实验室生物安全通用要求》（GB 19489-2008）

2003年根据当时国内的实际情况，在参考ISO 15190（E）《医学实验室——安全要求》和WHO《实验室生物安全手册》（第二版〔修订版〕，2003）以及美国、加拿大和原卫生部行业标准《微生物和生物医学实验室生物安全通用准则》（WS 233-2002）的基础上，编制了《实验室生物安全通用要求》（GB 19489-2004），于2004年4月5日发布，同年10月1日起实施，对保障实验室生物安全和依法管理病原微生物实验室发挥了重要作用。基于2004年WHO《实验室生物安全手册》（第三版，2004）的问世和《病原微生物实验室生物安全管理条例》的颁布实施，通过GB 19489-2004应用实践以及国内对生物安全实验室建设、运行和管理的需求，2007年启动了GB 19489-2004修订工作，于2008年12月26日发布了GB 19489-2008，用于代替GB 19489-2004，并于2009年7月1日起实施。

GB 19489-2008由7章和附录组成，包括：1范围，2术语和定义，3风险评估及风险控制，4实验室生物安全防护水平分级，5实验室设计原则及基本要求，6实验室设施和设备要求，7管理要求和附录。

风险评估是实验室设计、建造和管理的依据。GB 19489-2008按照风险评估的基本理论和原则，结合我国实验室的经验和科研成果，给出了基本程序和要求，具有较强的实用性和针对性，可指导实验室科学地进行风险评估。

对实验室生物安全防护水平进行分级，是基于风险程度对实验室实施针对性要求的一种风险管理措施。GB 19489-2008依据国务院《病原微生物实验室生物安全管理条例》和国际通用的四级水平对实验室生物安全防护水平分级。特别需要指出的是，GB 19489-2008根据生物安全实验室建设和管理的原则，按照实验活动的差异、采用的个体防护装备和基础隔离设施的不同，细化了对生物安全三级实验室的要求，标准既与国际接轨，又使国家标准的适用性更广泛，利于节约资源和科学管理实验室。

实验室设计原则及基本要求是纲领性的要求。GB 19489-2008参考了大量国际标准和权威文献资料，结合国家的相关管理规定，凝练出19条要求。安全是实验室运行的基本前提，实验室的设计绝对不可以违反安全设计原则和基本要求。

实验室设施和设备要求是对实验室生物安全直接相关的设施设备的基本要求。GB 19489-2008归纳总结了实验室生物安全的关键系统，如平面布局、围护结构、通风空调、污物处理、消毒灭菌、供水供气、电力、照明、通信、自控、报警、监视等，从系统集成的角度分别提出要求，脉络清楚、易于使用。GB 19489-2008在硬件配置方面的指导思想是优先采用基础设备防护。

GB 19489-2008融合了质量管理和风险管理的内涵，提出了实验室安全管理体系概念和基本要求，所提出的管理要求既有理论依据又有实践基础。实际上，实验室安全管理体系是管理体系的一部分，旨在实验室系统地管理涉及风险因素的所有相关活动,消除、减少或控制与实验室活动相关的风险,使实验室风险处于可接受状态。

GB 19489-2008增加了3个实用性很强的附录。附录A介绍了经典的实验室围护结构严密性检测和排风HEPA过滤器检漏方法,可供检测方参考。附录B是生物安全实验室良好工作行为指南,旨在帮助生物安全实验室制定专用的良好操作规程。当然,实验室也应该牢记,附录B的内容不一定满足或适用于特定的实验室或特定的实验活动,应根据各实验室的风险评估结果制定适用的良好操作规程。附录C是实验室生物危险物质溢洒处理指南,可为实验室制定生物危险物质溢洒处理程序提供参考。附录C中的溢洒是指包含生物危险物质的液态或固态物质意外地与容器或包装材料分离的过程,包括洒、漏、溢出、喷溅、容器破裂造成的漏出等,实验室人员熟悉生物危险物质溢洒处理程序、溢洒处理工具包的使用方法和存放地点对降低溢洒的危害非常重要。应该注意的是,附录C描述的是实验室生物危险物质溢洒的常规处理方法,实验室需要根据其所操作的生物因子,制定专用的程序。如果溢洒物中含有放射性物质或危险性化学物质,则应使用特殊的处理程序。

《生物安全实验室建筑技术规范》(GB 50346-2011)

《生物安全实验室建筑技术规范》(GB 50346-2004)2003年开始编制,2004年8月3日发布,同年9月1日起实施。2010年进行修订,修订后的《生物安全实验室建筑技术规范》(GB 50346-2011)于2011年12月5日发布,2012年5月1日起实施。

GB 50346-2011共分10章和4个附录,明确生物安全实验室的建设应以生物安全为核心,确保实验人员的安全和实验室周围环境的安全,同时根据实验需要保护实验对象不被污染,在建筑上应以实用、经济为原则。主要技术内容包括:第1章总则,说明了GB 50346-2011编制的目的,规定了GB 50346-2011的适用范围、使用原则,并指出GB 50346-2011的规定内容是生物安全实验室设计、施工和检测的最低标准要求;第2章术语;第3章生物安全实验室的分级、分类和技术指标,根据实验室(微生物生物安全实验室和动物生物安全实验室)所处理对象的生物危害程度和采取的防护措施,将其分为四级,根据生物安全实验室所操作致病性生物因子的传播途径将其分为a类(操作非经空气传播生物因子的实验室)和b类(操作经空气传播生物因子的实验室),将四级生物安全实验室分为生物安全柜型和正压服型两类,规定了生物安全实验室包括二级屏障在内的主要技术指标;第4章建筑、装修和结构,规定了生物安全实验室建筑平面布局的要求,针对不同级别的生物安全实验室提出了具体的装修要求,并强调生物安全实验室在设计时应充分考虑生物安全柜、动物隔离设备、高压灭菌器、动物尸体处理设备、污水处理设备等设备的尺寸和要求等,明确了结构设计时应遵循的相关国家标准和特殊要求(如三级和四级生物安全实验室吊顶的荷载要求等);第5章空调、通风和净化,包括一般规定、送风系统、排风系统、气流组织、空调净化系统的部件与材料等内容,明确强调了三级和四级生物安全实验室对空调、通风和净化的具体要求;第6章给水排水与气体供应,包括一般规定、给水、排水、气体供应等方面的设计要求、对建筑装修材料材质的要求等内容；第7章电气，明确规定了配电时的用电负荷分级、应急电源的配备、供配电设施装置的设计和施工要求，规定了三级和四级生物安全实验室照明灯具的具体要求、应急照明和相关标志的要求，明确了包括监控、联锁、开机顺序、报警等自动控制方面的设计要求，对三级和四级生物安全实验室提出了门禁控制系统、互锁装置、监视设备分辨率、影响存储介质容量等安全防范方面的要求，对三级和四级生物安全实验室的通信提出了具体要求；第8章消防，针对不同级别的生物安全实验室规定了具体的耐火等级、消防设计原则和要求；第9章施工要求，包括一般规定、建筑装修、空调净化、实验室设备安装等方面的设计、施工要求；第10章检测和验收，规定工程检测和生物安全设备的现场检测的检测频次、检测顺序、检测内容、检测记录要求和执行标准等，明确了工程验收的验收主体、验收内容、验收顺序、验收条件、验收方式和对验收结论的要求。

《病原微生物实验室生物安全通用准则》（WS 233-2017）

2002年12月3日，原卫生部发布了卫生行业标准《微生物和生物医学实验室生物安全通用准则》（WS 233-2002），该准则于2003年8月1日开始实施。通过《病原微生物实验室生物安全管理条例》和《实验室生物安全通用要求》（GB 19489-2008）的颁布实施结合WS 233-2002实践，2016年启动了WS 233-2002修订工作，于2017年7月24日发布了WS 233-2017，标准名称变为《病原微生物实验室生物安全通用准则》，并于2018年2月1日起实施。

WS 233-217由7章和附录组成，包括：1.范围，2.术语与定义，3.病原微生物危害程度分类，4.实验室生物安全防护水平与分类，5.风险评估与风险控制，6.实验室设施和设备要求，7.实验室生物安全管理要求和附录。标准的风险识别部分为病原微生物实验室设立机构在实验活动风险识别中提供需考虑的风险因素。实验室设施和设备要求中结合实验室的设计和管理经验创造性地提出了具有中国特色的加强型BSL-2实验室概念及设施和设备要求，为相应级别生物安全实验室设计提供了依据。值得一提的是附录A病原微生物实验活动风险评估表，为机构快速开展风险评估工作提供了参考。附录B明确了需进行现场检查的生物安全隔离设备有生物安全柜、动物隔离设备、独立通风笼盒（IVC）、负压解剖台等，明确了生物安全隔离设备的现场检查项目及性能要求。

《人间传染的病原微生物菌（毒）种保藏机构设置技术规范》（WS 315-2010）

依据《中华人民共和国传染病防治法》《病原微生物实验室生物安全管理条例》《人间传染的病原微生物菌（毒）种保藏机构管理办法》等，原卫生部制定了《人间传染的病原微生物菌（毒）种保藏机构设置技术规范》（WS 315-2010），于2010年4月13日发布，同年11月1日起实施。

WS 315-2010适用于疾病预防控制机构、医疗保健、科研教学、药品及生物制品生产单位等承担国家人间传染的病原微生物菌（毒）种保藏任务的机构。WS 315-2010规定了人间传染的病原微生物菌（毒）种保藏机构设置的基本原则，由国务院卫生行政主管部门根据传染病防控、医疗、检验检疫、科研、教学、生产等需要以及传染病流行病学特征进行统一规划,整体布局;确定了人间传染的病原微生物菌(毒)种保藏机构类别与职责,即保藏机构分为国家级保藏中心、省级保藏中心和保藏专业实验室,其类别和职责参考《人间传染的病原微生物菌(毒)种保藏机构管理办法》;明确了对设施设备的要求,保藏机构所用设施、设备及相关材料均应符合国家相关的标准和要求。应根据所保藏病原微生物的特点和危害程度分类,进行相应功能分区,应具备菌(毒)种或样本接收区、实验工作区、菌(毒)种保藏区、菌(毒)种发放区和办公区等基本分区,并对这些分区的设计、建设等方面提出了具体要求和应遵循的国家相关标准;从组织机构、管理制度、技术要求〔包括菌(毒)种的信息管理要求、保藏要求和出入库要求〕、人员要求、安全保障要求、实验及保藏材料管理、实验废物管理、个人防护要求等方面提出了具体的管理要求。

《临床实验室生物安全指南》(WS/T 442-2014)

2014年7月3日发布,同年12月15日实施的《临床实验室生物安全指南》(WS/T 442-2014),规定了二级(涵盖一级)生物安全防护级别临床实验室的设施、设备和安全管理的基本要求,适用于涉及生物因子操作的临床实验室。

《Ⅱ级生物安全柜》(YY0569-2011)与《生物安全柜》(JG 170-2005)

《生物安全柜》(YY0569-2005)于2005年7月18日发布,2006年6月1日实施,2011年进行了修订,修订后的《Ⅱ级生物安全柜》(YY0569-2011)于2011年12月31日发布,2012年6月1日实施。

《生物安全柜》(JG 170-2005)于2005年3月25日发布,2005年6月1日实施现已废止。

这两个标准是在参考美国标准《Class Ⅱ(层流)生物安全柜》(NSF/ANSI 49-2002)和欧洲标准《生物技术-生物安全柜性能要求》(EN 12469:2000)的同时,总结我国多年来生物安全柜的设计、制造和检测经验,吸取我国有关科研成果,并在调查研究、试验验证的基础上而制定的。这两个标准各有特色,对规范中国安全柜市场将起到了重要作用。

通过比较和使用发现,在结构要求方面,YY0569-2011要求更加全面,提高了安全性和有效性,并且在确保安全性的前提下,充分考虑到使用的便利性;在性能要求方面,YY0569-2011对风速、照度和稳定性提出了要求,而JG 170-2005则没有,JG 170-2005对噪声的要求严于YY0569-2011;在测试方法方面,YY0569-2011提供的测试方法显得更加科学和实用。经过几年的验证实践,修订后的YY0569-2011更加科学、严谨和权威,逐步成为目前国内最具权威性、应用最广泛、要求最严格的标准,可以说《Ⅱ级生物安全柜》(YY0569-2011)与美国标准《Class Ⅱ(层流)生物安全柜》(NSF/ANSI 49-2002)和欧洲标准《生物技术-生物安全柜性能要求》(EN 12469:2000)已成为国际上最具权威性的三大生物安全柜标准。

第二篇

生物安全实验室基本要求

第一章 实验室生物安全防护的基本原则

病原微生物实验室主要进行不同危害程度的病原微生物操作。在病原微生物实验室的各种活动中，实验室相关感染事故时有发生。实验室感染途径一般有黏膜接触感染、食入感染、吸入感染和接触感染动物感染。气溶胶传播是造成实验室相关感染的主要因素。为有效预防实验室感染的发生，所有涉及感染性物质的操作依据病原微生物分类在相应级别的生物安全实验室内进行。

生物安全实验室（biosafety laboratory）简称"BSL实验室"是指通过规范的实验室设计、实验室设备的配置、个人防护装备的使用等建造的实验室。生物安全实验室在结构上由一级防护屏障（安全设备）和二级防护屏障（设施）这两部分构成。实验室生物安全防护的安全设备和设施的不同组合，构成四级生物安全防护水平，一级（BSL-1）为最低，四级（BSL-4）为最高。其中BSL-1和BSL-2实验室被称为基础实验室，BSL-3实验室被称为生物安全防护实验室；BSL-4实验室被称为高度生物防护实验室。

一、生物安全实验室设施防护原理

生物安全实验室在设计上是"盒中盒"的结构，主要采用了物理隔离分区和负压通风过滤技术。

（一）物理隔离分区

用物理隔断（包括墙体）和密封门把实验室与公共的外环境隔开，如BSL-2实验室用自动关闭的门把实验室与公共走廊隔离开；BSL-3实验室由外向里可以划分为清洁区（更衣、淋浴）、缓冲区Ⅰ、半污染区（准备间）、缓冲区Ⅱ和核心区（实验操作区）五个区域，核心区设在最里面，非污染区设在周围，半污染区置于中间。缓冲区Ⅰ连接清洁区和半污染区，缓冲区Ⅱ连接半污染区和核心区。缓冲区的两扇门应为互锁（即同时只能打开一扇门）。此种系统加上负压通风，可以保证实验室空气向内流动，气流方向为非污染区向半污染区再向核心区。

（二）负压通风过滤技术

通过控制气流速度和方向，可以使实验室内的空气只能通过HEPA滤器过滤排放。负压通风过滤技术主要应用在BSL-3实验室、BSL-4实验室、ABSL-3实验室和ABSL-4实验室。下面以BSL-3实验室为例介绍负压通风过滤技术。

在BSL-3实验室通风设计中，要求各区室内的气压保持一定的压力梯度，使空气由清洁区流向核心区，呈单向流动。如《实验室生物安全通用要求》（GB19489-2008）

中6.3.10.2规定，适用于操作通常认为非经空气传播致病性生物因子的实验室的核心工作间的气压（负压）与室外大气压的压差值应不小于30 Pa，与相邻区域的压差（负压）应不小于10 Pa。为保证气流向核心区流动，在送、排风程序上要求：开机时先排后送；停机时先停送风，后停排风。

BSL-3实验室核心区和半污染区的空气一律要经过HEPA滤器过滤后排放。HEPA滤器安装位置很重要，原则是应尽量缩小空气污染的范围，即过滤器尽量靠近污染源。BSL-3实验室从顶部送风，下部排风，且送风口和排风口呈对角分布。特别强调BSL-3实验室排风口HEPA滤器应安装在排风口最前端，使核心区和半污染区内的空气在排出房间前已经被净化。如果BSL-3实验室排风口HEPA滤器安装在排风管道的末端或者安装在远离排风口的风机前端，则会造成排风管道的污染，增加消毒难度。

BSL-3实验室空气排出流向为：室内空气→前端HEPA滤器→末端HEPA滤器→外环境。生物安全柜内空气→生物安全柜HEPA滤器→排风管道→HEPA滤器→外环境。

第二章 建设生物安全实验室的基本原则

在设计实验室和安排某些类型的实验工作时，对于那些可能造成安全问题的情况要特别加以关注，这些情况包括：1.气溶胶的形成；2.处理大容量和/或高浓度微生物；3.仪器设备过度拥挤和过多；4.啮齿动物和节肢动物的侵扰；5.未经允许人员进入实验室；6.工作流程，一些标本和试剂的使用。

一、安全实验室的设计基本要求

1.实验室的选址、设计和建造应符合国家和地方建设规划、生物安全、环境保护和建筑技术规范等规定的要求。

2.实验室的设计应保证对生物、化学、辐射和物理等危险源的防护水平控制在经过评估的可接受程度，防止危害环境。

3.必须为实验室安全运行、清洁和维护提供足够的空间。实验室的走廊和通道应不妨碍人员和物品通过。

4.实验室墙壁、天花板和地板应当光滑、易清洁、防渗漏并耐化学品和消毒剂的腐蚀。地板应当防滑。

5.实验台面应是防水的，并可耐消毒剂、酸、碱、有机溶剂和中等热度的作用。

6.应保证实验室内所有活动的照明，避免不必要的反光和闪光。

7.实验室器具应当坚固耐用，在实验台、生物安全柜和其他设备之间及其下面要保证有足够的空间以便进行清洁。

8.应当有足够的储存空间来摆放随时使用的物品，以免实验台和走廊内混乱。在实验室的工作区外还应当提供另外的可长期使用的储存间。

9.应当为安全操作及储存溶剂、放射性物质、压缩气体和液化气提供足够的空间和设施。

10.在实验室的工作区外应当有存放外衣和私人物品的设施。

11.在实验室的工作区外应当有进食、饮水和休息的场所。

12.每个实验室都应有洗手池，并最好安装在出口处，尽可能用自来水。

13.实验室的门应有可视窗，并达到适当的防火等级，最好能自动关闭。

14.实验室应根据房间或实验间在用、停用、消毒、维护等不同状态时的需要，采取适当的警示和进入限制措施，如警示牌、警示灯、警戒线、门禁等。

15.二级生物安全水平时，应在靠近实验室的位置配备高压灭菌器或其他清除污染的工具。

16.安全系统应当包括消防、应急供电、应急淋浴以及洗眼设施。

17.应当配备具有适当装备并易于进入的急救区或急救室。

18.在设计新的设施时，应当考虑设置机械通风系统，以使空气向内单向流动。如果没有机械通风系统，那么实验室窗户应当能够打开，同时应安装防虫纱窗。

19.必须为实验室提供可靠和高质量的水。要保证实验室水源和饮用水源的供应管道之间没有交叉连接。应当安装防止逆流装置来保护公共饮水系统。

20.要有可靠和充足的电力供应和应急照明，以保证人员安全离开实验室。备用发电机对于保证重要设备的正常运转（如培养箱、生物安全柜、冰柜等）以及动物笼具的通风都是必要的。

21.要有可靠和充足的燃气供应。供气设施必须得到良好维护。

22.实验室和动物房偶尔会成为某些人恶意破坏的目标。必须考虑物理和防火安全措施。必须使用坚固的门、纱窗以及门禁系统。适当时还应使用其他措施来加强安全保障。

23.应有专门的设计以确保存储、转运、收集、处理和处置危险物料的安全。

24.三级生物安全实验室设计时除下列修改以外，应采用一级和二级生物安全水平的基础实验室的设计和设施：

24.1　实验室应与同一建筑内自由活动区域分隔开，具体可将实验室置于走廊的盲端，或设隔离区和隔离门，或经缓冲间（即双门通过间或二级生物安全水平的基础实验室）进入。缓冲间是一个在实验室和邻近空间保持压差的专门区域，其中应设有分别放置洁净衣服和已使用衣服的设施，而且也可能需要有淋浴设施。

24.2　缓冲间的门可自动关闭且互锁，以确保某一时间只有一扇门是开着的。应当配备能击碎的面板供紧急撤离时使用。

24.3　实验室的墙面、地面和天花板必须防水，并易于清洁。所有表面的开口（如管道通过处）必须密封以便于清除房间污染。

24.4　为了便于清除污染，实验室应密封。需建造空气管道通风系统以进行气体消毒。

24.5　窗户应关闭、密封、防碎。

24.6　在每个出口附近安装无需用手控制的洗手池。

24.7　必须建立可使空气定向流动的可控通风系统。应安装直观的监测系统，以便工作人员可以随时确保实验室内维持正确的定向气流，该监测系统可带也可不带警报系统。

24.8　在构建通风系统时，应保证从三级生物安全实验室内所排出的空气不会逆流至该建筑物内的其他区域。空气经高效空气过滤器（highefficiency particulate air filters，HEPA 过滤器）过滤、更新后，可在实验室内再循环使用。当实验室空气（来自生物安全柜的除外）排出到建筑物以外时，必须在远离该建筑及进气口的地方扩散。根据所操作的微生物因子不同，空气需经 HEPA 过滤器过滤后排放。可以安装取暖、通风和空调（HVAC）控制系统来防止实验室出现持续正压。应考虑安装视听警报器，向工作人员发出 HVAC 系统故障信号。

24.9 所有的 HEPA 过滤器必须安装成可以进行气体消毒和检测的方式。

24.10 生物安全柜的安装位置应远离人员活动区，且避开门和通风系统的交叉区。

24.11 从Ⅰ级和Ⅱ级生物安全柜排出的空气，在通过 HEPA 过滤器后排出时，必须避免干扰安全柜的空气平衡以及建筑物排风系统。

24.12 防护实验室中应配置用于污染废弃物消毒的高压灭菌器。如果感染性废弃物需运出实验室处理，则必须根据国家的相应规定，密封于不易破裂的、防渗漏的容器中。

24.13 供水管必须安装防逆流装置。真空管道应采用装有液体消毒剂的防气阀和 HEPA 过滤器或相当产品进行保护。备用真空泵也应用防气阀和过滤器进行适当保护。

24.14 三级生物安全水平的防护实验室，其设施设计和操作规范应予存档。

第三章　生物安全实验室设施和设备要求

一、BSL-1实验室设施和设备要求

BSL-1实验室的安全设备和设施适用于操作具有明确生物学特征的、已知在健康成人中不能引起疾病的微生物。适用于教学用实验室,适用于我国危险程度第四类的微生物(第四类病原微生物,是指在通常情况下不会引起人类或者动物疾病的微生物)。BSL-1实验室设计和设施应满足以下要求:

1.实验室的门应有可视窗并可锁闭,门锁及门的开启方向应不妨碍室内人员逃生。

2.应设洗手池,宜设置在靠近实验室的出口处。

3.在实验室门口处应设存衣或挂衣装置,可将个人服装与实验室工作服分开放置。

4.实验室的墙壁、天花板和地面应易清洁、无渗水、耐化学品和消毒灭菌剂的腐蚀。地面应平整、防滑,不应铺设地毯。

5.实验室台柜和座椅等应稳固,边角应圆滑。

6.实验室台柜等和其摆放应便于清洁,实验台面应防水、耐腐蚀、耐热和坚固。

7.实验室应有足够的空间和台柜等摆放实验室设备和物品。

8.应根据工作性质和流程合理摆放实验室设备、台柜、物品等,避免相互干扰、交叉污染,并应不妨碍逃生和急救。

9.实验室可以利用自然通风。如果采用机械通风,应避免交叉污染。

10.如果有可开启的窗户,应安装可防蚊虫的纱窗。

11.实验室内应避免不必要的反光和强光。

12.若操作刺激或腐蚀性物质,应在 30 m 内设洗眼装置,必要时应设紧急喷淋装置。

13.若操作有毒、刺激性、放射性挥发物质,应在风险评估的基础上,配备适当的负压排风柜。

14.若使用高毒性、放射性等物质,应配备相应的安全设施、设备和个体防护装备,应符合国家、地方的相关规定和要求。

15.若使用高压气体和可燃气体,应有安全措施,应符合国家、地方的相关规定和要求。

16.应设应急照明装置。

17.应有足够的电力供应。

18.应有足够的固定电源插座,避免多台设备使用共同的电源插座。应有可靠的接

地系统，应在关键节点安装漏电保护装置或监测报警装置。

19.供水和排水管道系统应不渗漏，下水应有防回流设计。

20.应配备适用的应急器材，如消防器材、意外事故处理器材、急救器材等。

21.应配备适用的通信设备。

22.必要时，应配备适当的消毒灭菌设备。如图2-3-1所示。

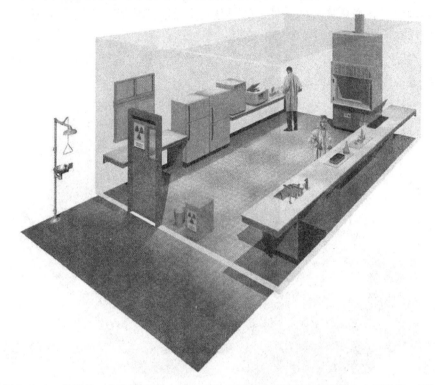

图2-3-1　典型的一级生物安全水平实验室（图片来源于WHO生物安全手册第三版）

二、BSL-2实验室设施和设备要求

BSL-2实验室的安全设备和设施适用于操作我国危害程度第三类（少量第二类）的病原微生物（第三类病原微生物，是指能够引起人类或者动物疾病，但一般情况下对人、动物或者环境不构成严重危害，传播风险有限，实验室感染后很少引起严重疾病，并且具备有效治疗和预防措施的微生物）。工作人员在这类实验室中可能暴露于感染性物质的途径包括皮肤或黏膜破损、污染的针头或利器伤害、呼吸道或黏膜暴露于感染性气溶胶或飞溅物等。BSL-2实验室是在BSL-1实验室的基础上，增加生物安全柜、高压灭菌器等安全设备。

1.普通型BSL-2实验室设计和设施应满足以下要求：

1.1　适用时，应符合BSL-1的要求。

1.2　实验室主入口的门、放置生物安全柜实验间的门应可自动关闭；实验室主入口的门应有进入控制措施。

1.3　实验室工作区域外应有存放备用物品的条件。

1.4 应在实验室工作区配备洗眼装置。

1.5 应在实验室或其所在的建筑内配备高压蒸汽灭菌器或其他适当的消毒灭菌设备，所配备的消毒灭菌设备应以风险评估为依据。

1.6 应在操作病原微生物样本的实验间内配备生物安全柜。

1.7 应按产品的设计要求安装和使用生物安全柜。如果生物安全柜的排风在室内循环，室内应具备通风换气的条件；如果使用需要管道排风的生物安全柜，应通过独立于建筑物其他公共通风系统的管道排出。

1.8 应有可靠的电力供应。必要时，重要设备（如：培养箱、生物安全柜、冰箱等）应配置备用电源。如图2-3-2所示。

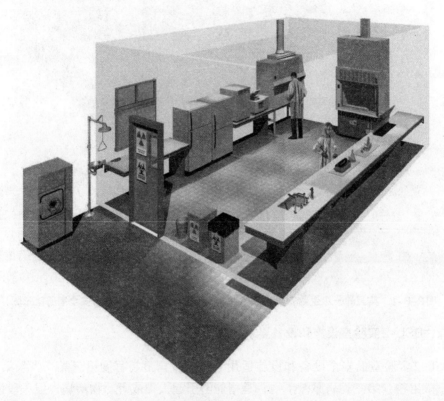

图2-3-2 典型的二级生物安全水平实验室（图片来源于WHO生物安全手册第三版）

在生物安全柜中进行可能发生气溶胶的操作。门保持关闭并贴上适当的危险标志。潜在被污染的废弃物同普通废弃物隔开。

2.加强型BSL-2实验室设计和设施应满足以下要求：

2.1 适用时，应符合普通型BSL-2实验室的要求。

2.2 加强型BSL-2实验室应包含缓冲间和核心工作间。

2.3 缓冲间可兼作防护服更换间。必要时，可设置准备间和洗消间等。

2.4 缓冲间的门宜能互锁。如果使用互锁门，应在互锁门的附近设置紧急手动互锁解除开关。

2.5 实验室应设洗手池；水龙头开关应为非手动式，宜设置在靠近出口处。

2.6 采用机械通风系统，送风口和排风口应采取防雨、防风、防杂物、防昆虫及其他动物的措施，送风口应远离污染源和排风口。排风系统应使用高效空气过滤器。

2.7 核心工作间内送风口和排风口的布置应符合定向气流的原则，利于减少房间内的涡流和气流死角。

2.8 核心工作间气压相对于相邻区域应为负压，压差宜不低于10 Pa。在核心工作间入口的显著位置，应安装显示房间负压状况的压力显示装置。

2.9 应通过自动控制措施保证实验室压力及压力梯度的稳定性，并可对异常情况报警。

2.10 实验室的排风应与送风连锁，排风先于送风开启，后于送风关闭。

2.11 实验室应有措施防止产生对人员有害的异常压力，围护结构应能承受送风机或排风机异常时导致的空气压力载荷。

2.12 核心工作间温度18 ℃～26 ℃，噪音应低于68 dB。

2.13 实验室内应配置压力蒸汽灭菌器，以及其他适用的消毒设备。

三、BSL-3实验室设施和设备要求

BSL-3实验室安全设备和设施适用于操作我国危害程度第二类（第二类病原微生物，是指能够引起人类或者动物严重疾病，比较容易直接或者间接在人与人、动物与人、动物与动物间传播的微生物）病原微生物。工作人员在这类实验室中可能暴露于感染性物质的途径包括皮肤或黏膜破损、污染的针头或利器伤害、呼吸道或黏膜暴露于感染性气溶胶或飞溅物等。

BSL-3实验室有严格的一级防护屏障和二级防护屏障的要求，以防止工作人员和环境暴露于感染性气溶胶。一级防护屏障指实验室生物安全柜和个人防护装备等构成的防护屏障。二级防护屏障指实验室的设施结构和通风系统等构成的防护屏障。BSL-3实验室设计和设施应满足以下要求：

1.平面布局

1.1 实验室应明确区分辅助工作区和防护区，应在建筑物中自成隔离区或为独立建筑物，应有出入控制。

1.2 防护区中直接从事高风险操作的工作间为核心工作间，人员应通过缓冲间进入核心工作间。

1.3 适用于操作通常认为非经空气传播致病性生物因子的实验室辅助工作区应至少包括监控室和洁净衣物更换间；防护区应至少包括缓冲间（可兼做脱防护服间）及核心工作间。

1.4 适用于可有效利用安全隔离装置操作常规量经空气传播致病性生物因子的实验室的辅助工作区，应至少包括监控室、洁净衣物更换间和淋浴间；防护区应至少包括防护服更换间、缓冲间及核心工作间。

1.5 适用于可有效利用安全隔离装置操作常规量，经空气传播致病性生物因子的实验室的核心工作间，其不宜直接与其他公共区域相邻。

1.6　如果安装传递窗，其结构承压力及密闭性应符合所在区域的要求，并具备对传递窗内物品进行消毒灭菌的条件。必要时，应设置具备送排风或自净化功能的传递窗，排风应经HEPA过滤器过滤后排出。

2.围护结构

2.1　内围护结构及外围护结构（外围墙体）应符合国家对该类建筑的抗震要求和防火要求。

2.2　天花板、地板、墙间的交角应易清洁和消毒灭菌。

2.3　实验室防护区内围护结构的所有缝隙和贯穿处的接缝都应可靠密封。

2.4　实验室防护区内围护结构的内表面应光滑、耐腐蚀、防水，以易于清洁和消毒灭菌。

2.5　实验室防护区内的地面应防渗漏、完整、光洁、防滑、耐腐蚀、不起尘。

2.6　实验室内所有的门应可自动关闭，需要时，应设观察窗；门的开启方向不应妨碍逃生。

2.7　实验室内所有窗户应为密闭窗，玻璃应耐撞击、防破碎。

2.8　实验室及设备间的高度应满足设备的安装要求，应有维修和清洁空间。

2.9　在通风空调系统正常运行状态下，采用烟雾测试等目视方法检查实验室防护区内围护结构的严密性时，所有缝隙应无可见泄漏。

3.通风空调系统

3.1　应安装独立的实验室送排风系统，应确保在实验室运行时气流由低风险区向高风险区流动，同时确保实验室空气只能通过HEPA过滤器过滤后经专用的排风管道排出。

3.2　实验室防护区房间内送风口和排风口的布置应符合定向气流的原则，利于减少房间内的涡流和气流死角；送排风应不影响其他设备（如：Ⅱ级生物安全柜）的正常功能。

3.3　不得循环使用由实验室防护区排出的空气。

3.4　应按产品的设计要求安装生物安全柜和其排风管道，可以将生物安全柜排出的空气排入实验室的排风管道系统。

3.5　实验室的送风应经过HEPA过滤器过滤，宜同时安装初效和中效过滤器。

3.6　实验室的外部排风口应设置在主导风的下风向（相对于送风口），与送风口的直线距离应大于12 m，应至少高出实验室所在建筑的顶部2 m，应有防风、防雨、防鼠、防虫设计，但不应影响气体向上空排放。

3.7　HEPA过滤器的安装位置应尽可能靠近送风管道在实验室内的送风口端和排风管道在实验室内的排风口端。

3.8　应可以在原位对排风HEPA过滤器进行消毒灭菌和检漏（参见GB19489-2008，附录A）。

3.9　如在实验室防护区外使用高效过滤器单元，其结构应牢固，应能承受2 500 Pa的压力；高效过滤器单元的整体密封性应达到在关闭所有通路并维持腔室内的温度在设计范围上限的条件下，若使空气压力维持在1 000 Pa时，腔室内每分钟泄露的空气量应不超过腔室净容积的0.1%。

3.10 应在实验室防护区送风和排风管道的关键节点安装生物型密闭阀，必要时，可完全关闭。应在实验室送风和排风总管道的关键节点安装生物型密闭阀，必要时，可完全关闭。

3.11 在生物型密闭阀前与实验室相通的送风管道和排风管道应牢固、易消毒灭菌、耐腐蚀、抗老化，宜使用不锈钢管道；管道的密封性应达到在关闭所有通路并维持腔室内的温度在设计范围上限的条件下，若使空气压力维持在500 Pa，管道内每分钟泄露的空气量应不超过管道内净容积的0.2%。

3.12 应有备用排风机。应尽可能减少排风机后排风管道正压段的长度，该段管道不应穿过其他房间。

3.13 不应在实验室防护区内安装分体空调。

4.供水与供气系统

4.1 应在实验室防护区内的实验间靠近出口处设置非手动洗手设施；如果实验室不具备供水条件，则应设非手动手消毒灭菌装置。

4.2 应在实验室的给水与市政给水系统之间设防回流装置。

4.3 进出实验室的液体和气体管道系统应牢固、不渗漏、防锈、耐压、耐温（冷或热）、耐腐蚀。应有足够的空间清洁、维护和维修实验室内暴露的管道，应在关键节点安装截止阀、防回流装置或HEPA过滤器等。

4.4 如果有供气（液）罐等，应放在实验室防护区外易更换和维护的位置，安装牢固，不应将不相容的气体或液体放在一起。

4.5 如果有真空装置，应有防止真空装置内部被污染的措施；不应将真空装置安装在实验场所之外。

5.污物处理及消毒系统

5.1 应在实验室防护区内设置生物安全型高压蒸汽灭菌器。宜安装专用的双扉高压灭菌器，其主体应安装在易维护的位置，与围护结构的连接之处应可靠密封。

5.2 对实验室防护区内消毒不能高压灭菌的物品应有其他消毒灭菌措施。

5.3 高压蒸汽灭菌器的安装位置不应影响生物安全柜等安全隔离装置的气流。

5.4 如果设置传递物品的渡槽，应使用强度符合要求的耐腐蚀性材料，并方便更换消毒液。

5.5 淋浴间或缓冲间的地面液体收集系统应有防液体回流的装置。

5.6 实验室防护区内如果有下水系统，应与建筑物的下水系统完全隔离；下水应直接通向本实验室专用的消毒灭菌系统。

5.7 所有下水管道应有足够的倾斜度和排量，确保管道内不存水；管道的关键节点应按需要安装防回流装置、存水弯（深度应适用于空气压差的变化）或密闭阀门等；下水系统应符合相应的耐压、耐热、耐化学腐蚀的要求，安装牢固，无泄漏，便于维护、清洁和检查。

5.8 应使用可靠的方式消毒处理污水（包括污物），并应对消毒灭菌效果进行监测，以确保达到排放要求。

5.9 应在风险评估的基础上，适当处理实验室辅助区的污水，并应监测，以确保排放到市政管网之前达到排放要求。

5.10 可以在实验室内安装紫外线消毒灯或其他适用的消毒灭菌装置。

5.11 应具备对实验室防护区及与其直接相通的管道进行消毒灭菌的条件。

5.12 应在实验室防护区内的关键部位配备便携的局部消毒灭菌装置（如：消毒喷雾器等），并备有足够的适用消毒灭菌剂。

6.电力供应系统

6.1 电力供应满足实验室的所有用电要求，并应有冗余。

6.2 生物安全柜、送风机和排风机、照明、自控系统、监视和报警系统应配备不间断备用电源，电力供应至少维持30 min。

6.3 应在安全的位置设置专用配电箱。

7.照明系统

7.1 实验室核心工作间的照度应不低于350 lx，其他区域的照度应不低于200 lx，宜采用吸顶式防水洁净照明灯。

7.2 应避免过强的光线和光反射。

7.3 应设不少于30 min的应急照明系统。

8.自控、监视与报警系统

8.1 进入实验室的门应有门禁系统，应保证只有获得授权的人员才能进入实验室。

8.2 需要时，应可立即解除实验室门的互锁；应在互锁门的附近设置紧急手动解除互锁开关。

8.3 核心工作间的缓冲间的入口处应有指示核心工作间工作状态的装置（如：文字显示或指示灯），必要时，应同时设置限制进入核心工作间的连锁机制。

8.4 启动实验室通风系统时，应先启动实验室排风，后启动实验室送风；关停时，应先关闭生物安全柜等安全隔离装置和排风支管密闭阀，再关实验室送风及密闭阀，后关实验室排风及密闭阀。

8.5 当排风系统出现故障时，应有机制避免实验室出现正压和影响定向气流。

8.6 当送风系统出现故障时，应有机制避免实验室内的负压影响实验室人员安全、生物安全柜等安全隔离装置的正常功能和围护结构的完整性。

8.7 应通过对可能造成实验室压力波动的设备和装置实行连锁控制等措施，确保生物安全柜、负压排风柜（罩）等局部排风设备与实验室送排风系统之间的压力关系和必要的稳定性，并应在启动、运行和关停过程中保持有序的压力梯度。

8.8 应设装置连续监测送排风系统HEPA过滤器的阻力，需要时，及时更换HEPA过滤器。

8.9 应在有负压控制要求的房间入口的显著位置，安装显示房间负压状况的压力显示装置和控制区间提示。

8.10 中央控制系统应可以实时监控、记录和存储实验室防护区内有控制要求的参数、关键设施设备的运行状态；应能监控、记录和存储故障的现象、发生时间和持续时间；应可以随时查看历史记录。

8.11 中央控制系统的信号采样间隔应不超过 1 min，各参数应易于区分和识别。

8.12 中央控制系统应能对所有故障和控制指标进行报警，报警应区分一般报警和紧急报警。

8.13 紧急报警应为声光同时报警，应可以向实验室内外人员同时发出紧急警报；应在实验室核心工作间内设置紧急报警按钮。

8.14 应在实验室的关键部位设置监视器，需要时，可实时监视并录制实验室活动情况和实验室周围情况。监视设备应有足够的分辨率，影像存储介质应有足够的数据存储容量。

9.实验室通信系统

9.1 实验室防护区内应设置向外部传输资料和数据的传真机或其他电子设备。

9.2 监控室和实验室内应安装语音通信系统。如果安装对讲系统，宜采用向内通话受控、向外通话非受控的选择性通话方式。

9.3 通信系统的复杂性应与实验室的规模和复杂程度相适应。

10.参数要求

10.1 实验室的内围护结构应能承受送风机或排风机异常时导致的空气压力载荷。

10.2 适用于操作通常认为非经空气传播致病性生物因子的实验室的核心工作间的气压（负压）与室外大气压的压差值应不小于30 Pa，与相邻区域的压差（负压）应不小于10 Pa；适用于可有效利用安全隔离装置操作常规量经空气传播致病性生物因子的实验室的核心工作间的气压（负压）与室外大气压的压差值应不小于40 Pa，与相邻区域的压差（负压）应不小于15 Pa。

10.3 实验室防护区各房间的最小换气次数应不小于12 次/h。

10.4 实验室的温度宜控制在18 ℃～26 ℃范围内。

10.5 正常情况下，实验室的相对湿度宜控制在30%～60%范围内；消毒状态下，实验室的相对湿度应能满足消毒灭菌的技术要求。

10.6 在安全柜开启情况下，核心工作间的噪声应不大于68 dB（A）。

10.7 实验室防护区的静态洁净度应不低于8级水平。如图 2-3-3 所示。

实验室与公共通道分开并通过缓冲间（双门入口或二级生物安全水平的基础实验室）或气锁室进入。处理废弃物前，在实验室内先进行高压灭菌以清除污染。应有非手控的水槽。形成向内气流而且涉及感染性材料的全部工作应在生物安全柜中进行。

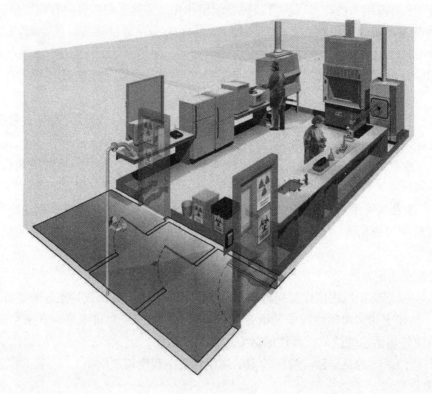

图 2-3-3　典型的三级生物安全水平实验室（图片来源于WHO生物安全手册第三版）

四、动物生物安全实验室

1.ABSL-1 实验室

1.1　动物饲养间应与建筑物内的其他区域隔离。

1.2　动物饲养间的门应有可视窗，向里开；打开的门应能够自动关闭，需要时，可以锁上。

1.3　动物饲养间的工作表面应防水和易于消毒灭菌。

1.4　不宜安装窗户。如果安装窗户，所有窗户应密闭；需要时，窗户外部应装防护网。

1.5　围护结构的强度应与所饲养的动物种类相适应。

1.6　如果有地面液体收集系统，应设防液体回流装置，存水弯应有足够的深度。

1.7　不应循环使用动物实验室排出的空气。

1.8　应设置洗手池或手部清洁装置，宜设置在出口处。

1.9　宜将动物饲养间的室内气压控制为负压。

1.10　应可以对动物笼具清洗和消毒灭菌。

1.11　应设置实验动物饲养笼具或护栏，除考虑安全要求外还应考虑对动物福利的要求。

1.12　动物尸体及相关废物的处置设施和设备应符合国家相关规定的要求。

2.ABSL-2实验室

2.1 适用时，应符合ABSL-1的要求。

2.2 动物饲养间应在出入口处设置缓冲间。

2.3 应设置非手动洗手池或手部清洁装置，宜设置在出口处。

2.4 应在邻近区域配备高压蒸汽灭菌器。

2.5 适用时，应在安全隔离装置内从事可能产生有害气溶胶的活动；排气应经HEPA过滤器的过滤后排出。

2.6 应将动物饲养间的室内气压控制为负压，气体应直接排放到其所在的建筑物外。

2.7 应根据风险评估的结果，确定是否需要使用HEPA过滤器过滤动物饲养间排出的气体。

2.8 当不能满足2.5时，应使用HEPA过滤器过滤动物饲养间排出的气体。

2.9 实验室的外部排风口应至少高出本实验室所在建筑的顶部2m，应有防风、防雨、防鼠、防虫设计，但不应影响气体向上空排放。

2.10 污水（包括污物）应消毒灭菌处理，并应对消毒灭菌效果进行监测，以确保达到排放要求。

3.ABSL-3实验室

3.1 适用时，应符合ABSL-2的要求。

3.2 应在实验室防护区内设置淋浴间，需要时，应设置强制淋浴装置。

3.3 动物饲养间属于核心工作间，如果有入口和出口，均应设置缓冲间。

3.4 动物饲养间应尽可能设在整个实验室的中心部位，不应直接与其他公共区域相邻。

3.5 适用于操作通常认为非经空气传播致病性生物因子实验室，防护区应至少包括淋浴间、防护服更换间、缓冲间及核心工作间。当不能有效利用安全隔离装置饲养动物时，应根据进一步的风险评估确定实验室的生物安全防护要求。

3.6 适用于不能有效利用安全隔离装置操作常规量经空气传播致病性生物因子的动物饲养间，其缓冲间应为气锁，并具备对动物饲养间防护服或传递物品的表面进行消毒灭菌的条件。

3.7 适用于不能有效利用安全隔离装置操作常规量经空气传播致病性生物因子的动物饲养间，应有严格限制进入动物饲养间的门禁措施（如个人密码和生物学识别技术等）。

3.8 动物饲养间内应安装监视设备和通信设备。

3.9 动物饲养间内应配备便携式局部消毒灭菌装置（如：消毒喷雾器等），并应备有足够的适用消毒灭菌剂。

3.10 应有装置和技术对动物尸体和废物进行可靠消毒灭菌。

3.11 应有装置和技术对动物笼具进行清洁和可靠消毒灭菌。

3.12 需要时，应有装置和技术对所有物品或其包装的表面，在运出动物饲养间前进行清洁和可靠消毒灭菌。

3.13　应在风险评估的基础上，适当处理防护区内淋浴间的污水，并应对灭菌效果进行监测，以确保达到排放要求。

3.14　适用于不能有效利用安全隔离装置操作常规量经空气传播致病性生物因子的动物饲养间，应根据风险评估的结果，确定其排出的气体是否需要经过两级HEPA过滤器的过滤后排出。

3.15　适用于不能有效利用安全隔离装置操作常规量经空气传播致病性生物因子的动物饲养间，应可以在原位对HEPA过滤器进行消毒灭菌和检漏。

3.16　适用于操作通常认为非经空气传播致病性生物因子和可有效利用安全隔离装置操作常规量经空气传播致病性生物因子的动物饲养间，其气压（负压）与室外大气压的压差值应不小于60 Pa，与相邻区域的压差（负压）应不小于15 Pa。

3.17　适用于不能有效利用安全隔离装置操作常规量经空气传播致病性生物因子的动物饲养间，其气压（负压）与室外大气压的压差值应不小于80 Pa，与相邻区域气压的压差（负压）应不小于25 Pa。

3.18　适用于不能有效利用安全隔离装置操作常规量经空气传播致病性生物因子的动物饲养间及其缓冲间，其气密性应达到在关闭受测房间所有通路，并维持房间内的温度在设计范围上限的条件下，若使空气压力维持在250 Pa时，房间内每小时泄漏的空气量应不超过受测房间净容积的10%。

3.19　在适用于不能有效利用安全隔离装置操作常规量经空气传播致病性生物因子的动物饲养间，从事可传染人的病原微生物活动时，应根据进一步的风险评估确定实验室的生物安全防护要求；适用时，应经过相关主管部门的批准。

第四章 生物安全实验室检测与验证

生物安全实验室具有通过物理围场的方式把病原微生物的操作局限在能防止感染性物质和（或）毒素，特别是防止气溶胶扩散到实验室外环境的技术措施。为了保证生物安全实验室在实验操作过程中产生的含有感染性物质和（或）毒素的废物（感染性固体废物、感染性液体废物和感染性空气）不扩散到实验室外环境，必须通过各种物理和/或化学方法技术，使排出实验室的废物中病原微生物达到"零排放"。

生物安全实验室的检测与验证，主要是对加强型 BSL-2、BSL-3、ABSL-3、BSL-4 和 ABSL-4 实验室，依照国家标准《实验室生物安全通用要求》（GB19489-2008）、中华人民共和国卫生行业标准《病原微生物实验室生物安全通用准则》（WS233-2017）和《生物安全实验室建筑技术规范》（GB50346-2011）的规定，对已通过竣工验收的加强型 BSL-2、BSL-3、ABSL-3、BSL-4 和 ABSL-4 实验室，或者在这些实验室更换 HEPA 滤器、生物安全柜更换 HEPA 滤器后，都应按照经确认的方法进行检测。

一、生物安全实验室洁净度检测

《实验室生物安全通用要求》（GB 19489-2008）要求 BSL-3 实验室和 ABSL-3 实验室防护区的静态洁净度应不低于 8 级水平。在生物安全实验室建成、维修、更换 HEPA 滤器时定期对防护区的空气进行洁净度检测。检测可按照《洁净室施工及验收规范》（GB 50591-2010）中的规定进行。

二、生物安全实验室负压检测

《实验室生物安全通用要求》（GB 19489-2008）规定 BSL-3 实验室，适用于操作通常认为非经空气传播致病性生物因子的实验室的核心工作间的气压（负压）与室外大气压的压差值应不小于 30 Pa，与相邻区域的压差（负压）应不小于 10 Pa；适用于可有效利用安全隔离装置操作常规量经空气传播致病性生物因子的实验室的核心工作间的气压（负压）与室外大气压的压差值应不小于 40 Pa，与相邻区域的压差（负压）应不小于 15 Pa。

ABSL-3 实验室，适用于操作通常认为非经空气传播致病性生物因子和可有效利用安全隔离装置操作常规量经空气传播致病性生物因子的动物饲养间的气压（负压）与室外大气压的压差值应不小于 60 Pa，与相邻区域的压差（负压）应不小于 15 Pa。适用于不能有效利用安全隔离装置操作常规量经空气传播致病性生物因子的动物饲养间的气压（负压）与室外大气压的压差值应不小于 80 Pa，与相邻区域气压的压差（负压）

应不小于25 Pa。适用于不能有效利用安全隔离装置操作常规量经空气传播致病性生物因子的动物饲养间及其缓冲间的气密性应达到在关闭受测房间所有通路，并维持房间内的温度在设计范围上限的条件下，若使空气压力维持在250 Pa时，房间内每小时泄漏的空气量应不超过受测房间净容积的10%。

三、生物安全实验室气流流速和流向检测

1.气流流速检测

单向气流测定方法：距离送风面0.5 m的垂直截面，截面上测点间距不应大于2 m，测点数应不少于10个，均匀分布。仪器用热球式风速仪。评价应满足实验室设计每小时换气次数换算的气流流速。

2.气流方向检测

用冷烟源（如发烟管）测定，测点在送风口和排风口之间的连线方向上，高度为1.1米，均匀布置不少于3个。评价应符合《生物安全实验室建筑技术规范》（GB 50346-2011）的要求

四、生物安全实验室HEPA滤器检测

实验室排风HEPA滤器的排风量在最大运行风量下，待实验室压力、温度、湿度和洁净度稳定后开始检测。检测用气溶胶的中径通常为0.3 μm，通常采用葵二酸二异辛酯、邻苯二甲酸二辛脂或聚α烯烃发生气溶胶，优先选用对人和环境无害的物质。扫描HEPA滤器，采样头距被测过滤器表面2 cm～3 cm，扫描速度不超过5 cm/s，扫描范围包括滤器所有表面及过滤器与装置的连接处。对滤器两侧的压差、滤器的平均过滤效率和最低过滤效率进行评价。如有明确的露点，标出露点的位置。

五、生物安全实验室严密性检测

实验室维护结构严密性检验方法可使用《实验室生物安全通用要求》（GB 19489-2008）附录A中规定的方法进行。常用方法有烟雾检测法、恒定压力下空气泄漏率检测法、压力衰减检测法。烟雾检测法是使用冷烟源（如发烟管）对围护结构的接缝、门窗缝隙、插座、所有穿墙设备与墙的连接处进行检测。恒定压力下空气泄漏率检测法：使房间相对房间外环境产生并维持250 Pa负压差，计算房间围护结构小时空气泄漏率进行评价。压力衰减检测法：使房间相对房间外环境产生500 Pa负压差，每分钟记录1次压差和温度，连续记录至少20 min，依照房间20 min的压力衰减率进行评价。

六、其他检测项目

除上述检测内容外，还有：温度、湿度、噪声和照度等参数，依照《洁净室施工及验收规范》（GB 50591-2010）中规定的方法进行检测，检测结果应符合《实验室生物安全通用要求》（GB 19489-2008）、《病原微生物实验室生物安全通用准则》（WS233-2017）和《生物安全实验室建筑技术规范》（GB50346-2011）的规定。

第五章 生物安全实验室安全设备

生物安全实验室中的安全设备主要包括生物安全柜、安全罩和高压灭菌器等，实验室内所有的污染物，包括废物、废液和使用过的器材、物品，均需消毒灭菌后才能带出实验室。能够产生微生物气溶胶的实验操作应在生物安全柜中进行，所产生的微生物气溶胶被限制在一个很小的空间范围内，以此将操作人员与污染空气隔开。

一、消毒灭菌设备

生物安全实验室中的消毒灭菌设备主要为高压灭菌器、紫外线灯、过氧化氢和甲醛熏蒸消毒等。

高压灭菌器主要用于感染性固体废物和液体废弃物的消毒灭菌。

紫外线多用于室内、传递窗和生物安全柜物体表面和空气消毒。它可以是固定的、也可以是活动的。紫外线消毒方便实用，但不能彻底灭菌，特别是对细菌芽孢灭菌效果差。

过氧化氢和甲醛熏蒸消毒主要用于实验室的空气消毒和去污染。

二、生物安全柜

生物安全柜（biological safety cabinet，BSC）是为操作原代培养物、菌（毒）株以及诊断性标本等具有感染性的实验材料时，用来保护操作者、实验环境和实验材料，使其避免暴露于上述操作过程中可能产生的感染性气溶胶和溅出物而设计的负压过滤排风柜。

在进行感染性物质操作过程中，如对琼脂平板画线接种、用吸管接种细胞培养瓶、使用加样器转移感染性混悬液、对感染性物质进行匀浆及漩涡振荡、对感染性液体进行离心以及进行动物操作时可能产生感染性气溶胶和微小颗粒。这些气溶胶和微小颗粒极易被操作者吸入或污染工作台面和其他材料。实践表明，正确使用安全柜可以有效减少由于气溶胶暴露所造成的实验室感染和培养物交叉污染，并对实验对象和环境具有保护作用。

生物安全柜的防护原理：进入生物安全柜工作区的空气经过 HEPA 滤器过滤，在安全柜内形成百级洁净度的环境，从而保护了操作对象；从安全柜排出的空气经过 HEPA 滤器过滤释放，以保护外环境；安全柜内形成的负压和气幕可以防止气溶胶外泄，从而保护操作者。

生物安全柜根据正面气流速度、送风、排风方式，将生物安全柜分为Ⅰ级、Ⅱ级和Ⅲ级三个类型。

Ⅰ级生物安全柜有前窗操作口，操作者可以通过前窗操作口在生物安全柜内进行操作，前窗操作口向内吸入负压气流保护操作人员的安全；排出气流经高效过滤器过滤后排出安全柜保护环境。

Ⅱ级生物安全柜有前窗操作口，操作者可以通过前窗操作口在生物安全柜内进行操作，前窗操作口向内吸入负压气流保护操作人员的安全；经高效过滤器过滤的下降气流用以保护安全柜内实验物品；排出气流经高效过滤器过滤后排出安全柜保护环境。Ⅱ级A1型安全柜内所有生物污染部位均处于负压状态或者被负压管道和负压通风系统包围。Ⅱ级A2型安全柜内所有生物污染部位均处于负压状态或者被负压管道和负压通风系统环绕。Ⅱ级B1型和Ⅱ级B2型安全柜内所有生物污染部位均处于负压状态或者被负压管道和负压通风系统包围。

Ⅲ级生物安全柜是全封闭、不泄露结构的通风柜。人员通过与柜体密闭连接的手套在安全柜内实施操作。下降气流经高效过滤器过滤后进入安全柜，用以保护安全柜内实验物品；排出气流经两道高效过滤器过滤或通过一道高效过滤器再经焚烧处理后排出，用于保护环境。

各型生物安全柜具体分类和相互间差异见表2-5-1。

表2-5-1　Ⅰ级、Ⅱ级和Ⅲ级生物安全柜间差异

生物安全柜	流入气流流速（m/s）	气流百分数（%）		柜内气流	排气连接方式
		循环部分	排出部分		
Ⅰ级	≥0.40	0	100	乱流	硬连接
Ⅱ级A1型	≥0.40	70	30	单向流	排到房间或排气罩连接
Ⅱ级A2型	≥0.50	70	30	单向流	排到房间或排气罩连接
Ⅱ级B1型	≥0.50	30	70	单向流	硬连接
Ⅱ级B2型	≥0.50	0	100	单向流	硬连接
Ⅲ级	NA	0	100	单向流	硬连接

NA：不适用

Ⅰ级生物安全柜数据来源于《生物安全柜》（JG 170-2005）

Ⅱ级生物安全柜数据来源于《Ⅱ级生物安全柜》（YY0569-2011）

三、生物安全柜的选择

主要根据下列所需要保护的类型选择适当的生物安全柜：保护实验对象；操作危害程度一到四类的病原微生物时的个体防护；暴露于放射性核素和挥发性有毒化学品时的个人防护；或上述各种防护的不同组合。

操作有挥发性有毒化学品和挥发性放射性核素时，不应使用将空气重新循环入房间的生物安全柜。《Ⅱ级生物安全柜》（YY0569-2011）中对Ⅱ级生物安全柜中操作挥

发性有毒化学品和挥发性放射性核素的规定为：Ⅱ级A1型安全柜不能用于有挥发性有毒化学品和挥发性放射性核素的实验。Ⅱ级A2型安全柜用于进行以微量挥发性有毒化学品和痕量放射性核素为辅助剂的微生物实验时，必须连接功能合适的排气罩。如果挥发性有毒化学品或放射性核素随空气循环不影响实验操作或实验在安全柜的直接排气区域进行，Ⅱ级B1型安全柜可用于以微量挥发性有毒化学品和痕量放射性核素为辅助剂的微生物实验。Ⅱ级B2型可用于以挥发性有毒化学品和放射性核素为辅助剂的微生物实验。在提取核素时，为避免交叉污染宜选用全排放型安全柜，以避免分子污染。

四、生物安全柜的安装

空气通过生物安全柜前窗操作口流入的速度为（0.40～0.50）m/s。此速度的定向气流易受到干扰，人员走近生物安全柜所形成的气流、送风系统及开关门窗等都能对生物安全柜前窗操作口气流造成影响。因此生物安全柜安装的理想位置应远离人员活动、物品流动及可能扰乱气流的部位。生物安全柜后方以及每个侧面应尽可能留有30cm的空间，以利于安全柜的清洁和维护，如果条件不许可，最小应留每边有8cm及背部3.8cm用于清洁安全柜。

A1型和A2型安全柜设计为气流返回实验室而通常不要求向外部排风。关键顶端排气口和天花板之间的间距最小应有8cm。间距小于8cm会阻碍排气而减少进入安全柜前窗操作口的气流。当需要使用热风速仪测定排气气流流速计算安全柜流入气流流速时，则安全柜顶部的排气口和天花板间至少应有30cm空间。当需要向大气中排气时，应经过100%排气系统（即排气不再循环回该建筑的其他部分）。推荐A1型和A2型安全柜排气系统采用排气罩连接。每个排气罩的设计必须经过测试，以确定由排气罩排出的气量。合理设计和安装的排气罩即使在通过排气罩的气流完全停止时，也允许A1型和A2型安全柜前窗操作口保持合适的流入气流流速。A型安全柜与排气系统的连接不能为硬连接。

B1型和B2型安全柜排气至建筑外不再室内循环。排气系统应包括防漏管道、管道内靠近安全柜的节气阀（可以使安全柜气流闭合和净化）及作为最终的系统组件外排气风扇。应有报警系统提示安全柜排气流量的损失。建议每一台B1型和B2型安全柜应有自己的（专用的）排气系统。安全柜应与管道内风机或建筑物系统连锁，以防排气系统加压，此外不应关闭安全柜与排气系统的硬连接。

五、生物安全柜的维护

生物安全柜安装、位置移动、检修后应进行性能检验，至少每年进行一次性能检验。检验应由具有资质的专业机构依照国家标准、国际标准或生产厂商提供的说明进行。《Ⅱ级生物安全柜》（YY0569-2011）规定安装检验的指标为：外观、报警和连锁系统（前窗操作报警、内部供/排风机连锁报警、Ⅱ级B1型和B2型安全柜排气报警、Ⅱ级A1型和A2型安全柜排气警报、气流波动报警）、高效过滤器完整性、下降气流流速、流入气流流速、气流模式；维护检验的指标为：外观、高效过滤器完整性、下降气流流速、流入气流流速、气流模式。实验室可根据评估确定检验项目，《Ⅱ级生物安全柜》（YY0569-2011）中规定的检验项目应为最低要求。

生物安全柜的维修应由具有资质的专业机构负责。在生物安全柜使用过程中出现任何故障应及时报告并停止使用，经维修并检验合格后方可投入使用。

生物安全柜在移动、更换过滤器和维修前，必须清除污染。清除污染情况应进行确认。

第六章 生物安全实验室个人防护装备

个人防护装备（personal protective equipment，PPE）是用于最大限度减少工作人员受到物理、化学和生物等有害因子伤害的器材和用品。个体防护装备涉及的防护部位主要包括眼睛、头面部、躯体、手、足、耳（听力）及呼吸道等。个体防护装备包括呼吸器、手脚防护装备、头部和眼部的防护装备及全身防护装备，主要有眼睛（安全眼镜、护目镜）、口罩、面罩、防毒面具、帽子、防护衣（实验服、隔离衣、连体衣）、手套、鞋套及听力保护器等。在生物安全实验室中，这些器材和用品主要是保护实验室人员免于感染性材料的暴露，预防实验室感染。在操作感染性材料时采取科学合理的个人防护是避免实验室感染的有效方法。

一、个体防护装备类型和选择

1.手部防护

手套可以保护双手免受污染，降低相关摄入（如从手到口的传输）或经皮肤吸收的风险。处理感染性物质、毒素或感染的动物，其中包括潜在的病原体或毒素（如组织、培养物、血液和体液）及污染的材料时，需要佩戴合适的手套。手套依据制作材料分多种，应依据所操作的特定微生物活性和相关危险的程度进行选择；应为洁净和一次性的，并且在处理感染性物质或毒素时具有防渗性。处理干性毒物可能需要防静电手套。一般情况下，通过使用乳胶、丁腈橡胶或乙烯基手套可有效避免暴露于感染性物质或毒素。部分实验操作还应防范切割和穿刺意外风险。

常用的手套材质可以提供适合的防止接触感染性物质或毒素的屏障，因常用手套材料的特性存在裂开、穿刺和撕开的风险，它们对某些化学物质不相容，所以手套材质的适应性应在处理感染性物质或毒素前予以验证（即与使用化学试剂、消毒剂相容并保持完整，能够提供足够的屏障）。注意乳胶、丁腈橡胶或乙烯基手套几乎对物理损害无法提供保护，如极端温度（压力蒸汽灭菌器的高温、液氮的低温）或尖锐物品的割刺（如针头、手术刀、动物牙齿）。在这些情况下，应使用其他材质的手套替代，如毛织物手套以防高温，面内衬尼龙手套以防低温，对位芳纶纤维或不锈钢网手套防割伤和咬伤，上述手套在使用时有些可能需要搭配适当的防渗保护手套。

2.足部防护

防护鞋的选择必须以工作地点和潜在危害风险评估为基础，在发生意外和事故的情况下，能有效降低暴露于感染性物质或毒素的风险，建议在防护区穿着完全密封的无跟或低跟鞋。鞋应保护整个足部免于接触危险液体并已清洁和消毒，有必要在更高级的防护区存放专用鞋，限制防护区外相关材料的移动，应穿防滑鞋在湿滑地面行走，防渗一次性鞋套应该被用作防液体污染的额外保护层。如果有适合的清洁程序，则使用可重复使用的鞋套防止污染，另外，在使用大量水时（如冲洗隔间和清洗笼具），橡胶靴辅以足部消毒可保护人员；根据风险评估，在动物饲养间/隔离间和解剖间穿专用和额外的防护鞋，包括在小动物防护区动物饲养间穿鞋套，在大动物防护区动物隔间和解剖间穿橡胶靴或钢趾鞋套。

3.头部防护

处理感染性物质和毒素时，使用头部保护/覆盖应考虑消毒剂、飞溅物和空气暴露污染，应对头发和头部皮肤进行保护。在生物安全实验室中佩戴由无纺布制成的一次性简易防护帽，可以保护工作人员免受化学和生物危害物质飞溅对头发和头部皮肤造成的污染。

4.眼睛/脸部防护

脸部防护是用来防止飞行物体、飞溅的感染性液体或毒素进入眼睛、鼻子或嘴巴。有多种不同类型的眼睛和面部防护器材，可以增加覆盖度，如安全眼镜、护目镜、面罩等。安全眼镜保护眼睛免受较大物体的伤害，由于贴紧眼睛周围，可以避免液体飞溅危险。面罩可覆盖眼睛、鼻子、嘴巴和面部皮肤。眼睛和面部防护应根据当前具体任务进行选择，风险评估应对隐形眼镜和眼镜使用者的风险进行识别。

5.身体防护

实验室工作服是最常见的个体防护装备，用于防止生物材料的污染，保护个人的身体和贴身衣物。实验室工作服应阻燃，贴合身体，覆盖手臂和手腕。松紧袖口有助于防止工作时拖动和连带物品。松紧口优于纽扣袖口，以便在紧急情况下快速脱去工作服。工作服分为单次使用和可重复使用。也可增加防渗保护材料，防止液体危害。为限制洁净区污染，实验室工作服及其他防护服禁止穿出防护区。

在高级别防护区从事感染性物质、毒素或感染人畜共患病的动物工作时，需要一层额外的专用防护服。这种额外的专用防护服包括松紧袖口和长衫、防水围裙、帽子和（或）额外的手套。操作感染性物质或毒素的开放式容器时，可以穿着前面不开缝、背后封闭的工作服保护全身。手术服外面穿着专用防护服，以避免潜在的个人衣物的污染。手术服在高级别防护区或动物饲养间/隔离间常用，为专用个体防护装备的一部分，其消毒和清洗后可以重复使用。在手术室使用的手术服使用增强不透水布，布面有背胶的重叠层，以提高覆盖面防水性。在解剖间和尸检单元中，通常在实验室工作服或长衫外穿围裙可以防止泄露或飞溅的感染性物质或毒素的污染。全身防护套装和连体衣服可提供进一步保护，可以使用一次性或可重复使用的材料。从事大动物工作的人员通常穿连体服以防止有机材料的污染。有各种材料，如速纺高密度聚乙烯纤维、橡胶布、聚氯乙烯（PVC）和氯丁橡胶，都可提供良好的隔离，因为他们难以被撕裂或刺穿，能防止生物、化学或微粒污染物的穿透。建议在处理感染性物质时，在防护服外戴一次性套袖。正压防护服提供了最大程度的全身覆盖（即从头到脚），以与防护区环境隔离，包括连体的靴子、手套和头套。呼吸的空气是通过空气软管连接到防护服内的，防护服内维持正压。在不使用Ⅲ级生物安全柜的生物安全4级实验室，工作人员需穿戴通过完整性测试的正压防护服。

6. 口罩和呼吸防护

安全运行措施和主要使用的密封装置，可以限制产生和接触感染性气溶胶或雾化的毒素。感染性气溶胶或雾化的毒素可以通过吸入途径传播，必须佩戴呼吸器。外科口罩宽松，对感染性气溶胶吸入的危害提供的保护很少，但可防护泄漏和飞溅对鼻腔和口腔黏膜的污染。保护人员吸入感染性气溶胶或雾化的毒素的呼吸器，可分为两大类：过滤式呼吸器和隔绝式呼吸器。佩戴呼吸器对防止相关活动的危害十分重要。所有呼吸器应该佩戴正确，并且面罩呼吸器应对穿戴者的脸提供适当的密闭，以提供足够的保护。错误使用或滥用呼吸器被视为与不佩戴一样危险。

空气经过微粒过滤器或化学滤盒，达到可以接受的暴露水平，过滤式呼吸器可降低微生物浓度和减少吸入空气中的微粒。半面罩过滤式呼吸器覆盖鼻子和嘴巴，不包括眼睛，全面罩过滤器遮住整个面部。一次性半面罩过滤式呼吸器包括N95型和N100型的防护口罩，专为单次使用设计。自吸式半面罩和全面罩呼吸器也可以使用一次性过滤元件提供相近水平保护。自吸式呼吸器是在呼吸器内部形成负压。经美国国家职业健康安全研究所批准，有9类颗粒过滤器用于自吸式呼吸器，它们是：N-系列（N95、N99、N100；不耐油）、R-系列（R95、R99、R100；耐油）及P-系列（P95、P99、P100；防油）。相关数字标志表示去除污染物的效率。N95或更高级别的呼吸器足以保护人员开展大多数微生物活动。另外，送风过滤式呼吸器（PAPR），在佩戴者头部周围建立正压。PAPR通常被设计为可净化和重复使用，通过风险评估确定更换替换滤芯的周期。PAPR的微粒过滤器都是高效率的，过滤粒径为 $0.3~\mu m$ 颗粒的效率为99.97%。根据嵌入、扩散和截取的效果，HEPA过滤器可以有效地过滤比 $0.3~\mu m$ 更小或更大的颗粒。大多数的PAPR过滤器适合对抗油性气溶胶，但有一部分产品不是如此。因此，在有油环境中，用户在使用前应查阅制造商的说明书。

隔绝式呼吸器供给源（如压缩气体或罐体）提供清洁的可呼吸的空气。这可以是一般供气式呼吸器，也可能是携气式呼吸器（SCBA）。供气式呼吸器，通过小软管连接到空气压缩机或压缩空气钢瓶来提供空气，SCBA佩戴者背部携带的便携式气瓶提供可呼吸的空气。

呼吸器应正确佩戴以防止破坏面部密闭。呼吸器适应操作者的面部，并测试其密闭性。面部毛发、皮肤的瑕疵、化妆品和体重变化都可以影响呼吸器的适合性。因此在任何工作场所使用呼吸器都必须有恰当的佩戴程序。工作人员在开展需要呼吸保护的任何活动前，需进行适合性测试，以确保选择合适的呼吸器。对工作人员正确使用和维护呼吸防护系统进行培训。

7. 选择个体防护装备主要考虑因素

在工作环境中，没有任何一种类型的手套或呼吸器可以防范工作环境中所有不同类型的危险。个体防护装备选择不当会减弱人员的执行力，造成潜在的事故，可能导致危害。处理感染性物质或毒素前应采取的第一个步骤是，执行根据风险评估制定的安全工作规范，包括个体防护装备的选择。个体防护装备的选择取决于防护级别，操作的感染性物质或毒素的数量和性质，以及正在进行的实验活动。根据防护程度和设备适用性选择正确的个体防护装备。涉及的人员在选择个体防护装备时，确保合适和舒适，工作人员应参加个体防护装备正确使用培训，包括何时佩戴、如何正确穿脱、使用的局限性、正确保养和维护及处理。

二、个人防护装备的使用

1.穿戴

PPE穿戴应采取有利于防护区内安全操作和安全脱去个体防护装备的方式进行。基于风险评估，进入实验室工作区、动物饲养间/隔间、解剖间和防护区的个体防护装备类型，以及穿戴程序必须在SOP中清楚说明。个体防护装备应在所有入口处存放和提供，工作人员在穿戴PPE之前应仔细检查其是否有破损、过期。对于只穿实验服、戴手套的防护区，穿戴程序如下：

穿戴程序	穿戴程序
单层手套和实验室工作服	双层手套和实验室工作服
实验室工作服（正确系好） 手套（套住实验室工作服的袖口）	内层手套 实验室工作服（正确系好） 外层手套（套住实验室工作服的袖口）

高级别防护区，更衣区用于更换个人衣物和防护区专用防护服，或更换不同防护区域的防护服。穿戴程序中涉及多层个体防护装备的例子如下：

更衣区穿戴程序	防护区穿戴程序
脱掉所有个人物品,如首饰和身份证件 脱掉个人服装 专用的防护服,如手术服、专用鞋、鞋套,必要时戴帽子内层手套 必要时,穿背部系紧式防护服或等效衣物 必要时,戴面具或呼吸器 必要时,眼睛保护,包括安全眼镜,护目镜或面罩 必要时,外层手套,套住实验室工作服的袖口	穿戴进入防护区前脱掉的个人衣物及个人物件 专用防护服,如手术服、专用鞋、鞋套,需要时穿戴的帽子内层手套 必要时,穿背部系紧式防护服或等效衣物 必要时,戴面具或呼吸器 必要时,眼睛保护,包括安全眼镜、护目镜或面罩 外层手套（如穿戴）

根据防护区开展的活动性质，可能有特殊PPE要求，要求张贴在入口处，包括使用特定的个体防护装备。人员进入动物隔间前，应换上专门的服装，包括鞋或穿额外鞋类，覆盖全身额外的一层防护服。请注意，如工作在生物安全3级实验室解剖间，并且基于风险评估选择的个体防护装备是PAPR，会有不同的顺序和程序。

2.脱掉

脱掉个体防护装备必须仔细操作，尽量减少污染皮肤和头发。退出实验室的工作区、动物饲养间/隔间、解剖间、防护区，脱掉的具体要求和程序在SOP中必须清楚说明。脱掉手套和实验室防护服与本章穿戴概述的程序相反。重要的是记住实验室工作服的前面和袖子可能被污染。

脱掉手套注意事项如下：

用戴手套的手捏紧另一只手上的手套腕部外表面，小心将手套剥下，使其内表面翻到外面。

脱掉的手套应拿在另一只戴手套的手中。用没有戴手套的手的一根手指划入另一只手的手套腕部里面，从里面把他剥下，将两只手套扎成袋状，小心地丢弃在指定的生物危害废弃物容器中。

离开防护区、动物饲养间/隔间或解剖间前必须洗手。

建议在清洁、流动水下用洗手液洗手，将双手一起揉搓至产生泡沫，包括手背、手指之间和指甲下，揉搓15～20 s，然后冲洗。为了有效消毒所操作的病原体或毒素，也可使用手消毒剂。

结合相关脱掉程序，建议脱掉所有个体防护装备的程序参考下面的例子。

在生物安全柜内工作后脱掉的手套，应作为生物危害废物丢弃在生物安全柜内污物盒内。戴双层手套时，在生物安全柜内脱去最外层手套。

然后脱去实验室工作服，记住实验室工作服的前面和袖子可能被污染。解开防护服领扣，脱离脖子和肩膀，保持污染面始终远离身体，把衣服折叠翻转成捆丢弃在指定的废物容器中。

脱掉防护鞋和（或）鞋套，随后消毒、保存或丢弃。

摘除面屏和（或）防护眼镜，目镜外侧可能被污染。摘掉时应该拉离脸部，脱下套头绳或挂耳片，放置在指定的容器内进行清洁和消毒处理。

摘除口罩或呼吸器，口罩的前部可能被污染。每个制造商都有摘除操作和注意事项，应避免口罩外面污染的扩散，口罩摘除后丢弃。

脱掉发罩或防护帽，丢弃或灭菌清洗处理。

最后，脱去内层手套并丢弃。

脱掉个体防护装备后应立即洗手，工作人员可以更换手术服，穿回他们的个人衣服。这个例子并不适用于退出前进行淋浴的情况，它提供了一个尽量减少污染风险的脱掉个体防护装备的顺序。在3级和4级生物安全实验室的工作人员要求脱掉外层的全身工作服，再退出防护区。退出2级、3级和4级生物安全动物饲养间/隔间和解剖间的人员要脱掉专用服装（包括鞋类），或脱掉最外层的个体防护装备和鞋类（穿着时），直到退出污染走廊。退出动物隔间和解剖间的服装无更换要求时，工作人员应经足部消毒后退出，消毒液应能有杀灭所操作的病原体。

3.一般使用注意事项

在所有情况下，工作人员应使用适宜的、合体的个体防护装备开展活动（例如，提供适当灵活的手套，鞋提供足够的保护）。

手套

如果对乳胶手套过敏则不要使用乳胶手套；使用丁腈橡胶或乙烯基手套。

检查手套是否完好，使用前检查是否有裂痕/破口。

一副手套戴时间长了，需要更换。

切勿重复使用一次性手套。使用过的手套按医疗废物处理。

脱掉手套，洗手或进行手部消毒后退出防护区、动物饲养间/解剖间。

鞋类

穿覆盖整个脚、无跟或低跟的鞋。

鞋类应能防止有害液体渗入，并能很容易地被清洁和消毒。

验证一次性鞋套保持完好；在使用前检查撕裂/破口。

禁止重复使用鞋套。使用过的鞋套按医疗废物处理。

在防护区外勿穿着防护区专用鞋。

在湿的环境中穿着防水靴。

头部防护

退出防护区前脱掉头部防护。

使用后，对头部防护进行消毒灭菌处理。

眼睛/面部防护

眼睛有机会暴露在环境中，要戴上安全眼镜。

佩戴护目镜以保护眼睛免受飞溅和泄露。

戴上面罩保护鼻、嘴和皮肤免受飞溅和泄露。

每次使用后，消毒、清洗可重复使用的眼镜和面部防护用品。

在防护区外不得使用防护区内专用眼部/面部防护用品。

消毒、清洗眼镜后，退出防护区。

身体防护

穿长袖覆盖双臂、保护全身的工作服。

污染的衣服，要先脱掉、消毒再清洗。

从防护区退出之前，脱去外层防护。

在防护区外（如办公室、餐厅）切勿穿着防护区专用防护服。

口罩和呼吸防护

在开始从事任何需要使用呼吸器的活动前，要进行全套完整的呼吸器使用培训。

口罩和呼吸器通过适合性测试，以确保适用。

佩戴呼吸器时要进行密闭检查。

在每次使用后，消毒呼吸器/盒。

禁止重复使用一次性口罩或呼吸器。

退出防护区时，应在风险评估认为安全的地方脱掉呼吸防护装备。

第三篇

病原微生物实验室风险评估

第一章 病原微生物危害程度分类

危害程度分类是病原微生物危险评价的主要依据之一，危害类别的高低是根据病原微生物对个体和群体感染后可能产生的相对危害程度来划分的。由于病原微生物在不同国家流行的状况不同，因此，不同国家根据病原微生物的传染性、感染后对个体或者群体的危害程度以及流行状态，并考虑是否具有有效的预防治疗措施等因素，来进行各自的微生物危害程度分类。

一、病原微生物的危害程度分类的主要依据

病原微生物的危害程度分类主要应考虑以下因素：

1.微生物的致病性

病原微生物的致病性越强，导致的疾病越严重，其等级越高。

2.微生物的传播方式和宿主范围

病原微生物可能会受到当地人群已有的免疫水平、宿主群体的密度和流动、适宜媒介的存在以及环境卫生水平等因素的影响。

3.当地所具备的有效预防措施

这些措施包括：通过接种疫苗或给予抗血清的预防（被动免疫）；卫生措施，例如食品和饮水的卫生；动物宿主或节肢动物媒介的控制。

4.当地所具备的有效治疗措施

这些措施包括：被动免疫、暴露后接种疫苗以及使用抗生素、抗病毒药物和化学治疗药物，还应考虑出现耐药菌株的可能性。

二、国内外病原微生物危害程度分类比较

我国在《病原微生物实验室生物安全管理条例》中，根据病原微生物的传染性，感染后对个体或者群体的危害程度将病原微生物分为4类，其中第四类危险程度最低，第一类危险程度最高。第一类、第二类病原微生物统称为高致病性病原微生物，同时还规定将"我国尚未发现或者已经宣布消灭的微生物"列为一类病原微生物。《实验室生物安全通用要求》（GB 19489-2004）对微生物的危害进行分类，评价标准和等级划分与WHO《实验室生物安全手册》第三版（2004）基本一致，但危害程度由4级至1级递减。不同标准微生物危害等级划分与标准见表3-1-1。

表3-1-1　病原微生物的危害等级划分与标准

《病原微生物实验室生物安全管理条例》	WHO《实验室生物安全手册》(第三版,2004)
四类　在通常情况下不会引起人类或者动物疾病的微生物。	I级(无或极低的个体和群体危险)不太可能引起人或动物致病的微生物。
三类　能够引起人类或者动物疾病,但一般情况下对人、动物或者环境不构成严重危害,传播风险有限,实验室感染后很少引起严重疾病,且具备有效治疗和预防措施的微生物。	II级(个体危险中等,群体危险低)病原微生物能够对人或动物致病,但对实验室工作人员、社区、牲畜或环境不易导致严重危害。实验室暴露也许会引起严重感染,但对感染有有效的预防和治疗措施,并且疾病传播的危险有限。
二类　能够引起人类或者动物严重疾病。比较容易直接或者间接在人与人、动物与人、动物与动物间传播的微生物。	III级(个体危险高,群体危险低)病原微生物通常能引起人或动物的严重疾病。但一般不会发生感染个体向其他个体的传播,并且对感染有有效的预防和治疗措施。
一类　能够引起人类或者动物非常严重疾病的微生物,以及我国尚未发现或者已经宣布消灭的微生物。	IV级(个体和群体的危险均高)病原微生物通常能引起人或动物的严重疾病。并且很容易发生个体之间的直接或间接传播。对感染一般没有有效的预防和治疗措施。

　　我国对病原微生物的危害分类标准除进行危害程度分类外,还规定了其不同实验操作的防护水平以及运输的包装要求,详见原卫生部颁布的《人间传染的病原微生物名录》。

第二章 《人间传染的病原微生物名录》介绍

《病原微生物实验室生物安全管理条例》（以下简称《条例》）第四条规定："国家对病原微生物实行分类管理，对实验室实行分级管理。"第八条规定："人间传染的病原微生物名录由国务院卫生主管部门商国务院有关部门后制定、调整并予以公布"。根据上述规定，为规范人间传染的病原微生物的实验操作，确保实验室生物安全，原卫生部组织制订了《人间传染的病原微生物名录》（以下简称《名录》），该名录已于2016年1月11日下发。

一、概述

《名录》的核心内容是对于常见病原微生物（包括病毒、细菌、放线菌、衣原体、支原体、立克次体、螺旋体和真菌）的常见实验操作的生物安全实验室等级提出明确要求，以指导各单位涉及人间传染的病原微生物的实验活动。有关病原微生物的危害程度分类依从《条例》第七条的规定："国家根据病原微生物的传染性、感染后对个体或者群体的危害程度，将病原微生物分为四类：第一类病原微生物，是指能够引起人类或者动物非常严重疾病的微生物，以及我国尚未发现或者已经宣布消灭的微生物。第二类病原微生物，是指能够引起人类或者动物严重疾病，比较容易直接或者间接在人与人、动物与人、动物与动物间传播的微生物。第三类病原微生物，是指能够引起人类或者动物疾病，但一般情况下对人、动物或者环境不构成严重危害，传播风险有限，实验室感染后很少引起严重疾病，并且具备有效治疗和预防措施的微生物。第四类病原微生物，是指在通常情况下不会引起人类或者动物疾病的微生物。第一类、第二类病原微生物统称为高致病性病原微生物。

《名录》列出的病原微生物主要包括：《中华人民共和国传染病防治法》规定的甲、乙、丙类传染病的病原微生物，国内外常见的传染病病原，新发现的病原微生物和国际上已宣布消灭的传染病病原。其中包括病毒160类，细菌、放线菌、衣原体、支原体、立克次体、螺旋体155类，真菌59类，朊病毒（Prion）6种。此处所谓的"类"包含了属或种等不同的概念。

由于微生物种类繁多，操作方法多样，难以制定统一的操作防护标准，在编制过程中，主要遵循了以下原则：

1.依据我国《病原微生物实验室生物安全管理条例》有关病原微生物分级标准对微生物进行危害程度划分。

2.吸收了发达国家的先进经验和惯例，综合参考了美国、欧盟、日本、加拿大、澳大利亚等国对于病原微生物危险等级分类内容。

3.尽可能全面地收集病原微生物种类，尽可能多地体现实验活动类型，以满足科研、医疗、疾控、教学、生产等不同需要。

4.本着既保证安全，又利于工作的目的，根据国内的物质基础、技术条件、人员水平和法规标准，参照国外相关工作经验，对不同实验活动所需的生物安全实验室的级别进行划分。

5.按病原微生物的危害程度由高到低排列。在同一危害程度水平内，按病原微生物英文或拉丁文名称的首字母顺序排列，以方便查找。

6.为便于使用，在《名录》中增加了运输包装分类内容。病原微生物及相关标本的运输包装分类，按国际民航组织文件Doc9284《危险品航空安全运输技术细则》的分类包装要求进行。

7.在编制过程中广泛征求不同意见。除了在卫生系统内部进行了多次讨论和广泛征求专家、基层意见外，还征求了农业部、教育部、中国科学院、国家质量监督检验检疫总局、国家食品药品监督管理局等不同部门的意见，最大限度地实现其科学性和实用性。

二、有关病毒的说明

所涉及病毒的操作级别主要指野生型病原微生物，重组体另加说明。

（一）实验室活动的划分

1.病毒培养　指病毒的分离、培养、滴定、中和试验、活病毒及其蛋白纯化、病毒冻干以及产生活病毒的重组试验等操作。利用活病毒或其感染细胞（或细胞提取物），不经灭活进行的生化分析、血清学检测、免疫学检测等操作视同病毒培养。使用病毒培养物提取核酸，裂解剂或灭活剂的加入必须在与病毒培养等同级别的实验室和防护条件下进行，裂解剂或灭活剂加入后可比照未经培养的感染性材料的防护等级进行操作。

2.动物感染实验　指以活病毒感染动物的实验。

3.未经培养的感染性材料的操作　指未经培养的感染性材料在采用可靠的方法灭活前进行的病毒抗原检测、血清学检测、核酸检测、生化分析等操作。由于人和动物组织标本中病毒含量较高，对于未经可靠方法灭活或固定的组织标本应比照活病毒培养进行防护。

4.灭活材料的操作　指感染性材料或活病毒在采用可靠的方法灭活后进行的抗原检测、血清学检测、核酸检测、生化分析、分子生物学实验等不含致病性。

5.无感染性材料的操作　指针对确认无感染性材料的各种操作，包括但不限于无感染性的病毒DNA或cDNA操作。

（二）运输包装分类

按国际民航组织文件Doc9284《危险品航空安全运输技术细则》的分类包装要求，将相关病原和标本分为A、B两类，对应的联合国编号分别为UN2814（动物病毒

UN2900）和UN3373。对于A类感染性物质，若表中未注明"仅限于病毒感染性物质"，则包括涉及该病毒的所有材料；对于注明"仅限于病毒培养物"的A类感染性物质，则病毒培养物按UN2814包装，其他标本按UN3373要求进行包装。凡标明B类的病毒和相关样本均按UN3373的要求包装和空运。通过其他交通工具运输的可参照以上标准进行包装。

（三）有关事项的说明

1.在保证安全的前提下，对临床和现场未知样本的检测操作可在生物安全二级或以上护级别的实验室进行，涉及病毒分离培养的操作，应加强个体防护和环境保护。要密切注意流行病学动态和临床表现，判断是否存在高致病性病原体，若判定为疑似高致病性病原体，应在相应生物安全级别的实验室开展工作。

2.《名录》未列出的病毒和实验活动，由各单位的生物安全委员会负责危害程度评估，确定相应的生物安全防护级别。如涉及高致病性病毒及其相关实验的应经国家病原微生物实验室生物安全专家委员会论证。《名录》已经列出之病毒，在实验活动中各单位可根据具体情况进行再评估，提高防护水平和级别。

3.Prion为特殊病原体，其危害程度分类及相应实验活动的生物安全防护水平单独列出。

4.关于人类病毒的重组体的使用：在卫生部发布的有关管理规定之前，对于人类病毒的重组体（包括对病毒的基因缺失、插入、突变等修饰以及将病毒作为外源基因的表达载体）暂时遵循以下原则：

（1）严禁两个不同病原体之间进行完整基因组的重组；

（2）对于对人类致病的病毒，如存在疫苗株，只允许用疫苗株为外源基因表达载体，如脊髓灰质炎病毒、麻疹病毒、乙型脑炎病毒等；

（3）对于一般情况下即具有复制能力的重组活病毒（复制型重组病毒），其操作时的防护条件应不低于其母本病毒；对于条件复制型或复制缺陷型病毒可降低防护条件，但不得低于BSL-2的防护条件，例如来源于HIV的慢病毒载体，为双基因缺失载体，可在BSI-2实验室操作；

（4）对于病毒作为表达载体，其防护水平总体上应根据其母本病毒的危害等级及防护要求进行操作，但是将高致病性病毒的基因重组入具有复制能力的同科低致病性病毒载体时，原则上应根据高致病性病原体的危害等级和防护条件进行操作，在证明重组体无危害后，可视情形降低防护等级；

（5）对于复制型重组病毒的制作事先要进行危险性评估，并得到所在单位生物安全委员会的批准。对于高致病性病原体重组体或有可能制造出高致病性病原体的操作应经国家病原微生物实验室生物安全专家委员会论证。

5.脊髓灰质炎病毒只列出一般指导性原则。目前对于脊髓灰质炎病毒野毒株的操作应遵从原卫生部有关规定。对于疫苗株按3类病原微生物的防护要求进行操作，病毒培养的防护条件为BSL-2，动物感染为ABSL-2，未经培养的感染性材料的操作在BSL-2，灭活和无感染性材料的操作均为BSL-1。疫苗衍生毒株（VDPV）病毒培养的防护条件为BSL-2，动物感染为ABSL-3，未经培养的感染性材料的操作在BSL-2，灭活和无感染性材料的操作均为BSL-1。上述指导原则会随着全球消灭脊髓灰质炎病毒的进展状况而有所改变，新的指导原则按新规定执行。

三、有关细菌、放线菌、衣原体、支原体、立克次体、螺旋体、真菌的说明

（一）实验室活动的划分

1.大量活菌操作　实验操作涉及"大量"病原菌的制备，如在大规模发酵、抗原和疫苗生产，病原菌进一步鉴定以及科研活动中，病原菌增殖和浓缩所需要处理的剂量，或易产生气溶胶的实验操作，如病原菌离心、冻干等。

2.动物感染实验　特指以活菌感染的动物实验。

3.样本检测　包括样本的病原菌分离纯化、药物敏感性实验、生化鉴定、免疫学实验、PCR核酸提取、涂片、显微观察等初步样本检测活动。

4.非感染性材料的实验　指不含致病性活菌材料的分子生物学、免疫学、核酸扩增等实验。

（二）运输包装分类

按国际民航组织文件Doc9284《危险品航空安全运输技术细则》的分类包装要求，将病原菌和相关标本分为A、B两类，对应的联合国编号分别为UN2814和UN3373。A类特指危害程度为二类病原菌的菌株或活菌培养物，按UN2814的要求包装和空运；其他含有危害程度为二类病原菌的样本和三类的病原菌及相关样本均属于B类，按UN3373的要求包装和空运，通过其他交通工具运输的可参照以上标准包装。

（三）其他说明

1.在保证安全的前提下，对临床和现场未知样本的检测可在生物安全二级或以上防护级别的实验室进行。涉及病原菌分离培养的操作，应加强个体防护和环境保护。但此项工作仅限于对样本中病原菌的初步分离鉴定。一旦病原菌初步明确，应按病原菌的危害类别将其转移至相应级别的生物安全实验室开展工作。

2.霍乱属甲类传染病，霍乱弧菌流行株按第二类管理，其菌株或活菌培养物，运输包装分类属A类。因该类病原不经过气溶胶传播，涉及大量活菌培养等工作可在BSL-2实验室进行；非流行株仍归为第三类。

3.肉毒梭菌可产生肉毒毒素，属于神经性毒素。为避免菌种扩散，《名录》中将肉毒梭菌菌株归为第二类，肉毒毒素是已知毒性最高的细菌性毒素，运输时按A类标准包装。

4.《名录》未列之病原菌和实验活动，由各单位生物安全委员会负责危害程度评估，确定相应的生物安全防护级别。如涉及高致病性病原菌及其相关实验的应经国家病原微生物实验室生物安全专家委员会论证。

5.国家正式批准的生物制品、疫苗生产用减毒、弱毒菌（毒）株。该类菌（毒）株的分类地位另行规定。

第三章　病原微生物风险评估的要素

在实验室工作中，通常应根据危害程度分类，对特定的病原微生物采取相应级别的生物安全防护。在通过风险评估工作来确立适当的生物安全水平时，危害程度分类提供了风险评估的参考信息，但是应注意到同一种病原微生物在进行不同实验活动时其潜在的危险性不同；危害程度分类类别相同的不同种病原微生物对人可能产生的危害也各异。应收集与拟进行研究或检测的病原微生物的有关资料以及实验室的性质或职能以及将进行的相关实验的信息，对这些因素进行综合评价。将病原微生物背景资料，以及将要进行涉及病原微生物实验活动可能产生的危害两个方面作为得出病原微生物风险评估结论的主要依据。

各单位应制订风险评估的程序。通常可由单位生物安全委员会组织有关专家进行病原微生物的风险评估。参与风险评估的人员应是在本领域具有丰富经验的专家，包括实验室专家、设备专家、设施专家、临床医生以及生物安全专家等。风险评估的结论应得到生物安全委员会的认可并做相应记录。风险评估应在实验开始之前进行，在实验过程中应根据实际情况和有关研究进展不断地进行再评估，以确保评估结论的科学性、可靠性。

一、病原微生物背景资料

病原微生物的相关背景资料主要包括：病原微生物或毒素的毒力、致病性、生物稳定性、传播途径，病原微生物的传染性，病原微生物的地方流行性，有效的疫苗和治疗方法的可用性等，这些数据与资料往往是公开的，可从国家监测数据、流行病学调查、行业调查、已发表的科研论著、医学微生物学和传染病学教科书中查询。

（一）病原微生物的致病性和感染数量

了解病原微生物的致病性和感染数量是评估该微生物引起人类感染轻重程度的重要参考依据之一。导致发病率高、后果严重的病原微生物为高致病性病原微生物。不同病原微生物的致病力强弱不同，即使同类病原微生物不同菌、毒株也还可以有不同强度的致病力，各种病原微生物的致病力取决于许多因素，包括宿主类型和病原微生物不同的种、型、株，以及可导致机体产生病变的数量、入侵部位、繁殖速度、是否产生特异性毒素、在体内的定位等。对于病原微生物导致机体发病必须具有多少数量，尚无一致的见解，一般认为，高致病性病原微生物低感染剂量就可导致发病，同一微生物感染数量越大，其暴露的潜在后果也越严重。同时微生物对感染个体的致病性与被感染者的体质、免疫状态以及对该病原微生物的易感性也有关。

（二）暴露的潜在后果

机体暴露于病原微生物以后，产生的后果取决于病原微生物的致病力和机体的抵抗力，不同属、种、亚种、型的病原微生物，甚至不同株的病原微生物，其致病性各异。同时还取决于所感染病原微生物的数量，当大量病原微生物侵袭人体时，潜伏期一般较短，而病情则较为严重；反之，则潜伏期较长而病情较轻，或不发病。不同个体被传染后，可产生各种不同的结局，最轻的不出现任何症状、最重的发生严重型临床疾病而死亡。对暴露的潜在后果评估，应参考教科书、文献并收集相关资料，突出个体传染过程与结局。主要包括：

1.隐性感染、不显性感染或亚临床感染，病原微生物侵入宿主机体内，不产生可以观察到的临床症状，是否可能产生相应的抗体。该隐性感染者虽然本身不发病，是否会排出病原微生物传给他人、致他人发病。

2.显性感染或临床传染病病原微生物侵入机体后，可能出现临床上可以察觉的症状、体征。根据症状、体征的轻重、病程的长短，临床传染病分为轻型、中型、重型、严重型。

3.是否出现个体最严重的结局，发生严重型临床传染病而死亡。

4.是否出现个体间的传播。

（三）自然传播途径

病原微生物可通过空气、水、食物、接触、血液、母婴、媒介、土壤等途径传播。每一种传染病的传播途径不一定相同，同一种传染病在各个具体病例中的传播途径也可以不同，同一种病原微生物也可以有一种以上的传播途径。通过呼吸道传播的病原微生物较其他感染途径更容易引起感染性疾病，因此，气溶胶是引起实验室感染的最重要因素。

（四）病原微生物在环境中的稳定性

病原微生物的稳定性是指其抵抗外界环境的存活能力。病原微生物为了维持其种系的生存，可凭借其自身的结构特点以应对外界不利的环境。不同微生物的稳定性不同，如，被炭疽杆菌芽抱污染的草原，其传染性可保持数十年。甲型肝炎病毒较一般病毒抵抗力强，对酸、碱稳定，对热有较强的耐受力，在自然界不易失活，易造成流行。脑膜炎奈瑟菌、淋病奈瑟菌对理化因素抵抗力很弱。结核杆菌的抵抗力则较强，在室内阴暗潮湿处能存活半年，在干痰中存活6-8个月，若黏附于尘埃上，保持传染性8-10 d，在阳光直接照射下2 h死亡，紫外线照射10～20 min即可杀死结核杆菌。对病原微生物的稳定性评估除考虑其在自然界中的稳定性外，还应考虑其对物理因素与化学消毒剂的敏感性。

（五）病原微生物的宿主

应确定拟操作病原微生物的宿主，同时应注意收集该病原微生物对实验室常用的实验动物的感染性的相关资料。

（六）从动物研究和实验室感染报告或临床报告中得到的信息

在某些病原微生物或待检样品危害程度相关背景信息量不足时，应尽可能从病人医学资料、流行病学资料以及样品来源地收集有用的信息，同时可以利用动物致病性、传染性和传播途径的研究数据获取对危害评估有用的信息。

（七）当地是否能进行有效的预防或治疗

应收集拟操作的病原微生物导致疾病的实验室与临床诊断方法的资料，用于日常实验室感染监测和发生感染后的早期诊断，同时还应收集相关治疗与预防措施资料，确定是否有有效的抗生素、抗病毒药物、化学药物和抗血清等治疗药物和其他对该疾病有效的治疗措施；是否有针对该传染病的疫苗，应注意某些疾病如炭疽、鼠疫虽然有皮上划痕疫苗，但由于其接种途径和疫苗本身原因，其有效性尚难于确定，是否接种应慎重考虑。结核病虽然有卡介苗，但目前资料表明对成人结核无预防效果，可以不予接种。同时应考虑该疾病是否有典型的体征和可靠的诊断试剂，以用于疾病监测，在查出可能感染时能及时进行有效的隔离与预防。

此外，还应考虑是否能在"当地"进行上述有效的预防或治疗。

二、拟从事实验活动的风险分析

应根据拟从事的实验活动进行风险评估，因此对拟从事实验活动的危害分析是取得评估结论必不可少的依据，其内容应包括：①拟进行病原微生物实验的具体实验项目；②该项目哪些实验步骤可能导致气溶胶产生或对操作者造成危害；③采用何种预防措施可规避危害。同时应该将该项评估的内容作为制定实验活动标准操作程序（SOP）的重要依据，并尽可能制定与SOP对应的表格化操作的原始记录，以保证防范措施能正确实施。在进行危害评估时，以下内容可供参考：

（一）操作所致的非自然途径感染

因实验操作而造成非自然途径感染的机会是很多的，例如：对感染性材料的清除污染和处理可能导致手污染，微生物操作中释放的较大粒子和液滴（直径大于$5 \mu m$）会迅速沉降到工作台面和操作者的手上，由于手被污染而导致感染性物质的食入或皮肤和眼睛的污染；破损玻璃器皿的刺伤，使用注射器操作不当可能扎伤而引起经血液感染；血清样本采集时可能喷溅和气溶胶可产生呼吸道感染或误入眼睛而发生黏膜感染；进行动物实验时被动物咬伤、抓伤可导致感染。

（二）病原微生物的种类、来源

如前所述，不同属、种、亚种、型的病原微生物，甚至不同株的病原微生物，其致病性各异，因此进行危害评估时应考虑相关因素。另外还要考虑是否为重组毒株。

（三）操作病原微生物的浓度

所操作病原微生物的浓度和其可能产生的危害程度密切相关，对病原微生物的操作的危险性通常涉及操作的病原微生物的生长状况以及病原微生物的数量和浓度，样本的类型（纯培养物、固体组织标本、血标本、痰标本等）以及实验操作等因素。操作临床待检样本比操作培养物样本对工作人员造成的相对危险性小。另一方面，如果实验操作涉及体积较大的样本或浓度较高的病原微生物制备品，或实验可能产生较大量的气溶胶，或操作本身危险性较大时，则需要额外的预防控制措施，并提高防扩散装置的防护水平。

"浓度较高的病原微生物制备品"是指病原微生物的体积或浓度，大大超过了通常进行的检验、鉴定和分型所需要的量，比如进行大规模发酵、抗原和疫苗的生产以及各种商业和研究活动中，增殖和浓缩需要处理大量"生产数量"级的病原微生物。操作大量的病原微生物可能造成危险性增加，所以对于任何指定的病原微生物，不可能将"生产数量"限定为有限的体积或浓度。因此，生物安全委员会必须对要进行的实验操作进行评估，选择与危险性适合的操作技术、防扩散设备和设施，而不需考虑涉及的病原微生物的体积和浓度。

（四）实验操作

应预先确定拟进行的实验项目，以及实验操作中可能产生气溶胶的实验步骤，在处理病原微生物的感染性材料时是否使用可能产生病原微生物气溶胶的搅拌机、离心机、匀浆机、振荡机、超声波粉碎仪和混合仪等设备。

（五）涉及动物的病原微生物实验

动物实验室涉及病原微生物，需要考虑的因素包括：正常传播途径，使用的容量和浓度，接种途径，能否和以何种途径被排出。关于动物实验室中使用的动物，需要考虑的因素包括：动物的自然特性，即动物的攻击性和抓咬倾向性，自然存在的体内外寄生虫，易感的动物疾病，播散过敏原的可能性等。对使用野外捕捉的野生动物应考虑潜伏感染的可能性。

（六）工作人员的素质

应对所有涉及病原微生物操作的工作人员的知识背景、工作经验、工作能力、个人心理素质以及健康状态进行评估，对实验室管理者还应进行管理能力与处理紧急事故能力的测评。

三、评估结论应考虑的要点

应在综合分析病原微生物背景资料和拟从事的实验活动危险性分析的基础上，得出风险评估的结论，包括：各种实验活动的危害程度及其防护措施、感染控制与医疗监测方案以及应采取的消毒灭菌方案等。得出评估结论的主要步骤包括：

（1）根据实验的内容与对各实验环节的分析，明确危害来源和危害因素；

（2）进行固有风险（Inherent Risk）评估，即未采取任何控制措施之前，如果事故发生可能面临的风险，确定危害产生的后果（表3-3-1）和产生后果的可能性（表3-3-2）。在此基础上，采用数字分级方式填写固有风险（IR）表（表3-3-3）。在评估中后果的严重程度是重要指标，对可能产生灾难性后果的，无论发生频率多低，均视为高度风险。危害发生可能性的高低也应予以重视，一些产生后果并不严重但发生概率大的危害，也属于高度风险。对高度风险的实验活动需要立即采取行动，对中度风险的必须明确后续处理时各人的职责，对低度风险的采用常规程序处理。

表3-3-1 不采取有效的控制措施可能产生危害的严重程度

等级	危害程度	后果描述
1	不重要	不引起伤害,经济损失轻
2	轻度	急救处理,危险因子的逃逸能在现场立即得到限制
3	中度	需要医疗救护,危险因子的逃逸能在外部协助下得到控制,经济损失高
4	高度	伤害范围大,丧失生产能力,危险因子逃逸扩散但不具有有害后果,经济损失严重
5	灾难性	死亡,有毒害物质逃逸扩散且具有有害后果,经济损失非常严重

表3-3-2 不采取有效的控制措施产生危害的可能性

等级	发生可能性	发生的可能性描述
1	少发生	仅在异常情况下可能发生
2	不大可能	有时可能会发生
3	可能	有时很可能会发生
4	很可能	在大多数情况下可能会发生
5	几乎是确定发生的	在大多数情况下预计要发生

表3-3-3 固有风险表

发生的可能性	后果的严重性				
	1不重要	2低度	3中度	4高度	5灾难性
5几乎确定发生	中度	中度	高度	高度	高度
4很可能	中度	中度	中度	高度	高度
3可能	低度	中度	中度	高度	高度
2不大可能	低度	低度	中度	中度	高度
1少发生	低度	低度	中度	中度	高度

（3）进行残余风险（residual risk）评估，即采用旨在降低风险的控制措施后仍然存在的风险因素，列出表格上登录的针对每项危险因素的现有控制措施，进行评估和监督检查，以确定现有控制措施的可靠性（表3-3-4）。

表3-3-4 控制措施有效性的评级标准

评级	控制措施
很好	控制措施符合最佳操作规范,采用明确的标准,时刻得到遵循。高度强调:对风险清除、采用替代方式或工程控制手段。
合理	有控制措施,但未能时刻得到遵循,可能有不符合最佳操作规范之处。高度强调:管理,防护性设备。
不足	有部分控制措施或没有。未明确采用相应标准。控制措施中没有强调分等级控制的原则。

（4）确定残余风险。在评估表格上就固有风险和现有风险控制措施情况进行联合分析。在采取有效风险控制措施后，如效果很好可使固有高风险降低为中等风险；如果固有风险控制措施不足，则固有低风险潜在危险将增大。残余风险是高度的立即给予关注并解决，残余风险是中度的应制定改进措施短期内给予解决，残余风险是轻度的要长期给予关注（表3-3-5）。

表3-3-5　残余风险评估表

固有风险	高度	中残留风险	高残留风险	高残留风险
	中度	低残留风险	中残留风险	高残留风险
	低度	低残留风险	低残留风险	中残留风险
控制措施		很好	合理	不足

第四章 风险评估原则

风险评估是一项系统性、专业性和复杂性的技术工作，需要多门学科知识与技术支撑，其特点是专业性和前瞻性要求很高，也是每个实验室必须认真对待的一项工作。因此，风险评估坚持事前评估、结合实际、全过程评估、科学合理的原则，并应由专业技术人员负责，实验人员共同参与评估，必要时可以请实验室外部专业人员参与或指导。对未知病原微生物的试验活动更应慎之又慎，务必要对其可能存在的风险进行全面的评估，对可能导致的后果应有充分的认识，同时要做好应对可能出现的风险的控制应急准备，不打无准备的仗，避免发生实验室不可承受的生物安全风险。尤其是许多二级生物安全实验室，经常可能会涉及开展第三类，甚至部分第二类病原微生物的相关实验活动，因其实验室布局、设施设备条件、人员管理等相对薄弱，特别是对于要开展一些风险比较大的实验活动，如一些经过气溶胶传播和血液传播的病原微生物，尤其是涉及动物感染的实验活动时，更应提前做好实验活动的风险评估工作和实验活动过程中的风险控制工作。

实验活动中的风险各种各样，根据其来源，可以分成不同类型的风险源。风险评估既要识别各种风险源，提出相应的防范措施要求，将风险控制在最低和可接受水平；必要时也应注意提出科学的防范措施，在确保人员和实验环境安全的前提下，避免过度、盲目的防护，从而减少实验活动的成本和实验人员的负担。

实验室风险评估与风险控制活动复杂程度取决于实验活动实际的危险特性，并不是一定都需要复杂的风险评估和风险控制，应根据风险源的特征和强度，适宜地开展风险评估和风险控制活动。

病原微生物实验活动过程中主要的风险源来自人员、设施设备、实验材料、实验方法、电器辐射、消防及管理体系，甚至自然灾害等多方面，评估时应根据不同风险源的特点采取不同的控制措施。

第五章　病原微生物风险的再评估

鉴于病原微生物信息不断更新和生物安全实验室活动的变更等因素，风险评估是一种动态发展的工作，在下列情况下应对病原微生物实验活动危害进行再评估：

1.在生物安全实验室建造之前的危害评估主要用于帮助生物安全实验室设计者与使用者确定实验室的规模、设施与合理布局，其评估结果可能不够详细，与实际使用有差距。因此，在生物安全实验室正式启用前，应根据实际工作进行再评估。

2.当收集到的资料表明所从事的病原微生物的致病性、毒力或传染方式发生变化时，应对其背景资料及时变更，并对其实验操作的安全性进行重新评估。

3.在实验室活动中，如增加新的研究、实验项目，应对该项目的实验活动进行评估。

4.在实验活动中分离到原评估报告中未涉及的高致病性病原微生物，应进行危害评估。

5.生物安全实验室操作人员在进行实验活动中，发现其实验过程存在原评估报告中未发现的隐患，或者在检查与督察过程中发现存在生物安全问题，应进行再评估。

6.在实验活动中发生微生物逃逸、泄露或人员感染等意外情况时，应立即进行再评估。

第六章 病原微生物风险评估的用途

病原微生物的风险评估是病原微生物实验室不可缺少的一项管理活动，是实验室生物安全的重要保证，意义重大，其对生物安全的指导价值在于：

1.确定生物安全防护水平。根据评估的结果，确保实验室的空间、设施与设备能满足所从事工作的需要。

2.依据病原微生物危害评估结果制定微生物操作、仪器设备使用的操作程序与管理规程；微生物保藏、运输、灭活、销毁程序；潜在危害分析与意外事故处理程序；人员培训、个人防护及健康保障与监督程序。

3.病原微生物风险评估中包含大量相关微生物的背景信息，是所有工作人员必须学习的参考资料。

4.评价病原微生物实验室生物安全状况的依据。病原微生物实验室生物安全评估是保证实验室生物安全的最主要环节之一，该评估是在对拟进行的病原微生物风险评估审核的基础上，评估根据危害评估结果所制定的操作程序与管理制度以及实验室设备设施是否能满足生物安全要求。该评估首先对在实验操作过程中无控制措施情况下可能产生的危害进行评价，从而决定在实验操作与管理上的控制措施，分析采取控制措施情况下仍存在的残余风险，并建立监测控制措施。

5.指导优化实验室安全计划的制定和安全检查。实验室可以依据风险评估结论，针对风险识别发现的薄弱环节、关键控制点在制定年度安全计划中适当增加检查频次，以满足GB19489的要求。需关注的控制点有：设施设备的功能和状态；警报系统的功能和状态；应急装备的功能及状态；危险物品的使用及存放；废物处理及处置；人员能力及健康状态等。

第四篇

实验动物实验室生物安全体系建设

第一章 实验动物学概述

实验动物学（Laboratory animal sciences，LAS）是以实验动物资源研究、质量控制和利用动物实验进行科学实验的一门综合性学科。它集成了生物学、兽医学、医学、药学等学科的理论体系和研究成果，发展为人类生命科学研究领域不可替代的重要支撑学科。半个多世纪以来，实验动物学结合相关基础科学，形成了完整的理论体系。实验动物学的发展产生了实验动物资源、动物模型资源、动物实验技术、生物信息和动物实验设备等。以实验动物和动物实验技术为研究对象，为生命科学、医学、药学、食品、农业、环境、航空航天等相关学科发展提供系统性生物学材料和相关技术。实验动物学既为上述相关学科的基础研究提供创新的资源和技术，也为相关学科的成果应用转化提供评价工具，因此，实验动物学是国家科技创新体系的支撑条件，也是国家科技成果转化和生物医药等行业发展的支撑条件，同时也是生物安全、环境安全和食品安全等国家重大安全领域不可或缺的保障条件。

实验动物学的主要研究内容包括实验动物和动物实验两部分。实验动物是以实验动物本身为研究对象，专门研究它的生物学特性、饲养繁殖、遗传、微生物及寄生虫控制、营养和环境等，开发实验动物资源、实行质量控制，为科学研究提供高质量的实验动物；动物实验是以实验动物为材料，在实验室内，为了获得有关生物学、医学等方面的新知识或/和解决具体问题而采用各种手段和方法在实验动物身上进行动物实验，研究实验过程中实验动物的反应、表现及其发生机制和发展规律，确保动物实验的可靠性、准确性和可重复性。简而言之，实验动物是生命科学研究的基础和条件，而动物实验是现代生命科学研究的一个重要手段。动物实验必须由经过专业培训的、具备研究能力或专业技术能力的人员进行。

1.实验动物：是指经人工定向培育，对其携带的微生物和寄生虫实行控制，遗传背景明确，来源清楚，在相应的环境设施内饲养，用于科学研究、教学、生产、检定及其他科学实验的动物。如大鼠、小鼠中的近交系，是按实验要求严格地进行遗传学控制建立的品系，实验时具有较高的重复性、反应的一致性和可比性等特性。

2.实验用动物：所有用于科学实验的动物统称为实验用动物。包括实验动物、经济动物、野生动物和观赏动物等。鉴于我国的语言习惯，在无需特别区分时，广义的实验动物指实验用动物。

3.动物实验：为了可接受的目的而使用动物进行的实验，这一过程可能造成实验动物疼痛、痛苦、苦恼、持久性损伤、受孕、生育等。实验过程包括实验前过程、实验过程和试验后过程。实验前过程指动物准备阶段，包括动物标记；实验过程指准备好的动物被使用，直到不再需要为了实验而进一步观察动物为止；实验后过程指对不需要再用于实验的动物处置的过程。动物实验的目的应符合国家的法律法规要求和国际通行的原则。

第一节 实验动物的管理

我国通过建立关于实验动物管理的法律法规、管理制度、技术标准、许可证制度、动物质量检测体系等一系列措施，加大了对实验动物的管理力度。目的是提高和保证实验动物质量，提高实验动物科技水平和生命科学研究水平。同时，随着对实验动物管理力度的加大以及人们认识水平的提高，环境设施的改善，动物福利逐渐被重视起来，这些都更有利于提高动物实验结果的准确性和可靠性。1988年我国第一部有关实验动物管理的行政法规《实验动物管理条例》颁布实施以来，我国实验动物管理实行统一的法制化、标准化管理体制。对实验动物和动物实验的管理有较为完善的组织机构体系、法规标准体系和质量保障体系。我国实验动物工作的管理模式实行"统一规划、条块结合、共同管理"的模式，依据《实验动物管理条例》的内容，实验动物管理工作实行政府逐级管理，由中央政府主管部门和地方主管部门牵头分级管理，围绕提高实验动物质量这一中心工作，各级实验动物管理机构依法行政，依照标准管理，并与技术质量检测机构、种源基地和社会化生产结合，逐步形成了较为完善的实验动物质量保障体系。政府推动这一管理模式有力地促进了我国实验动物质量和动物实验质量的迅速提高。实验动物质量的提高促进了动物实验水平的提高以及全行业的健康发展。国家质量监督检验检疫总局重新修订并颁布了实验动物的环境标准（GB 14925—2010），建立了国家到地方的实验动物环境设施的监测部门，发放实验动物设施合格证，实行实验动物生产许可证和动物实验许可证制度，使我国的实验动物生产和动物实验走向法制化管理的道路。

实验动物是生命科学研究的主要实验材料，其质量直接影响到实验结果的准确性和可靠性，当今生命科学的飞速发展与实验动物的规范化管理密切相关。实验动物质量是发展生命科学研究的重要条件之一，滞后的实验动物科学、不符合相关标准的实验动物必将影响相关学科的发展。因此，规范实验动物质量管理、重视实验动物质量控制是实验动物科学发展的关键。

一、实验动物质量管理

实验动物质量管理的重点是要建立健全实验动物管理的法律、法规和质量检测体系，质量标准以及制订实验动物质量管理的有关规章和实施办法，质检技术的法治化、标准化和规范化。

（一）实验动物质量规范化管理

1.实验动物质量管理具有丰富的内涵，是一个不断完善、较为严密的系统管理工程，首先是建立比较完善的法律法规、制度和技术规范，为实验动物规范化管理提供依据。目前，就实验动物管理相关的法律、法规和技术标准主要有《国家实验动物管理条例》《实验动物种子资源管理办法》《实验动物从业人员管理办法》《实验动物许可证管理办法》，还包括实验动物国家标准系列和实验动物质量检测技术及方法等一系列规范性文件，基本做到有法可依，有章可循。

2.有了各项法律法规和制度标准，可以保障各项管理制度和细则的执行和实施。国家已经建立了国家实验动物种子中心，可向全国提供生产、繁殖和使用的实验动物种子，国家及省级均建立了实验动物质量检测中心，并实行实验动物许可证制度和动物质量合格证制度，这些都有力地保障了实验动物质量。

3.各级实验动物管理部门对实验动物质量实行监督检查制度，为了保障实验动物质量，实行实验动物的生产使用许可证制度和许可证年检制度。对不合格的部门或单位限期整改，如不进行改进或达不到合格目标的，可取消或吊销生产或使用许可证。没有生产或使用许可证的部门或单位的实验动物所做的动物实验结果不予认可，所涉及到的法律问题自负。

4.规定了使用部门或单位所使用的实验动物必须来源于具有生产合格证的生产单位，并且在购买时必须索取实验动物生产许可证和动物质量合格证。国家及省级科研课题所使用的实验动物必须达到规定的要求，并在课题验收或成果鉴定及论文发表时附实验动物生产、使用许可证。

（二）实验动物质量管理法规和规范性文件

1.实验动物管理条例

《实验动物管理条例》（以下简称《条例》）是目前我国第一部实验动物管理行政法规。《条例》的发布实施，明确了实验动物工作的主管机关是国家和地方科学技术行政主管部门。确定了实验动物在科技发展中的重要地位，全面规划了我国实验动物工作的发展方向、目标和任务。对实验动物工作施行规范化、法制化管理，在推进实验动物新品种/品系开发和动物模型建立，保障实验动物和动物实验的质量，推动我国科技发展和民生保障等方面发挥了重要作用。

2.实验动物质量管理办法

《实验动物质量管理办法》是为了加强全国实验动物质量管理，建立和完善全国实验动物质量监测体系，保证实验动物和动物实验的质量，适应科学研究、经济建设、社会发展和对外开放的需要。适用于从事实验动物研究、保种、繁育、饲养、供应、使用、检测以及动物实验等一切与实验动物有关的领域和单位。《实验动物质量管理办法》的发布与实施，极大地推动了实验动物质量管理的规范化进程。

3.国家实验动物种子中心管理办法

为了贯彻实施《实验动物质量管理办法》，科学地保护和管理我国实验动物资源，实现种质保证，加强国家实验动物种子中心的管理，制定了《国家实验动物种子中心管理办法》。国家实验动物种子中心的主要任务是引进、收集、保存、培育实验动物品种、品系，研究实验动物保种新技术，培育实验动物新品种、品系，为国内外实验动物使用机构有偿提供标准的实验动物种子。根据国家科学技术发展的需要，由科学技术部统一协调，择优建立各品种的国家实验动物种子中心，必要时各品种实验动物种子中心可设分中心和特定品种、品系保种站。国家实验动物种子中心受各自的主管部门领导，业务上接受科学技术部的指导和监督。

4.实验动物许可证管理办法

《实验动物许可证管理办法》是目前实验动物质量管理的一个核心的、规范性文件，是为实验动物生产和使用机构从事实验动物工作设置的行业准入门槛。规定了申请许可证的行为主体、条件、标准、审批和发放程序，强调了许可证的管理和监督，并提出许可证的年检制度。各省级科技行政主管部门负责受理实验动物许可证申请，并对申请单位进行考核、审批和监督管理。省级实验动物质量检测机构负责检测实验动物生产和使用单位实验动物的质量及相关条件，为许可证的管理提供技术保证。

5.地方实验动物管理法规和规范性文件

地方实验动物管理法规和规范性文件发布形式主要包括：由地方人大常委会审议通过并发布实施；由地方人民政府以政府文件的形式印发；由地方人民政府科技主管部门或科技主管部门与医药卫生主管部门联合印发。

二、实验动物质量管理体系

（一）实验动物质量管理体制

我国将实验动物的管理纳入科学技术管理范畴，本着"统筹规划、统一部署、合理分工"的原则，逐步建立了以科学技术行政主管部门为主的实验动物行政管理体系。即国家科技部主管全国实验动物工作，各省、自治区、直辖市科技厅局主管本地区的实验动物工作，国务院各有关部门负责管理本部门的实验动物工作。

（二）保证实验动物质量的主要措施

1.大力推行实验动物法制化管理。

2.加强实验动物质量标准、技术规范研究。标准化是法制化的基础，是规范行业行为、检验产品质量的依据。

3.完善实验动物基础设施建设，加强实验动物基础性研究，建立实验动物保种和供种机构、实验动物质量检测机构、转基因实验动物资源库、实验动物数据库等基础设施建设，是实验动物质量保障体系中不可缺少的工作；培育实验动物新品种、新品系，研究实验动物保种及质量检测的新方法、新技术等。

4.增加经费投入。

5.加强国际间交流与合作。

6.加强实验动物科技队伍建设。

（三）实验动物质量管理制度

1.实验动物许可证制度

实验动物许可证制度是保证实验动物质量的主要制度之一，也是实验动物法制化管理的重要手段之一。

2.实验动物质量合格证制度

取得实验动物生产许可证的单位，应严格按照有关实验动物的质量标准进行生产和质量控制，在出售实验动物时应提供实验动物质量合格证，并附符合标准规定的近期实验动物质量检测报告单。

3.实验动物工作从业人员管理

实验动物从行业人员是指从事实验动物工作的所有人员，主要包括两类：一是专门从事实验动物工作的专业人员，即从事实验动物研究、生产、繁育的技术人员，专门提供动物实验服务的技术人员，实验动物质量控制人员和相关管理人员等。二是以应用实验动物为目的的广大科技人员，包括科研教学人员、以实验动物为材料的生产技术人员和以检定、检验为目的的实验人员等。对实验动物从业人员的管理是实验动物质量管理的重要内容，也是一个基础因素，因为所有和实验动物相关的工作都要靠人去制定、执行、完成和监督管理。人员的素质、技术水平、敬业精神、思想意识等都决定着实验动物的质量。

实验动物从业人员经过实验动物相关机构资格培训，经考试合格，取得资质证明后才可上岗。

（四）实验动物科学信息管理制度

我国已建立了实验动物情报咨询、图书出版与信息网络系统。各地实验动物中心，均建立了不同规模的情报组或情报研究室，负责有关实验动物科学发展情报信息的搜集整理和储存工作，并通过有关杂志进行学术交流，向实验动物科学工作者提供信息，我国现有的各大图书馆，均有不同数量的实验动物存书。全国已有一些质量较好的实验动物方面的专著出版发行，有关专门的实验动物杂志，包括内部通信在内，至少有七、八种之多。我国已经开始通过电视、录像、摄影、幻灯片等方式开展电子化教育，普及实验动物科学知识。

实验动物科技平台的建设和电子档案的建立使动物实验的委托和动物生产及使用都得到了规范化的管理。发达国家建立了实验动物科学信息的共享体系，大量的实验动物相关数据库、网络平台，实现信息资源共享。未来我国实验动物生产供应、动物实验管理、环境设施将逐步实现网络化、信息化管理，并发展相关数据库和网络共享平台。

三、实验动物的质量标准化与检测技术

（一）实验动物质量标准化是实验动物质量管理和评价的依据，也是实验动物科学水平的具体体现，是衡量实验动物质量的技术指标，对实验动物科学的发展起着重要的指导作用。实验动物质量标准的主要内容涉及微生物学、寄生虫学、遗传学、营养学和环境设施等，依此要求来实施控制并达到实验动物的标准化。要求实验动物具有明确遗传背景，严格的遗传质量控制保持其遗传品质；微生物学、寄生虫学监测是及时查明动物健康状况，为实验动物质量评价和防控致病性生物因子提供技术保证；各种环境指标的恒定是确保实验动物生理状态和正常反应的基本条件；全价配合饲料是

保证实验动物生长发育阶段的物质基础。

（二）为了使检测结果真实、准确、科学，减少人为因素影响，国家统一了实验动物质量检测的技术和方法，以达到不同地区、不同单位及不同个人的检测结果具有一致性和可信性。

第二节　动物实验科学管理

动物实验是实验动物科学中的一项核心工作，是应用实验动物开展科学实验，研究生命科学、医学、药学、公共卫生等科学的基本方法，是实现科技创新的重要组成部分，也是国家中长期科技发展规划实施的支撑条件。动物实验是根据研究目的，恰当地选用标准的符合实验要求的合格实验动物，根据科学合理的方案，在相应的环境设施中进行各种科学实验，观察、记录动物的反应过程和反应结果，以探讨或检验生命科学中未知因素的专门活动。随着国家对科技事业的重视和国际生物医药产业基地东移，动物实验领域迅速发展，各省市开始建立动物实验公共服务平台，各级政府对动物实验产业加强了支持力度。我国动物实验逐渐走向成熟，与国际同行的差距逐渐缩小，因此，需要制定一项标准对动物实验加以规范，旨在对动物实验的管理要求、技术要求、过程控制和质量保证等方面的内容进行规范化管理。

一、动物实验科学管理的意义

过去一个多世纪，医学和生命科学取得了飞跃式的发展，人类不仅建立了麻醉、安全输血、器官移植、人工心脏瓣膜等医疗技术和手段，还研发出了抗生素、疫苗和各种药物，从而消灭或控制了多种疾病，所有这些成就的取得都离不开动物实验的支持。很多介入性的实验无法在人类身上进行，而诸如小鼠、大鼠、兔、猪、猫、狗和猴等实验动物不仅在遗传组成上与人类高度同源，而且具有和人类相似的器官和系统，并以大致相同的方式完成其生理功能，同时还会患与人类疾病类似的各种疾病；因此，科学家可以通过动物实验来模拟人类的生理活动及疾病发生和发展的过程。

现代医学研究的两条基本途径：临床研究和动物实验。动物实验与临床试验相比，动物实验具有独有的特点和优点，可以将高温、冷冻、缺氧、放射、毒气、致癌物质、烈性传染病等不便施加于人体的有害因素在动物身上进行研究；根据课题设计安排采样的时间、方式和数量，甚至处死动物，最大限度地获取反映实验效应的样本和资料，进行分层次研究；严格控制实验条件和影响因素，进行多学科、多指标综合研究，从而使有关过程显现出来；可以进行反复观察研究，从而发现规律，认识疾病本质，找到解决办法。

动物对实验处理的反应可用如下公式来表示：$R=（A+B+C）\times D+E$

式中，R：表示实验动物的总反应

A：表示实验动物种属的共同反应

B：表示实验动物品种、品系的特有反应

C：表示实验动物的个体反应（个体差异）

D：表示环境因素

E：表示实验误差

由公式可以看出，A、B、C代表实验动物本身的遗传因素，D是环境因素（包括实验处理）与实验动物的总反应R呈正相关而起主要作用。在实验动物的遗传性状相对稳定的前提下，尽量减少环境因素的影响。我们必须对实验结果有影响的多种因素进行控制，以得到一个比较理想的实验结果R。

二、动物实验设计中的质量控制

实验设计是科研计划的具体实施方案，是进行实验和统计分析的先决条件，是实验研究获得预期结果的重要保证。一个科学合理的实验设计，不仅需要专业方面的理论设计和技术设计，还要考虑统计学要求，合理地安排各种实验因素，严格控制实验误差，从而用较少的人力、物力和时间，最大限度地获得丰富而可靠的资料。严密而合理的动物实验设计与分组，可对实验结果和误差有比较准确的估计。

（一）动物实验设计应遵循的原则

1.动物实验设计

规划设计动物实验必须掌握本学科专业知识，熟悉疾病的发病机理、临床体征、治疗用药、疾病转归及有关检查指标等，还要较好地掌握实验动物学的基本知识，做好实验对象、处理因素和实验效应三个基本要素的设计。成功的动物实验是将医学、药学和实验动物学等学科有机结合，并使设计合理的课题得到正确实施的结果。

2.动物实验设计应遵循的原则

动物实验设计是动物实验过程的依据，是实验数据处理的前提，也是提高实验研究质量的重要保证。动物实验研究主要是通过对样本的研究而得出结论。要将样本外推到总体，必须尽量使样本能够真实地代表总体。然而，实验动物的种系和个体差异、实验环境差异、仪器的稳定性、药品的纯度、样本的大小等因素都可能产生实验误差，影响样本结果的代表性。为避免和减少误差，实验设计时必须注意控制产生误差的因素，应遵循如下原则：对照性原则、一致性原则、重复性原则、随机性原则、客观性原则。

3.选择实验动物的基本原则

在动物实验对象的选择上，应遵从相似性、差异性、易化性、相容性、匹配性、易获性、重视性和均一性原则。目前我国常年保有的实验动物品种、品系有50多种，各种实验动物品种的生物学特性差异较大，而同品种不同品系间也各有其具备优势的生物学特性。在实验研究中，必须根据实验动物的特点，结合实验研究的目的，选择最适合的实验动物。实验动物品种、品系选择准确与否，直接关系到研究结果的可信性、可靠性、可比性。

（1）选用与人体结构、功能、代谢及疾病特征相似的动物

利用实验动物某些与人类相近似的特性，通过动物实验对人类的疾病发生和发展的规律进行推断和探索。例如，在结构与功能方面，哺乳动物之间存在许多相似点，从解剖学上看，除在体型的大小比例存在差异外，身体各系统的构成基本相似，因此，它们在生命活动中的基本功能过程也是相似的。

（2）选用标准化的实验动物

选择遗传基因学、微生物学、寄生虫学和环境卫生学控制而培育的标准化实验动物，才能排除因实验动物携带细菌和病毒致使潜在疾病对实验结果的影响，才能排除因实验动物杂交遗传上不均质个体差异引起反应不一致，才能便于把我们所获得的实验研究成果在国际间进行学术交流。

（3）选用解剖、生理特点符合实验目的要求的实验动物

选用解剖、生理特点符合实验目的要求的实验动物，是保证实验成功的关键。实验动物所具有的某些解剖生理特点，为实验所要观察的器官或组织等提供了很多便利条件，如能恰当使用，会减少实验准备方面的麻烦，降低操作难度。实验研究中，常选用对实验因素最敏感的实验动物作为实验对象，因此不同实验动物存在的某种特殊反应性，在实验动物选用中更为重要。

（二）在处理因素方面，除了施加的实验因素和统计处理外，还包括实验环境、微生物和营养等实验条件的质量控制。

（三）实验效应，预期实验结果。

三、动物实验方案的审查

（一）动物管理和使用委员会的职责

从事动物实验工作的法人单位应设立动物管理和使用委员会，制定实验动物管委会章程、审查程序、监管制度、报告制度、工作纪律、专业培训计划等，应负责保证机构在从事动物相关活动时，均以科学和人道的方式来管理及使用实验动物，并符合法规和标准的要求。

（二）审查程序

各类动物实验项目负责人应向动物管理和使用委员会提交审查申请，动物管理和使用委员会应坚持和遵守合法性、必要性、科学性、动物福利、伦理、公正性、利益平衡等原则，对已批准的项目实施年度审查。项目负责人提交项目执行情况、涉及与动物操作有关的修改内容需经动物管理和使用委员会审核后方可执行。

（三）动物实验室的管理

1.管理机构

动物实验机构应设立动物实验管理部门，负责组织实施动物实验、人员管理、文件管理、质量保障、监督实验设施运行记录管理等相关要求。动物实验的管理水平对动物实验规范性操作起到关键作用。

2.实验动物从业人员管理

实验动物从业人员是指从事实验动物或动物实验相关工作的各类人员，包括技术人员、科研人员、管理人员、实验动物医师、辅助人员、阶段性从业人员。从业人员应经过各级行业学会举办的技能等级培训获得实验动物从业人员岗位证书；从事特殊操作的人员必须获得相关资质后方可从事相关工作。实验动物从业人员应建立健康档案，每年至少开展一次健康体检，检查结果应符合所从事工作岗位的要求。

3.动物实验的记录和档案管理

动物实验室应制定与动物实验工作相适应的标准操作规程（SOP）和相关管理规定。

（1）动物实验记录

动物实验室应按照国家相关规定，制定相应的动物实验记录规范。实验记录应准确、完整、清晰，不得随意修改，如必须修改，应由修改人签字，并注明修改时间和原因。计算机、自动记录仪器等打印的图表和数据资料，应妥善保存其拷贝或复印件。动物实验记录和保存对调查动物实验结果，追溯动物实验数据有重要作用。

（2）运行记录管理

动物实验室应设专人对实验过程和设施运行进行监督检查以保证实验结果的可靠性，并保存动物实验过程和设施运行记录，保存期限应符合实验室管理规定。

（3）档案管理

动物实验室应按照国家相关规定，制定相应的动物实验档案管理制度。实验研究结束后，原始记录的各种资料应整理归档。

4.实验条件

实验条件是除技术操作之外，影响动物实验质量的几个硬件要素。包括动物实验的环境设施、饲养笼具、仪器设备、饲料营养、垫料、饮水、安全防护等内容。

5.实验动物质量

标准化实验动物的微生物、寄生虫、遗传应分别符合相应的国家标准要求；对还没有建立相应国家标准的动物的使用，应符合相应的法律法规要求，以最大限度地保证此类动物的健康状况。总之，用于实验的动物应符合国家相关标准、法律法规的要求。

四、影响动物实验的各种因素

实验动物是由人饲养管理和进行实验的，饲养管理人员和实验人员的素质直接影响动物实验的结果。要爱护动物、善待动物，要合理设计实验，熟练实验操作，严格按照标准实验操作程序去开展工作，才能得到良好的实验结果。

（一）影响动物实验的环境因素

实验动物因其特殊的用途几乎终身被限制在一个极其有限的环境范围内生活，这种环境就成为实验动物赖以生存的条件，环境中的诸多因素对实验动物的生存状态起到了决定性影响，例如环境温度不仅影响动物的各种生理活动，也直接影响药物对动物的作用，同一种药物作用在同一种动物在不同温度下的半数致死量（median lethal dose，LD50）各不相同。而实验动物的状态也会严重影响生命科学研究的最终结果。因此，对实验动物环境内各种因素的控制就显得尤为重要，甚至可以说没有环境控制就没有动物实验。

（二）影响动物实验的营养因素

保证实验动物足够量的营养供给是维持动物健康生长、繁育的前提条件，也是提高动物实验结果准确性和可靠性的重要因素。要想保证实验顺利进行，动物的饲料必须保证科学的营养比例。

（三）影响动物实验的生物因素

生物因素涉及同种动物因素和异种动物因素等。同种动物因素包括社会地位，势力范围和饲养密度等。同种动物间存在着为社会地位和势力范围的相互争斗，这种现象在同一笼内饲养数只雄鼠时经常能看到。沙鼠、仓鼠在配种时常有一只被咬死。动物的争斗和社会地位也可影响到内分泌系统的功能，从而影响到动物实验。异种动物之间可产生相互影响，动物种间常有共患传染病。健康的豚鼠如放入有隐性感染支气管败血杆菌的兔房中，豚鼠就会发病。因此不同种，品系的动物应分室饲养。

病原微生物、寄生虫对实验动物的影响也是显而易见的。特别是动物潜在性的感染往往无临床体征和症状，一旦外界条件适当或机体免疫低下时，疾病便可表现出来。在进行动物实验时容易激活一些潜在的病原体引起发病，影响实验结果。因此一定要选用清洁级动物，最好是SPF级动物进行实验。实验动物购入后应有一定的检疫观察期，确认为健康动物后再进行实验。

（四）影响动物实验的个体因素

1.年龄与体重；

年龄是一个重要的生物量。实验动物的解剖生理特征和反应性随年龄而明显变化。在实验动物的发育上，不同品种和品系的实验动物其寿命各不相同，有的以日计龄，有的以月计龄，有的以年计龄，也就是说，同日龄但不同种的动物之间其相对年龄可能不相同。如果对犬和小鼠均观察一年，所反映的发育过程是不同的。即使同样是犬，不同的年龄阶段所得的实验数据也不尽相同。所以选用实验动物时应注意到实验动物之间，实验动物与人之间的年龄对应，以便进行分析和比较。

一般情况下老龄动物对各种刺激反应较差，年幼动物免疫功能不健全。如果无特殊需要要选用成年动物。实验动物的年龄与体重一般呈正相关，动物的年龄一般可按其体重推算，豚鼠2月龄时体重约400 g，日本大耳白兔8月龄约4500 g。但也应注意动物体重除与年龄相关外，也与品种、品系、营养状态、饲养管理等因素有关。同批实验的动物年龄应尽可能一致，体重应大致相近，一般相差不超过10%。

2.性别

实验结果表明，不同性别动物对同一药物的敏感性不同，对不同刺激的反应也不一致。如用戊巴比妥钠、环己巴比妥钠给大鼠麻醉时雌性的敏感性为雄性的2.5～3.8倍。因此，科研工作中一般选择实验动物应雌雄各半做实验，动物性别对动物实验结果不受影响的实验或一定要选用雌性动物的实验除外。

3.生理状态

实验动物处于特殊的生理状态，如怀孕、哺乳时对实验结果影响很大，实验不能采用处于特殊生理状态的动物。动物的许多机能有年、月、日节律性的变化，如犬和兔对辐射的反应，春夏季对辐射较冬季敏感，所以春夏季经辐射照射后死亡率高。许多动物的体温、血糖、基础代谢率、各种内分泌激素的水平都呈昼夜性的节律性变化。动物实验应注意动物的这些节律性变化，应选择在同样季节，每日在同样的时间进行才能得到正确的实验结果。麻醉或固定后动物体温将下降，动物实验中应特别注意动物正常体温的维持。

4.健康状态

动物的健康状态对实验结果有直接的影响，引入动物时要注意动物健康。实验动物的潜在性感染也会对实验研究带来干扰，因为有些疾病在潜伏期常无症状。科研用大、小鼠属于清洁级或SPF级，其健康状况较好。但大动物如家兔、犬、豚鼠等在现阶段大部分使用普通级，由于客观环境因素、微生物因素的影响，一般在实验前，选好的动物需有7～14天的预检，并可使动物适应新的环境。

（五）实验操作对动物实验的影响

动物实验要按实验室操作规范（GLP）和标准操作程序（SOP）严格执行。这些法规对实验动物、动物实验室条件、工作人员素质、技术水平和操作方法都有明确要求。科研人员必须接受实验动物学的培训，持证上岗。

人们常常忽略精神或神经因素对动物实验研究对象的影响。当动物遭受虐待、创伤、粗暴对待等意外刺激时，其内分泌系统、循环系统、机体代谢都与正常时不同。应善待动物，并熟练掌握捉拿、固定、注射、给药、手术等技能，减少对动物的不良刺激。给药途径也是影响实验的重要问题，如有的药品可在胃内被破坏或在肝内分解，经口服给药就会影响其效果。有些中药制剂经静脉注射和口服其疗效相差很大。有些药的效果与给药次数和浓度关系很大，动物和人用药剂量的换算也应准确。麻醉也直接影响动物实验的效果，不同的实验目的和不同的实验动物要采取不同的麻醉方法。适当地掌握麻醉深度，麻醉过浅可引起强烈的疼痛，动物的各种生理功能会发生改变，实验也难以进行；麻醉过深动物出现抑制，会影响动物实验结果的可靠性。

基本技术操作规范：实验动物获取、运输、隔离检疫、保定、麻醉和镇痛、术后护理、仁慈终点、安死术和废弃物处理的有关要求，这些内容贯穿了从实验动物获取到处死的整个过程。良好的操作规范，可以有效地保障动物实验质量，获得科学的动物实验数据。

1.实验动物的获取

应合法地购买或获赠背景清晰的实验动物，并索取动物种类、级别、数量、性别、年龄、购买日期等相关资料。供应方应提供该系列品系（种）动物微生物、寄生虫和遗传质量控制检测报告。

2.动物运输

应指定专人负责实验动物的运输事宜。以保证安全、保证动物质量和福利以及尽量减少运输时间为宗旨，根据动物的种类制定包装与运输动物的政策和程序，包括动物在机构内外部的任何运输，运输动物应符合GB14925-2010和《关于善待实验动物的指导性意见》的要求。要保证运输动物的包装适宜于运输工具、便于装卸动物、适合动物种类、有足够的空间、通风良好、能防止动物破坏和逃逸、可防止粪便外溢，需要时（如涉及生物安全问题或运输需要屏障的动物），应与外部环境有效隔离。实验动物转运过程中，很可能对动物的质量、福利以及社会安全和环境安全带来不利影响，因此需要采取针对性的措施。机构应建立并维持动物接收和运出清单，至少包括动物的种类、特征、数量、交接人、收发时间和地点等，保证动物的出入情况可以追溯，并负责向承运部门提供适当的运输指南和说明，比如，对运输、包装的要求，以及如何照料动物、如何保证生物安全等说明或指南。

3.动物检疫

动物实验室应遵守相关的法律法规，制定对动物进行隔离检疫的标准操作规程。隔离检疫动物前后，应对动物设施作严格消毒，隔离检疫操作人员做好安全防护。隔离检疫不合格的实验动物，应进行无害化处理。

4.动物保定

由实验动物医师负责建立科学合理的动物保定方法及相关预案。保定装置应与动物大小相匹配，易于操作，能够最大限度地满足动物福利要求。使用保定装置前，应对实验动物进行适应性训练。在满足实验要求的前提下，应尽量缩短保定时间，实验动物在保定期间出现异常情况时，应尽快将其从保定装置上释放下来。

5.实验动物麻醉和阵痛

建立科学合理的麻醉和阵痛方法及相关预案，实施麻醉的人员应经过相应的专业培训。

6.术后护理

根据动物及手术特点，建立合理的术后护理、观察及相关预案。

7.仁慈终点

根据实验动物品种和研究目的制定、落实仁慈终点量表。

8.安死术

开展动物实验的机构应遵守相关法规或指南，根据实验动物的品种、年龄、研究目的、安全性等因素制定安死术实施与评估的标准操作规程。负责安死术的人员必须经过专门的培训；实施安死术的操作区不宜有其他实验动物在场；安死术之前必须对每只动物的信息进行确认，确定死亡后，应进行无害化处理；非灵长类动物原则上不予处死。

9.废弃物的无害化处理

动物实验过程中会产生许多废弃物。主要包括污水、污物和动物尸体等。这些都必须按照国家有关环境保护的规定进行妥善处理，以达到不污染环境的目的。

第二章 实验动物质量控制

实验动物质量控制是为了达到实验动物质量标准化要求所采取的作业技术和活动，主要侧重于研究实验动物质量的检测试剂、检测技术和方法等，包括实验动物遗传学质量控制、微生物学质量控制、营养学质量控制、环境生态学质量控制。实验动物质量控制或者检测的目的是为了统一标准，提高科研质量。由于实验动物质量不合格会导致的实验结果重复性差、科研论文的科学性和可信度降低、研究成果无法开发转化、生物制剂或药品的安全性得不到承认等，从而造成巨大损失。从实验的科学性出发，我们也要做好实验动物的质量控制。

随着国家标准的发布与实施，我国实验动物质量逐步提高，目前全国实验动物生产和使用机构参照国家标准进行实验动物的质量控制，这为我国应用实验动物进行研究的科学性、安全性，以及动物实验的福利伦理提供了保障。实验动物质量控制与人密切相关，实验动物质量控制在遗传、环境条件、营养、微生物和寄生虫等方面都有基本要求。为了实现实验动物质量的有效控制，要求依据标准，定期对实验动物进行质量检测，并要有科学的管理制度和操作规程；对实验动物种子质量和保种进行规定；规定了我国实验动物的等级划分，并对饲料的质量、饮水的卫生标准以及垫料等提出要求；规范实验动物应用是实验动物质量控制的最后一个关键环节，也是实验动物质量管理的目的。

第一节 实验动物遗传学质量控制

一、实验动物遗传质量控制的目的

由于科学工作者在实验研究中对实验动物不断提出更高的要求，希望有各种更为合适的动物类型来完成科学实验，因而促使实验动物工作者从遗传学控制角度选择、培育和生产实验动物。另一方面，动物实验结果的重复性取决于动物个体差异的程度，而动物个体特征主要受遗传基因控制，因此，实验动物遗传学质量控制是取得准确动物实验结果的根本保证。实验动物的遗传质量控制主要包括两个方面内容：一是有目的地改造和繁育新的具有特定遗传背景的动物。二是运用各种科学手段去监测、维持动物的遗传性状。前者是指实验动物的育种，后者是指实验动物的保种及遗传监测。

二、实验动物的遗传学分类

从遗传学观点来看，实验动物是遗传限定的动物，因为在实验动物培育过程中，采取了近交、回交、随机交配等方法对所形成实验动物的遗传组成进行了限定，以保持其遗传稳定或形成特定的遗传组成。根据遗传特点的不同，实验动物分为近交系、封闭群和杂交群。

实验动物按基因纯合程度可分为相同基因类型和不同基因类型两大类。大量资料表明不同基因型的动物，其生物学特性具有明显差异，对外来刺激呈不同反应。如解剖学上同龄的近交系 BALB/c 小鼠与 A 系小鼠相比，BALB/c 小鼠脊椎较大，脑重/体重比较高，脾脏及胸腺的重量也较重。

一般来说，近交系、突变系，杂交 F1 代动物种群内个体之间生物学特性非常一致，而封闭群内动物个体之间差异较大。随着生物工程技术的进步，新型实验动物不断涌现，如转基因动物、嵌合体动物等。

（一）近交系动物

近交系动物一般称之为纯系动物，是指经至少连续20代的全同胞兄妹交配培育而成，品系类所有个体都可追溯到起源于第20代或以后代数的一对共同祖先。经连续20代以上亲代与子代交配和全同胞兄妹交配有等同效果。在一个动物群体中，任何个体基因组中99%以上的等位位点为纯合时定义为近交系。近交系的近交系数应大于99%，这种动物在自然界里并不存在，是经人工专门培育而成。

近交系动物具有以下特性：

1.基因纯合性。在一个近交品系内，所有动物的基因位点都应该是纯合子，这样的个体与该品系中的任何一个动物交配所产生的后代也应该是纯合子，在这些动物中没有暗藏的隐性基因。

2.同基因性。由于近交系动物是相同基因型的动物，因而任何可遗传的体征都完全一致，例如血型和组织型，形态学上的特征（体重、毛色等），甚至行为的类型也趋于一致。在同一品系内动物个体间进行皮肤和肿瘤移植不被当作异物排斥。如用生化或免疫学的方法检测个体在单个染色体上的基因标记，同一品系内不同个体间的基因标记完全一致。

3.遗传稳定性。已建立的近交系动物在遗传上有高度稳定性，个体遗传变异仅发生在少量残留杂合基因和基因突变上，而这种概率非常低。如果品系在被确认为近交系后坚持近交，同时辅以遗传监测，及时地发现和清除遗传变异的动物，该品系的遗传特性可世代相传。如DBA小鼠已维持了100年。

4.个体性。就整个近交系小鼠而言，每个品系在遗传上都是独特的，几乎每个近交品系都建立了各自的遗传概貌，用遗传监测方法，可将两个外貌近似的品系分辨出来。有些品系可能自发某些疾病，成为研究人类疾病理想的动物模型。在某些情况下，品系间的差别显示在量上，而不在质上，这一点在研究上也非常有用。因此，可在众多的近交系中筛选出对某些因子敏感和非敏感的品系，以达到不同的实验目的。

5.分布的广泛性。近交系动物个体具备品系的全能性，任何个体均可携带该品系全部基因库，引种非常方便，仅需1~2对动物。目前，大部分近交系动物分布在世界各地，这从理论上意味着不同国家的科学家有可能去验证和比较已取得的数据。

6.背景资料可查性。由于近交系动物在培育和保种的过程中都有详细记录，加之这些动物分布广泛，经常使用，也有相当数量的文献记载着各个品系的生物学特征，这些基本数据对于设计新的实验和解释实验结果提供了便利条件。

（二）封闭群动物

封闭群动物属不同基因型动物，又称远交群，是指以非近亲交配方式进行繁殖生产的一个实验动物群体，在不从其外部引进新个体的条件下，至少连续繁殖4代以上。在封闭群内，个体间的差异程度主要取决于其祖代来源，若祖代来自一般杂种动物，则个体差异较大，若祖代来自同一个品系的近交系动物，差异则较少。祖代来自近交系的封闭群，又称非近交系和随机交配品系。某些封闭群携带个别突变基因称为突变种。这些突变可能是以纯合或杂合的形式存在于群体之中。培育者除了考虑封闭群的遗传组成之外，应更加注意研究突变基因在封闭群中的保存和遗传规律，以及其应用价值。

封闭群是一个长时期与外界隔离，雌雄个体之间能够随机交配的动物群。其遗传组成比较接近于自然状态下的动物群体结构。由于在远交种群中，个体之间具有遗传杂合性而差异较大，但是从整个群体来看，封闭群状态和随机交配使群体基因频率基本保持稳定不变，从而使群体在一定范围内保持有相对稳定的遗传特性。封闭群在整体上由于没有引进新的血缘，其遗传特性及其反应性能保持相对稳定，但就个体间而言，因其有杂合性，所以个体间的反应性具有差异，某些个体反应性强，某些个体反应性弱，因此，个体间的重复性和一致性不如近交系动物好。封闭群动物具有杂合特性并避免了近交，从而避免了近交衰退的出现，所以其生活、生育力都比近交系强，具有繁殖率高、疾病抵抗力强的特性，故封闭群可以大量生产，供应数量充足。

（三）杂交F1代动物

杂交群是指由不同品系或种群之间杂交产生的后代。杂交一代动物是由两个无关的近交系杂交而繁殖的第一代动物，简称F1代动物。F1代动物的遗传组成均等地来自两个近交系，属于遗传均一、基因型相同和表型一致的动物。两个用于杂交生产F1代的近交系称为亲本品系，提供雌性的为母系，提供雄性的为父系。杂交F1代动物的每个基因位点上的两个等位基因分别来自母系和父系。如果亲本品系之间某个基因位点上的基因相同，则F1代在这个位点就为纯合基因；相反，如果不相同，则为杂合基因。尽管F1代携带许多杂合位点，但其个体之间在遗传物质组成上是一致的。严格地讲，F1代动物不是一个品种和品系，因为它不具有育种功能，不能自群繁殖出相同基因型的动物。要进行F1代动物的繁殖，只有同时保持两个亲本品系。杂交F1代有许多优点，在某些方面比近交系更适合于研究。

1.遗传和表型上的一致性。就某些生物学的特征而言，F1代比近交系动物具有更高的一致性，不容易受环境因素变化的影响，广泛适用于营养、药物、病原和激素的生物评价。

2.杂交优势。F1代具有较强的生命力,对疾病的抵抗力强,寿命较长,容易饲养,适用于携带保存某些有害基因和慢性致死实验,也可作为代乳动物以及卵、胚胎和卵巢移植的受体。

3.具有同基因性。杂交F1代虽然具有杂合的遗传组成,但其可接收不同个体乃至接收两个亲本品系的细胞、组织、器官和肿瘤的移植,适用于免疫学和发育生物学等领域的研究。例如单克隆抗体研究一般都用BALB/c小鼠,将获得的杂交瘤细胞注入该小鼠腹腔后即可产生肿瘤,同时产生高效价抗体的腹水。

4.作为某些疾病研究的模型:例如(NZBXNZW)F1是自身免疫缺陷的模型,(C3HXIF)F1为肥胖病和糖尿病的模型。

(四)突变系动物

突变系动物是带有突变基因的品系动物。动物遗传基因发生突变而具有某些特殊性状表现。人们把发现的具有突变基因的动物称为突变株,相同突变株的动物为突变系。近交系动物发生基因突变,除去突变了的基因与原来品系不一样外,其余都一样,也叫同源突变近交系。突变系动物可以作为人类疾病的动物模型在生物医学的研究中广泛应用,突变基因可用于免疫系统、内分泌系统、心血管系统、神经系统等易发生众多疾病方面的研究。突变系动物的出现,给生物医学研究提供了重要工具,有不少突变系动物疾病,与人类疾病极为相似,如与人类相似的肌肉萎缩症、自身免疫性溶血症和红斑狼疮相似的自身免疫,缺陷小鼠等,在20世纪80年代出现的联合免疫缺陷小鼠,由于既无T细胞也无B细胞得到了免疫学、肿瘤学、血液学、器官移植等医学领域的许多学科的重视和应用。

三、实验动物遗传质量分类及监测

(一)实验动物遗传质量监测的意义

实验动物遗传质量监测是实验动物标准化管理的一个极其重要的内容。每个品种和品系都有各自的遗传特点。在实验动物的生产、繁殖、应用过程中,这些遗传特点可能发生改变,但都必须符合其定义之规定的标准遗传组成。

实验动物遗传质量监测主要指实验小鼠的遗传检测。近交系小鼠遗传检测的意义在于,按照小鼠标准化遗传命名国际委员会的标准审核近交系,把一切改变的等位基因予以剔除,其目的是对近交系通过测定其基因的纯合性以及表型证实该品系是否保持原来的遗传特性,是否发生基因突变或基因污染;远郊群遗传检测的目的在于保持遗传上的稳定性,即在一个群体内所有基因的基因频率始终保持不变,从而保持现存的遗传杂合性。由此可见,遗传监测是遗传质量控制的"眼睛、天平、望远镜"。

(二)实验动物遗传质量控制的主要方法

从理论上讲,凡是由遗传决定的动物性状都可能成为遗传检测的指标。但是考虑到性状的稳定性以及监测方法的准确和方便,研究者逐渐建立了一些遗传监测的常规方法。因为每种方法只涉及到基因组内有限的一部分位点,所以需要几种方法同时使用,才能对品系的遗传组成有全面的了解。常用的方法有:

1.统计学方法（监测生长发育、繁殖性状参数等）：体重，体长，窝产仔数，离乳数等；

2.免疫学方法（监测免疫标志）：皮肤移植法，混合淋巴细胞培养法，肿瘤移植法，血清反应法等；

3.生物化学方法（监测生化标记）：通过电泳检测各种同工酶如酯酶、过氧化氢酶等生化标记；

4.形态学方法（监测外形特征）：毛色基因测试法，下颌骨测定法等；

5.细胞遗传学方法（监测染色体带型）：C带，G带；

6.分子生物学方法（监测DNA）：RFLP，STR，RAPD，SNP，DNA指纹等。

这些方法都是直接或间接检测动物体内某些基因的变化，仅是其中很少一部分，不能反映遗传组成全貌，由于检测内容不同，各种方法可以相互补充。我国自1994年发布了第一个实验动物标准，GB/T 14927.1-1994规定了遗传检测的生化标记检测法和免疫标记检测法，这也是国际上常用的方法。该标准在2001年进行了修订，只是对个别位点做了调整，2008年对生化标记法又增加了小鼠的肽酶、大鼠的血红蛋白和碱性磷酸酶，对免疫标记检测法增加了小鼠H-2单倍型微量细胞毒检测方法，使遗传检测技术更加科学完善。

（三）实验动物遗传监测制度的实施

遗传监测是定期对动物品系进行遗传检测的一种质量管理制度，其依据是遗传质量标准，检测方法为生化标记检测法和免疫标记检测法，近交系动物每年至少检测一次。封闭群动物也应定期进行检测，具体实施要求见《实验动物 哺乳类实验动物的遗传质量控制》（GB14923-2010）。遗传监测作为实验动物质量的根本制度需严格执行，只有实施定期检测才能确保实验动物遗传质量符合要求，动物实验结果科学可靠。

第二节　实验动物微生物学等级及监测

一、范围

实验动物微生物学等级及监测主要包括：实验动物微生物学的等级分类、检测要求、检测程序、检测规则、结果判定和报告等。适用于豚鼠、地鼠、兔、犬和猴；清洁级及以上小鼠、大鼠。

二、实验动物微生物学等级分类

近年来，一些人兽共患病如布鲁氏菌的实验室感染，提示了实验动物微生物质量控制的重要性。

布鲁氏菌是牛羊等动物自然感染的病原菌，对牛羊等动物具有致病性，有很多资料已经介绍了此病原的危害。在利用猪、牛、羊进行动物实验操作前，需要对这些农业经济动物进行检疫，排除布鲁氏菌等人兽共患病原的风险，一些省市的实验动物地方标准中也对此类动物的微生物质量控制做出了要求。我国实验动物微生物检测国家标准针对常用的实验动物大小鼠、豚鼠、兔、犬等进行质量控制要求。常用的实验动物犬也易感布鲁氏菌，因此我国实验动物国家标准要求犬要排查布鲁氏菌。小鼠自然条件下不感染布鲁氏菌，因此布鲁氏菌不是小鼠健康监测中必须检查的项目。实验动物微生物学质量控制是实验动物标准化的主要内容之一。

按微生物学质量控制标准或微生物净化程度，将实验动物分为普通级动物（CV）、清洁级动物（CL）、无特定病原体动物（SPF）、无菌动物（GF），其中包括悉生动物（GA）。

（一）普通级动物（Conventional animal，CV）

普通级动物（一级实验动物）是微生物和寄生虫控制级别最低的实验动物，要求不携带所规定的人兽共患病病原和动物烈性传染病病原。普通级动物对实验结果反应性较差，因而国际上普遍认为仅可作生物医学示教之用，或作某些科学研究为探索方法而从事的预试验之用，不可供科研、生产和检定之用。

饲养管理要求：

普通级实验动物饲养在普通环境中，并采取一定的防护措施，饲料、垫料需要消毒，饮水要符合城市饮用水卫生标准，青饲料应洗净、消毒后再喂，外来动物必须严格隔离检疫，房屋要有防野鼠、防昆虫设备。要坚持经常性的环境卫生及笼器具的清洗消毒，严格处理淘汰及死亡动物，限制无关人员进入动物室。

（二）清洁级动物（Clen animal，CL）

清洁级动物（二级实验动物）除普通级动物应排除的病原外，不携带对动物危害大和对科学研究干扰大的病原。清洁级动物是根据我国国情而设定的等级动物，目前在我国已成为适用于科研标准的实验动物，其种群来源于SPF动物或剖腹产动物。清洁级动物比普通级动物要求排除的微生物和寄生虫多，但比SPF动物少。清洁级动物除肉眼观察无病外，尸体解剖时主要脏器、组织无论是眼观还是病理组织切片均应没有病变。国际上普遍认为清洁级动物仅适合于短期或部分科研实验，根据国内的具体条件，清洁级动物在我国得到较广泛的应用。它较普通级动物健康，又较SPF动物易达到质量标准，这类实验动物目前可适用于大多数科研实验，是国内科研工作主要的标准级别的实验动物，可应用于生物医学研究的各个领域。

饲养管理要求：

要求饲养在温、湿度恒定的半屏障系统中，其所用的饲料、垫料、笼器具都要经过灭菌处理。饮用水须用高压灭菌，工作人员需要换灭菌工作服、鞋、帽、口罩等进入动物室进行操作。

（三）无特定病原体级动物（Specefic pathogenfree animal，SPF）

无特定病原体动物（SPF动物）是指机体内无特定的微生物和寄生虫存在，但带有非特定的微生物和寄生虫的动物，亦是我国规定的三级实验动物。SPF动物应除一、二级实验动物应排除的病原外，不携带主要潜在感染或条件致病和对科研实验干扰大的病原。SPF动物来源于无菌动物，必须饲养在屏障系统中，实行严格的微生物学控制。结合我国的实际情况以既排除对动物有危害的病原体，又排除对动物实验有干扰的微生物和寄生虫为原则。我国的SPF动物微生物学质量控制标准高于国外的控制标准。国际上公认SPF动物适用于所有科研实验，是目前国际标准级别的实验动物，各种疫苗生产所采用的应为SPF动物。

（四）无菌级实验动物（Germ free animal，GF）

无菌动物是指体内、外无任何可检测出的活的微生物和寄生虫的动物，来源于剖腹产或无菌卵的孵化，饲养在无菌隔离器内，人工哺乳或保姆代养培育而成。这里"无"是相对概念，是根据现有的科学知识和检测方法在一定时期内不能检出病原体。随着科学技术的发展现在认为是无菌的动物或许将来可以检出病原体，而不是无菌动物。另外用大量抗生素也可以使普通动物暂时无菌，但这种动物不是无菌动物。因为这种无菌状态往往是一时性的，某些残留的细菌在适当的条件下又会在体内增殖，即使把体内细菌全部杀死，它们给动物造成的影响却是无法消除的。因此，无菌动物必须是生来就是无菌的动物。

悉生动物（Gnotobiotes animal，GA）体内携带有已知微生物的动物。这种动物来源于无菌动物，人为的投给已知的单菌、双菌、三菌或多菌。这些均为已知菌，与无菌动物一样，饲养在隔离器中。

三、微生物与寄生虫质量监测的意义

微生物和寄生虫控制，是实验动物标准化的主要内容之一。一般而言，科研中使用的实验动物，其微生物和寄生虫控制的级别越高，动物实验结果可信度越高。定期对各级实验动物群进行微生物学、寄生虫学监测，以确定各级实验动物是否符合原定级别，即检测是否有原级别不应有的病原体的入侵，以便及早采取措施，以免疫情扩大造成更大的损失。另一方面，要避免科学工作者误用不符合级别的动物，避免人兽共患病病原体感染实验动物饲养人员。对实验动物饲养设施的监测，为确保这些设施能否控制微生物污染提供保障。

四、检测程序

（一）检测的动物应当日按细菌、真菌、病毒要求联合取样检测。

（二）检测程序：

动物

↓

编号

↓

外观检查

↓

麻醉

↓

皮肤取样 →真菌检查

取血 →分离血清，检查病毒抗体或其他病原的抗体

↓

无菌解剖 →气管分泌物、肠内容物、脏器分离细菌

↓

检测

↓

检测报告

五、检测方法： 按 GB/T14926.1–14926.64–2001 中规定分项进行。

六、检测规则

（一）检测频率

1.普通级动物：每三个月至少检测动物一次

2.清洁级动物：每三个月至少检测动物一次

3.无特定病原体动物：每三个月至少检测动物一次

4.无菌动物：每年检测动物一次，每4周检查一次动物的生活环境标本和粪便标本。

（二）取样要求

1.选择成年动物用于检测。

2.取样数量：每个小鼠、大鼠、地鼠、豚鼠和兔的生产繁殖单元以及每个犬、猴生产繁殖群体，根据动物多少，取样数量也不同。

（三）取样、送检

1.应在每一个生产繁殖单元的不同方位（例如：四角和中央）选取动物。

2.动物送检容器级别要求编号和标次，包装好，安全送达实验室，并附送检单，写明动物品种、品系、级别、数量和检测项目。

3.有特殊要求时，兔、犬和猴的活体取样，可在生产繁殖单元进行。

（四）检测项目分类

1.必须检测项目：是指在进行实验动物质量评价时必须检测的项目。

2.必要时检测项目：是指从国外引进实验动物时，怀疑有流行病流行时，申请实验动物生产许可证和实验动物质量合格证时必须检测的项目。

七、结果判定

在检测的各个等级动物中，如有一只动物的一项指标不符合该等级标准要求，则判为不符合该等级标准。

八、报告

报告应包括检测结果、检验结论等项内容。

第三节 实验动物环境质量控制

要达到实验动物的标准化，就要根据"实验动物环境及设施标准"来控制实验动物的生产，也要执行实验动物的生产许可证制度。根据不同种类实验动物的生物学特性，制造能够满足实验动物生产、生活的环境要求。如：温度、湿度、换气次数、洁净度、氨浓度、噪声等。

不同实验动物根据不同的要求要分别饲养在不同的环境中，环境又分为：普通环境、屏障环境、隔离环境三种类型。普通环境设施符合实验动物生产生活的基本要求，我们一般的实验动物管理场所设置的就是这样的环境场所，适合饲养普通级的实验动物，其饮水应符合GB5749的要求；屏障环境的设置就严格控制人员、物品和环境空气的进出，适合饲养清洁级实验动物及无特定病原体实验动物；隔离环境的设置就是采用无菌隔离装置保存无菌动物，适合饲养无特定病原体、悉生及无菌实验动物。这三种环境的级别是生产不同等级实验动物的基本条件。屏障和隔离环境内实验动物的饮水必须经过灭菌处理。对待不同环境中饲养的不同等级的实验动物，应按照相应的实验动物管理标准及微生物控制标准进行饲养管理。

一、实验动物环境的概念

实验动物环境指将动物饲养在人为控制的有限空间，并按照人们的意志进行生长、繁殖、实验的一个人工的特定场所。饲养室或动物实验室以外的周围环境称为外环境（自然因素），以内的称为内环境（人为因素）。实验动物环境条件，对动物的健康和质量，以及对动物实验结果有直接的影响，尤其是高等级的实验动物，环境条件要求严格和恒定。因而，对环境条件人工控制程度越高，且符合标准化的要求，生活在这样环境中的动物，就越具有质量上的保证，一致性程度就越高，动物实验结果就有更好的可比性和可重复性，也使同类型的实验数据具有可比较的意义。

外环境指实验动物设施或动物实验设施以外的周边环境。如气候或其他自然因素、邻近的民居或厂矿单位、交通和水电资源等。外环境的好坏直接影响到内环境，如外环境中的有害物质可通过空气或其他方式进入室内，造成饲养室和动物室的污染。因此实验动物室应尽可能远离各种污染源，并尽可能创造良好的周围环境。

内环境指实验动物设施或动物实验设施内部的环境。内环境又细分为大环境和小环境。前者是指实验动物的饲养间或实验间的整体环境状况；后者是指动物笼具内，包围着每个动物个体的环境状况，如温度、湿度、气流速度、光照、噪声、氨及其他气体的浓度等。

二、影响实验动物环境的因素

影响实验动物的环境因素是指对实验动物个体发育、生长、繁殖及生理生化平衡的有关反应性产生影响的一切外界条件。实验动物环境因素比较复杂，由于各种环境因素是共存的，因此环境对实验动物质量和动物实验结果的影响是多因素的联合作用。一方面环境给实验动物提供了生存的必要条件，另一方面，环境中也存在着对动物机体有害的各种因素。动物处在有害因素作用下，虽然能产生保护性反应或一定的自身适应性来消除或减轻这些有害因素的作用，但有害情况超过一定限度，就会使动物机体不能忍受而产生直接或间接危害，动物各种机能就会失调，引起各种疾病甚至死亡。实验动物只有在舒适的环境中才能正常生长、发育、繁殖和用于实验。实验动物环境对动物在有利和有害两个方面作用，实验动物环境控制的原则是充分利用和创造那些对实验动物有利的因素，消除和防止那些有害因素。根据这些外部条件的来源、性质以及对实验动物产生影响的因素可分为气候因素、理化因素、营养因素、生物因素等。

（一）影响实验动物环境的因素分类

1.气候因素：温度、湿度、气流、风速等。

2.理化因素：氧、二氧化碳、粉尘、臭味、噪音、照度、杀虫剂、消毒剂、有害物质等。

3.营养因素：饲料、水、蛋白质、矿物质、维生素等

4.生物因素：动物饲养密度、微生物、与人和其他动物的关系等。

5.居住因素：房屋、饲养笼具、垫料、给水器等。

（二）环境因素对实验动物质量的影响

1.环境因素的重要性

实验动物终生被限制在一个极其有限的环境范围内生活，通过新陈代谢与周围环境发生联系，其生长发育，对疾病的抵抗力、对动物实验的反应等都依赖周围的环境。实验动物有适应环境变化并做出反应的能力，这种适应可以是行为性的，或是生理性的，例如新陈代谢、活动力、饲料、激素分泌、睡眠、体重变化、形态、性成熟、繁育、哺育和泌乳、妊娠等方面，都可直接与环境有关，影响动物的质量和实验的结果。因此实验动物对环境的依赖性很强，尤其是一些近交系动物和免疫缺陷动物，要求更严格的环境条件。

2.环境因素对实验动物质量的影响

（1）温度

国家标准中最适温度范围为18℃～29℃，日温差不应超过3℃（依动物种类而标准不同）。环境温度缓慢地变化，在一定范围内机体可以自行调节而适应。气温变化过大或过急时对动物的健康将产生不良影响，特别是裸鼠，不能有效地保持体温。一般的哺乳类实验动物，当温度过低时会导致性周期的推迟，而温度超过30℃时，雄性动物将出现睾丸萎缩或形成精子的能力下降，雌性动物将出现性周期紊乱，泌乳能

力降低或拒乳等现象。长时间的温度变化也可引起动物形态方面的变化，例如：在寒冷的地区生长的兔耳较短，在寒冷环境生长的大鼠尾巴比在温暖环境下生长的同胎大鼠短。

温度与基因的表达有密切关系。例如：喜马拉雅兔在20℃环境下，全身毛色为全白色，但如饲养在10℃环境下时，耳、尾、鼻和四肢尖端则生长黑毛，这是由于体内的黑色素酶在高温时被破坏所致。实验证明在不同温度下饲育的动物，由于代谢不同，即使在相同实验条件下，结果差异也很大。

（2）湿度

湿度是指大气中的水分含量。按每立方米空气中实际含水量表示时称为绝对湿度。空气中含水量占同等湿度下饱和含水量的百分值称为相对湿度。相对湿度在40%～70%之间动物最适应。空气相对湿度与动物机体热调节有密切关系，当环境气温与动物体温接近时，动物只能通过蒸发作用散热，湿度大蒸发作用就差，因此高温高湿的环境对动物的热调节极为不利。相对湿度高，微生物易繁殖，饲料和垫料易霉变，动物易患呼吸系统疾病。湿度20%而温度为27℃时，会导致大鼠发生尾部环状坏死、仔鼠发育不良、哺乳母鼠咬仔等现象。

（3）气流、气流速度及换气次数

人类一般可感觉的气流速度为0.2 m/s～0.25 m/s，而实验动物以0.13 m/s～0.18 m/s为最佳。在饲育室内换气次数以8～15次/h为宜。保持一定的气流速度，不仅可使室内温度、湿度及化学物质组成保持一致，而且有利于将污浊气体排出室外。小型实验动物由于体表面积与体重之比（cm^2/kg）比大动物大，环境温度和气流速度的变化常可引起体温的变化。如换气次数过多，动物就要消耗大量的能量来用于维持体温，从而出现生育率下降等现象。室内通风要柔和，不宜直吹，过堂风不利动物的正常生活。

（4）噪声

噪声也是影响实验动物健康的因素，国家标准中要求实验动物室内噪声应控制在60 dB以下。动物与人不同，能听到较宽的音域，例如大鼠能听到频率为1,000～50,000 Hz的音响，而人只能听1,000 Hz～20,000 Hz范围的音响。噪声可引起实验动物紧张，易出现流产、产仔率下降和咬仔等现象，还可能造成实验动物生理机能的变化（心率、呼吸频率和血压升高），这样会干扰动物实验的结果判断。

动物实验室内的噪声主要来源于：

①外界传入；

②室内机器产生，如送、排风机，空调机等；

③动物自身产生，如活动、觅食、争斗、鸣叫等。

（5）照明

可见光线对动物机体有多种功能，光线的刺激通过视网膜和视神经传递到下丘脑，经下丘脑的介导和激素的调节作用使动物的生理活动与每天的明暗周期同步。

大鼠在540 lx～980 lx照度下65天，在2000 lx照度下几小时将出现角膜和视网膜病变。但有色大鼠不出现此现象。医学标准动物照度15 lx～20 lx，工作照度150 lx～300 lx。

（6）空气中的微生物、粉尘和有害气体

实验动物饲养室空气中有害成分、漂浮的粉尘和微生物多附着在颗粒物上，它们会对实验动物机体可造成不同程度的危害，也可能干扰动物实验。实验动物室内空气除受附近地区大气污染的影响外，实验动物本身也产生许多污染物，动物的粪尿及垫料如不及时更换清除，将发霉分解产生恶臭味。

主要有害气体有氨气、甲基硫醇、硫化氢、硫化甲基、甲基丁烷、三甲胺、苯乙烯、乙醛和硫化二甲基9种。主要以前3种为主，氨是一种刺激性气体，对呼吸道、眼、咽部黏膜均有刺激，国标要求其浓度应小于14 mg/m³，浓度过高会导致支气管肺炎、易合并细菌、支原体感染。甲基硫醇（臭葱味）和硫化氢（臭鸡蛋味）在犬、猴和猫的饲养室都能检测到。

实验动物饲养室内空气中粉尘的来源主要有两个途径，其一为室外空气未经过滤处理直接进入，其二是动物体表皮屑、被毛、饲料和垫料等材料的碎屑被气流携带而在空气中悬浮形成粉尘颗粒物。我们把空气浮游微粒的总称叫气溶胶，可引起人和动物的变态反应。

（7）饲养密度

动物饲养密度应符合卫生标准，应有一定的活动空间，不能过分拥挤，饲养密度过大时，动物活动受限，会影响实验动物的健康，对动物实验结果也会产生直接的影响。各种实验动物笼具的面积和体积因饲养目的而异，哺乳期所需面积较大，如小鼠约需0.016 m²，大鼠0.063 m²，豚鼠0.141 m²，家兔0.675 m²。

三、实验动物环境控制的重要性

实验动物的环境控制是实验动物标准化的主要内容之一。实验动物质量标准化与环境质量关系非常密切。环境质量可影响实验动物的表现型和演出型。因此，严格监控实验动物环境，就可以控制实验动物的表现型和演出型，保证实验动物的质量。作为周围环境对演出型影响的实例很多。例如，高温环境下动物的生产率、产仔数、泌乳量等减少；温度变化引起机体对药物和微生物的敏感性、感受性的变化等。

自然界的野生动物可以四处活动以选择自己舒适的生活环境。而实验动物一般都较长时间甚至终生被限制在一个极其有限的环境范围内生活，这种环境中各种物理、化学和生物指标就成了实验动物赖以生存的条件。为了使实验动物能够正常生长、发育、繁殖和进行良好的实验处理，正确认识环境因素对实验动物的影响就显得十分重要。实验动物性状的表现取决于多种因素，主要是遗传因素和环境因素的综合结果。尽管遗传基因是决定生物性状的物质基础，但在个体发育中，基因作用的表现离不开环境的影响。

第四节　实验动物营养质量控制

实验动物营养学（Laboratory animal nutriology）是一门新兴的学科，专门研究实验动物营养、饲料、营养素对各种实验动物生长、发育、繁殖和健康的关系。实验动物的营养控制是实验动物质量标准化的主要内容之一。充足的营养是维持动物生命与健康，保证生长、发育、繁殖的重要条件，对实验结果也至关重要。

一、实验动物的营养需要

（一）实验动物的营养需要

营养需要是指实验动物机体每天对蛋白质、脂肪、碳水化合物、纤维素、矿物质、维生素、水等营养素的基本需要量。营养需要是制定饲养标准的依据，合理调配实验动物营养需要，使之既满足动物的需要又合乎经济原则。

（二）影响营养需要的因素

影响实验动物营养需要的因素很多，与动物的品种、品系、性别、年龄、生理阶段、生产状况密切相关，因此根据实验动物的品种、年龄、生理状态将其营养需要分为生长、繁殖、维持三种。

1.实验动物维持的营养需要：

维持是指在正常情况下实验动物体重不增不减，不进行生产，体内合成和分解代谢处于动态平衡状态。在维持状态下，实验动物对能量、蛋白质、矿物质、维生素等的需要叫维持需要。维持需要中很大一部分营养物质用于消耗供能，消耗于维持的能量约为总能量需要的一半。

2.动物生长的营养需要：

实验动物生长是指其通过机体的同化作用进行物质积累，细胞数量增多，组织器官体积增大，而使动物的整体及其重量增加的过程，是机体的合成代谢超过了分解代谢的结果。在实验动物不同的生长阶段，不同组织、器官、部位的生长强度和占总体生长的比重都不同。例如，在生长的早期，骨组织和头、腿生长较快；生长中期，体长和肌肉生长的幅度较大；到后期身体的增长和脂肪的贮积则为生长重点，因此，即便是同一动物在不同生长时期的营养需要也是不一样的，饲料的组合也是不同的。

3.动物繁殖的营养需要：

实验动物的繁殖过程包括雌雄动物的性成熟、性欲、性功能的维持、精子和卵子的生成、受精、妊娠及哺乳的整个过程，任何一个环节都可能因营养不适而受到影响。很多繁殖障碍，诸如性成熟期推迟，雄性动物配种能力差，精液数量少或质量低，雌性动物发情不正常，排卵少，受胎率低，流产，胚胎发育受阻和泌乳力低等都可由营养问题而引起。所以不同的繁殖过程，有不同的营养需要，提供适宜营养条件，是保证和提高动物繁殖的基础。

二、实验动物的饲养标准

饲养标准是实验动物所需的一种或多种营养素在数量上的规定或说明。饲养标准是设计饲料配方、制作配合饲料和饲料营养性添加剂及规定动物采食量的依据。为更好地进行实验动物的质量控制，应制定出一系列的饲养标准，根据饲养标准制订出合理日粮配方或计算出各种动物饲料需要量。

饲养标准与饲料标准（饲料质量标准）紧密相关。国外一些发达国家已把饲料标准法规化，规定了原料、产品的感观指标，营养、加工和卫生指标以及包装、贮存、运输、标志等有关要求，并有相应的测定方法，是实现饲养标准的重要保证。为了加强我国实验动物工作的发展，实现与国际接轨，我国原国家技术质量监督检验检疫总局也制订颁布了我国常用实验动物的饲料标准并于2001年进行了修订，北京、上海、辽宁等许多省市也根据各地的情况制定了相应的地方标准。这些标准是目前我国实验动物饲料生产的指令性文件（见"国标"GB/T14924.1-2001实验动物 配合饲料通用质量标准）。

（一）实验动物饲料与日粮配制

1.饲料的分类（按营养特性）

（1）青绿饲料：天然水分含量60%以上的青绿饲料类、树叶类及非淀粉质的块、根、茎、瓜果类。

（2）青贮饲料：用新鲜天然植物性饲料调制成的青贮饲料。

（3）粗饲料：干草类、农副产品和绝对干物质中粗纤维含量18%及以上的糟渣类、树叶。

（4）能量饲料：绝对干物质中粗纤维含量小于18%，粗蛋白含量小于20%的谷实类、糠麸类、草籽树实类、淀粉质的块、根、茎、瓜果类。

（5）蛋白质饲料：绝对干物质中粗纤维含量小于18%，粗蛋白含量大于20%的豆类、油饼类、动物性饲料及其他类。

（6）矿物质饲料：包括人工合成的天然单一或多种混合的矿物质饲料以及配合的载体或微量、常量元素的饲料。

（7）维生素饲料：指工业合成或单一维生素、复合维生素，但不包括某些维生素含量较多的天然饲料。

（8）添加剂：不包括营养性添加剂（矿物质、维生素、氨基酸），主要指非营养性添加剂，如：防腐剂、着色剂、抗氧化剂、各种药剂（激素、杀虫剂、抗寄生虫剂等）、生长促进剂等。

2.饲料的配制

按饲料配合原则：

（1）必须参考各类实验动物的营养需要量。

（2）注意日粮的适口性，应尽可能配合一个适口性好的日粮。

（3）所选择的饲料应考虑经济原则，尽量选用营养丰富，价格低廉的进行配合，须因地制宜、因时制宜选用饲料。

（4）饲料配合时须考虑实验动物的生理特点，选择适宜的饲料。如：家兔、豚鼠是草食动物，对粗纤维的消化能力强，而小鼠、大鼠是杂食动物，对粗纤维的消化能力弱。

按饲料加工的物理形状分：

（1）粉状饲料：试验时随时加入一些药品。

（2）颗粒饲料：大鼠、小鼠、豚鼠、家兔等。

（3）碎饲料：鱼料或雏鸡料。

（4）膨化饲料：狗、猫、鱼、非人灵长类，适口性好。

（5）烘烤饲料：消灭微生物。

（6）半湿饲料：粉料中加水和琼脂、明胶、凝固剂等，试验中加入有害化学物。

（7）液体饲料：实验动物特定需要，加工配制。剖腹产幼仔，非人灵长类新生儿。

（8）罐装饲料：含水量（72%～78%），多用于狗、猫。

（二）饲料的加工和消毒

1.豆科类籽实中含有一种抗胰蛋白酶素，经蒸煮处理可使其破坏，从而提高蛋白质的消化率。禾本科籽实经130℃～150℃焙炒后，其中一部分淀粉变为糊精，产生一种香味，可刺激食欲，增加适口性，对消化率也有提高，也可杀灭一部分病原微生物。

2.饲料的消毒

（1）干热消毒法：置烤箱内在70℃～80℃烘烤6小时，细菌总数可控制在$4.27 \times 10^3 \sim 4.23 \times 10^4$个范围内。

（2）高温高压灭菌法：121℃，$1.0\ kg/cm^2$的高温高压蒸锅内加热15分钟以上，维生素类遇热会受到破坏，化学性饲料比天然饲料更不稳定。

（3）药物熏蒸灭菌法：化学药品汽雾剂对饲料进行消毒。如：用氧化乙烯进行灭菌、熏蒸后必须在低于20℃的自然空气中将残余气体挥发，即使这样处理最后在饲料中还残存一些对动物代谢有害的化合物。

（4）射线照射灭菌法：采用$3 \sim 5 \times 10^4 Gy$剂量^{60}Co照射，对营养成分的损失甚小。此方法在灭菌效果和对营养素的破坏程度方面都优于其他方法，但受条件所限，不便推广，有条件的单位应该首选该法。

（三）饲料的贮存

饲料库房应具备干燥、凉爽、通风良好环境，并具有防鼠、防昆虫设备。各种原料含水量在12%以下为安全。饲料存放量不宜过长，原料贮存3～6个月，面粉及粉碎过的饲料贮存1～2个月，鱼粉类饲料贮存1～3个月，颗粒饲料10～20天为宜。

（四）饲料的质量控制

实验动物饲料应混合均匀，新鲜无杂质、无异味、无霉变、无发酵、无虫蛀、无鼠咬，不得掺入抗生素、驱虫剂、防腐剂、色素、促生长剂、激素等；颗粒饲料应光洁、硬度适中。营养成分及有害残留物指标应符合国家有关标准。

（五）实验动物饲料的检测

实验动物饲料的检测是饲料质量管理必不可少的手段，实验动物质量检测中心和饲料生产单位要对所生产的饲料进行定期检测，对饲料品质进行评定。要求质量符合国家标准，并发放《实验动物全价营养饲料质量合格证》。

实验动物饲料主要通过感观、筛子以及放大镜进行检测。根据饲料产品的种类，用手、眼、鼻等器官直接通过色泽、气味、手感、杂质情况等指标对饲料的新鲜程度、含水量等进行直观判断。按照国家实验动物饲料营养标准所规定的养分含量和分析方法对产品的营养成分和混合均匀度等进行检测。饲料含水量应经常检测，其他营养成分应定期抽检，对鱼粉、酵母粉等贵重原料的养分含量（如蛋白质等）应在每批进货时抽样检测。应定期对饲料产品和原料按国家或地方标准限定的有毒、有害物质含量进行检测。

第三章 实验动物设施

第一节 实验动物设施概述

实验动物设施（Laboratory animal facilities，LAF）是指用于实验动物生产繁育或利用动物实验进行科学研究、教学、生物制品和药品生产的建筑物及其配套设施的总和。是维持实验动物生产正常运转和开展动物实验所必需的基本条件，总体的设计原则是给予实验动物最适宜的环境，保障实验动物的质量和动物实验结果的可靠性。

实验动物设施本身的特殊功能确定了其特定的内涵，它是外在建筑结构与内在设施设备及管理系统有机结合，并使其正常运行和保证各项指标符合要求的一个整体。其中包含：①选址、设计和建造均应在法律法规规定的范围内进行，符合国家和地方环境保护和建设主管部门等的规定和要求；②维持该建筑物正常运行并达到标准要求的相关设备，包括：制冷系统、空调净化系统、热源设备、供电设备、送排风系统、通信网络设备、环境参数自控系统、环境消毒设备、供水系统、污物处理系统及饲养设备等；③保证设施良性运转、共享服务机制和人才队伍配置等；④保证设施稳定运转、实验动物质量和动物实验活动所需要的保障条件。

随着国家科技创新对实验动物工作提出的新要求，以及实验动物科技自身发展的需要，实验动物环境设施和运行管理水平有了显著的提升。一些新材料和新装备的出现和在实验动物设施建设中的应用，使其质量和功能有了显著的改善和提升，并逐步向着机械化、节能化、自动化、智能化和网络化方向发展。与此同时，环境设施更加注重节能化，由仅仅满足实验动物生活基本需求逐步转向最大限度地满足实验动物健康和福利的需求。而环境设施的运行管理，朝着规范化和专业化方向发展。

第二节 规划与设计

一、实验动物设施的设计宗旨

（一）应以保护人员健康、环境安全、保证动物实验的质量以及满足动物福利为宗旨

保证人员健康和环境安全是开展任何工作的前提，也是实验动物机构将研究成果服务于人类社会的终极目标。实验动物是科学研究和相关产业使用的重要对象，保证实验动物质量和保证动物实验质量关乎实验结果的准确可靠。没有对实验动物质量和动物实验质量的保证，实验数据的有效性、可靠性等将失去根本的保障和信任。随着社会发展和人类意识的变化，关注动物福利成为必然趋势。动物福利与动物质量是密不可分的，其福利的优劣将直接影响其生长质量和生活质量。

（二）应创造适应动物居住和生长的环境条件，而非试图限制或改变动物的生活习性

实验动物机构应对动物的生长／生活环境给予关注，按社会现行可接受的准则对待和使用实验动物。实验动物机构应通过对涉及动物生产繁育和使用全周期的过程进行管理，实现科学和人道地对待动物，采取积极的措施，创造适应于动物生活习性和社会交往的环境条件，以满足动物的天性，而非单纯是以限制动物，方便实验为目的。保证动物福利也是保证实验动物质量从而保证动物实验结果准确性的需要。

二、实验室的选址、设计和建造应符合国家和地方的相关法律法规

（一）实验动物机构，包括从事实验动物繁育和从事动物实验的机构，其选址、设计和建造均应在法律法规标准规定的范围内进行

在环境保护方面，应遵守《中华人民共和国环境保护法》的规定，编制环境影响报告书，按照环境管理部门规定的程序进行审批。不能因为实验动物机构的建造导致当地环境状态的破坏，例如，不宜建在人口密集的居民区，对排出的废气、废水、废物进行无害化处理，达到环境排放标准等，确保不污染空气和水资源，不破坏本地区的生态平衡，不造成外来传染病的扩散等。在建设管理方面，应遵守中华人民共和国《城乡规划法》和相关建筑标准的要求，符合城乡建设的规划，经过建设主管部门的批准。《实验动物设施建筑技术规范》（GB50447-2008）是专用的建筑技术规范，实验动物设施尚需符合建筑的基本技术规范和规定，如：建设高度、与相邻建筑的距离、相关的绿化、道路、市政管网、供电、供水、能源、抗震、防水等各个方面都要符合相关的法律、法规标准的规定和要求。

此外，实验动物机构的选址、设计和建造应充分考虑不良环境因素对动物生长/生活环境的影响。应满足下列原则要求：①应避开自然疫源地；②宜环境安静，远离铁

路、码头、飞机场、交通要道等有严重震动或噪声污染的区域；③宜环境空气质量较好，远离散发大量粉尘和有害气体的工厂、仓库、堆场，如不能远离严重空气污染源时，则应位于当地最大频率风向的上风侧或全年最小频率风向的下风侧，并通过技术手段保证动物的饲养环境；④应远离易燃、易爆物品的生产和储存区，并远离高压线路及其设施；⑤距离公共场所和居住建筑间距应不少于20m；⑥动物生物安全实验室应同时符合《生物安全实验室建筑技术规范》（GB50346-2011）和《实验室生物安全通用要求》（GB19489-2008）的规定。

（二）对消防的要求。

对于不同类型的实验动物机构，其防护特点有所不同。实验动物机构的设计、建造应符合现行标准《建筑设计防火规范》（GBJ16-87）和《建筑灭火器配置设计规范》（GBJ140-90）等相关国家标准的规定。实验动物机构应结合设施的特点，采取相应的消防措施，对于操作病原微生物，特别是高致病性病原微生物的场所或屏障环境设施，不宜采用喷水措施；实验动物建筑的周边宜设置环行消防车道，或必须沿建筑的两个长边设置消防车道；实验动物设施的耐火等级应参考GB50447-2008和GB50346-2011等标准的要求。在实验室日常运行管理中，应采取必要的技术措施和管理措施，消除和降低火灾的危险及危害。

（三）安全保卫的要求。

实验动物机构是一类特殊的建筑设施，可能存在保密、危险因子泄露等问题，需要评估后采取相应的安全保卫措施，将安全风险降到最低程度，符合国家相关的要求。这里所指的安全风险，不仅是指外来因素（包括人员）对动物设施及动物的侵害，以及动物对人员的伤害，还包括生物材料、样本、药品、化学品、机密资料和个人隐私资料等被误用和被不正当使用（恶意使用）、被偷盗、扩散等风险。

基于上述存在的风险，实验动物机构应采取相应的防范措施，主要包括：

1.设置安全防护带、围墙、护栏、防止闯入装置等；

2.建筑结构、门窗等应具备足够的强度，能够抗拒动物的撞击和一般的人为破坏；

3.应在必要的位置，如动物建筑的出入口、饲育间、实验室、走廊、中控室和建筑周边，设置图像监控装置、意外侵入检测装置及报警装置等；

4.关键出入口应采取措施，对人员出入实行控制。可采取的措施包括门禁系统、机械门锁、出入登记等，保证只有经授权的人员才可以进入相应区域，以及实时记录相应信息等；

5.为防止生物材料、样本、药品、化学品、放射性材料等危险物品和机密资料被恶意使用或被盗，实验动物机构应采取必要的防范措施，例如：储存危险物品库房的门及冰箱门、机密资料存放柜的门设置门锁，必要时设置双锁，钥匙由不同人员持有；危险样本的设置防盗报警器、电子示踪器、自毁装置等；存有相关资料的计算机采取防黑客侵入措施，必要时采用内网等。

三、实验动物设施建筑材料和设备的要求

（一）实验动物设施建筑卫生要求。

1.所用的建筑材料和设备等应符合国家相关部门对该类产品生产、销售和使用的规定和要求。实验动物机构使用的建筑材料和设施设备等的性能、品质和规格直接关系到实验动物和动物实验的质量，应使用符合国家标准规范和相关要求的材料和设备。

2.应采用利于工作效率与符合卫生要求的建材。实验动物机构对建筑材料有特殊的要求，应符合耐用、防潮、防火、光滑、抗碰撞、无气味、无毒、无放射性、不变色、耐酸碱和清洁消毒剂腐蚀、不产生粉屑物等特性。除了上述一般要求外，对于地面材料，还应特别注意防滑、耐磨、耐腐蚀、无渗漏和不起尘的要求；对于墙面和顶棚的材料，还应特别注意易清洗消毒、耐腐蚀、不起尘、不开裂、无反光、耐冲击、光滑、防水、气密和耐碰撞等要求。

3.表面涂料如果用于动物可直接接触的表面，应确保其没有毒性，以防影响实验动物的质量以及动物实验的质量。

（二）实验动物设施建筑一般要求。

对于建筑施工，应做到地面无缝隙，屏障环境内所有相交位置采取圆弧过渡，应选用实心圆弧密封工艺，内部不可积尘、积液体等，且半径不宜小于30mm，踢脚不应突出墙面，以减少积尘，便于清洁和消毒灭菌；屏障环境设施的净化区内的地面垫层宜配筋，潮湿地区的首层地面垫层应做防潮构造，以保证地面质量、防止返潮和渗漏。

实验动物机构的建筑设施设备，包括通风空调系统、监控系统、通信系统、电力供应系统、给排水系统等，其设计、采购与施工均应考虑与所饲育的动物特性和活动内容相适应，选用符合动物生长特性要求和活动需求的设施设备。

四、实验动物设施位置要求

实验动物设施应为独立的建筑或在建筑物的一个独立区域，或者有严格的隔离措施与其他公共空间隔离。

实验动物设施应与其他公共空间隔离，以防交叉干扰。实验动物设施可设计为独立的建筑，与其他公共空间隔离；也可作为一个独立的区域设计在建筑物内。这里所谓"独立区域"，其核心是要求其与其他公共空间实现物理隔离和通风隔离。通常，视实验动物设施的规模，可以单独占据建筑物的几个楼层，或设置在建筑物某楼层的一端，使之在建筑物内自然形成独立的区域，以便采取隔离措施；受条件限制时，也可设置在建筑物楼层的中部，但必须采取严格的隔离措施，使之形成独立（封闭）的区域，满足与其他公共空间隔离的要求。

五、动物房舍设施不得对工作环境和外环境造成危害

动物房舍设施的设计应保证对生物、化学、辐射和物理等危险源的防护水平控制在经过评估的可接受程度，为关联的办公区和邻近的公共空间提供安全的工作环境，

及防止危害环境。工作人员休息区应与动物饲养区有效隔离。

动物房舍设施的设计，先要以人为本，考虑生物安全、化学、辐射和物理等危险源的防护要求，保证职业健康安全和环境安全。对此，机构在设计阶段即应进行专门的风险评估，充分考虑可能存在的风险，活动特点、发展需求等，并采取相应的防护措施。例如，若操作风险等级二级的病原微生物，则应按BSL-3或ABSL-3的防护要求建造。特别需要指出的是，机构应尽量依据"3R"原则，减少、不使用危险材料或采取安全操作程序。

六、实验动物设施建筑工艺结构

动物设施的设计应考虑平面工艺、围护结构的严密性、室内压力、气流组织等符合控制交叉污染和防止污染扩散的原则，主要体现在下列几个方面：①设置缓冲间；②围护结构应具有充分的严密性，包括墙体、门、窗的结构形式和施工要求；③洁净区、污染风险不同的区域或房间的压力控制，防止空气向不期望的方向流动，以保持受控房间的空气质量。例如：洁净区及其房间，出于保证洁净度的要求，通常设计为正压，以阻止与之相邻的外部（包括低洁净度区域或房间）的空气流入；污染扩散风险较大的房间，出于防止室内污染扩散的要求，应设计为负压，以阻止其流入与之相邻的相对低污染风险的区域或房间。④对于有污染风险的工作间，应考虑气流组织的安排，理想的状态是空气从房间相对清洁的位置送入，流向操作人员，再到达污染源，从污染源后方位置排出。

对于检疫和隔离室等有生物风险的房间，通常设计为负压室或单独设置，以防止污染扩散至其他区域或房间。

七、动物房舍空间的要求

动物房舍空间的大小应满足动物福利的基本要求，需要考虑动物种类、健康状况、生理需求、繁殖性能、生长期、行为表现、社交活动、运动、安全、相互干扰等对空间的要求。应考虑对动物群居饲养的要求，以及不同类型的动物实验要求。

群养动物房舍的设计应使动物可以在受攻击时逃避或躲藏。

动物对空间的需求包括地面面积、高度、墙面、遮蔽物或笼舍等，其中食物、饮水、器皿及其他非运动或休息设备等所占据的空间，不应算为地面面积。

应意识到房舍最佳空间的确定是复杂的，宜根据权威文献的建议和专家的建议确定。

八、设计人员紧急撤离路线，紧急出口应有明显的标识

设计并规定紧急撤离路线和出口，需考虑撤离路线的合理性和出口的安全性。为此，实验动物机构需要指定紧急出口，以备突发事故需紧急逃生时用。需要指出的是，其他出口可以兼作紧急出口，但应符合紧急出口的要求；紧急出口的数量应适应于设施的规模和复杂性；紧急出口应通向安全场所。

九、危险材料安全的要求

实验动物机构应高度重视生物材料、样本、药品、化学品等危险物品和机密资料的安全问题，从严管控，这些材料一旦被误用、被恶意使用等，将对机构和社会造成极为严重的后果。在设计阶段，实验动物机构应基于对上述材料被误用、被偷盗和被不正当使用的风险评估结果，采取不同级别的防范措施。应有专门设计以确保存储、转运、收集、处理和处置危险物料的安全。

十、动物饲养环境设施要求

（一）温度、湿度、照度、噪声、振动、洁净度、换气次数、有害物质浓度等环境参数应符合该区域（小环境或大环境）的工作和卫生等相关要求。

（二）动物对光照、噪声和振动等的感受可能不同于人类，对这些因素的控制还应考虑动物健康与福利的要求。

（三）小环境是动物直接生活的环境，大环境主要是保护和维持小环境，并满足工作要求、保护人员安全和环境安全。因此，应根据需求设定控制参数和要求。有些标准没有明确参数值是针对小环境或大环境的，在使用中需注意识别。例如，用IVC饲养动物，应区别大环境和小环境的环境参数要求，以达到既满足饲养要求、工作要求又满足节能要求的目的。

（四）由于动物的种类、身体大小、生活习性、实验目的等不同，为了保证科学研究、检测等结果的准确性、可靠性和可重复性，动物房舍及其设施设备既要符合通用要求也要符合特定的、个性化的要求，又要满足某些种类或不同状态下动物对环境条件的特殊需求，比如，饲养哺乳期的大鼠和成年大鼠的环境要求即有不同；水生动物的生长／生活环境是水，因此，应着重考虑水的化学和物理等质量指标，还要考虑淡水生物、海水生物、热带生物、冷水生物等的不同要求；对有冬眠习性的动物，应按照动物的生理需求变化环境温度等。

（五）实验动物设施节能、环保、职业卫生和人机工效学的要求。

1.节能、环保及舒适性的统一，不仅是对建筑的基本要求，也是节约运行费用、提高单位效益的要求，更是人类社会可持续发展的要求。如果设计不合理，可能带来过高的运行和维护费用。实验动物机构能耗较大，而其中通风空调系统又是主要耗能部分。除了合理规划、采取常规节能措施（如：提高围护结构、通风管道的保温性能；余热回收等）外，关键措施是换气次数的安排与控制。

2.良好的人机工效学设计，不仅有利于实验操作，而且可以减轻操作过程的疲劳，降低操作事故发生的风险。例如：工作台面，包括生物安全柜的工作面、负压柜的工作面、实验室台柜的高度应适应于人员的身高，我国通常采用80 cm～82 cm高度；人员工作凳的高度宜为可调型，以便适应操作人员的身高等。良好的职业卫生学和人机工效学设计可有效提高工作效率，降低或避免人员的压力、疲劳程度或被伤害的风险。

（六）应合理安放或有效隔离可产生振动、噪声、冷热、强光或反射光、气流等的设施设备或电源。

振动、噪声、冷热、强光或反射光和过大的气流等会对动物的生长／生活产生不良影响，同时也是职业健康有害因素，或可以影响／干扰员工的工作。应了解各种设施设备的特性，合理安放，或采取技术措施对有害因素进行隔离。应注意，动物与人类的感觉不同，如有些种类对超声音频敏感、有些对振动敏感，需要注意识别和监测，并采取有效的控制措施。

（七）实验动物房舍和实验间的布置与隔离要求。

动物房舍与进行动物实验频繁的实验间应尽量相邻。需根据不同的要求进行隔离，如设计为套间或设置缓冲间等。其主要目的，一是避免动物实验过程产生的一些听觉或视觉因素对动物房舍中饲育的动物产生不良刺激；二是避免交叉污染，实验过程中可能产生各种有害因素，也可能需要进行无菌实验，通过缓冲间，便于保持实验间与动物房舍之间的压力梯度，从而有效避免交叉污染。

（八）门、窗、送风口、排风口、管线通道、各种接口、开关盒等的设计要求。

从施工角度考虑，门、窗、送风口、排风口、管线通道、各种接口、开关盒等与设施的功能和工作流程等密不可分，需根据其配套设备的情况在建设中预留位置，才能保证设备的安装条件符合设计要求，以保证设施的整体质量。建筑与设备是一个有机的整体，只有良好的设计才能保证最后建成的设施符合设计要求。

十一、实验动物设施分类

实验动物机构功能区较多，平面布局比较复杂，实验动物设施除了要满足饲养动物所需的空间外，还应考虑满足工作需要的工作空间和相应的辅助空间。空间的大小由高度尺寸和平面尺寸决定，因此既要考虑高度尺寸，也要考虑平面尺寸。过大的空间，会造成建筑浪费、增加清洁难度、增大能耗等；过小的空间，除不利于工作、设备维护、清洁等外，亦给工作人员造成压抑感，可能导致工作失误率增高等。

应有充足的空间，保证具备恰当的环境条件，并应易于大型物品进出、照料动物、清洁、实验操作和维护设施。室内净高应满足动物笼架、隔离器、生物安全柜等设备的搬运和安装要求，并留有足够的维护空间。设备间的高度应满足通风空调等设备的安装要求，并应根据安装设备的类型留出一定空间，以便于维护保养。

对于实验动物生产机构，其生产设施（区域）往往与动物实验设施（区域）绝然分开设置，之间不设人流物流通道；对于许多动物实验机构，由于实验周期的需要，往往很难将饲育设施（区域）与实验设施（区域）绝然分开，而是采取相互结合的方式，在一个区域内，通过功能分隔的措施，将饲育区域与实验区分开隔离布置，或在实验室内设置饲育设施。因此，实验动物机构应针对具体需要进行设计。

（一）按功能分区

1.实验动物生产设施

按功能一般分为生产区和辅助区。

（1）生产区，包括动物生产区和辅助生产区。动物生产区，主要是指直接用于动物生长／生活的区域，一般包括育种室、扩大群饲育室、生产群饲育室等。辅助生产区，主要是指与动物生产直接相关的功能区域，一般包括动物接收室、检疫室、隔离饲育室、更衣室、淋浴室、缓冲间、饲育设备和物品与饲育材料消毒清洁室、不同材料（洁物）储存室、待发室、洁净走廊（按双走廊设计时包括污物走廊）、废物暂存室、冷藏及冷冻尸体存放库等。

（2）辅助区，主要是指与动物生产间接相关的区域，一般包括中央控制室、行政办公室、教育训练室、员工休息室、库房、机房、一般走廊、厕所、门厅和楼梯等。

2.动物实验设施

按功能一般分为实验区和辅助区。

（1）实验区，包括动物实验区、辅助实验区。动物实验区，主要是指直接用于动物实验的功能区域，一般包括实验室（需要时含实验期间的饲育功能，可带有前室或者后室）、准备室（样品配制室）、手术室、解剖室（取材室）等。辅助实验区，主要是指与动物实验直接相关的功能区域，一般包括动物接收室、检疫室、隔离饲育室、饲育设备和物品与饲育材料清洁消毒室、更衣室、淋浴室、缓冲室、不同材料（洁物）储存室、洁物储存室、检疫观察室、废物暂存室、冷藏及冷冻尸体存放库、无害化消毒室、洁净走廊（按双走廊设计时包括污物走廊）等。

（2）辅助区，主要是指与动物实验间接相关的区域，一般包括中央控制室、行政办公室、教育训练室、员工休息室、库房、机房、一般走廊、厕所、门厅和楼梯等。

3.实验动物特殊设施

用于感染性动物实验、病原微生物和细胞培养、重组 DNA、转基因动物实验、克隆和胚胎干细胞、细胞实验和应用特殊化学物质进行实验的建筑物及其配套设施的总和。

（二）按微生物控制程度分类

1.普通环境

普通环境（conventional environment）符合动物居住的基本要求，控制人员和物品、动物的出入，不能完全控制传染因子，适用于饲育、教学等用途的普通级实验动物，该设施内空气与外界的环境相通，但有必要防野鼠、蚊蝇设施。洁净等级未作要求。

2.屏障环境

屏障环境（barrier environment）符合动物居住的基本要求，严格控制人员、物品和空气的进出。进入系统的空气应经过初、中、高效三级过滤；进入系统的设备、动物、饲料、水、垫料、实验用品均需有严格的微生物控制；人员须经淋浴、更换灭菌服方可进入室内。适用于饲育清洁极无特定病原体（SPF级）实验动物，洁净等级要求达到七级。

3.隔离环境

隔离环境（isolation environment）采用隔离装置以保证无菌状态或无外来污染物；隔离装置内的空气、饲料、水、垫料和设备均为无菌；动物和物料的传递须经特殊的传递系统；该系统既能保证与外环境的绝对隔离，又能满足转运动物时保持与内环境的一致；该设施适用于饲育SPF、悉生动物及无菌动物；洁净等级要求达到五级或七级。

（三）按设施平面布局分类

根据饲养和使用实验动物微生物等级的要求，建筑设施中又可分为无走廊式、单走廊式、双走廊式和三走廊式。

1.无走廊式：此类设施一般面积较少，能最大限度地利用空间，主要用于饲养品种单一或以单纯实验为主的设施。由于人流和物流交叉，进出路线交叉，一般为普通级设施。

2.单走廊式：为了有效地利用洁净区内的面积和节约资源，一般的研究机构在进行中、短期动物实验时常采用此种模式。大多是利用原有的建筑进行改造而成的实验动物设施。其优点是占用空间小、设施利用率高、维护费用低。缺点是洁净笼具和污染材料之间常存在污染的风险。可为普通级或清洁级设施。

3.双走廊式：是常用的一种实验动物屏障设施类型。可有效地分割清洁区和污染区，作为屏障设施使用，比较容易控制微生物污染。

4.三走廊式：动物隔离良好，人员、动物、物品进入有专门通道，可有效避免交叉感染，是目前常用的动物实验设施。

十二、应有防止野外动物（如节肢动物和啮齿动物等）进入的措施

野外动物进入实验动物设施可能引起野毒感染实验动物，如鼠源性出血热病毒，也可能将实验动物设施内存在的病原体携带到外部环境中。针对啮齿类动物，主要的措施是设置挡鼠板。针对节肢动物、昆虫等，可以采用安装纱窗等措施。此外，在实验动物设施的周围建立无绿植隔离带、做好环境卫生等也是有效的措施。

十三、实验动物设施设计方案综合评估

对设计方案进行综合评估，平衡利弊关系，对实验动物设施的科学建设具有极为重要的意义。

（一）应符合生物安全要求

设计时应考虑对动物呼吸、排泄物、毛发、抓咬、挣扎、逃逸等的控制与防护，以及对动物饲养、动物实验（如：染毒、医学检查、取样、解剖、检验等）、动物尸体及排泄物的处置等过程产生的潜在生物危险的防护。生物安全风险是实验动物机构存在的主要风险，包括感染人、感染动物、污染环境等风险。仅以人兽共患病为例，据报道，在WHO所分类的1415种人类疾病中，有61%的疾病属于人兽共患病。在人类所知的300多种传染病中，除10余种只感染人类之外，其余的都是人和动物共患传染病。近年发生的175种新发传染病中，有132种是人兽共患病，占75.4%。因此，实验动物机构必须保证生物安全。

（二）保证生物安全的措施包括

安全设备（一级防护屏障，如BSC、隔离器、PPE等）、安全设施（二级防护屏障，

如密闭的围护结构、合理的平面布局等）、气流控制（定向气流）、危险材料和三废处理（如HEPA过滤器、消毒、包装等）、管理体系（如SOP、人员培训等）等。

第三节　实验动物设施建造要求

一、总则

在实验动物设施的施工建设中，往往会受到基础建筑、设施设备和经济条件等因素的影响，在这种情况下，应对拟采用的措施进行综合评估，以保证满足设计要求为前提，明确利弊所在，确定优先原则，以满足理想的施工状态。

（一）应满足《实验动物环境及设施》（GB14925-2010）和《实验动物设施建筑技术规范》（GB50447-2008）的要求。

（二）涉及生物安全要求时，应满足《实验室生物安全通用要求》（GB19489-2008）和《生物安全实验室建筑技术规范》（GB50346-2011）的要求。

（三）应对拟采用的技术和解决方案进行综合评估，保证利大弊小且能达到设计要求。

二、走廊

（一）走廊宽度

用于动物生产和动物实验的建筑，对于交通设计应考虑下列特点：①人员数量较少，人流量较小；②动物数量较多，有中、大动物的，笼具的体积较大；③大型设备较多；④生产和实验区域内的功能区较多、平面布置比较复杂。因此，走廊的宽度应依据其所在的位置和功能进行设计。依据走廊所在的位置和功能设计其宽度，不宜小于1.5 m，建议的走廊宽度为1.8 m～2.4 m。

（二）走廊建筑注意事项

走廊往往成为噪音、污染物和其他危险源的传播通道，各区域和房间之间容易通过走廊的连通产生交叉污染。因此，在交通设计时应高度关注可能通过走廊传播的隔离措施，以避免直接相邻相通。一般需把握以下环节：

1.进入屏障区、感染区等核心区时，应通过缓冲间或气锁。

2.根据动物间的相容性来判别是否设置隔离措施。当有相互干扰的动物时，如易发出较大噪声的动物与喜安静的动物，凶猛狂躁的动物与胆小易惊的动物，应进行分区饲育，并宜在区域之间设置双门等隔声设施。

3.选择适宜的建筑材料。

（三）走廊属于公共区域和交通枢纽，从交通的角度要求，不宜放置物品。但是，也有一些设施设备需要设置在走廊。检修入口、检修端设置在走廊内，维护人员不用进入功能间作业，可以降低其风险、避免复杂的管理程序（登记、更衣、消毒等），同时，减少或避免实验中断。此外，开关箱、消防栓、灭火器箱、电话等设施设备也应尽量设置在走廊内，并位于方便操作和利于保证安全的位置。设置在走廊内的设施设备应尽量采取暗装方式，以保持走廊两侧墙体的平整和无障碍。如果条件不允许暗装设备时，应评估其安装后对走廊交通和开门的影响。

三、围护结构

（一）门和窗

1.门框应根据所在房间的功能和物流情况设计，应足够大。

门的大小，在设计时应注意到所在房间的功能和物流情况。当饲育中、大型动物时，应满足动物和笼具等设备的通过。动物生产和实验用房的门，宽度不宜过大或过小。尺寸过大，会使保持气密性的难度提高，同时门扇开启过程所需范围较大，占据空间较多，对于缓冲间以及空间较小的工作间的设计有一定的影响，并且开关难度增大等；尺寸过小，会影响动物笼具等物件的通过。对于一般办公、生活用房，门宽的通用设计尺寸为80 cm～85 cm；但对于实验动物和动物实验用房，考虑到物流的因素，门宽应相应增加，通常取100 cm比较适宜，能够满足一般要求。但对于位置长期固定、不需经常移动的大尺寸设备，如生物安全柜，通常不必考虑经门通过的问题，而应考虑设备门的设置。

2.门与门框应紧密结合，避免害虫侵入或藏匿。

门缝应采取密闭措施，保证紧密结合，避免害虫侵入或藏匿，以及减少室内污染气体的外泄和室外空气对室内的影响。常用的方法是在门框上安装厚度和弹性足够密封条，并保持门和门框的平直，同时采用可靠的闭门器。

3.门的开启方向应考虑气流方向、对安全的影响和动物逃逸等事项。

为了尽量保持门的密闭性，门应向着压力高的方向开启，例如，正压房间的门应向内开启，负压房间的门应向外开启。这种设置方式，可以使门在室内外压差的作用下被压紧，反之则将门向着开启的方向吸引，不利于门的紧闭。在一些标准中，要求实验动物饲养间的门向内开（利于防止动物逃逸），如果是负压房间，将不利于门的紧闭，此时，可考虑另外设置一道向内开的轻便防护门或纱门，也可设置门龛等。

4.门上应设观察窗，有避光需要时可采用有色玻璃或在门的外面安装窗帘。

为便于观察动物饲育和实验用房的内部情况，应在相应功能间的门上设观察窗。有些动物对光比较敏感，需要采取避光措施。有避光需要时可采用有色玻璃或安装窗帘。但应注意，窗帘应设置在门的外面，一方面便于观察人员开闭，另一方面利于保持室内环境。一般来说，对于相关的功能间，除涉及人员的隐私或有技术要求外，均应在门上设置观察窗。

5.动物房舍是否设窗户应决定于工作要求和动物福利要求。啮齿类动物的房舍不宜设窗户，但非人灵长类动物的房舍宜设窗户。如果安装窗户，应保证其密封性和牢固性符合该房间的工作要求和安全要求。对于适宜在有阳光的自然环境中生长／生活的动物，如非人灵长类动物，房舍宜设置对外的窗户。引入自然的阳光和对外良好的视野会改善室内空间的品质，有利于保证动物的质量。

对外的窗户分为可开启型和封闭型两种。

（1）对于普通环境，可以设置可开启的窗户，用于自然通风，但必须安装能够防虫的纱窗。

（2）对于屏障环境，如设置外窗，应采用封闭型。通常的做法是采用双层玻璃固定窗，以保证其良好气密性和牢固性。

6.根据需要，应对不同控制区的门按权限设置出入限制。

动物实验机构由一系列功能区组成，特别是规模较大的机构，由于实验动物和动物实验的类别较多，功能区也相应较多和复杂。因此，为了保证有序管理，需要对不同岗位的人员被允许进入区域的权限进行限制，根据各级人员承担的任务和责任予以授权，工作人员获得许可后方可进入指定区域，没有获得授权的人员不能进入。可行的分级限制措施有多种，包括密码机械门锁、电子门禁等。电子门禁系统很适用于实验动物机构，其可以方便地实现出入机构的人员权限、区域权限、时段权限，并可以详细记录相应的信息。

（二）地面、墙面和天花板的要求。

地面、墙面和天花板，应耐腐蚀、易清洁，以便于清洁消毒；应不吸水、尽量减少接缝，以避免有害物质被滞留；应耐冲击，以满足牢固性要求。颜色对人和动物的影响很大，可以利用色彩的视觉特性调整空间感和环境感。在室内，色彩的冷暖、深浅的不同会给动物带来不同的心理感受，应根据动物的习性选择色彩。

1.地面

地面的材质、光滑度和房舍内的颜色等应适合于动物的种类和习性。过于坚硬和光滑的地面与自然环境的反差较大，不符合多数动物的自然属性，不适宜动物的生长/生活。

2.墙面

在实验动物设施内部的墙面应采易平整、防潮、无吸附性、耐撞击、无缝隙的隔间建材。在与门框、天花板、地面之转接处应以能施做成平整的接缝材加以密合。表面涂料则应采用能够耐清洁、消毒剂清洗且能承受高压冲洗者，易受搬运笼架、推车等设备撞击处的墙面及凸出之墙角，应以防撞护板加以强化。

3.天花板

不宜采取吊顶式天花板，建议采用硬顶结构，以便于安装通风空调设施设备。需要注意的是，应事先完善设计方案，精准预留各种安装孔洞。

（三）管线安装的要求。

暗装管线，是建筑布线的基本方式，可以使得建筑内外环境优美，可以避免落尘，便于消毒和清洁。但是，室内的管线若采取天花板吊顶或遮盖等方式暗装，不能保证夹层的密封性，容易积尘，可能造成难以清洁，此时，明装管线更易于控制污染。此外，还要评估管线的维护需求，显然明装管线易于维护。对于高级别防护水平的生物安全设施，在技术可行的情况下，也宜采取暗装措施；考虑到其围护结构的完整性、密封性测试、维护要求等，通常采用明装方式。

四、通风和空调

动物生产和动物实验场所，特别是屏障环境、隔离环境和高等级动物生物安全实验室等场所，需要控制污染物，围护结构的密闭性很高，须采取机械通风。通风空调系统应有足够的新风供应（换气次数），以满足动物和人员呼吸以及污染物稀释的需要。使用开放式笼架具的屏障环境送风系统宜采用全新风系统。使用独立通风笼具的实验动物设施室内可以采用回风，其空调系统的新风量应取以下两项中较大值：①补充室内排风与保持室内压力梯度所需风量之和；②实验动物和工作人员所需新风量。通风量可参照《实验动物设施建筑技术规范》（GB50447-2008）。

通风空调系统的设计，除了应考虑去除污染的负荷外，还应考虑动物、人员和设施设备散发的冷、热、湿负荷，满足维持环境温度和湿度的要求。应充分考虑当地气候条件，空气的处理方式、冷热源的选择等设计应确保满足热、湿负荷的要求。在现实中，对于夏季炎热、潮湿地区，易出现的问题主要有：①湿度控制达不到要求；②制冷效果不够理想；③空调机组长时间满负荷运转，使寿命缩短，并常出现故障，使动物产生热应激，影响动物健康甚至死亡。对于冬季干燥、寒冷的地区，通常环境指标控制效果较好，但是，对于选用风冷热泵空调系统的动物机构，当出现室外温度低于空调启动温度时，会使系统暂时处于瘫痪状态，低温可严重影响动物的健康，甚至使动物冻死。因此，通风空调系统的设计，应充分考虑极端气候的影响。

对于相邻相通的房间，为了保证空气由清洁的房间持续流向污染的房间，形成稳定的定向气流，应使两个房间之间保持一定的压差，应确保气流由低风险空间流向高风险空间。例如，将实验室和感染动物饲育室设置为套间（相邻相通）时，为了防止空气由高风险的饲育室进入低风险的实验室，应保持饲育室呈相对负压、实验室呈相对正压，在两个相邻的空间之间形成一定的压力梯度，使空气只能由实验室流向饲育室而不能逆向流动，即形成受控制的定向气流。通常，维持高污染房间可靠负压的总排风量应大于总进风量的10%～15%。

（一）送风和排风的要求

通风空调系统对动物生产和动物实验至关重要，一旦发生故障，会产生严重的后果，导致围护结构变形、定向流丧失，甚至直接造成动物或人员伤害。因此，为了保证通风空调系统的可靠性，应至少设置一台备用的送风机和一台排风机，并可自动切换。为了保证备用风机能够持续处于可用状态，需要经常启动运行，避免因长期闲置而出现内部锈蚀、老化等问题。可行的措施是将备用风机与日常风机互为备用，定期轮换启用，其作用在于：①有利于风机保持正常状态，以保证备用风机随时可以启用；②可以及时发现问题并进行修理；③有利于延长风机寿命。

（二）大环境和小环境的通风空调应匹配

大环境，是指用于饲育动物的房间的环境；小环境，是指动物笼具的环境。对于使用开放式笼具的房间，小环境的空气指标与大环境指标接近，因此，设计时通常重点考虑大环境的控制参数，将动物、人员和设施设备的冷、热、湿负荷一并计算。对于使用独立通风笼具的设施，一般分为两种情况：①动物笼具采用独立通风空调系统，与房间通风空调系统完全分开。这种情况下，控制指标应以笼具内的环境满足动物生长/生活的需要为重点，设计时应主要考虑动物的冷、热、湿负荷，可以忽略人员和设施设备的负荷；房间的参数以满足人员舒适、安全为主。②动物笼具的进风来自于房间空气。这种情况下，控制指标应以房间的空气进入笼具内能够满足动物的需要为重点，设计时将动物、人员和设施设备的冷、热、湿负荷一并计算，并充分考虑笼具的通风系统与房间的通风空调系统相匹配。

（三）温湿度要求

1.温湿度计设置。要求在房舍内安装符合计量要求的温度计和湿度计，以方便室内人员实时掌握温湿度的实际情况和用于校准空调控制系统的传感器。如果发生偏倚，应修正空调控制系统传感器的相关参数。房间内的温湿度计应定期校准。在评价动物房舍内的温湿度是否符合要求时，应以此温湿度为实际结果。

2.温湿度控制的要求。温度和湿度对动物的质量、实验的质量和消毒灭菌效果等均有影响。不同的动物生产和动物实验用房，对环境的温度和湿度的要求会有所不同。需要特别说明的是，在符合动物生长／生活和动物实验要求的同时，应尽量满足人员的舒适性要求。因此，应从实际情况出发进行设计和控制，以保证每个房间的温湿度参数符合各自的要求。自控系统设计和运行，允许对温湿度的控制有一定的波动范围，要求对温度的控制精度达到±2 ℃之内，对湿度的控制精度达到±10%之内。

（四）高效过滤器的阻力监测并定期检漏的要求

1.高效过滤器的阻力会随着运行时的延长而增加，过滤效率也会随之下降。同时维持通风空调环境指标的运行能耗也相应增加，在阻力达到一定值之后，直至影响系统有效运行（换气次数、洁净度等环境指标达不到标准要求），此时需要更换过滤器。通常更换高效过滤器的指标是其阻力达到初阻力的2倍左右。此外，当发现过滤器的阻力显著下降时，应考虑HEPA过滤器破损的可能。因此，监测送风和排风系统高效过滤器的阻力具有重要的意义。设计时，应积极考虑采取连续监测高效过滤器阻力的措施，例如在高效过滤器前后设置压差测量装置（传感器和变送器），将信号传至中控计算机进行处理，并显示与记录监测的结果和发出超限报警，以便实时掌握过滤器阻力的变化情况，及时发现问题，并采取相应措施。当然，采用机械式压差计监测也是可接受的，但需建立适宜的巡检制度，以便及时发现问题。

2.高效过滤器的泄漏，无论是对动物生产还是动物实验的质量都会造成较大的影响。对于送风高效过滤器，在泄漏状态下，屏障环境的洁净度会下降，影响动物的质量；对于排风高效过滤器，在泄漏状态下，会将室内的气溶胶排至室外，污染环境，特别是高致病性生物安全实验室，将室内的生物因子排至室外，会造成十分严重的后果。因此，对高效过滤器定期检漏，保证其性能正常具有十分重要的意义。

（五）气流组织

气流组织对房间内的气流均匀性、洁净度、温湿度，以及生物安全都有影响。

1.气流组织原则

气流组织方式直接影响通风效果。在一定的通风量下，采取不同的气流组织方式会产生不同的通风效果，合理的气流组织方式会起到良好作用，而不合理气流组织方式甚至会起相反的作用。房间气流组织设计应符合下列原则：

（1）清洁空气从相对清洁的区域送入，尽快到达人员操作地点，尽量减少途中污染。

（2）从污染源方向排出。

（3）防止二次污染。

（4）不妨碍局部通风（如：生物安全柜操作口吸入气流），与局部通风气流方向趋于一致，因势利导，避免横向干扰。

（5）尽量保持室内气流均匀，减少涡流区。所谓涡流，也称为有旋运动，这里是指通风气流在房间内流动过程中，有部分流体长时间在局部区域循环，不能随主流空气一起流动的情况。

（6）避免气流短路。所谓气流短路，是指进风口送入房间的主导气流（大部分气流）未到达工作场所，而直接进入了吸风口，又被排出室外。在气流短路的情况下，房间内的大部分区域处于通风盲区和涡流区，达不到全面通风的目的。

2.气流组织方式

室内气流组织可分为乱流和平行流（层流）两类。乱流，是指室内气流的流线是弯曲的、分布不均匀的气流组织形式；平行流（层流），是指室内气流流线相互平行、方向单一、分布均匀的气流组织形式。适用于实验动物机构的气流组织主要是乱流形式，有上送下排、上送上排两种。

（1）上送下排。上送下排方式，可分为对侧上送下排、中间上送两侧下排、同侧上送下排、双侧上送下排等，均属于乱流形式。当房间进深较大时，若采用同侧上送下排方式，有组织气流可能覆盖不到房间的深处，容易造成较大的涡流区。这时可采用双侧上送下排方式，增大气流组织的覆盖范围，弥补同侧上送下排气流组织的不足。

（2）上送上排。上送上排方式，是指在房间的上部布置送风口和吸风口，新鲜空气自上而下送入，经过工程地点后再返至上部排出的气流组织方式。其优点是风口紧邻上方的设备层，管线短，易于安装；缺点是房间下部往往有较多涡流区。采用上送上排方式时，应保证送风能够到达房间下部，减少房间的涡流区，达到充分通风换气的目的。

（3）平行流（层流）。采用均送均排方式，其特点是密集布置送风口和吸风口，或采取其他均流措施，使室内气流流线平行、速度均匀，方向单一。气流组织平行流投资大、造价高，一般适用于洁净度5级以上的场合。

3.风口位置

气流组织是由送风口和排风口的位置决定的。按照《实验动物设施建筑技术规范》（GB50447-2008）的要求，屏障环境设施净化区的气流组织应采用上送下排方式（洁净走廊、污物走廊等非生产区、实验区，可以上送上排）；屏障环境设施净化区的排

（回）风口下边沿离地面不宜低于0.1 m，且不宜高于0.15 m。《生物安全实验室建筑技术规范》GB503462011要求，生物安全实验室气流组织宜采用上送下排方式，送风口和排风口布置应有利于室内可能被污染空气的排出。气流组织上送下排时，高效过滤器排风口下边沿离地面不宜低于0.1 m，且不宜高于0.15 m；上边沿高度不宜超过地面之上0.6 m。《实验室生物安全通用要求》GB19489没有对风口的位置作明确的规定，只要求合理并尽量减少涡流和气流死角。

4.风口数量和大小

风口的数量和大小之间存在制约关系，如果确定了送排风量，风口小而多利于形成有序的气流组织，但维护麻烦。因此，应根据房间的大小、设备的放置。情况、门的位置等合理确定风口的大小和数量，必要时，可以加装导流罩优化气流方向。

（六）换气次数

应保证充足的换气次数以满足动物小环境的空气质量，《实验动物环境及设施》（GB14925-2010）规定，实验动物设施关键区域的最小换气次数为每小时10次或15次，采用固定通风率换气方案，在非工作时间允许采用规定的低值。但应意识到其受诸多因素的影响，如笼具的类型、垫料特性和更换频率、房舍大小和通风效率、工作人员密度、动物实验的要求以及动物的种类、生活习惯、体型和数量等，因此应根据实际情况进行必要的调整，以保证空气质量切实符合要求。在室内外温湿度差别较大时，固定通风换气方案需要耗费大量的能源，同时，应避免小环境风速对动物的影响。《实验动物设施建筑技术规范》（GB50447-2008）对实验动物设施的最小换气次数、相邻相通房间之间的压力梯度、室内风速、洁净度等一系列环境指标作出了规定。其目的主要是保证实验动物设施的环境品质，从而保证实验动物和动物实验的质量。

（七）生物安全设施通风空调系统

1.生物安全设施应设独立的通风空调系统，排出的空气不应循环使用。

生物安全设施指涉及操作传染性生物因子的设施或实验室，由于通风管道中存在有害生物因子的概率较大（HEPA过滤器的效率也达不到100%），此外，动物饲养室的气味较重，过滤器等难以除去气味等化学因子，因此应设置独立的通风空调系统，排出的空气不应循环使用。

2.使用循环风可以节能，但存在有害因子扩散的风险。在全面风险评估和不降低要求的基础上，利用可靠技术在特定区域使用循环风是可接受的。

出于节约能源的目的，可以在全面风险评估的基础上在风险较低的房间或区域使用循环风，比如使用IVC的房间、辅助工作区等，在使用循环风时应同时采取可靠的空气净化措施，确保有害因子可以及时稀释和不在房间内累积。

五、给水和排水

（一）给排水管道设置

在给排水管道的关键节点安装截止阀、防回流装置、高效过滤器或呼吸器等装置，可以控制污染扩散、控制水流扩散以及便于检修。截止阀可以在需要或发生意外时，迅速断开给排水管道中水的连接。防回流装置，也称作防倒流装置，可在给排水系统中不论单独控制还是与其他控制结合使用，能自动防止因回压和／或虹吸产生的不期望的水流逆转。

应结合动物设施的特点（如：正压或负压），合理设置排水管道，应针对房间的特点进行风险评估，如存水弯深度不足，造成下水系统产生的废气反流至室内的现象是较为常见的问题。在动物设施排水管道设计与施工时，应保证所设置的存水弯有足够的深度，切实有效地起到水封的作用。如果地面设有排水口，地面应有合理的坡度排水设计，并可设置排水明沟，将水引导至排水口，以易于排水；应采取措施保证排水口不会成为危险物质扩散的通道，以及避免各种小生物滋生和出入，需要时，应可以封闭所有排水口。

（二）动物饮用水质量和饮水过程安全

动物设施安装的动物饮用水管道和配件的材质应符合卫生要求；动物饮用水系统应设置冲洗设施，满足定时自动冲洗或人工定时冲洗要求。采取上述措施的目的是防止因饮用水系统的材质问题和饮水长期静止而降低水的质量。就是使用纯净水，如果不定期冲洗，也易在管壁内形成菌膜。

实验室应根据不同实验动物饮水方式的特点提供不同的水嘴，以适应动物的生理特点。无论采用何种形式的动物饮水嘴，其结构形式应适宜于动物种类和习性，保证动物的饮水量，且光滑、易清洁、不易堵塞、耐动物抓咬，并配件牢固，保证不以任何方式损伤动物。

（三）漏水防护措施

漏水将直接影响动物的生活或导致危险物质扩散，应有报警机制。如果地面设有排水口，地面坡度应易于排水。应合理设置排水管，存水弯应足够深，排水管的直径应足够大。

（四）应有处理固体污物的措施

动物设施应有处理固体污物的措施，如：排水管的直径应足够大或加装过滤、粉碎等装置，以防止动物粪便、垫料、饲料等物体堵塞管道。

六、污物处理和消毒灭菌

污物处置和消毒灭菌的能力应与机构产生的废物量相匹配，具备充足的和符合相应要求的污物处置设施设备，避免造成废物堆积。对携带可传染性病原的大型动物尸体的消毒灭菌宜选用专门设备，因为常规的设备很难胜任相应的消毒灭菌要求或导致工作量剧增而产生风险。

（一）污物处理应选择对操作人员的危险最小、对环境和公众健康的危害最小，使用可靠的技术和方法，符合法规标准的要求。污物处理遵循以下原则：

1.将操作、收集、运输、处理及处置污物的危险减至最小；

2.将其对环境、健康的有害作用减至最小；

3.只可使用被承认的技术和方法处理和处置污物；

4.储存、排放符合国家或地方规定和标准的要求。

（二）应考虑普通、生物性、放射性和化学性污物等的不同处理要求，并可实现分类处置。

1.动物机构的污物按其性状可分为固态、液态和气态三种类型；

2.按其成分可分为生物性、化学性和物理性等有害因素。

（三）消毒灭菌

对于含有致病性病原微生物的固态和液态污物，宜优先采用高压蒸汽等物理方式消毒灭菌。应采取环境保护措施，确保污物的储存、排放符合国家或地方有关环保的规定和标准要求，不得污染环境。例如：固体废弃物的储存，应有防止渗滤液污染的措施、防止挥发性有毒有害气体逸散的措施等；废气的排放，应有净化措施，使其化学成分的含量低于规定的限值等；应对处理效果进行监测，如对消毒灭菌效果进行监测，确保每次消毒灭菌的效果达到要求。

七、电力和照明

（一）实验动物机构应保证用电的可靠性，供电原则和设计符合国家法规和标准的要求；应根据不同设施系统对供电的需求进行识别和分级；对重要系统和设备应配备备用电源或不间断电源（UPS）；应合理安排配电箱、管线、插座等，规格和性能应符合所在房间的技术要求和特殊要求，如密封性、防水性、防爆性等。电器装置的性能和安全应符合国家相关标准的要求；紧急供电应优先考虑用自动启动的方式切换；重要的开关应安装防止无意操作或误操作的保护装置。

（二）应根据动物种类、习性、实验计划的要求选择适当的光源、照度和颜色，灯具的安装方式应不易积尘。光的照度和波长范围应保证动物获得清晰的视觉和维持生理规律，并满足工作人员和观察动物的需要，宜采用自动控制方案解决灯光模拟昼夜交替的需要。应保证不同位置动物接受的光照一致，至少可以通过定期轮换动物饲养位置的方式来解决。每个房间应有独立的电源开关。

（三）应按法规和标准的要求配备应急照明。应急照明指在正常照明系统因电源发生故障，不再提供正常照明的情况下，供人员疏散、保障安全或继续工作的照明。包括备用照明、疏散照明、安全照明三种。备用照明是在正常照明电源发生故障时，为确保正常活动继续进行而设的照明部分；疏散照明指在正常电源发生故障时，为使人员能容易而准确无误地找到建筑物出口而设的应急照明部分；安全照明指在正常电源发生故障时，为确保处于潜在危险中人员的安全而设的应急照明部分。应急照明系统应独立于工作照明系统，其质量、数量、照度、设置和安装等应符合机构的应急要求。

（四）电力监控与管理方案。电力监控是保证实验动物机构稳定、不间断运行的基本条件，也是确保避免因过载等任何故障导致安全隐患的基本要求。特别是大型机构，由于饲育的动物数量、种类较多，不同动物可能同时处于特定的生理状态（如不同的怀孕、发育、病理等状态），不同的动物实验可能同时开展等，一旦发生供电故障，会对动物的生长和实验的安全、质量构成影响，甚至造成重大损失和严重后果。因此，保障设施设备稳定运行，对于保证实验动物质量和动物实验质量具有极其重要的作用。在规划设计时宜建立系统的电力监控与管理方案，以确保电力供应的持续和稳定，同时，也是节能的需求。

八、通信、自控和报警

（一）通信系统

通讯系统的形式包括语音通信、视频通信和数据通信等，应根据机构的规模和复杂程度选配适宜的通信设备和设施，并合理设置通信点的位置和数量。通信产品的选择、安装应选择符合国家相关标准规范的要求，目的主要有：一是工作的交流；二是数据的传输；三是报警。

1.应满足工作需要和安全需要。

2.如果是内部电话系统，应考虑紧急报警方式。

3.采用了无线通信、无线信息采集与管理技术的机构，应有措施保证信号的覆盖范围和强度，并符合国家对该类产品的要求。

4.如果设置了局域网，应有措施保证网络运行的可靠性及数据的安全性。

（二）自控、监视和报警

1.采用机械通风的设施应有自控和报警系统。监测环境参数是保证机构（动物房舍、实验室等）环境指标满足要求，从而保证实验动物和动物实验质量、职业安全的重要手段。随着社会进步和科学技术的发展，智能化措施得到普遍使用。机械通风不当可能造成围护结构承压过大而损坏或造成人员伤害，因此，应有自控和报警系统。

2.建议采用自动方式采集环境监测参数（包括光照周期等），并设异常报警。

3.大中型设施和复杂设施应有自控、监视和报警系统，应设中央控制室。中央控制系统应能监控、记录和存储故障的现象、发生时间和持续时间；应可以随时查看历史记录。有控制要求的参数、关键设施设备运行的状况是实验室重要的档案资料。

4.应在风险评估的基础上，在重要区域设置监视系统。

5.报警信号和方式应使员工可以区分不同性质的异常情况，紧急报警应为声光同时报警。

6.应在风险评估的基础上，在重要区域设置紧急报警按钮。

7.自控系统采集信号的时间间隔应足够小，储存数据介质的容量应足够大，应可以随时查看运行日志和历史记录。

8.遇到紧急情况，中控系统应可以解除其控制的所有涉及逃生和应急设施设备的互锁功能。在有互锁机制的设施设备旁的明显和方便之处，应安装手动解除互锁按钮。

九、存储区

（一）走廊不应作为存储区使用

走廊可以是洁净走廊也可以是污染走廊，走廊的功能是人员和物品的流通及连接不同的区域，特别是在应急状态下要保证人员的迅速疏散。因此，在走廊放置物品会妨碍交通也不利于污染控制。实验动物机构应设专用的储存间。

（二）饲料和垫料的存储区应可控制温度、湿度和通风

饲料和垫料及其储存区环境易滋生微生物，特别是真菌，被微生物污染的垫料或饲料会对动物和环境有不利影响。有研究表明，无论正压或负压设施，均可能受到外来生物的侵扰，外来生物可能携带各种微生物。除了保证围护结构的严密性外，为了控制和降低饲料和垫料中微生物的繁殖，保证质量，其存储区应保持适宜的温湿度、保持良好的通风，当需要时，温度应可以控制在4℃～20℃，湿度控制在50%以内。

（三）储存间要求

1.应具备低温保存动物尸体、组织等的条件。

2.如果涉及感染性物质、放射性物质、剧毒物质、易燃易爆物质等，应有相应的专业设计和措施。

3.应有条件（如控制温湿度等）和空间分类保存所用的各种样本、物品、材料、耗材、备件、文件、记录、废物等，并保证被存放物不变质、不相互影响且安全。

十、洗刷和消毒

实验动物机构应设置中心洗刷消毒间，其在机构内的位置和与各功能区等的物流通道应设计合理。热水、蒸汽等管道应有标识并做隔热处理，保证工作环境符合职业卫生要求，需要时，应安装紧急喷淋和洗眼装置等应急装备。使用大型清洗设备和消毒设备时，应有措施保证工作人员的安全。物品传递、洗刷和消毒能力应适应于工作量，符合污染分级和分区控制的原则。所用材料的绝缘性和设备的接地等应符合电气安全要求。

十一、手术室

手术室的作用是实施动物手术，因此，设计和建造时需考虑机构的工作需求和手术流程。功能完整的手术过程通常包括手术器材准备与供应、动物术前准备、更衣与刷手、手术、术后恢复等。

（一）手术室的设计和建造原则是控制污染（包括交叉污染和污染扩散，特别是通过气溶胶传播的污染物）、易清洁和易消毒灭菌，以及适宜于手术流程管理。动物手术室应满足的基本原则是：满足工作的质量要求、流程要求和空间要求；不能通过视觉、听觉等给其他存活的动物带来恐惧感或其他影响；满足安全要求，包括职业安全、环境安全、安保要求等；与其他功能区域有明确的分隔。

（二）如果需要进行无菌手术，设施和设备应满足无菌手术的条件。

（三）功能完整的手术室通常包括以下区室（不限于）：

1.手术器材准备与供应室；

2.动物术前准备室；

3.更衣室与刷手室；

4.手术室；

5.术后恢复室。

十二、其他特殊用途的设施

（一）实验动物机构可能开展种类、目的繁多的涉及动物的实验活动，如影像学检查、生理学检查、行为学研究、毒理学研究、基因操作、传染病学研究等，均是专业性非常强的活动，应根据这些学科的要求、动物种类、实验内容设计建造适宜的设施。

（二）科学设施的设计和建造应满足学科专业要求和安全要求，树立为功能、安全服务，以人为本的理念，应根据具体学科的要求、动物种类、实验内容和活动特点设计建造适宜的设施。保证人员安全、环境安全和动物福利是科学设施设立的前提条件。保证实验质量是饲育实验动物和开展动物实验的目的，科学设施应能满足实验要求，以保证科学研究、检测等结果的准确性、可靠性和可重复性。

十三、室内饲养笼具、垫料和饮用水

（一）室内动物饲养笼具设计和制造的基本原则

笼具设计和制造的原则是建立合理的初级屏障，与次级屏障、个体防护和管理措施共同保证人员安全、环境安全、实验质量以及动物福利。笼具的种类有多种，若从屏障角度看，笼具可分为开放结构和独立屏障结构。开放结构只给动物提供空间围护，饲养环境依赖于次级屏障（设施）；独立屏障结构可给动物提供完全的饲育环境，次级屏障仅发挥保护作用。

（二）笼具基本性能的要求

1.笼具应有足够的空间，制作动物笼具的材质应符合动物的健康和福利要求，应无毒、无害、无放射性、耐腐蚀、耐高温（121 ℃～135 ℃）、耐冲击、减少噪声、防眩目、不易生锈等。笼具内外边角均应圆滑、内部无尖锐的突起伤害到动物。笼具的门或盖有防备装置，能防止动物自己打开笼具或打开时发生意外伤害或逃逸。笼具应限制动物身体伸出、受到伤害、伤害人类或邻近的动物。

2.在正常使用时，笼具应不以任何方式引起人员和动物受伤。

3.笼具应易于清洗、消毒等操作，一次性笼具除外。

4.笼具底面的设计应适宜于所饲养的动物种类，并易于清除粪便。

5.笼具构造应适宜于动物饮水、进食、休息、睡眠、繁育、排泄等。

（三）垫料的材质应符合动物的健康和福利要求

应满足吸湿性好、尘埃少、无异味、无毒性、无油脂、耐高温、耐高压的材料，垫料须经灭菌后方可使用。高压蒸汽灭菌是指在 $1.0～1.4$ kg/cm² 压力时温度可达 115 ℃～123 ℃，15～25分钟可杀灭一切细菌和孢子。

（四）实验动物的饮用水

应由新鲜、纯净的水源直接提供，应符合卫生健康部门颁布的饮用水质量和卫生指标。微生物质量等级不同的实验动物应提供与其级别相适应的饮用水，对于清洁级及以上的实验动物应饮用酸化灭菌水或高压灭菌水。酸化水是向饮水中添加氯或盐酸，使其PH值为2.5～3.0或氯10～15 PPM。现在有些单位给动物饮用过滤水。

（五）独立通风的隔离笼具小环境保证措施

1.小环境，是指动物直接置身于内生活的环境，通常为人工环境，直接影响动物的生长。独立通风的隔离笼具（即独立屏障结构）直接为动物提供完全的饲育环境，应保证小环境的各项参数（如温湿度、换气次数、洁净度、有害因子的浓度、风速等）符合要求，应考虑通风系统失效时对动物的影响及应对措施。需要时应可以对其消毒灭菌和验证消毒效果。

2.适用时，应可以在现场对笼具性能的关键指标（如高效过滤器、密封性能、压力、气流、温湿度等）进行检测，以便需要时可以监测、证明环境条件的保持情况，及时采取相应措施，从而保证实验动物质量和动物实验质量。对于饲养携带病原微生物的动物的屏障系统，应可以对其消毒灭菌和验证消毒效果，可以通过设置气体循环消毒通路实现。

第四章 动物实验室的生物安全管理

在生命科学研究领域中，实验动物是生命科学研究的关键基础支撑和要素保障，实验动物生物安全是生态安全、公共安全的重要内容，直接关系和影响着人民生命健康和社会和谐稳定。实验动物的安全管理包括实验动物安全管理和动物实验安全管理。近年来，强化安全发展理念，实验动物安全管理工作取得了积极成效，安全形势总体保持稳定。但随着实验动物的应用日益广泛，各种致病菌的变异，致使人兽共患疾病不断增多，违规开展动物实验的现象仍然时有发生，存在一定的安全隐患。因此，要做好实验室的传染病预防和控制工作，就要从控制传染源、切断传播途径及保护工作人员等几个方面做起。实验动物工作者在开展实验过程中确保动物实验室生物安全是保证实验人员及其家人的身体健康，保证环境以及不造成传染病暴发流行的重要措施，保证实验动物健康和质量的关键。切实增强实验动物安全管理能力和水平，消除重大动物疫病防控隐患，是维护社会公共卫生安全和生态环境安全的根本措施。

由于实验动物常采取群体饲养，易造成动物疾病的暴发和流行。且多数病原属人兽共患病病原，可同时引起人和动物的疾病，更具危险性。严格实验动物的管理制度、预防在先是杜绝人和动物间疾病传播的根本保证。

第一节 实验动物的生物安全

实验动物生物安全是对实验动物可能产生的潜在风险和现实危害的防范和控制。由实验动物造成的各种风险和危害包括：生产和使用实验动物中的各个环节，如实验动物的引种、保种、繁育、运输、进出口，使用实验动物（包括感染和非感染实验动物使用）进行动物实验、从事科研活动等过程中实验动物造成的各种危害。实验动物可能因饲养条件或来源不明而感染病原体，实验人员在使用患病的实验动物时与其直接接触或因接触感染病原体的动物实验室空气均可导致人兽共患病的发生。对2011年蔓延于美国35个州的鼠伤寒沙门氏菌疫情的最终调查结果显示70例报告病例中的绝大多数是实验室的学生、工作人员及其家人。

第二节 动物实验室生物危害的来源

动物实验室生物危害的来源可以概括为生物因素、化学因素及物理因素三个来源。

一、生物因素

动物性气溶胶、人兽共患病和实验室获得性疾病感染是形成动物实验生物危害的三大重要因素。动物的尸体、血液、体液或其他分泌物都是动物实验中经常接触到的生物因素。动物本身的皮毛、皮屑、唾液、粪便和尿液等，很容易形成动物性气溶胶，通过呼吸道致使实验人员产生过敏性反应或一些呼吸道传染的疾病。常见的实验动物人兽共患病有流行性出血热、狂犬病、布氏杆菌病、结核杆菌病和弓形虫病等。

二、物理因素

针刺伤、锐器伤和动物咬伤、放射线的危害（紫外线照射）、噪音污染、搬运重物等都是在进行动物实验过程中容易受到的物理伤害。实验人员不熟悉实验动物习性以及没有掌握抓取、保定等技术，极有可能被动物意外抓伤、咬伤或踢伤。锐器致伤在动物实验中也比较常见，针头、破玻璃器皿、注射器、移液管和解剖刀都是在动物实验中常常用到的，所以，一旦被动物抓咬受伤或被锐器针头刺伤都有可能经伤口感染及血源性传播疾病。

三、化学因素

在使用实验动物进行研究及培育实验动物的过程中，实验人员也经常接触到多种有刺激性或毒性的化学物，例如化学消毒剂、臭氧、麻醉废气和保存组织的化学试剂，以及动物废弃垫料和实验废弃材料等。若在使用化学试剂时缺乏正确的防护，也可能导致对实验人员健康的损害。

第三节 动物实验室生物安全等级及要求

为了防止感染病原微生物的动物实验室可能对实验人员以及对其他实验室造成污染，要求此类动物实验室应是一个相对独立的区域。如果与普通动物实验室毗连，则设计上应同实验室的公共部分分开，并便于清除污染。

一、动物实验室设计原则及基本要求

动物实验室的设计应符合国家相关实验动物饲养设施标准及生物安全实验室建筑技术规范的要求。动物实验室的生物安全防护设施还应考虑对动物呼吸、排泄、毛发、

抓咬、挣扎、逃逸、动物实验（如感染、医学检查、取样、解剖、检验等）、动物饲养、动物尸体及排泄物的处置等过程产生的潜在生物危险的防护。应根据动物的种类、体型大小、生活习性、实验目的等选择具有适当保护水平的、适用于动物的饲养设施、实验设施、消毒灭菌设施和清洗设施等。动物实验室的设计，如空间、进出通道、解剖室、笼具等，应考虑动物实验及动物福利的要求。

二、动物实验室生物安全等级

动物实验室生物安全等级分为四个级别，生物安全防护级别由低到高分别以ABSL-1、ABSL-2、ABSL-3、ABSL-4表示，包括从事动物活体操作的实验室的相应生物安全防护水平。不同等级实验室功能不同，在BSL-1—BSL-4实验室要求的基础上，有如下具体要求：

（一）ABSL-1实验室

实验室选址、建造、环境技术标准应符合《实验动物　环境及设施》（GB14925）要求，围护结构的空间配置、强度要求等应与所饲养的动物种类相匹配。动物饲养环境与设施条件应符合实验动物微生物等级要求，实验室应分为动物饲养间和实验操作间等部分，必要时，应具备动物检疫室。具体要求如下：

1.动物饲养间应与建筑物内的其他区域隔离，不宜安装窗户。如果安装窗户，所有窗户应密闭，需要时，窗户外部应装防护网。

2.门应有可视窗，内开，应能够自动关闭，需要时，可以锁上。

3.工作表面应防水和易于消毒灭菌。如果有地面液体收集系统，应设防液体回流装置，存水湾应有足够的深度。应设置洗手池或手部清洁装置。宜设置在出口处。

4.宜将动物饲养间的室内气压控制为负压，不得循环使用动物实验室排出的气体。

5.应设置实验动物饲养笼具或护栏，应可对动物笼具进行清洗和消毒。

6.除考虑安全要求外还应考虑动物福利的要求。

7.动物尸体及相关废物的处置设施和设备应符合国家相关规定的要求。

8.ABSL-1的特殊规范

需告知进入实验室人员潜在危害，符合特定要求人员由负责人批准方能进入；实验室要制定生物安全手册，供需要进入的工作人员阅读并按程序执行；建议穿长工作服，以防止污染，动物室工作服不能穿到其他实验区域；需运至实验室外进行消毒处理的污染材料，应装入坚固密封的容器。

（二）ABSL-2实验室

与ABSL-1实验室水平相似，适用于对人及环境有中度潜在危险的微生物和动物实验工作，其不同点在于：人员经过操作病原性物质专门训练，正在工作时限制外人进入实验室，某些产生传染性气溶胶的工作在生物安全柜或其他物理隔离设备中进行。

适用时，ABSL-2实验室在符合ABSL-1实验室要求的基础上，还应满足如下要求：

1.动物饲养间应在出入口处设置缓冲间，应设置非手动洗手池或手部清洁装置，宜设置在出口处。

2.应将动物饲养间的室内气压控制为负压，气体应直接排放到所在建筑物外。

3.应根据风险评估的结果，确定是否需要使用HEPA过滤器过滤动物饲养间排出的气体。

4.一般情况下，应在安全隔离装置内从事可能产生有害气溶胶的活动，排气应经HEPA过滤器的过滤后排出。如不能利用安全隔离装置时，应使用HEPA过滤器过滤动物饲养间排出的气体。

5.应在邻近区域配备压力蒸汽灭菌器。

6.实验室的外部排风口应至少高出本实验室所在建筑的顶部2m，应有防风、防雨、防鼠、防虫设计，但不应影响气体向上空排放。

7.污水（包括污物）应进行消毒灭菌处理，并应对消毒效果进行检测，以确保达到排放要求。

8.ABSL-2实验室的特殊规范

ABSL-2的特殊规范除满足ABSL-1的要求外，还应注意：实验室负责人应确定进入实验室人员的资质，在一般情况下，应禁止高度易感人群，如孕妇或免疫受损人员进入；操作传染性物质的实验室，要有进入实验室的特殊规定（如进行预防接种）。在进入实验区的门上应标明"生物危险"的警告标志，包括通用的生物危险性标志，传染性物质种类、实验室负责人姓名、电话；工作人员需进行意外事故发生后的紧急处理方法的培训，并保留培训记录；要特别注意防止经皮肤感染，尤其是要避免被动物抓/咬伤；废弃物在处理前应去除污染；笼具需经高压灭菌或去污后方可洗涤；与实验室无关的动物不容许放在实验室内；根据传染因子的情况，开展工作前采集并保存所有实验人员及有被感染风险的其他人员的本底血清样本，采集第二份血清样品的间隔时间可随所用传染因子及实验室情况的不同而异；制定生物安全手册，对工作人员说明特殊实验的危险性，并要求他们严格遵守。

（三）ABSL-3实验室

ABSL-3实验室在适用时在符合ABSL-2实验室要求的基础上，还应符合如下要求：

1.应在实验室防护区设淋浴间，需要时，应设置强制淋浴。

2.动物饲养区属于核心工作间，应在出入口处设置缓冲间。动物饲养间内应安装监视设备和通信设备。

3.动物饲养间应尽可能设在整个实验室的中心部位，不应直接与其他公共区域相邻。

4.适用于《实验室生物安全通用要求》（GB 19489-2008）中4.4.1实验室的防护区应至少包括淋浴间、防护服更换间、缓冲间及核心工作间。当不能有效利用安全隔离装置饲养动物时，应根据进一步的风险评估确定实验室的生物安全防护要求。适用于4.4.1和4.4.2的动物饲养间的气压（负压）与室外大气压的压差应不小于60 Pa，与相邻区域的压差（负压）应不低于15 Pa。

5.适用于《实验室生物安全通用要求》（GB 19489-2008）中4.4.3的动物饲养间的缓冲间应为气锁，应设置强制淋浴装置，并具备对动物饲养间的防护服或传递物品的表面进行消毒灭菌的条件。应有严格限制进入动物饲养间的门禁措施；动物饲养间应根据风险评估的结果，确定其排出的气体是否需要经过两级HEPA过滤器的过滤后排出；动物饲养间，应可以在原位对送排风HEPA过滤器进行消毒灭菌和检漏；动物饲养间的气压（负压）与室外大气压的压差值应不小于80Pa，与相邻区域的压差（负压）应不低于25 Pa；动物饲养间及其缓冲间的气密性应达到在关闭受测房间所有通路并维持房间内的温度在设计范围上限的条件下，使空气压力维持在250Pa时，房间内每小时泄漏的空气量应不超过受测房间净容积的10%；动物饲养间从事可传染人的病原微生物活动时，应根据进一步的风险评估确定实验室的生物安全防护要求；适用时，应经过相关主管部门的批准。

6.动物饲养间内应配备便携式局部消毒装置（如消毒喷雾器等），并应备有足够的适用消毒剂。应有装置和技术对动物尸体和废物进行可靠的消毒灭菌，应有装置和技术对动物笼具进行清洁和可靠的消毒灭菌。需要时，应有装置和技术对所有物品或其包装表面在运出动物饲养间前进行清洁和可靠的消毒灭菌。应在风险评估的基础上，适当处理防护区内淋浴间的污水，并应对灭菌效果进行监测，以确保达到排放要求。

7.ABSL-3实验室的特殊规范

ABSL-3实验室除了满足ABSL-2的要求外，还应注意：在进入实验室或动物室的门上标明"生物危险"警告标志，包括通用的生物危险性标志，标明传染因子名称，实验室负责人或其他负责人姓名、电话号码以及进入实验室的一些特殊要求（如有关人员必须免疫，戴防毒面具或采取其他个人防护措施）；所有涉及传染性材料的活动都应在封闭单元中的生物安全柜或其他物理隔离设备内进行，不得在敞开的实验台进行敞口容器操作；在传染性材料操作结束时，生物安全柜及其他封闭设备的工作面应去除污染；真空管线用高效空气过滤器及液体消毒剂消毒装置处理。

（四）ABSL-4实验室

ABSL-4实验室在使用时，在符合ABSL-3实验室要求的基础上，还应符合如下要求：

1.淋浴间应设置强制淋浴装置，动物饲养间的缓冲间应为气锁，应有严格限制进入动物饲养间的门禁措施。

2.动物饲养间的气压（负压）与室外大气压的压差值应不小于100 Pa，与相邻区域气压的压差（负压）应不小于25 Pa。

3.动物饲养间及其缓冲间的气密性应达到在关闭受测房间所有通路并维持房间内的温度在设计范围上限的条件下，当房间内的空气压力上升到500 Pa后，20 min内自然衰减的压力小于250 Pa，或根据情况参照有关标准进行负压检测。

4.应有装置和技术对所有物品或其包装的表面在运出动物饲养间前进行清洁和可靠的消毒灭菌。

5.ABSL-4实验室的特殊规范

工作人员必须接受过最高水平的微生物培训，熟悉其工作中所涉及的危害以及必要的预防措施；饲养感染危害程度第一类病原微生物动物的区域，必须遵照四级生物安全水平的最高防护实验室的防护标准；工作人员必须进行医学检测。

三、无脊椎动物实验室生物安全控制

无脊椎动物由于个体小，活动力强，具有易于藏匿，且携带病原体种类广泛、难于控制等特点，实验室应能有效控制动物本身的危害和/或可能从事的病原感染的危害，应具备良好的防护装备、技术和功能，能有效控制动物的逃逸、扩散、藏匿等活动。特别是从事节肢动物（尤其是可飞行、快爬或跳跃的昆虫）的实验活动，应采取的主要措施包括：

1.配备适用的捕虫器、灭虫剂和喷雾式杀虫装备。

2.安装防节肢动物逃逸的纱网。

3.设置、布置控温装置，可通过降低温度及时降低动物的活动能力。

4.配备适用于放置装收蜱、螨容器的油碟；具备操作已感染或潜在感染的节肢动物的低温盘等系列措施，防止动物失控。

5.应配备消毒、灭菌设备，能对所有实验后废弃动物、尸体、废物进行彻底消毒、灭菌处理。

6.人员应根据动物危害和病原危害，以及风险评估结果采取相应防护。

第四节　造成实验动物生物安全事故的主要原因

一、使用不合格的实验动物

实验动物需按相关标准经过专门培育和饲养，遗传背景明确或来源清楚，对其携带的微生物、寄生虫和健康状态等实行控制。由于受经济条件的约束，实验动物发展不均衡，在进行动物实验时不能严格使用有合格证的实验动物，而是从一些不符合国家标准条件的私人饲养场或市场上购买没有实验动物合格证的动物，购买后又不进行相应的隔离检查，对其所携带病原体不清楚，因而容易造成感染。2010年发生在东北某高校进行"羊活体解剖学实验"后，导致28人感染布鲁氏菌病，造成了严重的生物安全事故。这个动物感染事件更为我们敲响了警钟。使用不明来源的实验动物会给实验人员造成非常大的危害，甚至可能导致人兽共患病的小范围暴发和流行。

二、在不符合标准的实验动物饲养环境进行动物实验

即使有动物合格证明、来源明确的实验动物，在培育、实验过程中也有可能受到外来病原体的感染，可能原因就是管理过程中疏忽导致的。近些年，我国发生了多起由于实验动物饲养间不符合国家隔离标准或隔离屏障设施受损，导致野生动物进入饲养间，与洁净动物发生交叉感染的事件。2007年3月广州市某高校实验动物中心发生了实验人员感染肾综合征出血热的事件，其原因就是在开放饲养区的洁净大鼠被流窜

的野鼠感染了出血热病毒。实验动物常采取集体饲养，其中一只或几只动物带有传染病病原体，可能引起动物间暴发传染病，从而加大实验人员感染的概率。有的在动物体内呈隐性感染，可影响动物自身的稳定性和反应性，使实验结果受到干扰，导致错误的实验结论。

三、实验人员不按标准操作规程操作及实验人员缺乏安全意识

大多数的安全事故都与人的危险操作行为有关，所以由于人的疏忽大意同样也导致了动物的不安全状态。从已知的多起由于实验人员的疏忽和错误造成的生物安全事故中可见，人为因素负有主要责任。在仪器设备和操作规程都达到标准要求的情况下，如果实验人员缺乏安全意识、不遵守安全操作规程，同样无法避免所有生物安全事故的发生。动物实验的最主要特征就是要直接使用活的动物来进行相关实验，动物在不熟悉的环境中比较具有攻击性，在实验过程中不小心操作则会发生被动物抓咬而受伤等现象。而有些实验人员缺乏环境安全知识，对动物实验过程中的安全防护概念以及所涉及的危险因素等问题不了解，在实验过程中个人防护不到位，没有穿工作服、没有佩戴口罩手套等，被动物抓伤、咬伤，造成生物安全事件。2006年长春市某高校中药系76名学生在实验室内进行动物实验，有10名学生感染流行性出血热。虽然使用被感染的实验动物是整个事件的起因，但学生在实验过程不注意个人防护，安全操作意识淡薄，被动物抓、咬伤，且未进行及时处理，才是病毒从实验动物得以传播至实验人员的根本原因。

实验动物在生产繁育、实验操作中会产生许多含有病原体的废弃物，如动物尸体、组织、尿液、粪便等。这些废弃物可能使与它接触的实验物品受到污染。而某些实验人员的生物安全意识淡薄，不穿工作服，在实验室进食，实验结束后不洗手直接就餐，实验物品混放，垃圾不分类，在实验室嬉闹等，导致接触到这些实验污染物的机会增加，受感染概率也大大增加。

第五节　动物实验室生物安全防范的基本措施

实验动物设施为单独区域，与办公和其他实验场所分开。动物实验人员需经培训，取得上岗证，实行持证上岗。动物应从具有"实验动物生产许可证"的单位购买；不同品种/系、不同来源的动物必须分室饲养；不同对象、不同内容的实验分室进行。实验人员更换工作服、鞋，戴帽、手套、口罩和风淋后方可进入。动物由动物传递窗，外包装经紫外线照射或喷洒消毒后传入，入室后要检疫（小动物七天、大动物14天）。所有样品、饲料（钴60照射）经渡槽或传递窗紫外线照射或喷洒消毒后传入。非实验用品（如食物、饮水、香烟和手机等），一律不得带入动物实验室。饲养笼、实验器具、饮水瓶、垫料等需经高压灭菌后方可使用。动物饮水：屏障环境内使用灭菌水。按操作规程抓取、固定动物等实验操作。设置安全出口、出口指示、灭菌器械；配置

应急洗眼器。实验废弃物由污物走廊传出，专门放在指定位置统一处理，动物尸体专用塑料袋包装后冷冻保存，送专门机构做无害化处理。

一、动物实验过程的行为规范

（一）物理限制

指在实验过程中，包括检查、收集标本、给药、治疗或实验操作等，用手或工具限制动物活动的过程。主要原则和要求包括：

1.不能作为常规的私隐饲养工具，

2.工具的设计应合理，

3.尽量减少限制的时间

4.在限制过程中，如果发生损伤或严重的行为改变，应暂停或禁止限制，并给予处理或治疗。

5.保证实验人员和周围人员的安全，

（二）手术操作

操作一定要使用适当的镇静、镇痛或麻醉方法，禁止不必要的重复操作，不提倡利用一个动物进行多个手术；严格实验操作规程，防止发生血液或体液外溅和刺伤，避免生物污染；手术后的动物、标本以及所用器具材料等必须按照规定程序妥善处置。

（三）动物实验的有关操作

1.给药

根据实验要求，按不同的动物、不同途径给药。主要包括灌胃和静脉注射。大动物，将动物麻醉后方可进行灌胃或静脉注射；小动物可根据情况选择是否麻醉。静脉注射时须使用固定器。

2.采样

原则上活检时应对动物进行麻醉，大动物进行采血或体检时，要求将动物麻醉。对小动物进行采血时，可不麻醉动物，但要防止动物抓咬。

3.标本的运输

要求用防渗漏的容器装标本。容器应确保密封，将大、小动物标本从实验室传出应严格按照有关规定程序执行。

（四）实验动物废弃物的无害化处理

实验动物在进行生产和实验过程中，会产生多种废弃物。主要包括污水、污物和动物尸体等。实验动物的废弃物可对人和周围环境造成严重的生物危害，对动物实验的废弃物处理是实验动物生物安全的重要内容。废弃物的无害化处理是动物实验工作中最易忽视的薄弱环节，但却是最重要的环节，各动物实验室应根据本单位的实际情况，对废弃物的无害化处理实行专人领导和专人负责制，并制定相应的规章制度强化动物实验中废弃物无害化处理的管理。对动物实验的各种废弃物可按《医疗废物分类目录》进行相应分类，必须按照国家有关环境保护的规定进行妥善处理，并严格按照

《医疗废物管理条例》的规定进行执行。

通常情况下，废弃物仅被按照其性质分类处理，其中包括：

1.固体废弃物的处理：实验动物主要的固体废弃物包括垫料、动物尸体等。垫料使用负压式收集装置收集。从实验动物中心清理出来的垫料一般无害，可直接进行堆肥和苗圃处理、焚烧、经下水道排放或视作一般废弃物掩埋。感染性废弃垫料需经灭菌后方可当无害化废弃垫料予以处理。实验动物器官组织，尤其是用于病原微生物分离的组织，按照标准程序进行处理；用于病理切片的组织，需经过甲醛固定后再进行切片。剩余的组织经121℃、30分钟高压灭菌处理。动物尸体用冰柜暂时贮存。感染性动物尸体应用专用塑料袋进行包装，并贴上生物危害标志，然后经蒸汽高温高压灭菌，置入冰柜暂时贮存。动物尸体最终都要经高压焚烧处理。

2.液体废弃物的处理：动物实验中的液体废弃物主要是由清洗动物笼舍、废弃的消毒液、与动物实验相关的溶液及各种用具产生的含有大量实验动物排泄物的废水。如果符合国家废水排放标准，则可直接排放入污水管网。而感染性动物因含有大量的病原菌，其废水不宜直接排放，实验室排出的废水应首先集中在储水池中经消毒处理，方可排入市政污水管网。动物实验室应设立相对独立的污水初级处理设备，新建或改建动物实验室，在建设中，应考虑将污水处理设备和设施纳入计划。用于抗体、抗原、病原微生物、生化指标等检查的血液和体液，按照要求进行处理并检测，检测后的标本经121℃，30分钟高压灭菌处理。

3.气体废弃物的处理：气体废弃物主要是由动物粪尿发酵分解产生的具有特殊气味的有害气体，主要含有氨、氯、硫化氢和硫醇等气体。通过在实验区和饲养区安装排风系统来处理这些有害气体。将人员办公区与实验区、饲养区分开，安装独立的空调系统或脱臭设备，利用压差控制臭气的外泄。

动物实验的废弃物应该依照其特征分为更详细的分类，包括：感染性废弃物（如被动物血液、体液污染的物品）、病理性废弃物（实验动物尸体等）、损伤性废弃物（废弃的锐器）、药物性废弃物（变质或者被污染的废弃的药品）和化学性废弃物（具有毒性、腐蚀性、易燃易爆性的废弃的化学物品）。废弃物处理前应对其进行以上分类，并按类别存放，不可混合存放。

二、动物实验程序和要求

（一）实验动物的基本使用程序和要求

购买实验动物时，应从有"实验动物生产许可证"的单位购买；进行动物实验时，应向有"实验动物生产许可证"的单位提交"动物实验申请"和"实验动物福利与伦理审查申请"；动物实验申请获得批准后，动物实验室根据申请的动物种属和数量，将动物安排在指定的区域内饲养和实验；实验结束后需要动物实验室开具"动物使用实验证明"。

（二）含有感染性材料的动物实验要求

涉及感染性材料的操作要在生物安全柜中进行，并防止泄露在生物安全柜底面；

动物笼具在清洗前先做清除污染处理；污物、一次性物品需放入医疗废物专用垃圾袋中，经高压灭菌后方可移出实验室；动物尸体用双层医疗废物专用垃圾袋包裹后，放入标有动物尸体专用的容器中，用消毒液喷雾容器表面后处理；生物安全柜每次使用后应该消毒；废液需按比例倒入有消毒液的桶中，倒入时需沿容器壁轻倒，应戴眼罩，防止溅入眼中；如果有感染性物质溅到生物安全柜上、地面以及其他地方，应按"菌（毒）外溢"在台面、地面和其他表面处理方法处理；每天工作结束时，应用消毒液擦拭门把手和地面等表面区域；废弃物放入高压灭菌器时需同时粘贴指示条，物品移出前观察指示条是否达到灭菌要求，颜色不符时需重复高压灭菌；高压灭菌器需每月做灭菌测试一次，并做记录。

（三）动物的检疫和疾病的控制处理要求

外购实验动物需要进行检疫，不同动物的检疫期不同，大动物为两周，小动物为一周；在检疫期内观察动物的精神状态、食欲、营养状况、排泄物等，如有任何异常，动物不得用于实验，应退出动物检疫室；检疫合格的动物经适当处理后由缓冲间或物流通道进入动物实验室；动物发生疾病死亡应及时进行病理尸检或其他实验室检查，做出诊断，提出处理意见；当动物发生传染病时，原则上全部销毁，并及时报告实验室负责人或上级主管部门，实验室、用具、笼架、垫料、衣帽等必须进行彻底消毒，动物室消毒后封锁一段时间，经检验合格才能使用；当动物室发生烈性传染病流行时，应立即上报实验动物检定机构，同时采取严格的隔离消毒措施，以免传染病的蔓延；尸体处理一般要求焚烧或深埋。

三、实验动物生物安全的具体措施或规范

实验动物生物安全事故的频繁发生和其带来的严重影响，提示着我们必须加强实验动物管理制度的建设和完善。1983年世界卫生组织颁布了全世界第一部有关实验室生物安全指导性规程的《实验室生物安全手册（第一版）》，并在2003年及2005年进行两次改版。我国在1988年实施了第一部《实验动物管理条例》；1994年又发布了有关于实验动物的《中华人民共和国国家标准》，并在2001，2010进行了两次修改，对污水、废弃物及实验动物尸体处理等做了较为具体规定。另外还有国务院令第424号《病原微生物实验室生物安全管理条例》、《医学实验室安全要求》（GB19781-2005）、《实验室生物安全通用要求》（GB19489-2008）等多个国家条例标准相继出台。在实验室管理过程中，要求管理部门和实验参与人员认真贯彻执行相应的法规标准，严格执行这些指导性要求，保证动物实验过程中的生物安全，保护实验人员的生命健康。

第六节　实验动物生物安全的应急机制

实验动物生产、使用单位要建立完善的实验动物生物安全应急预案和应急处置机制。对实验动物生物安全的防范主要是在平时的工作中，要完善管理体制，认真宣传、贯彻、实施国家/省的相关实验动物法规条例；把实验动物的不安全因素从源头消灭，保证实验动物的使用做到万无一失，要不断强化实验动物生物安全意识，使得生物安全事故零发生，从而保障从业人员的身体健康和人身安全。

在发生传染病流行、实验动物烈性传染病和人兽共患病时，对动物饲养室和相应实验室进行彻底消毒，并杀灭昆虫和鼠类。当发生传染病流行、实验动物烈性传染病时，要立即向实验室生物安全管理委员会报告，并立即采取针对性措施防止疾病的蔓延，避免造成传染病的大规模暴发和流行。发生人兽共患病时，除立即报实验室生物安全管理委员会外，还须立即上报当地卫生健康部门，将疫情控制在最小范围内，避免其蔓延。并对有关实验人员进行检疫和疫苗接种。在事故发生24小时内，当事人与其部门负责人写出事故经过和危险评价报告，并记录归档；并将事故有关人员进行检疫和疫苗接种；事故处理完毕后应对实验室、设备进行严格彻底的消毒，销毁一切生物样品，包括染病动物；对事故原因进行彻底调查，对事故周围内外环境进行监测，直至解除隔离，解除隔离时应当经消毒、杀虫、灭鼠处理。

第七节　实验动物重要的人兽共患病

一、人兽共患病定义

按照世界卫生组织的定义，人兽共患病是指脊椎动物与人类之间自然传播和感染的疾病，即人类和脊椎动物由共同病原体引起，在流行病学上又有关联的疾病。它是由病毒、细菌、衣原体、立克次体、支原体、螺旋体、真菌、原虫和蠕虫等病原体所引起的各种疾病的总称。多数的人兽共患病，人是终端宿主。高度致死性和传染性的人兽共患病，不仅影响动物实验的结果，而且严重威胁人的健康和安全，破坏生态平衡。

二、分类

（一）病毒性疾病

1.淋巴细胞性脉络丛脑膜炎

（1）病原体：淋巴细胞性脉络丛脑膜炎（Lymphocytic choriomeningitis virus. LCMV）病毒。

（2）传播流行：淋巴细胞性脉络丛脑膜炎是淋巴细胞性脉络丛脑膜炎病毒引起的中枢神经系统，尤其是脉络丛和脑膜病变的急性传染病。小鼠是其天然储存宿主，可感染多种动物，也能传染给人，小鼠患本病可不出现症状，但能够通过胎盘，传给下一代，干扰和影响实验研究。

（3）症状

本病的临床症状随动物年龄、品系、接种途径和毒株不同而不同，主要症状有以下4型：

①脑型　脑内接种法可诱发成年鼠的脑型症状，潜伏期5～6天，病鼠被毛逆立、弓背收腹，尾尖颤抖，四肢痉挛，数日内死亡或痊愈。而病猴则出现发热、抑郁、拒食、脑脊液细胞数增多。

②内脏型　腹腔内注射病毒可诱发成年鼠内脏型症状，如被毛蓬乱，结膜炎，腹水，嗜睡和死亡。

③晚期发病型　见于先前无症状的带毒小鼠，至9～12月龄才发病，症状不特异，如被毛逆立、弓背、失重、蛋白尿和腹水。

④垫窝和死亡型　新生乳鼠早期死亡或发育不良（垫窝），但是先天性带毒鼠的子代并无此征象。

人感染LCMV后，表现为轻度感冒样症状，累及中枢神经系统可出现脑膜炎症状，甚至死亡。

（4）防治措施

①消灭传染源　定期对实验动物群采血作血清检查，把血清学阳性动物淘汰。

②切断传播途径　该病毒是普通级动物应排除的病毒，已很少见，但小鼠群要严防野鼠侵入，用于给啮齿动物接种的生物材料（如可移植肿瘤）必须充分检验，以免混入本病毒。

③保护实验动物工作人员　避免接触带毒动物和其他污染材料（如细胞培养物、可移植的肿瘤等），定期进行血清学检查。

2.流行性出血热

（1）病原体：流行性出血热病毒（汉坦病毒）

（2）传播流行：流行性出血热是一种自然疫源性疾病，本病主要在野鼠中流行，黑线姬鼠是本病毒的自然宿主，对本病毒十分敏感，在啮齿类动物中传播。病毒一般经破损的皮肤进入体内，另外螨可能是其传播媒介。经螨等吸血昆虫、鼠尿污染、被鼠咬伤等方式传染给人。近年来，已有多起由实验大鼠传染给人的报道，故应引起高度重视。本病主要分布在欧亚大陆的一些国家，国内大多数省、自治区、直辖市均有本病流行。流行性出血热的流行有明显的地方性与季节性，与当地野生啮齿类动物的活动高峰相符合。实验大鼠、豚鼠和家兔也可感染本病毒，但不发病，可产生高浓度特异抗体。

（3）症状：本病典型表现为起病急，潜伏期约14天，主要病理变化为全身小血管和毛细管广泛损害，患者出现高热、头痛、肌痛、球结膜水肿、充血、腋下及软腭处有出血点，几天后病情加重，多种内脏器官出血，肾功能衰竭。临床上可分为发热期、低血压期（休克）、少尿期、多尿期和恢复期。

（4）防治措施

①消灭传染源　野鼠是本病主要宿主，故灭鼠与防鼠是预防流行性出血热的关键。

②切断传播途径　注意食物与饲料卫生，人类的食物与饮水必须加热或煮沸。本病毒60 ℃，30 min死亡，故对饲料应进行加工，杀灭病毒，垫料经消毒灭菌。因染有

病毒的材料会通过皮肤伤口传给人，还应灭螨和寄生虫，以切断传播途径。

③保护易感宿主 预防肾综合征出血热，需接种疫苗，用鸡胚灭活疫苗接种健康成人，以保护实验动物的接触者。

3.鼠痘

（1）病原体：鼠痘病毒（MPV）（传染性缺肢畸形，小鼠脱脚病，Mouse pox. Infectious ectromelia）

（2）传播流行：鼠痘是实验小鼠间流行的一种烈性传染病，本病多呈暴发流行，致死率极高，常造成全体淘汰，给科研、生产带来极大的危害。急性病例往往未出现临床症状之前于短期内大批死亡；亚急性或慢性者，病鼠四肢和尾部肿胀、发炎、坏疽、断离而脱落，因此称为缺肢畸形或称脱脚病。

（3）症状及临床经过

急性型见于敏感品系小鼠，特别是乳鼠。急性发作者可在数小时内大批死亡，尸检甚至无肉眼可见的变化，一般只能在死亡前数小时方能看到被毛逆立、衰竭等症状，并迅速死亡。病理可见淋巴组织、肝、脾广泛坏死，肠道出血。亚急性和慢性型出现肢、尾肿胀、炎症、坏疽和脱落、眼结膜炎，几乎都会出现皮疹、皮损，并有浆性渗出物，此时病鼠传染性最强。渡过这一期的小鼠形成溃疡或痂皮，痊愈后遗留许多深凹状、无毛的瘢痕，严重病例伴有颊部舌体的溃疡。

（4）防治措施

①消灭传染原 将病鼠群全部淘汰，彻底清毒。购置试验小鼠，应严格挑选，不同来源的小鼠不可混养于同一动物室内。

②切断传播途径 注意卫生检疫，垫料等要消毒，开放系统饲育是不安全的。

③保护易感宿主 在有该病流行的地区进行全群预防接种，用牛痘苗免疫在一定程度上可防治本病，对预防本病流行有很大作用。

4.兔病毒性出血症（Viral hemorrhagic disease of rabbit）

（1）病原体：兔病毒性出血症病毒（RHDV）

（2）传播流行：本病的主要传染源是病兔和带毒兔。传播途径主要由病兔或带毒兔与健康兔接触而感染，也可通过被排泄物、分泌物等污染的饲料、饮水、用具、空气、兔毛以及人员来往间接传播。经口腔、皮下、腹腔、滴鼻等途径人工感染均可引起发病，但没有由昆虫、啮齿动物或经胎盘垂直传播的证据。本病只发生于家兔，毛用兔的易感染性略高于皮用兔，其中长毛兔最易感，青紫蓝兔和土种兔次之。主要发生于二月龄以上的青年兔，成年兔和哺乳母兔病死率高，而哺乳期仔兔则很少发病死亡。将本病毒人工接种于小鼠、大鼠、豚鼠、金黄地鼠、毛丝鼠、鸡、鸭、犬、猫、牛、羊、鸽、鱼等均不发病，不在其体内繁殖，也不造成损害。一年四季均可发生，北方以冬春季多发，可能与气候寒冷、饲料单一导致兔体抵抗力下降有关。本病发病急，病死率高，常呈暴发性流行，传播迅速，几天内危及全群。发病率和病死率均高达95%以上。

（3）症状：潜伏期自然病例为2~3天，人工感染为1~3天。根据病程长短可分为三种病型。

最急性型：多见于非疫区或流行初期。常发生于夜间。无任何前兆或仅表现短暂兴奋，而后突然倒地，抽搐，尖叫数声而死。

急性型：病兔表现食欲减少或拒食，精神沉郁，被毛粗乱，结膜潮红，体温升高达41℃以上，稍稽留后急剧下降，临死前病兔瘫软，不能站立，但不时挣扎，撞击笼架，高声尖叫，抽搐，鼻孔流出泡沫性液体，死后呈角弓反张。

慢性型：多见于老疫区或流行后期。潜伏期和病程较长，精神不振，采食减少，迅速消瘦，衰弱而死。有的可以耐过，但生长缓慢，发育较差。

（4）防治措施

预防本病必须采取综合措施：

①消灭传染源　迅速做出诊断，如在兔群中发现病兔应立即隔离观察，病死的送交兽医检查，一旦发现兔群有感染、发病，要淘汰。

②切断传播途径　预防本病病原侵入兔群，兔种的引进及饲料均不能带入本病原。定期进行预防性消毒，防止野生啮齿动物进入兔舍。除饲养人员外，其他人不得进入兔舍，尤其是个体养兔人员。

③保护易感宿主　在本地有发病症状时，立即将病兔或接种病毒的兔的脏器捣碎，以生理盐水1∶10稀释制成乳剂，3000 r/min，离心10 min，取上清液加入甲醛至浓度为0.4%，37℃、48 h灭活，经无菌、安全、效检后，每兔注射1～2 mL，接种后3～4天即可控制本病，如有疫苗，可按疫苗说明书应用。

5.狂犬病

（1）病原体：狂犬病毒（Rabies virus）

（2）传播流行：患病动物如犬和猫是主要的传染来源。原为野生肉食动物中一种自然疫源性疾病，能感染狗、猫、蝙蝠、人类、家畜。其他动物被患病动物咬伤，或由于含有本病毒的唾液浸入伤口、溅入眼结膜后引起发病。

（3）症状

①温血动物　如犬、猫、家畜及兔、小鼠等实验动物均为易感动物。狗感染本病毒后，经2～8周潜伏期（长者可达数年），出现习性改变，逃跑或躲避主人，往往失踪数日。但疯狗很少恐水，愿意多饮水，狂躁发作时，四处奔走，攻击人及所遇到的各类家畜，吞食木片、煤块、金属或石子，最后因麻痹而死亡。猫患病时，其症状类似于狗。马得狂犬病，与破伤风相似。牛、羊患本病时，常吼叫，刨地，啃咬周围物体，磨牙，流涎，麻痹而死亡。猪患本病时，除应激性增高外，还出现狂暴攻击行为，1周内死于麻痹。但也有所谓沉郁型，早期即发生麻痹，病程迅速，2～4天内即死亡。

②人类　一般是被疯狗咬伤，病毒通过伤口进入机体，潜伏期1～3个月（短者1周，长者达数年）。潜伏期长短取决于伤口至脑部的距离，伤口大小与深浅，以及狗唾液中所含的病毒数量等。早期症状有发热、头痛、乏力、流涎、流泪等，断而吞咽或饮水时，喉头肌肉痉挛，闻水声可引起痉挛发作，故称为"恐水症"，患者出现症状后3～5天转入麻痹、昏迷而死亡。

（4）防治措施

①消灭传染源 预防狂犬病，首先要控制易感动物和患病动物，因此，每年应捕杀野犬。

②切断传播途径 对来自本病流行区的狗和猫要隔离、检疫，防止被狗、猫咬伤，发现狗、猫有异常表现，应积极采取有效措施。

③保护易感宿主 给家犬注射兽用狂犬疫苗。疑似本病的动物咬伤人后，应立即彻底处理伤口，不包扎，并立即（24 h内）到卫生健康部门进行预防注射。

（二）细菌性疾病

1.沙门氏菌病

（1）病原体：沙门菌属（Salmonella）包括鼠伤寒沙门菌和肠炎沙门菌。

（2）传播流行：多种实验动物对沙门氏菌易感，尤其是小鼠和豚鼠最易感。本菌主要经消化道传播，即通过饲料及饮水的感染。苍蝇是传播媒介，健康带菌者是造成传播和流行的一个重要因素。

（3）症状

沙门菌引起实验动物出现病状，需要大量的活菌（106个以上），本菌能穿过肠黏膜，定位于肠系膜淋巴结，引起持续感染，并从粪便中排出，在急性病例中，常出现肠道上皮的损害。沙门菌引起的胃肠炎较常见。本菌侵入动物体内3～5天后即出现临床症状，大多数病例表现为发热、厌食，然后出现呕吐、腹痛、腹泻、粪便呈水样或黏液样，其中混有血液，恶臭。患病动物失水、消瘦，病程往往拖延1～2周，因衰竭而死亡。沙门菌的菌血症和肠毒血症见于强毒菌侵入，抵抗力弱的实验动物，常呈爆发型，动物突然体温升高，呼吸困难，休克，并不一定出现胃肠炎的症状。此外，沙门菌病还可表现为怀孕的动物流产，新生动物衰弱，脓肿形成及各个系统的感染。沙门菌病死亡的动物常出现出血性肠炎，病变严重的程度越往消化道后半部越严重。有脾脏肿大，肝脾表现有血色点状结节。

（4）防治措施

①切断传播途径 这是控制本病的关键。本病主要由于环境卫生不良，该菌污染饲料、饮水引起。要妥善保管饲料，严防被野生啮齿动物的排泄物所污染。青绿饲料常被本菌污染。因此最好不用新鲜蔬菜或苜蓿饲喂实验动物。必要时，需彻底清洗，用漂白粉消毒。对饲养用具（如鼠笼、料槽、粪盆，饮水器等）应定期消毒，饲养员的工作服和双手也应进行常规消毒。

②消灭传染源 珍贵动物患病，可以隔离治疗，大量输液，并给予合适的抗生素，氯霉素和新诺明较有效。患病动物及带菌动物应及时隔离，一般情况下，应予以淘汰。

2.布氏杆菌病（Brucellosis）

（1）病原体：布氏杆菌（Brucella）

（2）传播流行：布氏杆菌可引起人、家畜和某些实验动物的传染病。家畜以牛、羊、猪最常发病，实验动物中狗的布氏杆菌病最严重，而且可以传染给人，是"国标"规定实验用犬、猴应排除的细菌。

（3）症状：潜伏期长短不一，短者2周，长者可达半年。多数犬呈长期无发热的菌血症，症状不明显，但亦可引发关节炎、滑囊炎及腱鞘炎等。雄狗可出现睾丸炎、附睾炎等。未孕雌狗除淋巴结肿大外，常无其他明显症状。但是，怀孕后，多在50天左右，即发生流产，娩出死胎。

（4）防治措施

①加强对实验动物的检疫，对繁殖狗群的雌狗应于发情前作凝集试验，病犬应停止交配，予以隔离、淘汰。

②布氏菌病是人兽共患病，发现病犬，一般不予治疗，立即处死。

③严格消毒。

3.结核病（Tuberculosis）

（1）病原体：结核分枝杆菌（M. tuberculosis）

（2）传播流行：主要由呼吸道传播感染，也可经消化道、皮肤创伤等途径感染。实验动物中猴最为敏感。

（3）症状：潜伏期长短不一，短者数日，长者达数月或数年。本菌在入侵部位形成原发性损害，由上皮细胞形成肉芽肿，这是机体对结核蛋白所表现的变态反应，并侵犯局部回流的淋巴结。大部分结核病例在早期均无症状，有时体重减轻，食欲不振，易疲劳，咳嗽，消瘦，贫血，体表淋巴结肿大。急性结核病病程为几周或数月，慢性结核可达数年之久，猕猴以肺结核为主，可出现各型肺结核，迁延性慢性者可见钙化。

（4）防治措施

①采取综合防治措施　防止患病动物混入，净化污染猴群，加强消毒工作，每年进行2～4次预防性消毒，对于患病的幼猴一般予以淘汰。

②定期用结核菌素进行全群检疫，隔离、淘汰患病动物，对某些患病猴，必要时进行抗痨治疗。

4.细菌性痢疾

（1）病原体：志贺氏菌（Shigella dysentory）

（2）传播流行：由消化道感染，苍蝇和蟑螂为主要传播媒介。灵长类动物最为敏感。

猴痢疾是由志贺杆菌引起的灵长类动物传染病。本菌经口进入消化道引起疾病，狗、猫、兔等亦可患此病。也是人类细菌性痢疾最常见的病原菌。

（3）症状：潜伏期通常为1～3天，分为急性型与慢性型（病程在2个月以上）。

①急性非典型菌痢　水性腹泻，粪便中黏液增加，亦可出现脓血便。发病不似急性典型性菌痢那样凶猛，预后也较好。

②慢性菌痢急性发作　过去有菌痢史，但未彻底治疗。病程较短，可以自愈，但易反复发作。

③急性典型菌痢　发病急，有发热、拒食、腹疼、排脓血便、里急后重、便中混有多量的白细胞和红细胞。如及时治疗，预后良好，否则因明显的脱水，出现循环衰竭，典型病例于24 h～2周死亡。

④慢性迁延性型菌痢 患病猿猴有菌痢史，经常发作，常与饲养、饲料或气候变化有关。粪便呈粥样或水样，腹疼较轻，腹泻与便秘交替，消瘦，被毛蓬乱，软弱无力，难以治愈。

（4）防治措施

①预防 控制传染源、切断传播途径和增进机体免疫，保护易感宿主是三大环节。早期发现患病动物，及时隔离，快速确诊，彻底治疗，饲养管理人员应定期粪检，带菌者应调离。

②治疗 首先正确选择抗生素，如呋喃唑酮（痢特灵）、氯霉素、新霉素等，支持疗法包括注意水电解质平衡。

5.支原体病（Mycoplasma）

支原体，又称菌形体，霉形体，是一群介于病毒和细菌之间的多形微生物。它可引起实验动物、家畜、家禽和人类一些疾病，特别是它与病毒、细菌合并存在时，使病情更加复杂，故在实验动物管理中，应引起重视。

（1）症状：不同的支原体，可引起不同的组织或器官患病，因此症状不一。肺支原体可致化脓性鼻炎、中耳炎和慢性肺炎等呼吸系统感染，引起精神萎靡、体重减轻、呼吸困难等症状。嗜神经支原体可引起小鼠的翻滚病，头部震颤，身体翻滚，症状发作后，数小时内，小鼠可死亡。泌尿系支原体感染可致不育。

（2）防治措施：支原体因无细胞壁，故青霉素对其无杀灭作用，四环素可以控制临床症状，但不能消除感染。关键是消除传染源，发现感染小鼠，必须淘汰，剖腹取胎净化要防止胎仔的子宫内感染。

（三）寄生虫病

1.弓形体病（Toxoplasmosis）

（1）病原体：弓形虫（Toxoplasma gondii）

（2）传播流行：其终末宿主为某些猫科动物。人、哺乳类动物及鸟类、爬行类、鱼、昆虫等为中间宿主。实验动物中的小鼠、豚鼠、兔、犬、猴等均可感染。通过皮肤或消化道传播。

（3）症状：弓形体病多为无症状的隐性感染。有症状者表现也各异，主要是在体内各处，包括肠道、眼、心、脑、肺、肌肉、肝、脾甚至胎盘等形成坏死和肉芽肿性的炎症。症状因损害的部位不同而不同，动物一般能康复，血清内可产生抗体并产生细胞免疫。胎盘感染可致早产、死胎或胎儿发育异常。眼部感染可致失明，人脑部感染，有时可导致癫痫。猪的症状表现为高热、抑郁、食欲不振、便秘或腹泻、呼吸困难等，犬和猫的症状相似，类似于犬瘟热，急性病例有高烧、呼吸困难，经常见有肺炎等病变。全身淋巴结肿大，各脏器充血、出血、坏死灶及肉芽肿炎症，镜检可见弓形体。

（4）防治措施

①注意饲料、饮水卫生，防止猫的排泄物感染。

②动物尸体不要生喂动物。

③防鼠、灭鼠。

2.阿米巴病

（1）病原体：溶组织内阿米巴（Entamoeba histolytica）。

（2）传播途径：多数家畜、灵长类、啮齿类、两栖爬行动物和野生动物都可大量感染溶组织内阿米巴，作为其储藏宿主。在实验动物中主要是犬和猴。蟑螂可携带阿米巴包囊。接触或消化道传播。

（3）症状：从轻微的水泻到急性暴发性黏液样痢疾，伴有发热或寒颤，在几个月至几年间出现时而缓解、时而加重交替的现象。

（4）防治措施：定期进行寄生虫监测，发现粪便阿米巴原虫阳性或健康带虫动物及时隔离治疗，做好环境消毒工作。实验动物饲养室周围定期灭蟑螂。人患阿米巴痢疾后，应暂时脱离动物饲养/实验岗位，进行抗阿米巴治疗。

3.线虫病

线虫病是由线形动物门、线虫纲所属的各种寄生性线虫寄生于各种实验动物，所引起的一类寄生虫性疾病的总称。其中许多是肠道寄生虫，但也有肺丝虫、心丝虫等。有的需中间宿主，有的无中间宿主。

（1）症状：因线虫寄生的部位不同，数量不一，所表现的症状及其严重程度有极大的差别。一般来说，少量线虫寄生，不会引起严重症状，但是大量的线虫寄生，则会引起一定的症状。消化道线虫，可以引起营养不良，肠炎甚至梗阻等症状，肺丝虫可引起支气管炎或为病毒、细菌感染创造条件。心丝虫则可影响肺循环，诱发血栓等。

（2）防治措施

①消灭传染源，定期检查、定期驱虫，以消灭传染源。小动物的线虫在清洁级动物是不应有的，如发现，则表明该群动物或是来源不好，或是因管理不善，造成污染。它的污染是一种标志，也是污染了其他病毒、细菌的间接证据，故应将该种群换掉。

②注意卫生，执行隔离制度，切断传播途径。

③对许多线虫，可用药物治疗，如消化道线虫，可用噻唑类药；乙胺嗪可治疗犬心丝虫病；氯乙酰则可防治肺丝虫。

（四）体外寄生虫

实验动物体外寄生虫，以螨、蚤和虱为主，它们可使实验动物健康下降，严重者甚或致动物死亡，也可传播病原体。有些体外寄生虫可传染给人，造成接触实验动物者的感染。排除体外寄生虫是实验动物清洁级别的标志。

1.螨病

在实验动物饲养管理条件很差的动物场所，特别是兔场，常引起大批动物传染而患病，虽只是皮肤病，但也可引起死亡。小鼠的螨病是由鼠肉螨、雷螨、鼠毛螨等引起的；大鼠感染雷螨等；豚鼠为豚鼠背毛螨；狗为蠕形螨；兔耳螨病原体为兔痒螨；兔疥螨的病原体为背肛疥螨；兔皮螨的病原体为寄食姬螯螨。不同病原体，感染的部位不同，病变不一样，但皮损大都是斑状、毛发变粗、斑秃、红斑、局部皮肤瘙痒，长期磨损可引起表皮增生和非化脓性皮炎，造成很厚的皮损。

（1）诊断

在皮损与健康皮肤交界处，用小刀刮取病料，直到见血为止，将病变材料置于载玻片上滴加5%～10%氢氧化钾溶液，溶解痂皮，镜检。

（2）防治措施：做好实验动物检疫，防止传染源。患病动物应予淘汰。如需治疗可首先洗净患处皮肤，剪去被毛，再行涂药。

常用药物有2%敌百虫，5%～10%硫磺凡士林软膏，0.15%氯苯砜，或1：2500～5000二氯苯醚菊酯乳剂稀释液，一般疗效不错。

2.蚤、虱

是吸食血液的寄生虫，而食毛虱则是以集食毛、羽、皮屑为主。主要发生在饲养条件很差的饲养场，对宿主无严格寄生关系，但对某些疾病的传播是很重要的。可以感染实验者和工作人员。防止传染源混入动物房是很重要的，注意清洁卫生，严格消毒。

第五章 实验动物机构职业健康安全

第一节 总则

《中华人民共和国职业病防治法》《中华人民共和国安全生产法》规定，用人单位（实验动物机构）是实验动物机构职业健康安全（以下简称职业健康安全）的责任主体，并对本单位产生的职业病危害和安全生产承担责任。用人单位的主要负责人对本单位的职业病防治和安全生产全面负责。《工作场所职业卫生监督管理规定》（安监总局47号令）等规定，用人单位应当加强职业病防治工作，为劳动者提供符合法律、法规、规章、国家职业卫生标准所要求的工作环境和条件，并采取有效措施保障劳动者的职业健康和安全。

一、实验动物机构的法人或其母体实验动物机构的法人应承担职业健康安全的最终责任

（一）对实验动物机构法人或其母体实验动物机构法人责任的要求

实验动物机构应通过以下方式证实其承担职责：为建立、实施、保持和改进职业健康安全管理体系提供了必要的资源，满足了法规、政策、标准等对实验动物机构在职业健康安全方面的要求。实验动物机构的法人代表是实验动物机构履行相关职责的法定代表人，根据我国的法律，如果其未履行相关的责任或履行不当而造成损失，将承担相应的法律责任。

（二）职业健康安全是涉及工作场所内员工（包括临时工、合同工）、外来人员和其他人员的与职业相关的安全与健康

工作场所是指在实验动物机构控制下实施与工作相关活动的任何物理地点。在考虑工作场所的构成时，实验动物机构也应考虑对如下人员的职业健康安全的影响，例如：差旅或运输中（如驾驶、乘机、乘船或乘火车等）、在客户或顾客处所工作或在家工作的人员。

（三）为控制职业健康安全风险，持续改进职业健康安全绩效，实现实验动物机构的职业健康安全方针和目标

据相关的法规和标准的要求，实验动物机构需要建立、实施、维护并持续改进其职业健康安全管理体系，以有效地消除和尽可能降低员工和其他有关人员可能遭受的与用人单位活动有关的风险，并向社会表明其职业安全健康的责任和绩效。

二、实验动物机构职业健康安全管理人员配置及其职责

（一）指定一名实验动物机构管理层的成员承担管理职责

除法人外，在实验动物机构的管理层中至少指定一名成员承担实验动物机构的管理职责，此外，应保证至少有一名经自由选举产生的员工代表参与实验动物机构职业健康安全的事务。

（二）有机制保证员工自由选举至少一名员工代表，参与实验动物机构职业健康安全的事务

应任命实验动物机构管理层中的成员，承担特定的职业健康安全职责，无论他（他们）是否还负有其他方面的职责，都应明确界定如下责任和权限：确保按本标准建立、实施和保持职业健康安全管理体系；确保向最高管理者提交职业健康安全管理体系绩效报告，以供评审，并为改进职业健康安全管理体系提供依据。实验动物机构应建立机制，保证员工自由选举至少一名员工代表参与实验动物机构职业健康安全的事务，以充分体现民主，保障员工权益，并易于获取实验动物机构第一线的资讯。应告知实验动物机构所有员工关于职业健康安全事务代表的身份，以及他们参与事务的安排。员工代表参与的事务至少包括：适当参与危险源辨识、风险评价和控制措施的确定；适当参与事件调查；参与职业健康安全方针和目标的制定和评审；对影响职业健康安全的任何变更进行协商；对职业健康安全事务发表意见。

三、实验动物机构职业健康安全管理体系

职业健康安全是指影响或可能影响工作场所（在实验动物机构控制下实施与工作相关活动的任何物理地点）内的员工或其他工作人员（包括临时工和承包方员工）、访问者或其他人员健康安全的条件和因素。

职业健康安全管理体系是指实验动物机构用于制定和实施实验动物机构的职业健康安全方针并管理其职业健康安全风险的管理体制。

（一）建立职业健康安全管理体系并提供必要的资源，控制相关的风险并持续改进职业健康安全绩效

职业健康安全绩效是指实验动物机构对其职业健康安全风险进行管理所取得的可测量的结果。实验动物机构建立职业健康安全管理体系，并提供必要的资源，识别实验动物机构内部每个生产操作环节存在的诸如有毒有害气体、病原微生物、放射性物质、物理因素等对人员有伤害的危险因素，并采用减害除害措施、隔离装置、局部通风装置（如通风柜、负压罩、生物安全柜）、个体防护用品（如防护服、手套、口罩）、标准操作规程、应急处置药品和器材、紧急救援预案等相应措施，控制和降低其危害，达到可接受的水平。要求实验动物机构在日常工作中坚持发现隐患及时处理、消除风险，并积累经验，以不断改进职业健康安全绩效。

（二）职业健康安全管理体系应是实验动物机构管理体系的一个组成部分，应适宜于实验动物机构的复杂程度、活动的性质和存在的风险

职业健康安全管理体系可以纳入实验动物机构总管理体系中，也可以单独建立。无论采取何种形式，均应与实验动物机构的总管理体系相融合，即成为实验动物机构管理体系的一个有机组成部分。职业健康安全管理体系应与实验动物机构的复杂程度、活动的性质和存在的风险相适应，具有针对性、可操作性、有效性和可靠性。职业健康安全管理体系应是实验动物机构管理体系的一个组成部分，应明确职业健康安全管理系统，明确管理方针、目标、管理人员及其职责。

（三）建立并保持程序，以识别和获得适用的涉及职业健康安全的法规和其他要求。应及时更新有关法规和其他要求的信息，并将这些信息传达给员工和相关方

职业健康安全管理体系应建立并保持能够及时识别和获得适用的涉及职业健康安全的法规和其他要求的程序，在管理体系中及时更新有关法规和其他要求的信息，并将这些信息通过有效渠道传达给员工和相关方面。

四、应明确所有员工对实验动物机构职业健康安全管理和参与绩效改进的作用、职责和权限

实验动物机构应明确所有员工在职业健康安全管理和参与绩效改进的作用、职责和权限的要求。《中华人民共和国职业病防治法》《中华人民共和国安全生产法》规定，用人单位（实验动物机构）从业人员有依法获得职业健康和安全生产保障的权利，并应当依法履行职业健康安全方面的义务；工会依法参加本单位职业健康安全工作的民主管理和民主监督，维护职工在职业健康安全方面的合法权益；用人单位制定或者修改有关职业病防治的规章制度，应听取工会的意见。

职业健康安全需要全员参与，工作场所的所有人员在其工作领域均承担职业健康安全方面的管理责任或个人责任，包括遵守实验动物机构适用的职业健康安全要求、有义务制止不安全的工作、主动识别危险源等。员工作为职业病危害与安全事故的直接受害人和职业健康安全防护措施的受益人，应有权利和义务参与到实验动物机构的职业健康安全工作中去。这些工作包括对职业健康安全事务发表意见；规范签订劳动合同，知晓职业病危害和安全隐患及其后果、防护措施和待遇；参与职业健康安全方针和目标的制定和评审；适当参与危险源辨识、风险评价和控制措施的确定；努力改进生产技术、工艺和设备，选用清洁材料；对职业健康安全防护设施和个人防护用品的配置及其改进提出意见；参与职业健康安全隐患的排查；适当参与事件调查；对影响职业健康安全的任何变更进行协商等。员工参与实验动物机构的职业健康安全工作，不仅是维护自身权益的需要，也是保证实验动物机构获得绩效改进的基础，对促进和保障实验动物机构健康发展具有积极的意义。因此，实验动物机构应明确所有员工在职业健康安全管理和参与绩效改进方面的作用、职责和权限，并有机制避免员工因处在弱势地位而不能起到关键作用。同时，每个员工也应履行好个人责任。

发挥工会的作用是促进员工参与实验动物机构职业健康安全事务的良好机制。工会应代表和维护员工的利益，成为真正意义上的监督者，监督贯彻落实职业健康安全

法律法规和标准规范；成为职业健康安全宣传教育的倡导者，督促并协助实验动物机构开展职业病防治宣传、教育和培训工作；成为职业健康安全民主管理的实施者、职业健康安全事故调查处理的参与者、职业健康安全劳动争议的协调者，协调并督促实验动物机构解决劳动者反映的职业健康安全问题，以及完善职业健康安全防护措施，代表和维护员工的权益。

五、对实验动物机构关于人员培训的要求

应培训所有员工（包括来访者），使其认识各自的职业健康安全风险、责任和义务。实验动物机构具有告知义务。一是在签订劳动合同时即应告知员工所要从事的工作中可能存在的职业健康安全风险和员工应承担的责任和义务；二是对所有员工（包括来访者）进行培训，使其充分认识各自的职业健康安全风险、责任和义务，获得安全从事相关工作、应对风险的能力。同时，实验动物机构应在日常工作中按照程序对人员的表现和绩效进行监督和考核，根据各个岗位的特点进行持续、有针对性地培训和评估，以降低实验动物机构的职业健康安全风险。

六、职业健康安全方针应适用于实验动物机构特点的要求

实验动物机构的职业健康安全方针应适用于实验动物机构的规模和职业健康安全风险的性质，经管理层批准，并承诺：

1.保证所需的资源，持续改进职业健康安全绩效；

2.保证员工参与实验动物机构的职业健康安全事务，并培训所有员工，包括来访者；

3.遵守相关的法规和主管部门的要求；

4.向相关利益方公开职业健康安全信息。

实验动物机构制定职业健康安全方针时，应从自身实际出发，分析和识别可能存在的风险，使职业健康安全方针与实验动物机构的规模和风险的性质相适应，具有适用性和可操作性。

职业健康安全方针需经管理层批准，并作出承诺：保证实验动物机构实现职业健康安全方针所需的各种条件，持续改进职业健康安全绩效；保证员工参与实验动物机构的职业健康安全事务，并培训所有员工，包括来访者；遵守《中华人民共和国职业病防治法》《中华人民共和国安全生产法》等相关法规要求，以及《工作场所职业卫生监督管理规定》（国家安全生产监督管理总局令第47号）等监管部门和卫生健康委员会／农业部／科技部等行业主管部门关于职业健康安全的要求，并按照要求向职业健康安全监管部门、行业主管部门、评价实验动物机构、员工、客户等相关利益方公开职业健康安全事故、工作场所职业病危害因素浓度（强度）、员工健康监护结果等职业健康安全信息。

七、实验动物机构设定职业健康安全目标及其管理要素和所有细节的要求

实验动物机构的职业健康安全目标，应针对实验动物机构内部各有关职能和层次进行设定，明确各部门、各层次人员的职责和义务，以保证相应责任的落实，提高职业健康安全目标管理的可行性和有效性。实验动物机构应依据员工（包括来访者）的能力和面临的风险特征，确定职业健康安全管理要素和所有细节。

（一）应针对实验动物机构内部各有关职能和层次，设定职业健康安全目标。如可行，目标应予以量化。在建立和评审职业健康安全目标时，应考虑：

1.法规和其他要求；

2.风险评估的结果和控制效果；

3.可选择的技术方案；

4.财务、运行和经营要求；

5.相关利益方的意见。

（二）应依据实验动物机构的员工（包括来访者）能力和面临风险的特征确定职业健康安全管理要素和所有细节，至少应包括：

1.风险评估；

2.危险源管理与控制；

3.行为规范；

4.人员能力要求与培训；

5.设施的设计保证及运行管理；

6.设备检查与性能保证；

7.个体防护装备；

8.职业健康保健服务（需要时，应包括心理咨询和干预）；

9.职业健康安全信息沟通；

10.职业健康安全绩效的监测；

11.应急准备和响应。

实验动物机构在建立和评审职业健康安全目标时，均应考虑目标是否符合国家法律法规、标准规范和政府相关部门的要求，同时应考虑风险评估的结果和风险控制的技术方案，提高风险控制的针对性和有效性，还应考虑财务保障、员工与实验动物机构等相关利益方的意见和实验动物机构的运行和经营要求等因素，方能制定出合法、有效并切合实际的职业健康安全目标。

实验动物机构应建立、实施并保持程序，以便持续进行危险源辨识、风险评估和必要控制措施的确定。危险源辨识和风险评估的程序应考虑：常规和非常规活动；所有进入工作场所的人员（包括承包方人员和访问者）的活动；人的行为、能力和其他人为因素；已识别的源于工作场所外，能够对工作场所内实验动物机构控制下的人员的健康安全产生不利影响的危险源；在工作场所附近，由实验动物机构控制下的工作相关活动所产生的危险源；由本实验动物机构或外界所提供的工作场所的基础设施、

设备和材料；实验动物机构及其活动、材料的变更，或计划的变更；职业健康安全管理体系的更改包括临时性变更等，及其对运行、过程和活动的影响；任何与风险评价和实施必要控制措施相关的适用法律义务；对工作场所、过程、装置、机器和（或）设备、操作程序和工作实验动物机构的设计，包括其对人的能力的适应性。实验动物机构用于危险源辨识和风险评价的方法应包括：在范围、性质和时机方面进行界定，以确保其是主动的而非被动的；提供风险的确认、风险优先次序的区分和风险文件的形成以及适当时控制措施的运用。在确定控制措施或考虑改进现有控制措施时，应按如下顺序考虑降低风险：消除，替代，工程控制措施，标志、警告和（或）管理控制措施及个体防护装备等。实验动物机构应确保对职业健康安全有影响的人员都具有相应的能力，该能力应依据适当的教育、培训或经历来确定。实验动物机构应确定与职业健康安全风险及职业健康安全管理体系相关的培训需求，应提供培训或采取其他措施来满足这些需求，评价培训或所采取措施的有效性，并保存相关记录。

职业健康安全目标应尽可能进行量化，以利于绩效考核。实验动物机构应建立、实施并保持程序，对职业健康安全绩效进行例行监视和测量。程序应规定：适合实验动物机构需要的定性和定量测量；对实验动物机构职业健康安全目标满足程度的监视；对控制措施有效性（既针对健康也针对安全）的监视；主动性绩效测量，即监视是否符合职业健康安全方案、控制措施和运行准则；被动性绩效测量，即监视健康损害、事件（包括事故、未遂事故等）和其他不良职业健康安全绩效的历史证据；对监视和测量的数据和结果的记录，以便于其后续的纠正措施和预防措施的分析。如果测量或监视绩效需要设备，适当时，实验动物机构应建立并保持程序，对此类设备进行检定校准和维护。应保存校准和维护活动及其结果的记录。

实验动物机构应建立、实施并保持应急准备和响应程序，用于识别潜在的紧急情况和对此紧急情况做出响应。实验动物机构应对实际的紧急情况作出响应，防止和减少相关的职业健康安全不良后果；在策划应急响应时，应考虑有关相关方的需求，如相邻实验动物机构或居民；可行时，实验动物机构也应定期测试其响应紧急情况的程序，并让有关的相关方适当参与其中；应定期评审其应急准备和响应程序，必要时对其进行修订，特别是在定期测试和紧急情况发生后。

第二节　风险评估

风险管理是职业健康安全工作的基础。风险管理是发展较快的一个学科，国际间对相关的概念和术语逐步有了基本共识，国际标准化组织（ISO）于2009年发布了ISO 31000《风险管理原则与实施指南》。实验动物机构应建立并维持风险评估和风险控制程序，以持续进行危险识别、风险评估和实施必要的控制措施。

一、风险评估的主要目的

风险评估的主要目的在于，认识和理解可能由实验动物机构活动过程所产生的危险源，并确保其对人员所产生的风险能够得到评价、排序并控制至可接受程度。其方法是：

1.确定一种适宜的危险源辨识和风险评价的方法；

2.辨识危险源；

3.在考虑现有控制措施充分性的同时评估相关的风险；

4.确定这些风险是否可以接受；

5.需要采取的控制措施。

二、风险评估的范围

建立风险评估程序，以主动、持续进行风险识别、风险分析和实施必要的风险控制措施，应覆盖：

1.常规和非常规活动存在的风险；

2.进入工作场所之所有人员（包括合同方人员和访问者）活动的风险；

3.工作场所之所有设施设备（无论属于实验动物机构或是由外界所提供的）的风险。

三、风险评估的重要性

为了有效地管理，应意识到建立安全管理体系的重要性，应将风险管理作为实验动物机构职业健康安全管理体系的一部分，并规范和控制其过程。风险评估应是主动性的、持续的，而不是一次性的。随着内部和外部事件的发生，环境、知识和要求的改变，监督和检查的不断实施等，"风险"会出现变化、消失或识别出新的风险。通过文件化和动态维护过程，不但可以规范风险评估程序，还可以使其本身得到持续改进和发展。通过开展职业健康安全风险评估，可以分析工作场所内危险源的来源、程度和后果，确定相关活动所需的设施防护级别、个体防护要求、应急预案等安全防范措施，制定相应的管理规程和标准操作程序，以避免或最大限度地减少职业健康安全事件的发生。

四、风险评估的程序

实验动物机构应明确风险评估的时机、要求、责任人和工作流程，并建立监督检查机制。指定的责任人应具有适当的知识、技术和足够的资源，并完全理解和接受其所承担的任务。实验动物机构应向负责人员提供足以使其承担起责任的授权、时间、培训、资源和技术，以保证他们具备完成任务的条件和能力。每个实验动物机构应选择与其范围、性质和规模相适宜的方法，该方法能确保数据可靠，并能确保数据在详尽性、复杂性、及时性、成本和可利用性方面满足实验动物机构的需求。如果所评价的风险、所确定的控制措施或所实施的控制措施发生变化，则实验动物机构需考虑变更相应的管理要求。

1.应事先对所有拟从事活动的职业健康安全风险进行评估。

2.风险评估应由具有经验的专业人员（不限于本实验动物机构的人员）进行。

3.记录风险评估过程，风险评估报告应注明评估时间、编审人员和所依据的法规、标准、研究报告、权威资料、数据等。

4.应定期进行风险评估或对风险评估报告复审，评估的周期应根据实验动物机构活动和风险的特征而确定。

5.开展新的活动或欲改变经评估过的活动（包括相关的设施、设备、人员、活动范围、管理等），应事先或重新进行风险评估。

6.当相关政策、法规、标准等发生改变时或者发生事件、事故等时应重新进行风险评估。

第三节　危险源管理与控制

一、风险源管理

危险源有可能导致人身伤害或健康损害，因此，在评价与危险源相关的风险之前，必需首先辨识危险源。

（一）危险源辨识

危险源辨识指在事先确定所有由实验动物机构活动产生、可能导致人身伤害或健康损害的根源、状态或行为（或其组合）。危险源辨识应考虑工作场所内危险源的不同类型，包括物理的、化学的、生物的和心理的等。适用时，至少应考虑以下来源的风险：

1.放射性物质；

2.感染性微生物；

3.生物性毒素；

4.致敏原；

5.实验动物或野外动物；

6.危险化学品和药品；

7.重组DNA材料、基因操作；

8.新的物种或外来物种；

9.设施设备（如高压、高温、低温，通风、消毒设备等）；

10.工作流程和操作不当、个体防护不到位、误用或恶意使用；

12.其他物理性危险因素，利器、电气、强光、紫外线等；

13.其他自然灾害，如水灾、火灾等；

危险源辨识过程应适用于常规和非常规（如：周期的、偶然的、紧急的）活动和状况。危险源辨识过程中应考虑的非常规活动和状况包括：设施或设备的清洁；过程临时更改；非预定的维修；实施或设备的启用或关闭；翻新整修；极端气候条件；公用设施（如：供电、供水、供气等）的毁坏；临时安排；紧急情况等。并且应考虑进入工作场所的所有人员（如：顾客、访问者、服务承包方、送货员、员工等），以及因他们的活动而产生的危险源和风险；因使用他们所提供给实验动物机构的产品或服务而产生的危险源；他们对工作场所的熟悉程度；他们的行为等。

（二）风险源管理过程

实验动物机构应了解和熟悉适用的与其职业健康安全管理体系范围相关的危险源辨识工具和技术。在危险源辨识过程中，需考虑下列信息来源或输入：职业健康安全法律法规和其他要求，例如有关如何辨识危险源的规定等；职业健康安全方针；监视数据；职业接触和健康评价；事件记录；以往审核、评价或评审的报告；来自员工和其他相关方的输入信息；其他管理体系的信息（如质量管理或环境管理等）；员工的职业健康安全协商信息；工作场所内的过程评审和改进活动；类似实验动物机构的最佳实践和（或）典型危险源的信息；类似实验动物机构已发生事件的报告；实验动物机构的设施、过程和活动的信息，包括：工作场所设计、交通方案（如人行道、机动车道等）、现场平面图；工艺流程图和操作手册；危险物质（原材料、化学品、废物、产品、副产品）存货清单；设备规范；产品规范、化学品安全说明书（MSDS），毒理学和其他职业健康安全数据。

在评估过程、设备和工作环境的危险源和风险时，实验动物机构应考虑诸如人的行为、能力和局限性等因素。每当存在人机界面时，实验动物机构均应考虑人机工效学因素，包括易于使用、可能的操作失误、操作员压力和使用者疲劳等；更广泛的因素还包括工作特性（工作场所布局、操作者信息、工作负荷、体力劳动、工作类型）；环境（热、光、噪声、空气质量）；认定行为（性格、习惯、态度）；心理能力（知觉、注意力）；生理能力（人体测量或人体的变化）等。

在某些情况下，可能会存在虽发生或源自工作场所外但会对工作场所内的人员产生影响的危险源（如相邻实验动物机构释放的有毒物质等）。如果实验动物机构能够事先预见此类危险源，则应对其进行处置。实验动物机构有义务考虑自身产生的、越过其工作场所边界的危险源，尤其是当法律法规对此类危险源规定了相应的义务或责任时。基于法律规定，此类危险源也可通过环境管理体系进行处理。为了使危险源辨识更为有效，实验动物机构所采用的方法应吸收不同来源的信息，特别是了解其过程、作业或系统的人员的输入信息，例如：对行为和工作实践的观察以及对不安全行为的根本起因的分析；水平对比；访谈和调查；安全巡视和检查；事件评审及其随后的分析；对有害暴露（化学和物理的因素）的监视和评价；对工作流程和过程的分析，包括工作流程和过程产生不安全行为的可能性。负责实施危险源辨识的人员需具备相关危险源辨识方法和技术方面的知识和能力，并具有相应的工作经验。

二、风险源控制

（一）采取风险控制措施时宜首先考虑消除危险源（如果可行），然后考虑将在伤害发生的概率或严重程度降低至可接受水平，最后考虑采用个体防护装备。

如果对危险源未采取控制措施或现有控制措施仍不充分，则应按照控制措施的优先顺序选择：消除、替代、工程控制措施／管理控制措施、使用个体防护装备。即：如果可行，应首先考虑消除危险源，从源头消除风险；当不能避免风险源时，应考虑用低风险的方式替代高风险的方式，降低风险；针对风险源，采取通风防护、隔声吸声、机械防护、联锁装置等工程措施控制风险，或通过警告标识、门禁等管理措施降低风险；在采取上述措施后，仍不能获得理想效果时，应采用防护服、防护面罩、防尘防毒口罩、耳塞等个体防护装备来保护人员。应最后考虑使用个体防护装备控制风险，这是一种理念，消除危险源是消除风险的根本方法。

（二）危险识别、风险评估和风险控制的过程不仅适用于实验动物机构（包括设施设备、活动等）的常规运行，而且适用于实验动物机构在对设施设备进行清洁、维护、关停期间，以及节假日等期间的运行。

（三）应有机制监控实验动物机构所要求的活动，以确保相关要求及时并有效地实施。

职业健康安全运行控制措施的总体目标是为了管理职业健康安全风险，以实现职业健康安全方针。在建立和实施运行控制措施时，需考虑的信息包括：职业健康安全方针和目标；法律法规和实验动物机构应遵守的其他要求；危险源辨识、风险评价、现有控制措施评估和新控制措施的效果；变更管理；内部的规范（例如：关于材料、设备、设施布局的规范等）；现有运行程序的信息；与所采购的货物、设备和服务相关的产品供应链控制措施；参与和沟通；承包商和外包人员所执行任务的性质和范围；外来人员（包括访问者、送货者、服务承包方等）·被许可进入的场所。

（四）风险评估报告

风险评估报告应记录风险评估过程和以下信息：危险源识别；与已辨识的危险源相关的风险的确定；与危险源相关的风险水平的评价；控制风险拟采取措施的描述或引用；实施控制措施之能力要求的确定。实验动物机构应将危险源辨识、风险分析和风险评级的结果形成报告，风险评估报告应是采取风险控制措施、建立职业健康安全管理制度和制定安全操作规程的依据。

第四节 员工行为规范

一、员工行为规范

实验动物机构应根据风险评估的结果，对所认定的风险采取控制措施，包括工程防护措施、个体防护措施、规范相关流程和活动、建立管理体系（包括制度、程序和作业指导书）等。所有员工（包括临时工、承包者、来访者）均应接受教育培训，并应主动学习，以理解制度、程序和作业指导书等规范文件，并遵照执行；了解所从事的工作所存在的风险以及预防控制措施，不得从事不了解或风险不可控的活动。应制定缺乏规范时从事相关工作的政策和程序，以规避风险，保证员工的职业健康安全和权益。

二、人员能力要求与培训

（一）能力

应保证实验动物机构内承担职业健康安全职责的所有人员具有相应的工作能力，并规定对其教育、培训和能力胜任的要求。为使实验动物机构控制下的人员能够安全工作，实验动物机构应确保人员：了解职业健康安全风险；了解其作用和职责；具备必要的胜任能力，包括涉及职业健康安全的任务；必要时得到培训，以获取所需知识和能力。

在界定能力要求时，实验动物机构可寻求外部的建议。当确定某项任务的能力要求时，应考虑以下因素：工作场所中的作用和职责（包括所执行任务的性质及其相关职业健康安全风险）；运行程序和指令的复杂性和要求；事件调查的结果；法律法规和其他要求；个人能力（如沟通和语言能力等）。实验动物机构应确定和评价完成某项活动所需能力与被要求完成该项活动的个人所具有的能力之间的差异。在考虑个人现有能力的情况下，这些差异应通过培训或其他措施（如：在导师指导下工作）弥补，确认胜任后方可指派其相应的工作。在聘用新人员和（或）在职员工转岗之前，应考虑职业健康安全能力要求。

实验动物机构应特别考虑下列人员的能力要求：执行风险评价的人员；执行有害暴露评价的人员；执行审核的人员；执行行为观察的人员；执行事件调查的人员；对于风险评价已识别为可能引入危险源的任务，执行该任务的人员。

（二）培训

培训内容和方式应适合于员工和来访者的职责、能力及文化程度，以及面临风险的特征。对于实验动物机构控制下工作的人员（包括承包方、临时工作人员等），在确定其所需的培训或其他措施时，实验动物机构应考虑其在职业健康安全管理体系中的作用、职责和权限。当实验动物机构需要对运行控制措施进行变更时，实验动物机构应考虑是否有新的或调整的培训需求。

实验动物机构应对人员就如何启动应急响应和疏散程序进行培训。对于被指定承担应急响应责任的人员，实验动物机构应确定其所需的培训，并确保其已得到了培训。应急响应人员应保持能力，并能够完成被指派的活动。当所作的修改对应急响应产生影响时，实验动物机构应确定再培训或其他的沟通需求。

培训或其他措施的重点应集中在能力要求和强化意识的需求上。培训方案和程序应考虑职业健康安全风险和个人能力，如教育、沟通和语言能力等。实验动物机构应，使用易于理解的图片、图表或符号可能更为可取。实验动物机构应评估培训或所采取的其他措施的有效性。这可通过使用若干方法来实现，例如：笔试或口试、实践考核、随时间推移对行为变化的观察，或者其他证实能力和意识的方法。培训的记录应予以保持。应免费向所有参与者提供培训，并在可能的情况下将培训安排在工作时间内。

（三）告知与认识

应告知员工和来访者将面临的所有风险和对其的相应要求，达不到实验动物机构要求者不应进入或不应从事相关活动。

为使在实验动物机构控制下的工作人员能够安全地工作或开展活动，实验动物机构应告知其承包方、临时工和来访者将面临的所有风险和对其的相应要求，达不到实验动物机构要求者不应进入或不应从事相关活动。应使其充分了解：应急程序；有关职业健康安全风险的活动和行为的后果；改进职业健康安全绩效的益处；偏离程序的潜在后果；符合职业健康安全方针和程序的必要性；任何其他可能对职业健康安全产生影响的方面。实验动物机构应根据承包方、临时工和来访者等所暴露的风险程度，向其提供可提高其意识的宣传方案。

第五节　设施的设计保证及运行管理

一、设施的设计保证及运行管理

实验动物机构应建立和实施设施设备的职业健康安全性控制措施，应保证设施的设计、工艺、材料和建造等符合职业健康安全要求。

（一）通常需要考虑的控制措施有：

1.选择先进的设施设备，从根源上消除或减少职业健康安全风险；

2.定期监测并保持工作场所的空气质量（有害物浓度、温度和湿度等）；

3.对设施设备进行定期维护和修理，以保持设施设备的性能，并预防不安全状况的产生。应安排（包括外包）专业的工程技术人员负责维护设施设备；

4.采取专门的工程防护设施和设备，以控制职业健康安全的风险；

5.管理和维护人行通道，使其保持通畅；

6.加强交通管理（如避免不相容活动交通的交叉等）；

7.合理设计、安装并维护通风系统；

8维护电气安全系统；

9.提供、控制和维护个体防护装备。应将个体防护装备的局限性告知每个人，并训练其正确使用；

10.职业健康安全设备（如防护装置、受限空间救援设备、锁定系统、灭火装置、有害因子暴露监视装置、通风系统、电气安全系统等）的检查和测试；

11.搬运设备的检验和测试。

（二）对于使用危险物质，还应考虑下列措施：

1.所确立的库存水平、存储位置和存储条件；

2.危险物质的使用条件；

3.危险物质可用区域的限制；

4.安全储存的规定和入库控制措施；

5.物质安全数据单和其他相关信息获取；

6.辐射源的防护；

7.生物污染物的隔离；

8.应急设备的使用知识和可利用性。

对于实验动物设施，还应追踪其发展趋势，考虑不断改进和提高设施的性能。其主要目的在于：一是提高职业健康安全性；二是提高动物的福利条件，保证实验动物质量和动物实验质量。

二、设备检查与性能保证

实验动物机构应选择合规的设施设备；定期评审设施设备运行控制措施，以评估其持续适宜性和有效性；当设备被移动后，再次使用前应对其性能进行核查并记录；应在设备的显著部位标示出其唯一编号、校准或核查日期、下次校准或核查日期、准用或停用状态；应建立并维持信息完整的设施设备档案。实验动物机构应在工作场所醒目位置设置／张贴安全警示标识和告知牌，明确标示出设备中危险源的部位、危害性及相应的防护措施和事故处理方法。实验动物机构如果需增加新的设备或对现有设备进行更改，则在新进或实施更改前应就更改可能会带来的危险源和风险进行评估。

设施设备每次使用前和使用中，均应根据自动控制系统的监控指标或人员的监控（如定时巡检）结果确认设备的性能是否处于正常工作状态，并记录；当发现异常情况时，应及时按程序处理，包括报告、维修等措施。应停止使用并安全处置运行参数不符合设备性能指标或其他性能超出规定限度的设备。

（一）在投入使用前应核查并确认设备的性能应满足实验动物机构的安全要求和相关标准。

（二）应明确标示出设备中存在危险的部位。

（三）设备应由经过授权的人员依据制造商的建议操作和维护，现行有效的使用和维护说明书应便于有关人员使用。

（四）每次使用前或使用中应根据监控指标确认设备的性能处于正常工作状态，并记录。

（五）应制定在发生事故或溢洒（包括生物、化学或放射性危险材料）时，对设施设备去污染、清洁和消毒灭菌的专用方案。

（六）设备维护、修理、报废或被移出实验动物机构前应先去污染、清洁、消毒或灭菌；应明确维护人员是否需要穿戴适当的个体防护装备。

（七）应在设备的显著部位标示出其唯一编号、校准或核查日期、下次校准或核查日期、准用或停用状态。

（八）应停止使用并安全处置性能已显示出缺陷或超出规定限度的设备。

（九）无论什么原因，如果设备脱离了实验动物机构的直接控制，待该设备返回后，应在使用前对其性能进行核查并记录。

（十）应维持设备的档案，适用时，内容应至少包括：

1.制造商名称、型式标识、系列号或其他唯一性标识；

2.验收标准及验收记录；

3.接收日期和启用日期；

4.接收时的状态（新品、使用过、修复过等）；

5.当前位置；

6.制造商提供的使用说明或其存放处；

7.维护记录和年度维护计划；

8校准（包括核查）计划和记录；

9任何损坏、故障、改装或修理记录；

10.服务合同；

12.预计更换日期或使用寿命；

13.安全检查记录。

第六节　个体防护装备

个体防护装备是指从业人员为防御物理、化学、生物等外界因素伤害所穿戴、配备和使用的各种防护品的总称。通常可分为九个种类：头部防护、呼吸器官防护、眼（面）部防护、听觉器官防护、手部防护、足部防护、躯干防护、防坠落及其他。

一、应根据风险特征，备有充足的个体防护装备供员工（包括来访者）使用

个体防护装备的配备应有针对性，实验动物机构应根据所识别的风险特征，配备个体防护装备，数量和种类应充足，以满足不同岗位的员工和外包工作人员、来访者使用。

二、应制定作业文件以指导相关人员正确选择和使用个体防护装备

三、在需要使用个体防护装备的区域应有醒目的提示标识

个体防护装备的选用可参考下列程序进行：

（一）识别可能存在的危害类别；

（二）识别出的危害是否已知；

（三）是否存在对人体的伤害；

（四）是否需要配备个体防护装备；

（五）根据作业类别选择合适的个体防护装备；

（六）判断个体防护用品的防护性能；

（七）是否正确佩戴个体防护装备。

四、定期清洁、消毒和维护个体防护装备

五、需要废弃个体防护装备时，应考虑其可能携带的危险物质并采取适宜的方式处置

对于需要废弃的个体防护装备，应对其可能携带的病原微生物、放射性物质、危险化学品等危险物质进行识别和分类，并分别采取适宜的方式处置。对于需要重复使用的个体防护装备，应采取清洁、消毒和维护措施，以保持防护装备的安全性和有效性。

六、如果使用个体呼吸保护装置，应做个体适配性测试，每次使用前核查并确认符合佩戴要求

密合性面罩、随弃式面罩、半面罩和全面罩在佩戴时都必须能够与使用者脸部取得紧密密合。因此，在每次使用呼吸防护用品时，使用密合性面罩的人员应首先进行佩戴气密性检查，以确定使用人员面部与面罩之间有良好的密合性；若检查不合格，则不允许进入。如果佩戴不合要求或不了解其使用的个体呼吸保护装置，在某些情况下有可能导致使用者出现窒息等危险。

第七节　职业健康保健服务和职业健康安全信息沟通

一、职业健康保健服务

（一）制定关于员工职业健康保健服务的政策和计划，符合国家法规要求。

实验动物机构应建立、实施并保持关于员工职业健康保健服务的政策和计划，以符合适用的法律法规及国家与地方政府关于职业健康安全的各项要求。实验动物机构宜建立结构化的方法，以确保其能识别法律法规和其他要求，并能评估法律法规和其他要求的适用性，且能获取、传达和保持最新的法律法规和其他要求。

（二）应为每个员工建立职业健康安全档案并保存。

实验动物机构应根据危害特征，依照有关法律法规和标准规范要求，确定员工健康检查的项目、参数和周期；应选择取得职业健康检查资质的体检机构进行体检；应为每一位员工建立并保存职业健康档案（包括上岗前体检、在岗期间体检和离岗前体检档案等）。

（三）根据实验动物机构的特点，识别职业危害特征，并定期监测。

应根据职业病危害因素识别结果，依照有关法律法规和标准规范的要求，确定工

作场所职业病危害因素检测的项目和周期，并建立和保存监测档案。如果检测结果拟用于法律相关的目的，应由取得相应服务范围的职业卫生服务资质的单位检测并出具报告。实验动物机构出于掌握情况和加强管理的目的，需自行进行监测，包括人工监测和自动监测系统的监测。

（四）根据实验动物机构职业危害特征，安排员工健康检查的项目、参数和周期。通常，每年应对员工进行较全面的健康检查。

（五）为员工提供免疫计划。

如果存在病原微生物危害的操作，如果可行，应为员工提供免疫计划。

（六）为员工提供职业健康安全政策、知识和技能培训，并随时提供相关的咨询服务，包括心理咨询。

应为员工提供有关职业健康保健的法律法规和标准规范以及专业知识和技能的培训，并随时提供相关的咨询服务，包括心理咨询等服务。可以委托外部的专业实验动物机构或人员提供关于政策、知识、技能的培训和相关的咨询服务。

二、职业健康安全信息沟通

应有机制保证员工和相关方就相关职业健康安全事宜与实验动物机构进行相互沟通，保证员工和相关方的健康权益。应保证员工参与风险管理方针和目标、工作程序等的制定和评审，讨论任何影响工作场所职业健康安全的政策和措施。除非法律有规定或涉及个人隐私权，需要时，员工应可以随时获取实验动物机构的职业健康安全信息。

（一）内部和外部沟通

实验动物机构应建立沟通程序，宜考虑以下方面：

1.信息的目标接收者及其需求；

2.合适的方法和媒介；

3.当地文化、习惯方式和可利用的技术；

4.实验动物机构的复杂性、结构和规模；

5.工作场所有效沟通的障碍，如文化水平或语言上的障碍；

6.法律法规和其他要求；

7.贯穿于组织所有职能和层级的沟通模式和信息交流的有效性；

8.沟通有效性的评估。

职业健康安全问题可通过诸如以下方法传达到员工、承包者和访问者：职业健康安全简报和会议，入职和上岗谈话等；包含职业健康安全问题信息的通信、海报、电子邮件、意见箱或建议方式、网站、公告板。

（二）员工参与

应有机制保证至少一名由员工自由选举的员工代表，参与实验动物机构职业健康安全的事务。实验动物机构应公示员工自主选举的职业健康安全代表，并保证其参与相关的活动。

员工参与职业健康安全事务的内容包括：

1.风险管理方针和目标、工作程序等的制定和评审；

2.就选择适当的控制措施进行协商，包括就控制特定危险源或预防不安全行为的可选方案的利弊进行讨论等；

3.参与改进职业健康安全绩效并提出建议；

4.就影响职业健康安全的变更，尤其在引入新的或不熟悉的危险源之前进行协商，例如：新的或经改造的设备的引入；所用建筑物和设施的建造、修改或变更；新的化学制品或材料的使用；重组，新的过程、程序或工作模式等。

在建立工作人员参与的程序时，实验动物机构应考虑对参与人员的潜在激励和障碍（例如：语言和文化水平问题）等，以及保密和隐私问题。

三、职业健康安全绩效监测

（一）监测程序和方法的建立和运行

应建立监测职业健康安全绩效的程序和方法，作为实验动物机构管理体系所必需的组成部分，并实施。实验动物机构应有一套对其职业健康安全绩效进行例行监视和测量的系统方法。监视包括信息的收集，例如：通过使用经确认适合其目的的设备或技术来测量和观察随时间变化的信息。测量既可定量也可定性。在职业健康安全管理体系中，测量和监视可有多种用途，例如：

1.跟踪有关方针承诺的满足、目标和指标的实现以及持续改进的进展；

2.监视有害暴露，以确定适用法律法规和实验动物机构应遵守的其他要求是否得到了满足；

3.监视事件、人身伤害和健康损害；

4.为评估运行控制措施的有效性提供数据，或为评估修改控制措施或引入新的控制措施的需求提供数据；

5.为实验动物机构的主动性和被动性职业健康安全绩效测量提供数据；

6.为评估职业健康安全管理体系绩效提供数据；

7.为能力评估提供数据。

为达到这些目的，实验动物机构应针对测量的内容、地点、时间、方法以及测量人员的能力要求进行策划。为将资源集中在最重要的测量项目上，实验动物机构应确定可测量的过程和活动的特性，以及可提供最具价值信息的测量项目。实验动物机构需建立绩效测量和监视程序，并保证测量的一致性和测量数据的可靠性。

实验动物机构的测量和监视有主动性绩效测量和被动性绩效测量两种方法。主动性绩效测量示例包括：

1.法律法规和其他要求的符合性评价；

2.工作场所安全巡视或检查的有效使用；

3.职业健康安全培训的有效性评估；

4.职业健康安全行为观察；

5.使用认知调查以评估职业健康安全文化和员工满意度；

6.内、外部审核结果的有效使用；

7.如期完成法定要求或其他检查；

8.方案的实施程度；

9.员工参与过程的有效性，工作活动评价；

10.健康筛查；

被动性绩效测量的示例包括：

1.健康损害的监视；

2.事件及健康损害的方式和比例；

3.事件的时间损失率，健康损害的时间损失率；

4.按监管实验动物机构的评价所需采取的措施；

5.按收到的相关方意见采取的措施。

实验动物机构应对测量和监视的结果进行分析，并确定成功之处以及所需纠正和改进之处，为风险评估、纠正措施和预防措施等提供输入信息。

（二）监视和测量设备

1.职业健康安全监视和测量设备应适用于所测量的职业健康安全绩效的特性指标。用于职业健康安全的检测设备（例如：采样泵、噪声测量仪、有毒气体探测设备等）应保持良好工作状态并经校准或验证，只要可行，应溯源至 SI 单位或国际／国家规定的其他计量单位。若无此类计量标准，应采用管理部门指定的测量方法，严格依据 SOP 测量并记录；为保证结果的一致性，检测实验动物机构需要定期进行比对。如果利用计算机软件或系统收集、分析或监视数据且会影响职业健康安全绩效结果的准确性，在使用前应进行性能评估和验证。

2.测量设备的校准状态应可清晰识别。实验动物机构不仅不应使用校准状态不明或校验过期的职业健康安全测量设备，而且还需将这些设备从使用中撤出并清楚地予以标识、贴上标签或以其他方式标明，以防误用。即使经过校准的设备，在使用前也可能需要核查。内部校准是可以接受的，实验动物机构需制定校准程序，实施校准的人员应具备相应能力，可参照 GB／T 27025 对校准实验室的要求。

第五篇

生物安全管理体系建设文件实例

第一章 病原微生物实验室活动风险评估报告实例

第一节 脑膜炎奈瑟菌实验活动风险评估报告

一、生物学特性

（一）种类和细菌分型

流行性脑脊髓膜炎（Meningococcal meningitis）简称流脑，是由脑膜炎奈瑟菌（Neisseria meningitidis，Nm）引起的呼吸道传播的一种急性化脓性脑膜炎。脑膜炎奈瑟菌的主要表层抗原有三种：荚膜多糖抗原、外膜蛋白抗原及脂寡糖抗原。荚膜多糖抗原（Capsular polysaccharides antigen）具有特异性。根据此抗原性不同，可将脑膜炎奈瑟菌分为至少13个血清群，与人类疾病关系密切的主要是A、B、C、Y及W-135群，A群及C群是引起脑膜炎流行的主要血清群。外膜蛋白具有特异性，根据细菌外膜蛋白组分的不同，脑膜炎奈瑟菌的各血清群又可分为若干血清型，但A群所有菌株的外膜蛋白相同。脂寡糖抗原（Lipo-oligosaccharides，LOS）由外膜上糖脂组成，具有抗原性，是脑膜炎奈瑟菌的主要致病物质。根据LOS进行免疫学分型，我国把A群分为L9、L10和L11三型。

（二）来源

1907年首次报告后，已有许多资料表明脑膜炎奈瑟菌可作为原发性下呼吸道感染的致病菌，引起原发性脑膜炎奈瑟菌肺炎。尤其是在1918—1919年流感流行期间，脑膜炎奈瑟菌是重要的呼吸道病原菌。此后，由脑膜炎奈瑟菌引起的肺炎很少有报道。直至20世纪70年代，随着细菌检测技术的进步，有关脑膜炎奈瑟菌肺炎的报道不断增多，如Y型脑膜炎奈瑟菌肺炎曾在某军事基地有过暴发流行。

（三）传染性

人是唯一的自然宿主，带菌者和流脑患者是本病的传染源。本病隐性感染率高，流行期间人群带菌率高达50%，感染后细菌寄生于正常人的鼻咽部，无症状不易被发现，而患者经治疗后细菌很快消失。因此，带菌者作为传染源的意义更重要。

（四）传播途径

病原菌主要借飞沫经咳嗽、打喷嚏由呼吸道直接传播。因本菌在外界生活极弱，故间接传播的机会较少，但密切接触如同睡、怀抱、接吻等对2岁以下婴幼儿的发病有重要影响。

（五）易感性

人是本菌唯一的天然宿主和易感宿主，脑膜炎奈瑟菌可定植在人类的鼻咽部黏膜上。患者以儿童多见，流行时成年人发病亦增多。人群普遍易感，本病隐性感染率高，由呼吸道感染流感病毒或腺病毒的人群更具有易感性。人群感染后仅约1%出现典型临床表现。新生儿自母体获得杀菌抗体而很少发病，在6个月至2岁时抗体降到最低水平，以后因隐性感染而逐渐获得免疫力。因此，以5岁以下儿童尤其是6个月至2岁的婴幼儿的发生率最高。人感染后产生持久免疫力，各群间有交叉免疫，但不持久。

（六）潜伏期

潜伏期一般为2～3 d，最短1 d，最长7 d。按照病情可分为普通型、暴发性、慢性型3种。

（七）剂量-效应关系

脑膜炎奈瑟菌是流行性脑脊髓膜炎（流脑）的病原菌，人类是其唯一易感宿主。脑膜炎奈瑟菌首先侵入人体的鼻咽部，若免疫力强，细菌则被消灭；若免疫力较弱，细菌则侵入血液形成败血症，继而累及脑脊髓膜，形成化脓性脑脊髓膜炎。多数人感染后表现为带菌状态或隐性感染，细菌仅在体内短暂停留后被清除。只有少数发展成脑膜炎。

（八）致病性

1.致病因子

（1）荚膜　新分离的脑膜炎奈瑟菌有荚膜。荚膜有抗吞噬作用，能增强细菌的侵袭力。

（2）菌毛　其可黏附至咽部黏膜上皮细胞的表面，利于进一步侵入。

（3）IgA1蛋白酶　脑膜炎奈瑟菌的主要致病物质。病菌侵入机体繁殖后，因自溶或死亡而释放出LOS。LOS作用于小血管和毛细血管，引起坏死、出血，导致皮肤瘀斑和微循环障碍。严重败血症时，引起肾上腺出血，并因大量LOS释放可造成弥漫性血管内凝血及中毒性休克。

2.所致疾病

流行性脑脊髓膜炎一般表现为3种临床类型，即普通型、暴发型和慢性败血型。普通型占90%左右。患者先有上呼吸道炎症，继而大量繁殖的病菌从鼻咽部黏膜进入血流，引起菌血症或败血症，突发寒战高热、恶心和出血性皮疹。细菌到达中枢神经系统后，主要侵犯脑脊髓膜，引起化脓性炎症，产生剧烈头痛、喷射性呕吐、颈项强直等脑膜刺激症状。细菌可引起细小血管栓塞，导致皮肤出现瘀斑。

（九）变异性

从相关论文和系统检索脑膜炎奈瑟菌的变异性，目前尚未有确凿证据资料可以证实。

（十）环境中的稳定性

脑膜炎奈瑟菌在体外环境、抵抗力极弱，对干燥、湿热、寒冷、阳光、紫外线均极敏感。温度低于30℃或高于50℃皆易死亡，在体外易自溶死亡。

（十一）药物敏感性

流脑的首选治疗药物为青霉素G，剂量要大。对青霉素过敏者，可用氯霉素或红霉素。第三代头孢菌素、磺胺嘧啶、利福平等对本病也有较好的疗效。

（十二）消毒剂敏感性

脑膜炎奈瑟菌对理化因素的抵抗力极弱，对常用消毒剂亦极为敏感。常用消毒剂可迅速将其杀死。

（十三）物理灭活

高温干热灭菌和湿热高压灭菌，均能将其杀灭。

（十四）在宿主体外存活

营养要求较高，需在含有血清、血液等的培养基中生长。最常用的是经80℃以上加温的血琼脂平板。在血琼脂平板上不溶血。在血清肉汤中呈混浊生长。产生自溶酶，人工培养物如不及时接种，超过48 h常死亡。

（十五）与其他生物和环境的交互作用

对干燥、湿热、寒冷、阳光、紫外线及一般消毒剂均极敏感，在体外易自溶死亡。

（十六）预防和治疗方案

（1）消除传染源。脑膜炎奈瑟菌主要经飞沫传播，故就地隔离治疗病人，消除传染源是非常必要的，通常在治疗的头24 h隔离可疑的病人。

（2）药物预防和疫苗预防对于降低流行性脑脊髓膜炎发病率，控制流行性脑脊髓膜炎的流行时安全和有效，并起到十分重要的作用。如对带菌者或易感人群，可用青霉素、利福平、米诺环素进行药物预防，或应用含有A、C、Y、W-135血清型的四价疫苗接种进行免疫预防。目前，即使应用小剂量的青霉素对多数病例也是有效的。并发脓胸或其他并发症的患者仍可选用青霉素，但剂量应加大至每天600万单位以上。对于青霉素过敏者，可选用氯霉素，每天2 g～3 g，分4～6次给予。第三代头孢菌素、磺胺嘧啶、利福平等对本疾病也有较好的疗效。

（3）对症支持治疗包括给氧、保暖、保持呼吸道的湿化和通畅，同时，应保护心、胸、肾功能，防止多器官功能衰竭。

二、实验室相关活动风险评估与控制

（一）实验室感染性因子的种类、来源和危害

1.感染性因子的种类

脑膜炎奈瑟菌有荚膜、菌毛、IgA1蛋白酶和LOS等多种致病因子。

2.感染性因子的来源

（1）用于脑膜炎奈瑟菌检测鼻咽拭子、出血斑渗出物、血液等样本。

（2）样本采集和检测过程涉及的所有实验场所。

（3）样本采集和脑膜炎奈瑟菌分离、生化血清学鉴定等检测过程，能产生的含病原菌的气溶胶。

（4）实验室检测活动涉及的相关废弃物。

3.感染性因子可能造成的危害

（1）被污染是指实验器材、器皿等对实验室环境造成污染。

（2）含病原菌的实验室废弃物对环境造成污染。

（3）实验室含病原菌的气溶胶对实验室环境造成污染。

脑膜炎奈瑟菌首先通过人体的鼻咽部，再侵入血液引起败血症，继而累及脑脊髓膜，形成化脓性脑脊髓脑炎。病原菌主要借飞沫经咳嗽、打喷嚏由呼吸道直接传播。脑膜炎奈瑟菌可经呼吸道感染人体，在实验室工作中，直接吸入气溶胶是实验室人员较可能的获得性感染方式，虽然发生的概率很低，但应予以高度关注。

（二）实验室常规活动过程中的风险评估与控制

1.实验方法

（1）主要风险识别点

未采用国家标准、行业标准进行检测，使用新的或变更的国家标准或行业标准前，未经技术确认，可能存在安全风险。

（2）风险控制措施

采用国家标准、行业标准进行检测，或使用经过充分验证的实验方法；在使用新的或变更的国家标准、行业标准前，必须经过严格的技术确认。

2.样品采集

（1）鼻咽拭子的采集

①主要实验设备和器材　螺旋盖采样管、培养皿、采样棉签。

②主要风险点识别　鼻咽拭子中可能存在感染性病原体，采集过程中患者的咳嗽释放小颗粒气溶胶；采样人员采样不规范、盛装容器密合不严，可导致样品溅洒、溢出、渗漏而污染环境；个人防护不到位、存在采样人员吸入气溶胶感染的隐患。

③风险控制措施　采集鼻咽拭子时采样人员应佩戴手套、口罩、防护眼镜；采样动作轻柔；盛样容器必须防漏，容器外面要包裹足量的吸收性材料，以便容器破损或泄露时，能吸收溢出的所有液体。

（2）出血斑渗出物的采集

①主要实验设备和器材　一次性采血针、塑料螺旋盖采样管、消毒棉签、培养皿及一次性利器盒。

②主要风险点识别　出血斑渗出物样本可能存在感染性病原体，采血针刺破血斑时，存在血滴意外滴落污染人员或环境的风险；使用采血针头存在意外刺伤或划伤采样人员的风险。

③风险控制措施　采集时做好个人防护，佩戴帽子、口罩、双层乳胶手套，以防刺伤、划伤手。使用过的采血针应直接放入一次性利器盒中集中处置。

（3）血样的采集

①主要实验器材　一次性采血针、真空采血管、消毒棉签、培养皿及一次性利器盒。

②主要风险点识别　血液样品可能存在感染性病原体，真空采血管密封盖意外脱落或采血针内残留血滴落，存在血样溅洒污染人员或环境的风险；采血针头存在意外刺伤或划伤采样人员的风险。

③风险控制措施　采血前做好个人防护，佩戴帽子、口罩、双层乳胶手套，检查一次性采血管或真空采血管密合性，防止刺伤、划伤和血液渗出。使用过的采血针头应直接放入利器盒，禁止将使用后的一次性针头重新套上针头套；采血后直立于试管架中，防止倒翻。对于消毒棉签等污染物应放入黄色垃圾袋中，利器盒应集中存放集中处置。

3.样本包装盒运送

（1）主要实验设备和器材　塑料螺旋盖采样管、真空采血管、一次性塑料培养皿、95千帕样品运输罐、B类标本运输箱（UN3373运输箱）和运送车辆。

（2）主要风险点识别　使用不合格包装进行运输，采样管、真空采血管等容器密封不严，将不能安全有效地防止运输过程中包装容器意外破损，从而产生污染环境的可能。

（3）风险控制措施　盛装样品容器必须坚固，密合性好，尽可能选用塑料制品，采样后必须检查容器的密合性。样品严格按照B类要求包装和运送，由采样人员专车运回实验室。

4.样品接收和前处理

（1）主要实验设备和器材

旋涡振荡器、离心机、生物安全柜、洁净工作台等。

（2）主要风险点识别

样品管理员未按规定要求交接样品；样品前处理离心震荡过程中容器意外破损或渗漏等，可能造成感染性物质溅出，污染操作者的手、操作台面、器物表面及地面。

（3）风险控制措施

①样品接收必须在专用的区域进行，收样人员严格按照样品管理规定交接样品，不得擅自打开样品包装，收样后及时洗手。

②开始检测前，盛装感染性材料样品的容器，必须在生物安全柜中缓慢打开，开启的容器管口时不能对着操作者。

③对含有感染性样品离心震荡时，必须佩戴手套口罩，必要时应加强防护，并将离心盖封严，才能进行离心操作。

④实验室应配备急救箱，发生手刺伤或划伤等意外事件时应立即进行消毒包扎处理。

⑤当发生离心管或均质袋意外破裂、溅出的情况时，应及时对所有涉及污染的部位进行消毒处理。

5.样本检测过程

（1）主要实验设备和器材　培养箱、细菌鉴定和药敏测试仪（ATB仪）、生物安全柜、振荡器、离心机、洗板机、酶标仪、吸管和试管、移液器及吸头、接种环和培养皿等。

（2）主要风险点识别

①鼻咽拭子、出血斑渗出物、血液等样品中疑似脑膜炎奈瑟菌株的分离鉴定、生化试验、血清分型、药敏试验等实验活动涉及活菌操作，血清抗体检测存在病原体，在检测过程中样品移取、划线分离、涂片染色、离心等操作可产生气溶胶。血清抗原和抗体检测时标本的离心、加样移液操作、洗板、震荡混匀读板等操作也可产生气溶胶，存在气溶胶吸入而感染的风险。

②实验过程中发生玻璃器材意外破碎或渗漏、离心操作时离心管意外破裂等事故，造成液体溅出从而污染设备表面或工作台面等环境，间接污染操作者的皮肤、黏膜。虽然没有确凿证据证明脑膜炎奈瑟菌可通过破损皮肤、黏膜感染，但也不应忽视。

③洗板、读板时液体溅出污染设备表面或工作台面。

（3）风险控制措施

①开展检测时检测人员应按照二级生物安全防护要求做好自身防护，穿戴好防护服、口罩、手套。若接触大量活菌操作时，必要时应戴防护面罩、双层手套等以增加防护。涉及高浓度或大体积的感染性材料离心操作时，应选用密封转头或带安全罩的离心机离心。

②进行鼻咽拭子、出血斑渗出物、血液等感染性材料的样本操作时，必须在生物安全柜内进行。血清学检测中酶标板应轻拿轻放，避免液体溅出。若有意外污染，应及时进行消毒、冲洗并擦干飞溅出的液体。实验结束后，必须及时对桌面、台面进行消毒处理。

③必须使用移液器或吸球移取样液，旋盖和移液操作动作要轻缓，所有吸管应具棉塞，移液头尽可能使用带滤芯的，以减少对移液器或吸球的污染。

④使用直径2～3 mm且完全封闭、手柄的长度小于6 cm的接种环分离细菌，尽可能使用封闭式微型电加热器消毒接种环，避免在酒精灯的明火上加热从而引起感染性物质爆溅。

⑤尽可能以塑料器皿代替玻璃器皿。若必须使用玻璃器皿，只能用实验室级玻璃（硼硅酸盐），且任何破碎或有裂纹的器皿都应丢弃。禁止用手直接接触使用后的针头、刀片、玻璃碎片等锐器。严禁用带有注射针头的注射器吸液，更不可当吸管用，用过的锐器应直接放入利器盒，经消毒后废弃。

⑥在任何可能导致潜在的传染性物质溅出的操作过程中，应保护好面部、眼睛和嘴。发生大量液体溅出、溢出等事故，或者明显暴露于传染源时，应立即向实验室负责人报告，及时处理并对事故的发生与处理进行记录，必要时进行适当的医学评估、观察、治疗，保留书面记录。

6.菌株使用、保存和运输

（1）主要实验设备和器材

接种针（环）、菌株保存管、生物安全柜、95 kPa样品运输罐、B类标本运输箱（UN3373运输箱）、运送车辆。

（2）主要风险点识别

①保菌操作不规范、个人防护不到位、保菌磁珠管等保菌容器意外破损、磁珠掉落等会导致病原菌污染实验室环境和实验人员。

②脑膜炎奈瑟菌的使用和保存未按照规定要求实施管理，存在菌株被恶意使用及污染环境等生物安全隐患。

③脑膜炎奈瑟菌阳性菌株或者疑似菌株的上送等运输过程中若使用不合格包装进行运输，容器密封不严，或运输工具无安全保障，则可能导致运输过程中包装容器意外破损，从而发生病原体扩散，甚至样本丢失的情况。

（3）风险控制措施

①脑膜炎奈瑟菌的分离纯化及保菌操作应在生物安全柜内进行，若发生保菌磁珠管等破损、磁珠掉落时的情况，则应及时对所有涉及污染的部位进行消毒处理。

②对于脑膜炎奈瑟菌的使用和保存严格按照菌（毒）种管理规定要求进行操作，实行双人双锁保管，严防菌株被恶意使用而造成生物危害。

③对于脑膜炎奈瑟菌的运送严格执行B类运输包装，携带"原微生物菌（毒）种或样本运输许可证"，由专车运送，并由专业人员全程护送。

7.实验室的清洁和消毒

（1）主要实验设备和器材 70%～75%的酒精、含氯消毒剂。

（2）主要风险点识别 工作完毕后，若不及时对工作台面、生物安全柜进行消毒，有可能会对下次的操作人员造成污染或感染。

（3）风险控制措施 工作完毕后，及时对检测所涉及的工作台面、地面和生物安全柜进行消毒，使用有效氯500 mg/L含氯消毒剂，用消毒液消毒后要干燥20 min以上。生物安全柜用70%～75%的酒精擦拭消毒。待实验和消毒完毕，先脱去手套，再脱去防护服，并用洗手液和流动水正确洗手。

8.废弃物处置

（1）主要实验设备和器材 医疗废弃物专用袋、硬质耐高压防渗漏垃圾桶、高压灭菌器。

（2）主要风险点识别 剩余样本、阳性菌种和血清标本是高危污染源。实验所涉及的感染性实验材料及废弃物处理不当可造成环境污染；利器处理和使用不当，可导致意外刺伤或划伤工作人员，引发感染的风险。

（3）主要风险控制措施 实验室废弃物处理应遵循《医疗废物管理条例》《医疗卫生机构医疗废弃物管理办法》《医疗废物专用包装物、容器标准和警示标识规定》等相关法规要求，废弃物实行分类收集、规范管理。脑膜炎奈瑟菌检测采样及实验室产生的所有废弃物，包括不再需要的样本、酶标反应板及其他物品等，均视为污染物。废弃物应置于装有"生物危害"标识的医疗废弃物专用袋的硬质防渗漏的垃圾桶中,经121 ℃高压灭菌15~20 min后才可运出实验室,集中存放至机构指定的医疗废弃物暂存点,由有资质的医疗废弃物处理单位上门收集集中处置。装有利器的一次性利器盒严禁再次打开,同上述垃圾一起处理;在处理废弃物的同时,做好交接记录,所有相关记录应定期整理归档。

(三) 实验室常规活动中其他风险评估与预防控制措施

1.电力

(1) 主要风险点识别 断电或电压不稳,存在引发电气设备故障隐患。断电可使运行中的生物安全柜、酶标仪、洗板机等生物安全防护设备、检测设备突然停止工作,致使实验活动被迫中断,存在感染性物质外溢、污染操作人员和环境的风险。

(2) 预防控制措施 实验室由双路市电供电,并为关键仪器设备配备应急电源(UPS),避免实验室由断电可能引发的生物安全风险,确保检测工作顺利进行。

2.电气操作

(1) 主要风险点识别 实验室活动涉及的电气操作,包括实验室工作区内电气设备的启动、关闭、安装和维修;设备层内UPS、空调机组等电气设备的启动、关闭和维修等。这些电气操作的过程可能存在断电、电击、造成电气故障等风险。

(2) 预防控制措施

①电气设备的设计及制造符合相关安全标准的要求。实验室工作区内若有380V电源插座,则需明确标识,并由有资质的专业人员进行操作。

②新的、改装过的或修理过的电气设备在未经专业人员(如有资质的电工)完成电气安全测试确认设备符合安全使用要求之前,不允许使用。

③电气设备使用人员接受正确操作培训,操作方式不降低电气设备安全性。

④采取措施对设备去污染,以降低维护人员被感染的风险。

3.实验室给排水设施设备

(1) 主要风险点识别 实验室含有给排水的设施设备,包括位于工作区和洗消区的高压灭菌器和洗涤池。当水管道意外破裂、排水管道阻塞时,感染性材料可能溢出,有污染实验人员和环境的风险。

(2) 预防控制措施 实验室产生的所有染菌物及器具,必须先经高压灭菌或含氯消毒剂浸泡消毒后洗涤,洗消产生的污水集中排入机构污水池进行消毒处理,严禁直接排放。定期检查实验室给排水管道各接口的密封性,及时发现安全隐患。

4.实验室设施设备管道

(1) 主要风险点识别 实验室设施设备管道穿越维护结构的部位可能存在密封不严的问题,当感染性材料溢出时,有污染环境的风险。

(2) 预防控制措施 所有管道穿越维护结构的部位应确保严格密封,定期进行检查检测,避免感染性材料外溢从而污染环境。

5.主要检测仪器设备

(1) 细菌鉴定和药敏测试仪(ATB仪)、显微镜、培养箱等设备

①主要风险点识别 对疑似脑膜炎奈瑟菌鉴定时，需使用ATB仪进行生化鉴定及药敏试验。如果不按操作规程进行规范操作，则会导致病原体渗漏而污染实验环境。

②预防控制措施 严格按照细菌鉴定和药敏测试仪（ATB仪）等设备操作规程操作和维护，每次使用完毕后对设备箱体及可能污染的实验环境进行消毒。

（2）离心机

①主要风险点识别 未正确配备带密封盖离心机、密封头的真空采血管、耐压螺旋盖离心管，高速离心时可产生气溶胶扩散；离心血样时没有做好平衡，可能存在离心管破裂、离心管盖脱落、血样污染离心转子和离心腔的风险。

②风险控制措施 实验室配备带密闭盖离心机、密封头的真空采血管、耐压螺旋盖离心管；离心前做好平衡，选择正确的离心速度和离心力；规范正确操作；每次使用后做好消毒清洁和使用维护记录，定期进行功能检查，确保离心机性能正常。

（3）酶标仪和洗板机

①主要风险点识别 配备的酶标仪和洗板机，未按照相关要求进行检定/校准、功能检查、维护，不按照作业指导书或使用说明操作，不能确保设备的正常性能，影响检测结果。在使用酶标仪和洗板机的过程中可能会产生气溶胶和样液溅出，存在污染设备表面和工作台面的风险。

②预防控制措施 酶标仪每年检定校准一次，开展期间核查。洗板机每年进行功能检查。在洗板、读板操作时，要做到动作轻缓，小心操作，若有液体溅出，要马上进行消毒处理。

6.生物安全设施设备

（1）生物安全柜

①主要风险点识别 没有按照设备操作规程或使用说明书进行操作、维护，使生物安全柜的气溶胶防护效果明显降低，甚至失效。设备长时间使用未及时更换HEPA过滤器，可出现工作窗口气流速度降低或流向紊乱等功能异常状况。生物安全柜使用后未进行彻底消毒处理，对于清洁、维护人员将会产生污染。设备长期关停，将会使部分电器元件老化从而失去正常功能。没有及时对设备移位、碰撞受损等进行性能检测存在气溶胶污染环境的隐患。

②预防控制措施 使用人员接受相关操作、维护培训，做到规范使用和维护。每月进行空气沉降菌检测，每年请有资质的服务机构对生物安全柜的流入气流流速、下降气流流速、气流模式、高效过滤器完整性、紫外线强度等主要性能指标进行检测，确保其功能正常。一旦生物安全柜使用时发生污染，应及时进行消毒。

（2）高压灭菌器

①主要风险点识别 没有正确配备高压灭菌器，存在气溶胶污染环境的隐患；没有按照设备操作规程或使用说明书进行操作、维护，可能使高压灭菌器效果明显降低，甚至失效，失去去污染与无害化处理的作用；压力锅长时间使用又不定期检测灭菌效果，存在灭菌不彻底从而引发污染的隐患。压力锅长期停用期间，如果不

及时排干锅体水分，将会使内部器件老化从而失去正常功能。

②预防控制措施　选择下排式高压灭菌器，防止气溶胶污染。操作人员持证上岗，正确规范操作，定期维护，确保高压灭菌器性能正常，定期检定核查，做好使用记录。对压力灭菌器，每次使用化学指示物监测，监控记录温度、压力、时间等灭菌参数，定期进行生物监测，以保证灭菌质量。

（3）个人防护用品

①主要风险点识别　实验室不能提供足够数量的、符合质量要求的防护服、护目镜、一次性乳胶手套、口罩和覆盖足背的防滑鞋等，使用大小不合适的个人防护用品，个人防护用品穿戴、脱卸的程序、方法不符合要求，均可能存在人员感染或污染环境的风险。

②预防控制措施　选择正规、符合质量要求的防护用品，使用前进行必要的培训，按照规定的程序正确使用、脱卸。

（4）应急救治设施和用品

①主要风险点识别　实验室若没有配备洗眼器、应急药箱等必要的应急设施和物品，或配备的急救用品种类不全、不合适或过期，则会导致急用时无法发挥作用。

②预防控制措施　在实验室内正确配备洗眼器，确保其功能正常，配备的75%乙醇、碘伏或其他消毒剂、创可贴等与实验活动相适应的急救物品在有效期内使用，专人负责管理，定期维护、清理和更新。

（5）消毒灭菌剂

①主要风险点识别　消毒剂无生产许可证、过期、配制方法或浓度不正确、种类选择不合理，将会导致消毒效果降低、生物灭活能力降低或对物品腐蚀性增加、对皮肤造成刺激等问题。

②预防控制措施　选择符合国家标准的正规厂家生产的产品，选择合适的消毒剂，按照规定的消毒方法、消毒时间、消毒浓度（剂量）进行消毒，避免使用过期产品；消毒过程中，消毒人员应做好必要的个体防护，防止发生意外。根据脑膜炎奈瑟菌特点，选用70%～75%酒精和有效氯含量为500 mg/L含氯消毒剂作为实验室常用消毒剂。

7.管理体系的风险

（1）主要风险点识别　管理体系（包括应急预案）是否健全和完善，是否符合实际管理要求，程序文件、作业指导书和操作规程是否科学和具有可操作性，能否包含生物安全的全部因素。如果组织结构不健全、设置不合理、体系文件与实际工作不匹配，以及部门职责不清或衔接不当等，都可能带来安全风险。

（2）预防控制措施　定期开展对管理体系的评审，发现问题应及时修订、完善，以确保生物安全管理体系持续有效运行。

（四）工作人员的风险评估与预防控制措施

1.人员数量和素质

（1）人员数量

①主要风险点识别　人员过少会因缺少相互监督或因工作量大而导致操作过程中

工作失误增加，风险增加。

②预防控制措施 采样和检测人员数量应与工作量相匹配，尽量有2名工作人员同时进行采样和检测工作。

（2）人员结构

①主要风险点识别 实验室检测人员职称分布不合理，新进人员没有高资历人员带教，不能很好地应对意外事件，风险增加。

②预防控制措施 实验室检测人员的年龄和资历结构应配备合理，新近人员应由高资历人员带教或监督操作。

（3）职业操守

①主要风险点识别 脑膜炎奈瑟菌检测实验室存在一定的生物安全风险，若责任心不强的人员参与该项工作，可能造成生物危害而危及人员安全、环境安全与社会安定的可能性较大。

②预防控制措施 加强职业道德教育，培养工作责任心。

2.健康管理

（1）主要风险点识别 健康状况主要包括生理、心理素质与免疫状态。若实验室检测相关人员出现呼吸道或者消化道感染症状、集体免疫力低下等其他不适合工作的状况，则职业暴露风险增加。

（2）预防控制措施 建立健康申报制度，遇有呼吸道或者消化道感染及其他不适合工作的情况，及时向实验室负责人报告并暂停工作；如接触物的传染性大，应加强个人防护。

3.人员资质

（1）主要风险点识别 检测人员不具备卫生检测相关学历教育背景，不熟悉脑膜炎奈瑟菌检测方法及操作规范，未执行相关的专业知识培训和考核，无法保证工作质量和安全。

（2）预防控制措施 检测人员必须为检验或相关专业毕业，经过上岗培训，考核合格。

4.生物安全培训要求

（1）主要风险点识别 检测人员、辅助人员、后勤保障人员、进修实习人员上岗前没有接受严格的生物安全以及相关生物安全设备操作的技术培训，易导致生物安全事故的发生。

（2）预防控制措施 检测人员、辅助人员、后勤保障人员每年参加本机构组织的生物安全知识或生物安全操作技术培训、考核。上岗前，熟练掌握生物安全仪器设备、设施操作技术，具备相关的安全操作能力。进修实习人员参与实验活动前，必须进行生物安全知识的培训，在带教老师的监督下工作。

5.应急事件处理能力

（1）主要风险点识别 实验人员上岗前没有接受实验室意外事故处理、职业暴露后预防等突发事件处置的培训，一旦发生意外事件，不能有效地进行规范处理和控制生物安全事件。

（2）预防控制措施　实验室工作人员必须严格按照实验室意外事故报告制度和病原微生物生物安全应急处置技术方案中规定的要求进行意外事件的处置，强化职业暴露的应急处理能力。

（五）实验室非常规活动中的风险评估与预防控制措施

1.主要的实验室非常规活动

（1）实验室外专业人员对实验室设施设备的维护、维修、检定/校准、检测验证（如主要设施设备的检测验证）和更换（如高效过滤器等的更换）等。

（2）实验室后勤保障人员对实验室及公共环境的保洁、实验器材的消毒清洗。

（3）实验室外来人员参观实验室和上级部门对实验室的检查。

（4）任何其他人员需要进入实验室从事实验活动外的行为。

2.主要风险点识别

（1）上述人员进入实验室从事相关活动，存在不慎打翻、打破标本管或损坏仪器零部件等风险，可能会引起实验室感染的风险。

（2）实验室运行过程中外部人员需要进入实验室参观，存在影响实验活动正常运行或者导致设施设备损坏的风险。

3.预防控制措施

（1）实行人员准入、登记制度。进修实习人员进入实验室从事检测活动前，必须先进行生物安全和实验室规章制度的培训。若机构实验室外专业人员和实验室后勤保障人员确需进入实验室进行相关活动，或上级部门需要进入实验室进行检查，则应有机构实验室人员协助和陪同。

（2）实验室外专业人员和实验室后勤保障人员必须要有相应的专业知识。应对其进行生物安全培训，提供安全指南；实验室人员应协助、指导和规范进入人员在实验室内的活动并对其安全行为进行监督；进入人员必须遵守实验室的各项管理规定，以确保人员和环境安全。

（3）进入人员未经许可不得使用实验室内有标志的危险品，不能将未经消毒处理的物品带出实验区。

（4）在生物安全实验室进行设施、设备维护维修过程中，若发生意外事件，应立即报告实验室负责人。实验室负责人根据意外事件风险评估结论，采取应对措施。

（5）当需要更换HEPA过滤器时，应先对HEPA过滤器等做原位消毒后，专业人员才能进行更换。

（6）为确保人员的安全，禁止未穿防护服的人员进入实验室的防护区域。同时也禁止穿防护服的人员走出实验室的防护区域。

（7）对实验室设施、设备进行维护工作时，动作轻柔，避免产生气溶胶。

（8）离开实验室前，必须正确洗手。

（六）被误用和恶意使用的风险与预防控制措施

1.主要风险点识别阳性标本未明确标识，未严格实行双人双锁管理，实验活动结束后不及时消毒操作场所，工作人员在不知情的情况下可能误用标本、实验材料和设施设备等，导致人员感染、实验室环境污染、人员受伤和设施设备损坏等事故。

2.预防控制措施

（1）实行严格的人员准入和培训考核上岗制度。

（2）所有获得批准进入实验室工作的人员，必须严格按规程操作实验材料和设施设备，以及其他一切实验活动，不得使用实验室内任何不熟悉物品。

（3）发生事故时必须及时报告并做必要的处理和记录。

（4）实验所用材料和试剂等必须有明确的标识。

（5）阳性标本实施严格的双人双锁管理，上送的阳性标本必须经机构盖章批准，携带病原微生物菌（毒）种或样本运输许可证，由专车运送，专业人员全程护送。

（七）相关实验室已发生的事故分析和从中得到的启示

目前，已有脑膜炎奈瑟菌检测导致实验室人员感染的相关报道，主要原因是实验室人员在采样、检验、废弃物处置等工作过程中，个人防护不到位，吸入气溶胶导致感染。因此必须严格遵守实验室相关规定，加强个人防护，规范操作。

三、实验室理化因素风险评估及安全防护措施

（一）紫外线

1.主要风险点识别

二级生物安全实验室、传递窗和生物安全柜均使用紫外线灯进行物体表面、环境空气消毒。紫外线波长为250～280 nm，主要影响眼睛和皮肤，引起急性角膜炎、结膜炎和慢性白内障等眼疾病，还可诱发皮肤癌。紫外线灯开启时，人员进入，可受到伤害。

2.安全防护措施

在实验室工作时，应避免紫外线直接照射人体，特别是眼部。生物安全柜表面张贴紫外线危害的标识，提醒实验人员小心紫外线危害。在进行紫外线消毒时，实验人员尽量远离消毒区域。

（二）辐射

1.主要风险点识别

辐射源或辐射事故可以导致病原微生物屏障系统破坏，增加实验人员被病原微生物感染的风险。

2.预防控制措施

实验室应远离辐射源，如果无法避开，则应采取物理隔离措施，防止辐射源对检测工作和人员的健康产生影响。本机构实验室内部和周边建筑群均没有辐射源，所以，

辐射风险基本不用考虑。

（三）含氯消毒剂

1.主要风险点识别

含氯的消毒液会残留在空气中不挥发，长期使用会使人感到头疼、恶心，并刺激黏膜，对于有体质过敏的人，容易引发过敏、哮喘疾病等。高浓度的含氯消毒剂对人的呼吸道黏膜和皮肤有明显的刺激作用，可使人流泪、咳嗽，并刺激皮肤和黏膜，严重者可出现氯气中毒。急性中毒者出现躁动、恶心、呕吐、呼吸困难等症状，甚至因窒息而死。

2.安全防护措施

按照使用说明，根据消毒对象不同而配制不同浓度的消毒液，避免使用不必要的高浓度的消毒液。配置和使用时佩戴好手套，消毒后及时开窗通风。

（四）其他

1.主要风险点识别

实验室内的照明和声音（生物安全柜等）有可能因强光和噪声对人员造成损害。

2.安全防护措施

对实验室的照明和声音等参数进行检测，确保合格，避免强光和噪声对人员的损害。

四、实验室火灾风险评估与预防控制措施

1.主要风险点识别

（1）超负荷用电，电线过长。

（2）电气和电源老化、电气保养不良，例如电缆的绝缘层破损。

（3）用火不当等引发火灾。

（4）仪器设备在不使用时未关闭电源。

（5）使用的仪器设备不是专为实验室环境设计。

（6）易燃、易爆品处理、保存不当。

（7）不相容化学品没有正确隔离。

（8）在易燃物品和蒸汽附近有能产生火花的设备。

（9）通风不当或不充分。

2.预防控制措施

实验室应采取以下预防控制措施避免火灾发生，保证发生火灾后能够安全撤离实验室。

（1）定期检查电器插座、电线绝缘层是否完好，保证用电负荷。对易燃、易爆等危险品进行有效区域隔离。

（2）实验室配备灭火器。放置在易取的地点，摆放部位应张贴灭火器标识。灭火器用于扑灭可控制的火灾，帮助人员撤离火场；对灭火器进行定期检查和维护，确保其有效。

（3）实验室需装设应急灯。所有出口都有黑暗中可见的"紧急出口"标识；当出现紧急状况时，实验室所有出口的锁必须处于开启状态，出口设计保证不经过高危险区域就能逃脱，所有出口都能通向一个开放空间。

（4）走廊、流通区域不得放置障碍物。不影响人员流动和灭火设备移动。

（5）在实验室工作区显著位置张贴火警电话标识。实验室每年对工作人员进行消防知识培训，包括消防器材的使用、火灾发生时的应急行动等。

五、自然灾害风险评估与安全防护措施

自然灾害可能导致的实验室紧急状况主要包括水灾和地震等。

（一）水灾

1.风险点识别

水灾可能导致实验室维护结构和设施的损坏，实验室感染材料随水外溢。

2.安全防护措施

（1）制订《实验室紧急事件应急预案》，并对所有实验室人员进行培训。

（2）实验室一旦发生水灾报警时，应立即停止工作。首先，考虑实验室内感染性物质和人员的转移。实验室负责人、机构负责人根据条件及时采取措施，第一时间联系消防人员。消防人员应有防护措施，并在受过训练的实验室工作人员陪同下，进入实验室完成菌毒种和人员的安全转移。

（二）地震

1.风险点识别

发生地震等自然灾害会导致实验室维护结构和设施的损坏，存在人员受伤和实验室感染性材料外溢的风险。

2.安全防护措施

实验室应采取措施降低自然灾害带来的风险，保证灾害发生后工作人员能够安全撤离实验室，减少对人员和环境的影响。发生地震后，首先，设立距实验室维护结构20 m范围内的封锁区。其次，对封锁区进行消毒，然后由专业人员在做好个人防护的前提下对实验室内部环境边消毒边清理，清理到样品保存地点。如果保藏样品的容器没有破损，可把它安全转移到其他安全的实验室存放。如果保藏样品的容器已破损和发生外溢，则应立即用可靠方法进行彻底消毒灭菌。

六、生物安全及其他紧急事件（事故）处理预案

（一）实验室生物安全事件（事故）处理措施

（1）当生物安全柜或负压实验室出现持续正压时，室内人员应立即停止操作，通知运行保障人员采取措施恢复负压。如果不能及时恢复和保持负压，应停止实验，按规程退出。发生此类事故或发生意外停电，造成具有传染性物质暴露潜在危险的事故和污染时，工作人员除了采取紧急措施外，还应立即报告实验室负责人，必要时由生物安全委员会组织对实验室进行终末消毒。

（2）离心过程中离心管破裂时，应马上关闭电源，让离心机停止工作，并静止30 min然后缓慢打开离心机盖，将离心杯平稳移至生物安全柜中。如果发生泄漏，则用1%的含氯消毒剂灌入离心杯腔体中消毒30 min，然后弃去消毒液和离心管碎片，将离心杯清洗后擦干。

（3）发生污染物溢洒时，立即用清洁布或吸水纸覆盖污染处，并倒上有效氯含量500 mg/L含氯消毒剂，作用至少30 min，方可清理全部污染物，用消毒剂擦拭污染区域。所有这些操作过程中都应佩戴手套、口罩等，做好个人防护。若发生大范围污染物扩散事故时，应立即报告实验室主管领导和生物安全委员会。待其到达事故现场，查清情况，确定消毒方案，组织对实验室进行终末消毒。

（4）发生空气污染，可采用低温蒸汽甲醛气体进行消毒。由于甲醛有致癌作用，因此不宜用于生物安全柜和实验室的常规空气消毒。

（二）其他紧急事件（事故）处理措施

在制订的应急预案中应包括消防人员和其他紧急救助人员，并事先告知他们哪些实验室有潜在的感染性物质，让他们熟悉实验室的布局和设备。实验室人员要熟悉紧急撤离的情况及紧急撤离的路线标识，当实验室发生不可控的火灾、水灾、爆炸或其他危险情况时，为确保工作人员的安全，要进行紧急撤离。所有实验室人员须了解紧急撤离的行动计划、撤离路线和紧急撤离的集合地点，每年至少组织一次紧急撤离演习，包括急救设备使用和采取相应急救措施。

（三）实验安全及其他紧急事件（事故）报告

（1）发生生物安全及其他紧急事件时，在紧急处理的同时必须向实验室负责人、机构主管领导和生物安全委员会报告。

（2）对于生物安全事件必须进行登记，记录发生的时间、地点及详细经过、处理方法和结果等。

七、生物安全实验室生物安全保障风险管理

（一）生物安全风险评估依据标准

风险评估所依据的数据及拟采取的风险控制措施、安全操作规程等均应以国家卫生健康委员会、世界卫生组织、国际标准化组织等机构或行业权威机构发布的指南、标准等为依据。

（二）脑膜炎奈瑟菌实验活动风险评估（见表5-1-1）

表5-1-1　脑膜炎奈瑟菌实验活动风险评估

序号	潜在风险因素	危害程度	发生概率	固有风险	措施合理性	残留风险	风险可控程度
1	样品运输过程中容器意外侧翻、泄漏、破裂造成污染	中度	可能	中度	合理	低风险	可控
2	样品的接收、开启及加样等常规实验活动中产生气溶胶	高度	较大可能	高度	合理	低风险	可控
3	离心、加样等实验活动中意外事故造成盛装样本容器破裂、溢出瞬间产生气溶胶	高度	可能	高度	合理	中风险	可控
4	检测未经灭活的样品对仪器与环境造成污染	中度	较大可能	中度	合理	低风险	可控
5	标本、实验材料、设施设备等被误用的风险	中度	可能	中度	合理	低风险	可控
6	阳性标本被恶意使用的风险	高度	较小可能	高度	合理	低风险	可控
7	实验器材未经规范消毒造成污染	中度	可能	中度	合理	低风险	可控
8	废弃物处理不当造成病原微生物的扩散	中度	较大可能	中度	合理	低风险	可控
9	灭菌装置不符合要求，灭菌不彻底造成污染	中度	较小可能	中度	合理	低风险	可控
10	检测人员和工勤人员被锐器误伤造成职业暴露	中度	可能	中度	合理	低风险	可控
11	检测人员个人防护不当造成的病原微生物扩散	中度	可能	中度	合理	低风险	可控
12	非检测人员、进修实习等外来人员进入实验室的不当操作	中度	可能	中度	合理	低风险	可控
13	水、电、火灾及自然灾害造成的风险	中度	较小可能	中度	合理	低风险	不可控

（三）风险评估人员

风险评估由机构负责人组织病原微生物实验室、生物安全管理部门和其他科室熟悉脑膜炎奈瑟菌检验相关风险的专业人员进行风险评估并形成风险评估报告。形成的风险评估报告经机构生物安全委员会审核，报机构负责人批准。

（四）风险评估报告

风险评估报告应是实验室采取风险控制措施、建立安全管理体系和制订安全操作规程的依据。在记录风险评估的过程中，风险评估报告应注明评估时间、编审人员和所依据的法规、标准、研究报告、权威资料、数据等。

（五）需重新进行风险评估的情况

（1）生物安全实验室改造前（或新建造前）和正式启用前。

（2）当收集到的资料表明脑膜炎奈瑟菌的致病性、毒力或传染方式发生变化时，应及时变更其背景资料，并对其实验操作的安全性进行重新评估。

（3）开展新的实验活动（增加新的项目），应对该项目的实验活动进行评估。

（4）生物安全实验室操作人员在进行实验活动时，发现原评估报告中未涉及的隐患存在，或者在检查过程中发现存在生物安全问题，应进行再评估。

（5）在实验活动中发现阳性标本泄漏或人员感染等意外事件或事故时，应立即进行再评估。

（6）当评估过的实验活动（包括相关的设施、设备、人员、活动范围、管理等）发生改变，或者操作超出常规量、从事某些特殊活动时，应事先或重新进行评估。

（7）相关政策、法规、标准等发生变化时需要进行再评估。

（六）对风险、需求、资源、可行性、适用性等的综合评估

机构已对在生物安全二级实验室所涉及的所有活动内容进行了全面的风险评估，并根据风险的内容已逐项制订了可行的、适用的防控措施。评估报告不仅适用于实验室设施设备的常规运行，而且适用于实验室设施设备进行清洁、维护或关停。

生物安全二级实验室实验活动中未涉及化学、物理、辐射等相关检测和研究内容，因此，不存在相应的风险。实验室所在的地理位置海拔较高，建筑材料可抗六级地震，能够抵抗水灾、地震等灾害。

八、评估结论

《中华人民共和国传染病防治法》规定，流行性脑脊髓膜炎属乙类传染病；原卫生部的《人间传染的病原微生物名录》、WHO的《实验室生物安全手册》规定，脑膜炎奈瑟菌的危害程度为第三类、危险度等级为Ⅱ级。

（一）实验活动及生物安全防护水平

原卫生部《人间传染的病原微生物名录》规定，大量活菌操作、动物感染实验、样本检测在BSL-2实验室进行，非感染性材料的实验在BSL-1实验室进行。根据上述原则，本机构病原微生物实验室，主要开展脑膜炎奈瑟菌的分离培养、纯化、涂片、显微镜观察、药物敏感性试验、生化血清学鉴定等实验活动，所需生物安全实验室级别为生物安全二级在实验室操作时，应穿戴防护服、口罩、帽子、一次性手套和覆盖脚背的鞋。如果接触物的传染性大，应戴双层手套。

机构实验室脑膜炎奈瑟菌病原学检验依据WS295《流行性脑膜炎奈瑟菌诊断》。其为国家卫健委发布的行业标准，在项目开展时均经过技术确认，实验方法的风险很小。

（二）人员健康及素质

工作人员在上岗前均经过充分的生物安全、专业知识和操作技能培训。每年参加本机构组织的生物安全相关知识培训和考核，具有高度的工作责任心。

（三）防治原则

目前，有A、C、Y、W-135血清型的四价疫苗接种来进行免疫预防。对于脑膜炎奈瑟菌感染具有特效的抗生素，但若检测及相关人员感染脑膜炎奈瑟菌，则对人员健康会造成损害。因此，工作人员应牢固树立标准预防的观念，规范实验操作，加强个人防护是最有效的防控措施。

（四）应急预案和职业暴露措施

一旦发生职业暴露或其它安全事故时，在紧急处理的同时要立即向实验室负责人和主管领导报告，启动应急预案。

机构病原微生物实验室按二级生物安全实验室要求建设和装备，脑膜炎奈瑟菌病原学检测实验活动主要涉及样本采样、运输、接收、处理、实验室检测、菌株保存、阳性标本上送、废弃物处置等。本次评估是从脑膜炎奈瑟菌致病特性开始，对实验室常规活动和非常规活动存在的风险和潜在的风险进行评估，对所能产生的风险制订了相应的消除、降低或控制风险的管理措施和技术措施，并对所涉及的设施、设备、人员进行了评估，制订了一系列相关文件，已经将已知和未知的风险降到了可接受的程度。实验室具备开展脑膜炎奈瑟菌检测的能力。

第二节　沙门氏菌实验活动风险评估报告

一、生物学特性

（一）种类和细菌分型

沙门菌属（Salmonella lignieres）是一群寄生于人和动物肠道内的生化特性和抗原结构相似的革兰氏阴性杆菌，沙门菌属细菌的血清型已达2500多种。根据DNA同源性，沙门菌属可分为两个种，即肠道沙门菌和邦戈沙门菌。肠道沙门菌又分为6个亚种，而能感染人类的沙门菌血清型约有1400多种，都在第一亚种，即肠道沙门菌肠道亚种中。沙门菌属中的少数血清型如伤寒沙门菌（原称丙型副伤寒沙门菌）是人的病原菌，对人类有直接的致病作用，引起肠热症。沙门菌具有复杂的抗原结构，主要有菌体（O）抗原、鞭毛（H）抗原，少数菌种尚有一种表面（Vi）抗原，即荚膜抗原。

1.O抗原

O抗原存在于菌体细胞壁的最外层，化学成分为类脂-多糖-多肽复合物，由多糖决定其特异性，以阿拉伯数字顺序排列。每个沙门菌血清型含一种或多种O抗原。把含有相同抗原组分的归为一个群（组），这样可将本菌属中许多血清型细菌分为若干个菌群。菌群分别以A、B、C……Z群，再以O51-O65等表示，作为定群分类的依据。

引起人类疾病的沙门菌血清型大多数在A-E群。

O抗原耐热、醇和酸，经100～121℃加热2.5h、用乙醇或盐酸处理而不失去抗原性，因此，菌体抗原已经被公认为沙门菌血清型分型的基础。

2.H抗原

H抗原存在于鞭毛之中，为蛋白质，由肽链中氨基酸的排列顺序及空间构型决定其特异性。不耐热，经加热和用乙醇及碱处理后其易变性。H抗原分为第Ⅰ相和第Ⅱ相两种，第Ⅰ相为特异相，用小写英文字母表示，如：a、b、e、h等；第Ⅱ相为非特异相，用阿拉伯数字表示，如1、2、5等，但也有少数菌含有第Ⅰ相中的抗原e、n、x等成分。一个菌株同时有第Ⅰ相和第Ⅱ相H抗原的称为双相菌。H抗原常有两相的变异。每一组沙门菌根据H抗原不同，可进一步将组内沙门菌分成不同菌型。

3.Vi抗原

为O抗原表面的荚膜抗原。Vi抗原不稳定，经60℃加热处理、石炭酸处理或传代培养后易消失。Vi抗原存在于菌表面，可阻止O抗原与其相应抗体的凝集反应。要进行O凝集反应，必须先洗掉Vi抗原。

（二）来源

1885年，沙门氏等在霍乱流行时分离到猪霍乱沙门氏菌，故定名为沙门氏菌属。沙门氏菌属有的专对人类致病，有的只对动物致病，也有的对人和动物都致病。沙门氏菌病是指由各种类型沙门氏菌所引起的对人类、家畜，以及野生禽兽致病的不同形式的总称。摄入感染沙门氏菌的人或带菌者的粪便污染了的食品，可使人发生食物中毒。据统计，在世界各国的各类细菌性食物中毒中，沙门氏菌引起的食物中毒常列榜首。中国内陆地区的食物中毒也以沙门氏菌为首位。

（三）传染性

沙门氏菌病是公共卫生学上具有重要意义的人兽共患病之一，它们除可感染人外，还可感染很多动物，包括哺乳类、爬行类、两栖类及昆虫。人兽感染后可呈无症状带菌状态，也可表现为有明显的临床症状，沙门菌直接侵犯肠内集合淋巴结和孤立淋巴滤泡，经淋巴管可达肠系膜淋巴结及其淋巴组织，并大量繁殖，可发生类伤寒型。细菌偶可进入血液循环引起菌血症、败血症及局部化脓性感染灶。恢复期，患者和无症状的带菌者也是常见的传染源。被沙门菌污染的食品、水是食物中毒、败血症的传染源，伤寒、副伤寒带菌者或患者是伤寒、副伤寒唯一的传染源。

（四）传播途径

蛋、家禽和肉类产品是沙门氏菌病的主要传播媒介，通过粪-口途径感染人体。水源被污染是本病最重要的传播途径，常可引起暴发流行。日常生活的密切接触是伤寒散发流行的传播途径。苍蝇和蟑螂等媒介可机械性携带伤寒杆菌，从而引起散发流行，污水灌溉、生熟不分是散发或家庭流行最常见的原因。人与人的直接传播常以护理人员的手、医疗器械为媒介，是医院内感染或幼托机构内暴发流行的主要原因。

（五）易感性

人群对沙门氏菌普遍易感，感染的程度与菌株毒力及宿主免疫状态有关。一般幼儿和老年人，以及慢性疾病患者感染严重，尤其是一岁以内婴幼儿，由于其免疫功能尚未成熟，所以易被感染。而老年人和慢性消耗性疾病如系统性红斑狼疮、白血病、淋巴瘤、肝硬化等的患者，发病率高，症状严重。未患过伤寒和未接触过菌苗的个体，均易感。伤寒发病后可获得较稳固的免疫力，第二次发病少见。伤寒和副伤寒之间没有交叉免疫。

（六）潜伏期

由沙门氏菌引起的肠热症的潜伏期通常为两周，由沙门菌引起的胃肠炎的潜伏期为 $8\sim48$ h。

（七）剂量-效应关系

沙门氏菌经口进入人体，其后果与机体抵抗力、吞噬细菌的数量、血清型及其侵袭力有关。感染主要取决于沙门氏菌的血清型和食用者的身体状况，受威胁最大的是小孩、老年人及免疫缺陷个体。沙门菌感染需经口进入足够量的细菌，才能克服机体防护屏障，如肠道正常菌群、胃酸的作用、局部肠道免疫等，只有到达并定位于小肠，才能引发疾病。根据志愿者研究结果，大多血清型，半数感染量在 $10^5\sim10^8$ 个菌体之间，沙门伤寒菌可少至 10^3 个菌体，成人的致病菌量可高达 10 万个菌体以上，甚至 10 亿个菌体，而儿童和有原发病史者所需菌量则少得多。吞入大量的活菌，可引起显性感染，菌量很少时常呈暂时的带菌状态。但在暴发流行时的自然感染中，感染剂量一般都低于 10^3 个菌体，有时甚至少于 100 个细菌。

（八）致病性

1.致病物质

（1）内毒素　沙门氏菌有较强的内毒素，沙门氏菌死亡后释放出的内毒素可导致宿主体温升高、白细胞数下降，大剂量时导致中毒症状和休克。沙门氏菌具有的一种耐酸应答基因，可使其在胃和吞噬体的酸性环境下得到保护。氧化镁、超氧化物和其他因子也可保护细菌不能被胞内杀菌因素杀伤。伤寒沙门菌和希氏沙门菌在宿主体内可形成Vi抗原。Vi抗原具有微荚膜功能，能抵抗和防御吞噬细胞的吞噬和杀伤，并阻挡抗体、补体等破坏菌体。

（2）侵袭力　沙门氏菌的毒株有一定的侵袭力，能侵袭小肠黏膜。

（3）肠毒素　个别菌型如鼠伤寒沙门菌尚能产生肠毒素，其性质类似肠毒性大肠杆菌产生的肠毒素。

2.所致疾病

人类沙门氏菌感染引起4种类型的疾病。

（1）肠热症　包括伤寒沙门菌引起的伤寒，以及甲型副伤寒沙门菌、肖氏沙门菌、希氏沙门菌引起的副伤寒。伤寒和副伤寒的致病机制和临床症状基本相似，只是副伤寒的病情较轻，病程较短。本病的潜伏期为 $7\sim20$ d，伤寒的病程可达 1 个月，副伤寒病程稍短。目前，所见肠热症的临床表现常以轻型和不典型为主。伤寒与副伤寒的鉴别诊断有赖于细菌检验。病后约有2/3的伤寒病人，可发展成慢性带菌者。

（2）胃肠炎（食物中毒）　是最常见的沙门氏菌感染，约占70%。由摄入大量

（＞10^8个菌体）被鼠伤寒沙门菌、猪霍乱沙门菌、肠炎沙门菌等污染的食物引起，有恶心、呕吐、腹泻、腹痛、发烧等症状，病程一般于2～3 d自愈，重者可持续几个星期。

（3）败血症 病菌以猪霍乱沙门菌、希氏沙门菌、鼠伤寒沙门菌、肠炎沙门菌等常见。患者多见于儿童和免疫力低下的成人。经口感染后，病菌早期即侵入血循环。败血症症状严重，有高热、寒战、厌食和贫血等，但肠道症状常常较少。有10%的病人，因细菌的血流播散，可出现局部化脓性感染，如脑膜炎、骨髓炎、胆囊炎、心内膜炎、关节炎等。一般可从血液中分离出病原菌。

（4）无症状带菌 指在症状消失后1年或更长的时间内仍可在患者粪便中检出有相应沙门氏菌。约有1%～5%无症状带菌者成为伤寒或副伤寒病原菌的储存场所和重要传染源。年龄和性别与无症状带菌关系密切。20岁以下者，无症状带菌率常小于1%，而50岁以上者，可达10%以上。女性转变为无症状带菌状态的概率是男性的2倍。其他沙门菌感染患者的情况为：50%患者在5周内停止排菌；90%在感染后9周培养阴性；转变为无症状带菌者的很少，不到1%。故在人类的感染中，其不是主要的传染源。

（九）变异性

沙门氏菌存在多种变异性，有S-R变异、H-O变异、V-W变异和相位变异。S-R变异，指菌落光滑型经人工培养传代后逐渐变为粗糙型。此时，菌体表面的特异多糖抗原丧失，在生理盐水中可出现自凝。H-O变异，指有鞭毛的沙门氏菌失去鞭毛的变异。相位变异，具有双相H抗原（第Ⅰ相为特异相，第Ⅱ相为非特异相）的沙门氏菌变成只有其中某一相H抗原的单相菌，称为相位变异。V-W变异，是失去全部Vi抗原的变异。

（十）环境中的稳定性

沙门氏菌属在外界的活力较强，在普通水中虽不易繁殖，但可生存2～3周。在粪便中可存活1～2个月。在牛乳和肉类食品中，存活数月，在食盐含量为10%～15%的腌肉中亦可存活2～3个月。

最常见的引起食物中毒的沙门氏菌有鼠伤寒沙门菌、猪霍乱沙门菌、肠炎沙门菌等。这种细菌在外环境中的生存能力较强，在水、牛乳及肉类食品中能生存几个月，其繁殖的最适温度为37 ℃。乳和乳制品中的沙门氏菌经巴氏消毒或煮沸后迅速死亡。

（十一）药物敏感性

沙门氏菌对氯霉素、氨苄西林和复方新诺敏敏感。甲型副伤寒沙门氏菌已成为主要的致病沙门氏菌，对阿莫西林、氨苄西林、头孢一代、头孢二代的耐药率较高，分别为88.7%、45.5%、88%、35.3%。这些抗生素已不适宜作为伤寒的治疗药物。阿米卡星、庆大霉素等氨基糖苷类抗生素虽对沙门氏菌有良好的敏感性，但由于其不易渗入细胞内，故不可单独用来治疗沙门氏菌感染。喹诺酮类抗生素有良好的细胞渗透性、抗菌谱广、敏感率高，可作为治疗沙门氏菌属的首选药物。

（十二）消毒剂敏感性

5%石炭酸溶液及70%酒精或1∶500升汞5 min可灭活，pH值为4.5时细菌死亡。根据文献报道，对沙门氏菌，以含75～125 mg/L有效氯消毒液作用15 min，可100%杀灭。

（十三）物理灭活

沙门菌对热抵抗力不强，在60 ℃、15 min可被杀死。

（十四）在宿主体外存活

沙门氏菌属不耐高温和干燥，在水、牛乳或肉类食品中能存活一年以上，在水中能生存2～3周，在粪便中可生存1～2个月，在冰中能生存3个月。

沙门氏菌能在简单的培养基上生长，含有煌绿或亚硒酸盐的培养基可抑制大肠杆菌生长而起增菌作用。沙门氏菌生长的最佳温度为35 ℃～37 ℃，最佳pH值采6.5～7.5。

（十五）与其他生物和环境的交互作用

沙门氏菌在自然界有广泛的宿主，少数沙门氏菌对宿主有选择性，绝大多数对人和动物均适应，可寄居在哺乳类、爬行类、鸟类、昆虫及人的胃肠道中。家养和野生动物的感染率在1%～20%以上。故各种家禽、家畜在喂养、屠宰、运输、包装等加工处理过程中均有污染的机会。

（十六）预防和治疗

加强饮食卫生、防止污染的食品及水源经口感染，携带者积极治疗，皮下注射死菌苗或口服减毒活疫苗是预防沙门氏菌属细菌传染的主要措施。临床治疗是根据体外药敏试验结果选用合适的抗生素，保持水及电解质的平衡，积极处理并发症，如肠出血、肠穿孔、胆囊炎、心肌炎等。对于伤寒沙门菌感染，可选择的抗生素有氯霉素、氟喹诺酮类、氨苄西林、复方新诺敏和三代头孢等。

（1）从早期发现、早期隔离和早期彻底治疗（规范的抗菌治疗）的病人中，查出带菌者。带菌期间不能从事饮食行业的工作，并严格遵循卫生注意事项。

（2）做好水源和食品的卫生管理，防止被沙门氏菌感染的人和动物的粪便污染。感染动物的肉类、蛋等制品要彻底烹饪。

（3）保护易感人群。对易感人群进行预防接种，也是目前控制人沙门氏菌病的有效措施。

二、实验室相关活动风险评估与控制

（一）实验室感染性因子的种类、来源和危害

1.感染性因子的种类

沙门氏菌可产生内毒素、侵袭力、肠毒素等多种致病因子。根据其生物学特性和本机构实验室检测能力范围，本实验室可能的感染因子为沙门氏菌病原体本身。

2.感染性因子的来源

（1）用于沙门氏菌检测的食品、水、医院消杀产品、医院污水、不明原因腹泻采

集的粪便、食品加工环节涂抹物、血液等样本。

（2）样本采集和检测过程中涉及的所有实验场所。

（3）实验室操作中可能产生的含病原菌的气溶胶。

（4）实验相关过程产生的废弃物。

3.感染因子造成的危害

（1）被污染的实验器材、器皿等对实验室环境造成污染。

（2）实验室含有病原菌的废弃物对环境造成污染。

（3）实验人员被锐器刺伤造成的皮肤黏膜等暴露后感染。

（4）实验室检测活动工作中，各种原因导致的液体飞溅或微滴溅出及气溶胶对实验室环境造成污染。

（二）实验活动风险识别与风险控制

1.实验方法

（1）主要风险点识别　未采用国家标准、行业标准进行检测；使用新的或变更过的国家标准或行业标准前，未经技术确认，可能存在安全风险。

（2）风险控制措施　采用国家标准、行业标准进行检测，并经过充分验证。

2.样品采集

（1）食品、水、医院消杀产品、医院污水等样品采集。

①主要实验设备和器材　采样剪刀或镊子、密闭盛样容器等。

②主要风险点识别　食品、水、医院消杀产品、医院污水等样品中可能存在感染性病原体，采样人员采样不规范、盛装容器密合不严、玻璃容器意外破损等，可导致样品溅洒、溢出、渗漏而污染环境；同时，玻璃容器意外破损和剪刀、镊子的使用不当，存在意外刺伤或划伤采样人员的风险。

③风险控制措施　食品、水、医院消杀产品、医院污水等样品的采集容器必须防水、防漏，容器外面要包裹足量的吸收性材料，以便容器破损或泄漏时，能吸收溢出的所有液体。在使用剪刀、镊子、玻璃容器等锐器时必须规范操作，做好防护，防止刺伤或划伤。

（2）粪便、食品加工环节涂抹物、剩余食物等采集

①主要实验设备和器材　PV螺旋盖采便盒（管）、试管或培养皿、采样棉签等。

②主要风险点识别　疑似食物中毒粪便、剩余食物、食品加工环节涂抹物等样品中可能存在大量感染性病原体，采集过程存在样本溅出并形成气溶胶；工作人员采样不规范、个人防护不到位，导致环境和人员感染。

③风险控制措施　采样人员应佩戴手套、口罩，采样时动作轻柔，采样容器尽量使用外螺旋盖塑料管；发生污染时应立即进行消毒处理。

（3）血液的采集

①主要实验设备和器材　一次性采血针和真空采血管、消毒棉签及一次性利器盒。

②主要风险点识别　血液样品可能存在感染性病原体，采血管密封盖意外脱落或采血针内残留血滴落，造成血样溅洒从而污染人员或环境；采血针头存在意外刺伤或

划伤采样人员的风险。

③风险控制措施 使用一次性采血针和真空采血管，采样人员经过正规采血培训，并熟练掌握采血技巧。采血前做好个人防护（防护服、乳胶手套、口罩）；认真、仔细、谨慎操作，抽血后的针头直接放入利器盒内，禁止用手直接接触使用后的针头或将使用后的针头重新套上针头套；采好血后直立于试管架中，防止倒翻；消毒棉签等污染物放入医疗废弃物专用袋中，统一进行消毒处理。

3.样品的包装和运送

（1）主要实验设备和器材 真空密封采血管、外螺旋盖玻璃瓶、PV 螺旋盖采样罐（管）主容器、95 千帕样品运输罐、B 类标本运输箱（UN3373 运输箱）和运送车辆。

（2）主要风险点识别 采样管、真空采血管等容器密封不严，运输包装不合格，不能有效防止运输过程中包装破损，从而污染环境。

（3）风险控制措施 盛样容器应坚固，不易破碎，尽可能选用塑料制品。采样后必须检查容器的密合性。样品严格按照 3 层要求包装和运送，由采样人员专车运回实验室。

4.样品接收和前处理

（1）主要实验设备和器材 剪刀、镊子、振荡器、均质器、均质袋、离心机、生物安全柜和洁净工作台等。

（2）主要风险点识别 样品管理员未按规定要求接收样品；样品前处理时打开感染性样本包装的动作过猛，造成样品侧翻；对食品等固形物样品进行剪切时，操作不慎发生手部划伤；均质器均质样本时发生均质袋破裂，离心操作时离心管破裂等意外情况。

（3）风险控制措施

①样品接收必须在专用的区域进行，收样人员严格按照规定要求交接样品，不得擅自打开样品包装，收样后及时洗手。

②开始检测前，对盛装感染性材料样品的容器，必须在生物安全柜中缓慢打开，食品和水样在洁净工作室内打开，开启的容器时管口不能对着操作者。

③对食品等固体物样品取样，要小心使用剪刀和镊子，尽可能剪取食物可食部分，以防止样品均质时坚硬物质刺破均质袋，造成样液溅洒。对含有感染性样品进行离心震荡时，必须将离心盖封严实，并关上离心机盖。

④实验室应配备急救箱，发生手刺伤或划伤等意外事件时应立即进行消毒包扎处理。

⑤当发生离心管或均质袋意外破裂、溅出时，及时对所有涉及污染的部位进行消毒处理。

5.样本检测

（1）主要实验设备和器材 培养箱、水浴箱、微生物膜过滤系统、细菌鉴定和药敏测试仪（ATB 仪）、全自动快速致病菌检测仪（mini-VIDAS）、PCR 仪、核酸提取仪、凝胶成像仪、生物安全柜、金属浴、振荡器、离心机及离心管、吸管和试管、移液器及吸头、接种环、培养皿、无水乙醇、溴化乙啶等。

（2）主要风险点识别

①对食品、水、粪便、呕吐物、剩余食物等样品进行沙门氏菌分离鉴定、生化试验、药敏试验等实验活动均涉及活菌操作，在检测过程中移液、混匀振荡、水样过滤、划线分离、涂片染色、离心等操作都可产生气溶胶。虽然沙门氏菌不通过呼吸道感染，但由于样品可能含有其他未知的病原体，因此也不应忽视。

②实验过程中玻璃器材意外破碎或渗漏、离心操作时离心管意外破裂等事故，可造成液体溅出从而污染设备表面或工作台面等环境，间接污染操作者皮肤黏膜。通过粪-口途径食入一定量的沙门氏菌可引起食物中毒。

③提取核酸时使用的无水乙醇属易燃易爆物质，溴化乙啶具有强烈的致癌性。

（3）风险控制措施

①检测人员在实验前应按照二级生物安全防护要求做好自身防护。进行食品样本制备和均质、水样等样品抽滤、浓缩等操作，必须在洁净实验室内进行且动作要轻缓。涉及感染性活菌实验操作必须在生物安全柜内进行，实验结束后对桌面、台面及时进行消毒处理。

②必须使用移液器或吸球移取样液，旋盖和移液操作的动作要轻缓，所有吸管应用棉塞，移液头尽可能使用带滤芯的，以减少对移液器或吸球的污染。

③使用直径2～3 mm且完全封闭、手柄的长度小于6cm的接种环分离细菌，尽可能使用封闭式微型电加热器消毒接种环，避免在酒精灯的明火上加热从而避免感染性物质爆溅。

④尽可能以塑料器皿代替玻璃器皿。若需要使用玻璃器皿，则只能用实验室级玻璃（硼硅酸盐），且任何破碎或有裂纹的器皿都应丢弃。禁止用手直接接触使用后的针头、刀片、玻璃碎片等锐器。严禁用带有注射针头的注射器吸液，更不可当吸管用，用过的锐器应直接放入利器盒，消毒后废弃。

⑤分子生物学检测实验中使用的无水乙醇属易燃易爆物质，应放置在通风柜远离热源；溴化乙啶属有毒物质，需专人专管。

⑥在任何可能导致潜在的传染性物质溅出的操作过程中，应保护好面部、眼睛和嘴；发生液体溅出、溢出等事故，或明显暴露于传染源时，应立即向实验室负责人报告，及时处理并对事故的发生与处理进行记录，必要时进行适当的医学评估、观察和治疗，并保留书面记录。

6.菌株使用、保存和运输

（1）主要实验设备和器材　接种针、菌株保存管、振荡器、生物安全柜、移液器、95千帕样品运输罐、B类样本运输箱（UN3373运输箱）和运送车辆。

（2）主要风险点识别

①工作人员的阳性菌株保菌操作不规范、个人防护不到位、半固体或磁珠管等保存容器意外破损、磁珠掉落等会导致病原菌污染实验室环境和实验人员。

②沙门菌使用和保存未按照规定要求实施管理，存在菌株被恶意使用及污染环境等的生物安全隐患。

③上送沙门菌阳性菌株等运输过程中，如果使用不合格包装进行运输，容器密封不严，或运输工具无安全保障，则可能导致运输过程中包装容器意外破损，从而产生病原体的扩散，甚至样本丢失的隐患。

（3）风险控制措施

①沙门氏菌分离纯化及保菌操作应在生物安全柜内进行。

②沙门氏菌标准菌株的使用、保存严格按照规定要求进行操作，实行双人双锁保管，严防菌株被恶意使用而造成生物危害。

③沙门氏菌阳性菌株上送应严格执行规范的3层运输包装，携带"病性病原微生物菌（毒）种或样本运输许可证"，由专车运送，并由专业人员全程护送。

7.实验室的清洁和消毒

（1）主要实验设备和器材　70%～75%的酒精、含氯消毒剂。

（2）主要风险点识别　工作完毕后，未及时对工作台面、生物安全柜进行消毒，可能会对下次的操作人员造成污染或感染。

（3）主要风险控制措施　工作完毕后，及时对检测涉及的工作台面、地面和生物安全柜进行消毒，有效氯500 mg/L含氯消毒剂，用消毒液清洁后要干燥20 min以上。生物安全柜用70%～75%的酒精擦拭消毒。

8.废弃物的处置

（1）主要实验设备和器材　医疗废弃物专用袋、硬质耐高压且防渗漏的垃圾桶、高压灭菌器。

（2）主要风险点识别

①样品采集和实验检测过程中产生的感染性废弃物有食品和食品包装材料、水、化妆品等样品；血液血清及排泄物标本；病原菌的培养基、标本和菌株保存液及所有实验过程涉及的用品，废弃前未按照规范要求处理，导致感染和致病因子外泄而污染环境。

②样品采集和实验检测过程中产生的被污染的损伤性废弃物，如一次性使用采血用具、载玻片、玻璃试管、玻璃安瓿、培养皿等，未按照要求规范处理，存在意外刺伤或划伤工作人员的隐患。

（3）风险控制措施　实验室废弃物处理应遵循《医疗废弃物管理条例》《医疗卫生机构医疗废弃物管理办法》《医疗废物专用包装袋、容器和警示标志标准》等相关法规要求，废弃物实行分类收集，规范管理。所有损伤性废弃物必须放置于有警示标识的硬质、防漏、防锐器刺破的专用利器盒中；所有感染性废弃物必须放置于有警示标识的医疗废物专用包装袋中；使用高效消毒液浸泡或高温高压灭菌后集中处理，集中存放至机构指定的医疗废弃物暂存点，由有资质的医疗废弃物处理单位上门收集，集中处置。同时，做好废弃物处置交接记录，所有相关记录应定期整理归档。

（三）实验室常规活动中其他风险评估与预防控制措施

1.电力

（1）主要风险点识别　沙门氏菌的分离和鉴定对温度有明确要求，实验过程中突然间隙断电或电力供应不稳定会对检测结果的准确性带来一定的影响。实验室没有布置双路供电或者相关仪器未配备不间断电源，当电力供应发生故障时，可导致设备突然停止工作，存在实验活动被迫终止等所带来的相关安全风险。

（2）预防控制措施　尽可能在实验室布置双路供电，若客观条件受限制，则对沙门氏菌检测所用关键仪器须配备不间断电源。

2.电气操作

（1）主要风险点识别　实验室活动涉及的电气操作，包括实验室工作区内电气设备的启动、关闭和安装、维修；设备层内UPS、空调机组等电气设备的启动、关闭和维修等。这些电气操作的过程可能发生触电、电击、造成电气故障等事故。

（2）预防控制措施

①电气设备的设计及制造符合相关安全标准的要求。实验室工作区内若有380V电源插座，则需明确标识，并由有资质的专业人员进行操作。

②新的、改装过的或修理过的电气设备在未经专业人员（如有资质的电工）完成电气安全测试确认设备符合安全使用要求之前，不允许使用。

③电气设备使用人员接受正确操作的培训，操作方式不降低电气设备安全性。电气设备使用人员要定期检查设备中可能引起电气故障的破损。只有专业人员可从事电气设备和电路工作。禁止未经授权的工作。

④采取措施对设施设备去污染，以降低维护人员感染的风险。

3.实验室给排水设施设备

（1）主要风险点识别　实验室含有给排水的设施设备，包括位于工作区和洗消区的高压灭菌器和洗涤池。当水管道意外破裂、排水管道阻塞时，可能导致感染性材料溢出，有污染实验人员和环境的风险。

（2）预防控制措施　实验室产生的所有染菌物及器具，必须先经高压灭菌或含氯消毒液浸泡消毒后洗涤，洗消产生的污水集中排入机构污水池进行消毒处理，严禁直接排放。每月对机构污水进行粪大肠菌群、沙门氏菌、志贺氏菌的监测。按照GB18466中6.1污水取样与监测要求执行。

4.实验室设施设备管道

（1）主要风险点识别　实验室设施设备管道穿越维护结构的部位可能存在密封不严的问题，当感染性材料溢出时，有污染环境的风险。

（2）预防控制措施　所有管道穿越维护结构的部位应严格密封，定期进行检查检测，避免感染性材料外溢从而污染环境。

5.主要检测仪器设备

（1）细菌鉴定和药敏测试仪（ATB仪）、核酸提取仪、PCR仪、全自动快速致病菌检测仪（mini-VIDAS）、凝胶成像仪等设备。

①主要风险点识别 对可疑沙门氏菌鉴定时，要用到ATB仪或mini VIDAS进行生化鉴定及药敏试验，或用PCR仪进行分子生物学检测。这些设备使用时，如果不按操作规程进行，则会导致病原体溅出、渗漏而污染实验环境。

②预防控制措施 严格按ATB仪、mini VIDAS、核酸提取仪、PCR仪、凝胶成像仪等设备操作规程操作和维护，每次使用完毕后对设备箱体及可能污染的实验环境进行消毒。

（2）离心机

①主要风险点识别 在分离血清、浓缩菌液、核酸提取过程中会使用到离心机，离心过程中可能存在离心管破裂、离心管盖脱落、离心转子和离心腔被污染的风险。

②预防控制措施 离心时配备耐离心压力的且带螺旋盖的离心管，离心前做好平衡，选择正确的离心速度和离心力。规范正确操作，定期维护，确保离心机性能正常，每次做好使用记录，并定期进行功能检查。

（3）微生物膜过滤系统

①主要风险点识别 未按照仪器使用要求规范操作，可能发生滤杯松动，导致待检样品滤液外流，从而污染实验台面和设备。

②预防控制措施 实验室严格按照仪器使用说明规范操作，仪器启动前，必须检查滤杯与滤器接口的密封性，保证密闭状态，并做好个人生物安全防护；每次使用后，做好清洁消毒和使用维护记录，定期进行功能检查，确保仪器性能正常。

6.生物安全设施设备

（1）生物安全柜

①主要风险点识别 未按照安全柜操作规程进行操作、维护与检测，则其防护屏障效果会明显降低，甚至消失，失去安全防护效果；若长时间使用或未及时更换HEPA过滤器。则会使其功能丧失，从而造成工作窗口气流速度降低或流向紊乱；使用后若进行不彻底消毒处理，将会对清洁、使用人员造成污染。

②预防控制措施 正确配备生物安全柜，操作人员应接受相关的操作、维护培训，日常操作和维护严格按照设备操作规程或使用说明书进行。每年请有检测资质的服务机构对生物安全柜进行流入气流流速、下降气流流速、气流模式、高效过滤器完整性、紫外线强度等关键指标检测，确保其性能正常，一旦生物安全柜使用造成污染，对其及时进行消毒。

（2）高压灭菌器

①主要风险点识别 对沙门氏菌检测过程中被病原菌污染的玻璃、耐高压的实验器材及实验废弃物要进行高压灭菌才可移出实验室。在高压灭菌时如果没有按照高压灭菌器的操作规程或使用说明书进行操作和维护，则可能使其灭菌效果明显降低，甚至失效，失去去污染与无害化的作用。

②预防控制措施 采用下排式高压灭菌器，防止气溶胶污染。操作人员持证上岗，规范正确操作，定期维护，确保高压灭菌器正常性能，定期鉴定、检查，做好使用记录，持证上岗。日常进行灭菌效果监测，以保证灭菌质量。

（3）个人防护用品

①主要风险点识别　进行沙门氏菌大量活菌操作时，个人防护不到位易造成实验人员感染；个人防护用品若穿戴不规范、大小不合适或使用过期的防护用品等，则将会导致防护效果失效或降低，从而可能造成人员感染或环境污染。

②预防控制措施　选择正规、质量符合要求的防护用品，使用前进行必要的培训，按照规定的程序正确使用、脱卸。及时更换污染和破损的防护装备，避免使用破损、缺陷、过期的产品。

（4）应急救治设施和用品

①主要风险点识别　实验室若没有配备洗眼器、应急药箱等必要的应急设施和物品，或配备的急救用品种类不全、不合适或过期，则导致急用时无法发挥作用。

②预防控制措施　在实验室内正确配备洗眼器，确保功能正常。配备的75%乙醇、碘伏或其他消毒剂、创可贴等与实验活动相适应的急救物品并在有效期内使用，由专人负责管理，定期进行维护、清理和更新。

（5）消毒灭菌剂

①主要风险点识别　消毒剂无生产许可证、过期、配制方法或浓度不正确、种类选择不合理，将会导致消毒效果降低、生物灭活能力降低或对物品腐蚀性增加、对皮肤造成刺激等问题。

②预防控制措施　选择符合国家标准的正规厂家生产的产品，选择合适的消毒剂，按照规定的消毒方法、消毒时间、消毒浓度（剂量）进行消毒，避免使用过期产品；消毒过程中消毒人员应做好必要的个人防护，防止发生意外。根据沙门氏菌特点，选用70%～75%酒精和有效氯含量为500 mg/L含氯消毒剂，作为实验室常用消毒剂。

7.管理体系的风险

（1）主要风险点识别　管理体系（包括应急预案）是否健全和完善，是否符合实际管理要求，程序文件、作业指导书和操作规程是否科学和具有可操作性，是否包含生物安全的全部因素。如果组织结构不健全、设置不合理，体系文件与实际工作不匹配，以及部门职责不清或衔接不当等都可能带来安全风险。

（2）预防控制措施　定期开展对管理体系的评审，发现问题及时修订、完善，以确保生物安全管理体系持续有效运行。

（四）工作人员的风险评估与预防控制措施

1.人员数量和素质

（1）人员数量

①主要风险点识别　人员过少会因缺少相互监督或因工作量增大而导致操作过程中工作失误增加，风险增加。

②预防控制措施　采样和检测人员的数量应与工作量相匹配，尽量有2名工作人员同时进行采样和检测工作。

（2）人员结构

①主要风险点识别　新进人员若没有高资历人员带教操作，不能很好地处理意外

事件，风险增加。实验人员不熟悉检测方法及操作规范，在进行实验前未进行相关的专业知识培训，无法保证工作质量和安全。

②预防控制措施 实验室检测人员的年龄和资历结构应配备合理，新进人员应由高资历人员带教或监督操作。

（3）职业操守

①主要风险点识别 沙门氏菌检测存在一定的生物安全风险，若责任心不强的人员参与该项工作，可能生物危害危及人员安全、环境安全与社会安定的可能性较大。

②预防控制措施 加强职业道德教育，培养工作责任心。

2.健康管理

（1）主要风险点识别 健康状况主要包括生理、心理素质与免疫状态。当实验室检测相关人员出现呼吸道或者消化道感染症状、机体免疫力低下等其他不适合工作的状况时，职业暴露风险增加。

（2）预防控制措施 建立健康申报制度，遇有不适合工作的情况，应及时向实验室负责人报告并暂停工作；若接触物的传染性大，应加强防护。

3.人员资质

（1）主要风险点识别 检测人员不具备卫生检测相关学历教育背景，不熟悉检测方法及操作规范，无法保证工作质量和安全。

（2）预防控制措施 检测人员必须是检验或相关专业毕业，经过上岗培训和考核合格。上岗培训内容至少应包括病原检测相关基础理论、相关检测技术及管理要求、实验操作步骤、检测质量保证与质量控制。要求掌握相关专业知识和技能，能独立熟练地操作，了解相关技术、质量控制及生物安全要求，并经机构技术委员会组织技术人员上岗考核，考核合格上岗。

4.生物安全培训要求

（1）主要风险点识别 检测人员、辅助人员、后勤保障人员、进修实习人员上岗前没有接受严格的生物安全，以及相关生物安全设备操作的技术培训，易导致生物安全事故的发生。

（2）预防控制措施 检测人员、辅助人员、后勤保障人员每年参加本机构组织的生物安全知识或生物安全操作技术培训、考核。上岗前熟练掌握生物安全仪器设备、设施操作技术，具有相关的安全防护能力。进修实习人员参与实验活动前必须进行生物安全知识的培训，在带教老师的监督下工作。

5.应急事件处理能力

（1）主要风险点识别 实验室人员上岗前没有接受实验室意外事故处理、职业暴露后预防等突发事件处置的培训，一旦发生意外事件，不能有效地进行处理和控制生物安全事件。

（2）预防控制措施 实验室工作人员必须严格按照实验室意外事故报告制度和病原微生物生物安全应急处置技术方案中规定的要求进行事件的处置，强化职业暴露的应急处理能力。规范工作中职业暴露后现场急救处理和预防措施。

（五）实验室非常规活动中的风险评估与预防控制措施

1.主要的实验室非常规活动

（1）实验室外专业人员对实验室设施设备的维护、维修、检定/校准、检测验证（如主要的设施设备的检测验证）和更换（如高效过滤器等的更换）等。

（2）实验室后勤保障人员对实验室及公共环境的保洁、实验器材的清洗消毒。

（3）实验室外人员参观实验室和上级部门对实验室的检查。

（4）任何其他人员需要进入实验室从事试验活动以外的行为。

2.主要风险点识别

（1）上述人员进入实验室从事相关活动，存在不慎打翻、打破标本管或损坏仪器零部件等风险，可能会引起实验室感染。

（2）实验室运行过程中外部人员需要进入实验室参观，存在影响实验活动正常运行或者导致设施设备损坏的风险。

3.预防控制措施

（1）实行人员准入、登记制度。进修实习人员进入实验室从事检测活动前，必须先进行生物安全和实验室规章制度的培训。若实验室外专业人员和实验室后勤保障人员确需进入实验室进行相关活动，或上级部门需要进入实验室进行检查，应有机构实验室人员陪同。

（2）实验室外专业人员和实验室后勤保障人员必须要有相应的专业知识，应对其进行生物安全培训，提供安全指南，实验室人员应协助、指导和规范进入人员在实验室内的活动并对其安全行为进行监督，进入人员必须遵守实验室的各项管理规定，以确保人员和环境安全。

（3）进入人员未经许可不得使用实验室内有标志的危险品（除非经过授权），不能将未经消毒处理的物品带出实验区。

（4）二级实验室进行设施、设备维护维修过程中，若发生意外事件，应立即报告实验室负责人。实验室负责人根据造成的事故进行风险评估，采取应对措施。按专业技术要求进行设施、设备的维护维修时，不能动用其他设施设备，若导致相关或不相关的设施设备损坏时，应及时报告。

（5）当需要更换HEPA过滤器时，应先对HEPA过滤器等作原位消毒后，专业人员才能进行更换。

（6）为确保人员的安全，禁止未穿防护服的人员进入实验室防护区域。同时，也禁止穿防护服的人员走出实验室的防护区域。

（7）对实验室的设施、设备进行维护工作时，动作轻柔，避免产生气溶胶。

（8）离开实验室前，必须正确洗手。

（六）被误用和恶意使用的风险与预防控制措施

1.主要风险点识别　阳性标本未明确标识，未严格实行双人双锁管理，实验活动结束后不及时消毒操作场所，工作人员在不知情的情况下可能误用标本、实验材料和设施设备等，导致人员感染和实验室环境污染、人员受伤或设施设备损坏等事故。

2.预防控制措施

（1）实行严格的人员准入和培训考核上岗制度。

（2）所有获得批准进入实验室工作的人员，必须严格按规程操作实验材料和设施设备，以及从事其他一切实验活动，不得使用实验室内任何不熟悉物品。

（3）发生事故时必须及时报告并作必要的处理和记录。

（4）实验所用材料和试剂等必须有明确的标识。

（5）阳性标本实施严格双人双锁管理，上送的阳性标本必须经机构盖章批准，携带病原微生物菌（毒）种或样本运输许可证，由专车运送，由专业人员全程护送。

（七）相关实验室已发生的事故分析和从中得到的启示

沙门氏菌曾是全球最常见的实验室感染之一，特别是伤寒沙门菌的实验室感染。1969年、1976年分别为296例、256例，占实验室感染比例的10.0%和6.5%。主要原因是实验室人员在进行采样、检验、废弃物处置等工作过程中，个人防护不到位或操作失误导致感染。因此，工作人员必须严格遵守实验室相关规定，做好个人防护，降低和规避职业暴露风险。

三、实验室理化因素风险评估及安全防护措施

（一）紫外线

1.主要风险点识别

传递窗、生物安全柜均使用紫外线灯进行物体表面消毒。紫外线波长为250～280 nm，主要影响眼睛和皮肤，引起急性角膜炎和结膜炎、慢性白内障等眼疾病，还可诱发皮肤癌。紫外线灯开启时，人员在不知情的情况下进入，可受到伤害。

2.安全防护措施

在实验室工作应避免紫外线直接照射人体，特别是眼部。生物安全柜表面应张贴紫外线危害的标识，提醒实验人员小心紫外线危害。在进行紫外线消毒时，实验人员尽量远离消毒区域。可以规避紫外线对人体的危害。

（二）辐射

1.主要风险点识别

实验室筹建选址时未对周围辐射源进行排查，使用含辐射的仪器未严格管理，存在辐射源或辐射事故间接导致病原微生物屏障系统被破坏的隐患。

2.安全防护措施

实验室筹建选址时对周边建筑群可能存在的辐射源进行严格排查，实验室不使用有辐射源的仪器设备。

（三）含氯消毒剂

1.主要风险点识别

含氯的消毒液会残留在空气中不挥发，长期使用会使人感到头疼、恶心，刺激黏膜。对于有过敏体质的人，容易引发过敏、哮喘疾病等。高浓度的含氯消毒剂对人的呼吸道黏膜和皮肤有明显的刺激作用，可使人流泪、咳嗽，并刺激皮肤和黏膜，严重

者可发生氯气中毒。急性中毒者出现躁动、恶心、呕吐、呼吸困难等症状，甚至因窒息而死。

2.安全防护措施

按照使用说明，根据消毒对象不同而配制不同浓度的消毒液，避免使用不必要的高浓度的消毒液，配置和使用时佩戴好手套，消毒后可及时开窗通风，基本可规避消毒液对人体的危害。

（四）其他

1.主要风险点识别

实验室内的照明和声音（生物安全柜等）有可能因强光和噪声对人员造成损害。

2.安全防护措施

对实验室的照明和声音等参数进行检测，确保合格，避免强光和噪声对人员的损害。

四、实验室火灾风险评估与预防控制措施

1.主要风险点识别

（1）超负荷用电，电线过长。

（2）电器和电源老化、电器保养不良，例如电缆的绝缘层破损。

（3）用火不当等引发火灾。

（4）仪器设备在不使用时未关闭电源。

（5）使用的仪器设备不是专为实验室环境设计。

（6）易燃、易爆品处理、保存不当。

（7）不相容化学品没有正确隔离。

（8）在易燃物品和蒸汽附近有能产生火花的设备。

（9）通风不当或不充分。

2.预防控制措施

实验室采取以下预防控制措施避免火灾发生，保证发生火灾后实验人员能够安全撤离实验室。

（1）定期检查电器插座、电线绝缘层是否完好，保证用电负荷，对易燃、易爆等危险品进行有效区域隔离。

（2）实验室配备灭火器。放置在易取的地点，摆放部位张贴灭火器标识。灭火器用于扑灭可控制的火灾，帮助人员撤离火场；对灭火器进行定期检查和维护，确保其有效。

（3）实验室需装设应急灯，所有出口都有黑暗中可见的"紧急出口"标识；当出现紧急状况时，实验室所有出口的锁必须处于开启状态，出口设计应保证不经过高危险区域就能逃脱，所有出口都能通向一个开放空间。

（4）走廊、流通区域不得放置障碍物。不影响人员流动和灭火设备移动。

（5）在实验室工作区显著位置张贴火警电话标识。实验室每年对工作人员进行消防知识培训，包括消防器材的使用，火灾发生时的应急行动等。

五、自然灾害风险评估与安全防护措施

自然灾害可能导致的实验室紧急状况主要包括水灾和地震等。

（一）水灾

1.风险识别

水灾可能导致实验室维护结构和设施损坏，实验室内感染性材料随水外溢。

2.安全防护措施

（1）制订《实验室紧急事件应急预案》，并对所有实验室人员进行培训。

（2）实验室一旦发生水灾报警时，应立即停止工作。首先，考虑实验室内感染性物质和人员的转移。实验室负责人、机构负责人根据条件及时采取措施，第一时间联系消防人员。消防人员应有防护措施，并在受过训练的实验室工作人员陪同下，进入实验室完成菌毒种和人员的安全转移工作。

（二）地震

1.风险识别

发生地震等自然灾害会导致实验室维护结构和设施损坏，存在人员受伤和实验室感染性材料外溢的风险。

2.安全防护措施

实验室应采取措施降低自然灾害带来的风险，保证灾害发生后能够安全撤离实验室，减少对人员和环境的影响。发生地震后，首先，设立距实验室维护结构20 m范围内的封锁区。其次，对封锁区进行消毒，然后由专业人员在做好个人防护的前提下对实验内部环境边消毒边清理，清理到样品保存地点。如果保藏样品的容器已破损和发生外溢，应立即用可靠方法进行彻底消毒灭菌。处理现场的人需要由生物安全委员会评估暴露级别和暴露源级别，决定是否用药及确定预防性用药方案。

六、生物安全及其他紧急事件（事故）处理预案

（一）实验室生物安全事件（事故）处理措施

1.当生物安全柜或负压实验室出现持续正压时，室内人员应立即停止操作，通知运行保障人员采取措施恢复负压。如果不能及时恢复和保持负压，则应停止实验，按规程退出。发生此类事故或发生意外停电，造成具有传染性物质暴露潜在危险的事故和污染时，工作人员除了采取紧急措施外，还应立即报告实验室安全负责人，并组织对实验室进行终末消毒。

2.离心过程中离心管破裂，应马上关闭电源，让离心机停止工作，并停止30 min，然后缓慢打开离心机盖，将离心杯平稳移至生物安全柜中。如果发生泄漏。用1%的含氯消毒液灌入离心杯腔体中消毒30 min，然后弃去消毒液和离心管碎片，将离心杯清洗后擦干。

3.发生污染物溢洒时，立即用清洁布或吸水纸覆盖污染处，并倒上有效氯含量

500 mg/L含氯消毒剂，作用至少30 min，方可清理全部污染物，用消毒剂擦拭污染区域。所有这些操作过程中都应佩戴手套。若发生大范围污染物扩散事故时，应立即通知实验室主管领导和安全负责人到达事故现场。待其查清情况，确定消毒方案，并对实验室进行终末消毒。

（二）其他紧急事件（事故）处理措施

在制订的应急预案中应包括消防人员和其他紧急救助人员。应事先告知他们哪些实验室有潜在的感染性物质，让他们熟悉实验室的布局和设备。实验室人员要熟悉紧急撤离的情况及紧急撤离的路线标识。在实验室发生不可控制的火灾、水灾、爆炸或其他危险情况时，为确保工作人员的安全，要进行紧急撤离。所有实验室人员须了解紧急撤离行动的计划，撤离路线和紧急撤离的集合地点，每年至少参加一次紧急撤离演习，包括急救设备使用和采取相应急救措施。

（三）生物安全及其他紧急事件（事故）报告和记录

1.发生生物安全及其他紧急事件时，在紧急处理的同时必须向实验室负责人机构主管领导和生物安全委员会报告。

2.对于生物安全事件必须进行登记，记录发生的事件、地点、详细经过及处理方法和结果等。

七、生物安全和生物安全保障风险管理

（一）生物安全风险评估依据标准

风险评估多依据的数据及拟采取的风险控制措施、安全操作规程等均应以国家卫生健康委员会、世界卫生组织、国际标准化组织等机构或行业权威机构发布的指南、标准等为依据。

（二）沙门氏菌实验活动风险评估（见表5-1-2）

表5-1-2 沙门氏菌实验活动风险评估

序号	潜在危险因素	危害程度	发生概率	固有风险	措施合理性	残留风险	风险可控程度
1	样品运输过程中容器意外侧翻、泄漏、破裂造成污染	中度	可能	中度	合理	低风险	可控
2	样品的接收、开启及加样等常规实验活动中产生气溶胶	中度	较大可能	中度	合理	低风险	可控
3	离心、加样等实验活动中意外事故造成盛装样本容器破裂、溢出瞬间产生气溶胶	中度	可能	中度	合理	低风险	可控
4	检测未经灭活的样品对仪器与环境造成污染	中度	较大可能	中度	合理	低风险	可控
5	标本、实验材料、设施设备等被误用的风险	中度	较小可能	中度	合理	低风险	可控
6	阳性标本被恶意使用的风险	高度	较小可能	高度	合理	低风险	可控

续表5-1-2

序号	潜在危险因素	危害程度	发生概率	固有风险	措施合理性	残留风险	风险可控程度
7	实验器材未经规范消毒造成污染	中度	可能	中度	合理	低风险	可控
8	废弃物处理不当造成病原微生物的扩散	中度	较大可能	中度	合理	低风险	可控
9	灭菌装置不符合要求,灭菌不彻底造成污染	中度	较小可能	中度	合理	低风险	可控
10	检测人员和工勤人员被锐器误伤造成职业暴露	中度	可能	中度	合理	低风险	可控
11	检测人员个人防护不当造成的病原微生物扩散	中度	可能	中度	合理	低风险	可控
12	非检测人员、进修实习等外来人员进入实验室的不当操作	中度	可能	中度	合理	低风险	可控
13	水、电、火灾及自然灾害造成的风险	中度	较小可能	中度	合理	低风险	不可控

（三）风险评估人员

风险评估由机构负责人组织病原生物实验室、生物安全管理部门和其他熟悉沙门氏菌检验相关风险的专业人员进行风险评估并形成风险评估报告。形成的风险评估报告经机构生物安全委员会审核，报机构负责人批准。

（四）风险评估报告

风险评估报告应是实验室采取风险控制措施、建立安全管理体系和制订安全操作规程的依据。在记录风险评估的过程中，风险评估报告应注明评估时间、编审人员和所依据的法规、标准、研究报告、权威资料、数据等。

（五）需重新进行风险评估的情况

1.二级实验室改造前（或新建造前）和正式启用前。

2.当收集到的资料表明沙门氏菌的致病性、毒力或传染方式发生变化时，应对其背景资料及时变更，并对其实验操作的安全性进行重新评估。

3.开展新的实验活动（增加新的项目），应对该项目的实验活动进行评估。

4.生物安全实验室操作人员在进行实验活动中，发现有原评估报告中未涉及的隐患存在，或者在检查过程中发现存在生物安全问题，应进行再评估。

5.在进行实验活动中发现阳性标本泄漏或人员感染等意外事件或事故时，应立即进行再评估。

6.当评估过的实验活动（包括相关的设施、设备、人员、活动范围、管理等）发生改变，或者操作超出常规量、从事某些特殊活动时，应该事先重新进行风险评估。

7.相关政策、法规、标准等发生变化时需要再评估。

（六）对风险、需求、资源、可行性、适用性等的综合评估

机构已对在生物安全二级实验室所涉及的所有活动进行了全面的风险评估，并根据风险的内容已逐项制订了可行的、适用的防控措施。评估报告不仅适用于实验室设施设备的常规运行，而且也适用于实验室设施设备进行清洁、维护或关停。

生物安全二级实验室实验活动未涉及化学、物理、辐射等相关检测和研究内容，因此，不存在相应的风险。实验室所在的地理位置海拔较高，建筑材料可抗六级地震，能都抵抗水灾、地震等自然灾害。

八、评估结论

（一）危害等级

根据原卫生部《人间传染的病原微生物名录》、WHO的《实验室生物安全手册》规定，沙门氏菌危害程度为第三类、危险度等级为Ⅱ级。

（二）实验活动及生物安全防护水平

原卫生部《人间传染的病原微生物名录》规定动物感染实验在 ABSL-2 实验室进行，大量活菌操作、样本检测在 BSL-2 实验室进行，非感染性材料的实验在 BSL-1 实验室进行。根据上述原则，本机构病原微生物实验室，主要进行样本的病原菌分离培养、纯化、涂片、显微观察、药物敏感性试验、生化血清学鉴定、毒力基因检测等实验活动，所需生物安全实验室级别为 BSL-2。在实验室操作时，应穿戴防护服、口罩、工作帽、一次性手套、覆盖脚背的工作鞋。如果接触物的传染性大，应戴双层手套以加强防护。

本实验室沙门氏菌检测所依据的方法分别为 GB4789.4《食品安全国家标准 食品微生物学检验沙门氏菌检验》、WS/T 13《沙门氏菌食物中毒诊断标准及处理原则》、WS271《感染性腹泻诊断标准》、《伤寒副伤寒防治手册》（第2版）、WS280《伤寒和副伤寒诊断标准》等。这些均为现行有效标准，在项目开展时均经过技术确认，实验方法的风险很小。

（三）人员健康及素质

工作人员在上岗前均经充分的生物安全和专业知识及操作技能培训，每年参加本机构组织的生物安全相关知识培训和考核，具有高度的工作责任心。

（四）防治原则

沙门氏菌经粪-口途径感染人体，一般不通过呼吸道途径传播，在对沙门氏菌进行实验操作时不会因气溶胶的直接吸入造成人员感染。意外食入感染和锐器刺伤造成的皮肤黏膜感染是两种较可能的实验室获得性感染方式。规范操作及做好个人防护，可有效预防实验室感染。

（五）应急预案和职业暴露措施要求

一旦发生职业暴露或其他安全事故时，在紧急处理的同时应立即向实验室主任和主管领导报告，启动应急预案。尽快进行职业暴露后预防，包括医治、对暴露级别的评估、对暴露源的评估、预防性用药、报告等，做好暴露后预防监测等。

机构病原微生物实验室按二级生物安全实验室要求建设和装备，开展细菌分离培养、生化鉴定。本次评估是从沙门氏菌生物因子的特性开始，对实验室常规活动和非常规活动存在的风险和潜在的风险进行评估，对所能产生的风险制订了相应的消除、减少或控制风险的管理措施和技术措施，并对所涉及的设施、设备、人员进行了评估，制订了一系列相应的文件，已经将已知和未知的风险降到了可接受程度，实验室具备开展沙门菌检测的条件和能力。

第三节　肠致泻性大肠埃希氏菌实验活动风险评估报告

一、生物学特性

（一）种类和细菌分型

大肠埃希氏菌是人和动物肠道中的正常菌群，一般对人无害。本菌为革兰氏阴性的短杆菌，其抗原结构有3种，即菌体抗原（O抗原）、包膜抗原（K抗原）和鞭毛抗原（H抗原）。O抗原是血清分型的基础，目前已发现有170多种，其中一些特殊的血清型具有病原性，能引起人类腹泻，故称为肠致泻性大肠埃希氏菌。根据发病机制、临床特征、流行病学特征、抗原血清型及细菌的毒力测定可将大肠埃希氏菌分为5类：肠致病性大肠埃希氏菌（Entero pathogenic E.coli，EPEC）、肠产毒性大肠埃希氏菌（Enterotoxifenic E.coli，ETEC）、肠侵袭性大肠埃希氏菌（Enteroinvasive E.coli，EIEC）、肠出血性大肠埃希氏菌（Enterohemorrhagic E.coli，EHEC）和肠聚集黏附性大肠埃希氏菌（Enteroaggregative E.coli，EAggEC）。

（二）来源

大肠埃希氏菌属包括多种细菌，临床上以大肠埃希氏菌最为常见。大肠埃希氏菌（E.coli）通称大肠杆菌，是所有哺乳动物大肠中的正常寄生菌，一方面能合成维生素B及维生素K供机体吸收利用，另一方面能抑制腐败菌及病原菌和真菌的过度增殖。但当它们离开肠道的寄生部位，进入到机体其他部位时能感染发病。有些菌型有致病性，引起肠道或尿路感染性疾病。肠致泻性大肠埃希氏菌是指能使人、动物（尤其是婴儿和幼龄动物）感染及人食物中毒的一种大肠埃希氏菌。在自然界中，本菌分布广泛，主要的寄居场所是人和其他恒温动物的肠道中，是一类条件性致病菌。

（三）传染性

大肠埃希氏菌所引起的食源性疾病主要由食入被污染的食物和水而引起，可以导致肠道外感染，如泌尿系统感染、菌血症、胆囊炎、肺炎及新生儿脑膜炎等，也会造成从轻微腹泻到霍乱样严重腹泻，乃至引起致死性的并发症。肠侵袭性大肠杆菌由人-人传染而致病，推测为粪-口途径感染。

（四）传播途径

肠道内感染以粪-口途径为主，可通过食用污染的食品、水而传播，引起食源性细菌性腹泻。人与动物的密切接触也可传播。苍蝇、蟑螂等昆虫因其生活习性特殊，在一些细菌性腹泻的传播中发挥了重要作用。通过医务人员的手或污染公共物品可造成医院内感染从而引起医院内腹泻传播。多数大肠埃希氏菌在肠道内不致病，但如移位至肠道外的组织，则可引起感染，即肠道外感染。

（五）易感性

人群普遍易感，没有交叉免疫。儿童、老年人、有免疫抑制或慢性疾病者为高危人群，并且容易发生严重并发症。一些正使用抗生素的患者是抗生素相关性腹泻的高危人群。另外，旅游者易发生细菌性腹泻，称为旅游者腹泻。患病后一般可获得免疫力，但持续时间较短。

（六）潜伏期

不同的肠致泻性大肠埃希氏菌引起的中毒，症状各不相同，潜伏期也各有长短。肠出血性大肠埃希氏菌引起的中毒潜伏期较长，一般可达3～10 d，肠产毒性大肠埃希氏菌、肠侵袭性大肠埃希氏菌、肠致病性大肠埃希氏菌、肠集聚黏附性大肠埃希氏菌引起的中毒潜伏期一般为1～4 d，短者为数小时，长者可达7 d。

（七）剂量-效应关系

关于是否发生肠致泻性大肠埃希氏菌食物中毒，不同肠致泻性大肠埃希氏菌的感染剂量各不相同，不同个体也存在差异。肠致泻性大肠埃希氏菌食物中毒的感染及程度主要与致病机制和感染剂量密切相关。

（八）致病性

肠致泻性大肠埃希氏菌具有病原性，能引起人类腹泻。部分大肠埃希氏菌菌株与婴儿腹泻有关，并可引起成人腹泻或食物中毒的暴发。ETEC的主要毒力因子为热不稳定毒素、热稳定毒素及与致病性相关的定居因子；EPEC的主要毒力因子有菌毛、志贺样毒素（Shiga-like toxins，SLTs）和LEE毒力岛；EIEC在毒力因子和致病机制上与志贺菌基本一致；EHEC的主要毒力因子有志贺样毒素（SLTs）、溶血素、LEE毒力岛及其他未知的毒力因素；EAggEC是一类新发现的致泻性大肠杆菌，目前已知的毒力因子有菌毛和热稳定肠毒素。

（九）变异性

滥用抗生素使得大肠埃希氏菌存在着基因变异，导致耐药菌株的产生。

（十）环境中的稳定性

因无芽孢，对理化因素抵抗力不强，在60 ℃中30 min即死亡。

（十一）药物敏感性

肠致泻性大肠埃希氏菌对磺胺类、链霉素、氯霉素等敏感。对于抗生素治疗，首选氯霉素、多粘菌素、庆大霉素、卡那霉素。但是对于肠出血性大肠埃希氏菌感染者，应慎用抗生素，因抗生素非但不能缩短病程，反而会增加发生溶血性尿毒综合征的机会。肠产毒性大肠埃希氏菌易产生耐药性。

（十二）消毒剂敏感性

肠致泻性大肠埃希氏菌易被一般化学消毒剂杀灭，常用氯进行饮水消毒。胆盐、煌绿等染料对非致病性肠杆菌科细菌有抑制作用。

（十三）物理灭活

在55 ℃中60 min或60 ℃加热15min仍有部分细菌存活。EHEC可在7～50 ℃的温度中生长，其最佳生长温度为37 ℃，有些甚至可在pH值达到4.4和最低水活度为0.95的食物中生长。烹调食物时，必须使食物的所有部分至少达到70 ℃以上时才可认为该菌被杀灭。

（十四）在宿主体外存活

肠致泻性大肠埃希氏菌体外抵抗力较强，在自然界中的水和土壤中能存活数周至数月，在温度较低的粪便中存活更久，在阴凉处的室内尘埃中可存活一个月。

（十五）与其他生物和环境的交互作用

凡体内有肠致泻性大肠埃希氏菌感染的病人、带菌者和家禽、家畜等都可传播本病。一些动物可成为储存宿主，较常见的可传播本病的动物有牛、鸡、羊、狗、猪等，其中以牛的带菌率最高，患病或带菌动物往往是动物来源食品污染的根源。带菌动物在其活动范围内也可通过排泄的粪便污染当地的食物、草场、水源或其他水体及场所，造成交叉污染和感染，危害极大。

（十六）预防和治疗方案

1.预防措施

预防接种目前尚没有成熟的、可供大范围使用的疫苗。但在ETEC的免疫预防研究中，发现其菌毛抗原在自然感染和人工主动免疫中为最关键抗原之一。预防原则应以改善公共卫生条件、切断传播途径为主，同时加强对传染源的管理，采取综合性预防措施，对重点人群、集体单位应特别注意预防暴发和流行。不吃生的或加热不彻底的牛奶、肉等动物性食品。不吃不干净的水果、蔬菜。剩余饭菜食用前要彻底加热。防止食品生熟交叉而产生污染。养成良好的个人卫生习惯，饭前便后洗手。食品加工、生产企业特别是餐饮业应严格保证食品加工、运输及销售的安全性。

2.治疗方案

排除毒物，必要时进行催吐、洗胃和导泻；对症治疗；抗生素治疗，首选氯霉素、多粘菌素、庆大霉素和卡那霉素。

二、实验室相关活动风险评估与控制

（一）实验室感染性因子的种类、来源和危害

1.感染性因子的种类

肠致泻性大肠埃希氏菌产生多种毒力因子。根据其生物学特性和本机构实验室检测的能力范围，本实验室可能的感染因子为肠致泻性大肠埃希氏菌病原体本身。

2.感染性因子的来源

（1）食物中毒事件中采集的食物、粪便等可疑标本，日常检测的食品、水等样品。

（2）样本采集和检测过程中涉及的所有实验场所。

（3）实验室检验过程中可能产生的含病原体的气溶胶。

3.感染性因子可能造成的危害

（1）被污染的实验器材、器皿等对实验室环境造成污染。

（2）实验室废弃物对环境造成污染。

（3）实验人员暴露后感染。

（4）实验室含病原菌的气溶胶对实验室环境造成的污染。

由于肠致泻性大肠埃希氏菌主要通过肠道内感染，粪-口途径可通过食用污染的食品、水而传播，引起食源性细菌性腹泻。通过医务人员的手或污染公共物品可造成医院内感染从而引起医院内腹泻传播。虽然引起食物中毒的感染剂量要达到一定的剂量才可引发疾病，但仍然存在感染的风险。

（二）实验室常规活动过程中的风险评估与控制

1.实验方法

（1）主要风险点识别　未采用国家标准、行业标准进行检测；使用新的或变更过的国家标准或行业标准前，未经技术确认，可能存在安全风险。

（2）风险控制措施　尽量采用国家标准、行业标准进行检测，在使用新的或变更过的国家标准、行业标准前，必须经过严格的技术确认。

2.样品采集

（1）食品和水样等样品采集

①主要实验设备和器材　采样剪刀或镊子、密闭盛样容器等。

②主要风险点识别　食品和水样等样品中可能存在感染性病原体，采样人员采样不规范、盛样容器密合不严、意外破损等，可导致样品溅洒、溢出、渗漏而污染环境；同时，锐器使用不当，存在意外刺伤或划伤采样人员的风险。

③风险控制措施　采集容器必须防水、防漏，容器外面要包裹足量的吸收性材料，以便容器被打破或泄露时，能吸收溢出的所有液体。在使用剪刀、镊子、玻璃容器等锐器时，必须规范操作，做好防护，防止刺伤或划伤。

（2）食物中毒事件中粪便、呕吐物、食品加工环节涂抹物、剩余食物等采集

①主要实验设备和器材　螺旋盖采便盒（管）、玻璃试管或培养皿、采样棉签、食品盛器等。

②主要风险点识别　疑似食物中毒粪便、呕吐物、剩余食物、食品加工环节涂抹物等样品中可能存在大量感染性病原体，采集过程存在样本溅出从而形成气溶胶；工作人员采样不规范、个人防护不到位，导致环境污染和人员感染。

③风险控制措施　采样人员应戴手套、口罩，采样时动作轻柔，采样容器尽量使用外螺旋盖塑料管；发生污染时，应立即进行消毒处理。

（3）血样的采集

①主要实验设备和器材　一次性采血针、真空采血管、消毒棉签及一次性利器盒。

②主要风险点识别　血液样品可能存在不明感染性病原体，真空采血管密封盖意外脱落或采血针内残留血滴落，造成血样溅洒从而感染人员或污染环境；采血针头存在意外刺伤或划伤采样人员的风险。

③风险控制措施 使用一次性采血针和真空采血管，采样人员经过正规采血培训，并熟练掌握采血技巧。采血前做好个人防护（防护服、手套、口罩）；认真、仔细、谨慎操作，抽血后的针头直接放入利器盒内，禁止用手直接接触使用后的针头或将使用后的针头重新套上针头套；采好血后直立于试管架中，防止倒翻；消毒棉签等污染物放入医疗废弃物专用袋中，统一进行消毒处理。

3.样品的包装和运送

（1）主要实验设备和器材 真空密封采血管、外螺旋盖玻璃瓶、螺旋盖采样罐（管）主容器、95 kPa样品运输罐、B类标本运输箱（UN3373运输箱）、运送车辆。

（2）主要风险点识别 盛样容器不坚固、密合不严，有可能存在样品溅洒、溢出、渗漏；样本运输包装不符合生物安全要求，可能导致样品的侧翻、渗漏而造成污染。

（3）风险控制措施 盛装样品内容器必须坚固，不易破碎，尽可能选用塑料制品，采样后必须检查容器的密合性。样品严格按照B类要求包装和运送。

4.样品接收和前处理

（1）主要实验设备和器材 剪刀、镊子、振荡器、均质器、均质袋、离心机、生物安全柜、洁净工作台。

（2）主要风险点识别 样品管理员未按实验室样品管理程序要求接收样品；样品前处理时打开感染性样本包装的动作过猛，造成样品侧翻溅洒；对食品等固形物样品进行剪切时，操作不慎发生划伤；均质器均质样本时发生均质袋破裂；离心操作时离心管破裂等意外情况。

（3）风险控制措施

①样品接收必须在专用的区域进行，合同评审人员和收样人员严格按照样品管理程序要求交接样品，不得擅自打开样品包装，收样后及时洗手。

②开始检测前，盛装感染性材料样品的容器必须在生物安全柜中缓慢打开，食品和水样必须在洁净工作室内打开，开启容器时管口不能对着操作者。

③对食品等固体样品取样，要小心使用剪刀和镊子，尽可能取食物可食部分，以防止样品均质时坚硬物质刺破均质袋，造成样液溅洒。对感染性样品进行离心振荡时，必须将离心盖封严实，并关上离心机盖。

④实验室应配备急救箱，发生手刺伤或划伤等意外事件时应立即进行消毒包扎处理。

⑤当发生离心管或均质袋意外破裂、溅出时，及时对所有涉及污染的部位进行消毒处理，同时按机构实验室意外事故的处置程序要求处置。

5.样本检测过程

（1）主要实验设备和器材

培养箱、水浴箱、细菌鉴定和药敏测试仪、全自动快速致病菌检测仪、荧光定量PCR仪、核酸提取仪、凝胶成像仪、生物安全柜、金属浴、振荡器、离心机及离心管、吸管和试管、移液器及吸头、接种环、培养皿等。

（2）主要风险点识别

①对食品、水样、粪便、呕吐物、剩余食物等样品的肠致泻性大肠埃希氏菌分离

鉴定、生化试验、药敏试验等实验活动均涉及活菌操作，在检测过程中移液、混匀振荡、划线分离、涂片染色、离心等操作都可产生气溶胶。虽然肠致泻性大肠埃希氏菌不通过呼吸道感染，但由于样品可能含有其他未知的病原体，因此也不应忽视。

②实验过程中玻璃器材意外破碎、离心操作时离心管意外破裂等事故，可造成液体溅出污染设备表面或工作台面等环境，从而污染操作者皮肤、黏膜。通过粪–口途径食入一定量的肠致泻性大肠埃希氏菌导致食物中毒。

③提取核酸时使用的无水乙醇属易燃易爆物质，溴化乙啶具有强烈的致癌性。

（3）风险控制措施

①检测人员在实验前应按照二级生物安全防护要求做好自身防护措施（穿防护服、戴手套、口罩，穿不露脚趾和覆盖脚背、防滑、防渗漏的工作鞋），进行水样等样品抽滤、浓缩等操作，必须在洁净实验室内进行且动作要轻缓。涉及感染性活菌的实验操作必须在生物安全柜内进行。实验结束后对桌面、台面及时进行消毒处理。

②必须使用移液器或吸球移取样液，旋盖和移液操作的动作要轻缓，吸管应用棉塞，移液头尽可能使用带滤芯的，以减少对移液器或吸球的污染。

③使用直径2～3 mm且完全封闭、手柄的长度小于6cm的接种环分离细菌，尽可能使用封闭式微型电加热器消毒接种环，避免在酒精灯的明火上加热从而避免感染性物质的爆溅，也可使用一次性接种环。

④尽可能以塑料器皿代替玻璃器皿，若必须使用玻璃器皿，则只能用实验室级玻璃（硼硅酸盐），且任何破碎或有裂纹的器皿都应丢弃。禁止用手直接接触使用后的针头、刀片、玻璃碎片等锐器。严禁用带有注射针头的注射器吸液，更不可当吸管用。用过的锐器应直接放入利器盒，经消毒后废弃。

⑤分子生物学检测实验中使用的无水乙醇属易燃易爆物质，应放置在通风柜并远离热源；溴化乙啶属有毒物质需专人专管。

⑥在任何可能导致潜在的传染性物质溅出的操作过程中，应保护好面部、眼睛和嘴。

6.菌株使用、保存和运输

（1）主要实验设备和器材　接种针（环）、菌株保存管、生物安全柜、95 kPa样品运输罐、B类标本运输箱（UN3373运输箱）、运送车辆。

（2）主要风险点识别

①保菌操作不规范、个人防护不到位、保菌磁珠管等保菌容器意外破损、磁珠掉落等会导致病原菌污染实验室环境和实验人员。

②肠致泻性大肠埃希氏菌的使用和保存未按照菌（毒）种管理程序要求实施管理，存在菌株被恶意使用及污染环境等生物安全隐患。

③运送包装不符合生物安全要求，或运输工具无安全保障，则易造成污染扩散，甚至样本丢失。

（3）风险控制措施

①肠致泻性大肠埃希氏菌的分离纯化及保菌操作应在生物安全柜内进行。若发生

保菌磁珠管等破损、磁珠掉落时，应及时对所有涉及污染的部位进行消毒处理。

②肠致泻性大肠埃希氏菌标准菌株的使用、保存严格按照菌（毒）种管理程序要求进行操作，严格实行双人双锁保管，严防菌株被恶意使用而造成生物危害。

③肠致泻性大肠埃希氏菌阳性菌株的上送应严格执行B类运输包装（同样品采集），携带"病原微生物菌（毒）种或样本运输许可证"，由专车运送，并由专业人员全程护送。

7.实验室的清洁和消毒

（1）主要实验设备和器材　70%～75%的酒精、含氯消毒剂。

（2）主要风险点识别　工作完毕后，若不及时对工作台面、生物安全柜进行消毒，则有可能会对下次的操作人员造成污染或感染，

（3）风险控制措施　工作完毕后，及时对检测所涉及的工作台面、地面和生物安全柜进行消毒，使用有效氯含量为500 mg/L消毒液，用消毒液清洁后要干燥20 min以上。生物安全柜用70%～75%的酒精擦拭消毒。待实验和消毒完毕，先脱去手套，再脱去防护服，并正确用肥皂和流动水洗手。

8.废弃物处置

（1）主要实验设备和器材　医疗废弃物专用袋、硬质耐高压且防渗漏的垃圾桶、高压灭菌器。

（2）主要风险点识别

①样品采集和实验检测过程产生的感染性废弃物主要有食品、水样、粪便、呕吐物、食品加工环节涂抹物等样本，血液血清标本，病原菌的培养基，标本和阳性菌株及所有实验过程涉及的用品，释放前未按照规范要求处理，导致感染或致病因子外泄而污染环境。

②样品采集和实验检测过程产生的被污染的损伤性废弃物，如一次性使用采血用具、载玻片、玻璃试管、培养皿等，未按照要求规范处理，存在意外刺伤或划伤工作人员的隐患。

（3）风险控制措施　实验室废弃物处理应遵循《医疗废物管理条例》《医疗卫生机构医疗废弃物管理办法》《医疗废物专用包装物、容器标准和警示标识规定》（HJ421）等相关法规要求，分类收集，规范处置。所有损伤性废弃物必须放置于有警示标识的硬质、防漏、防锐器刺破的专用利器盒中；所有感染性废弃物必须放置于有警示标识的医疗废物专用包装袋中；使用高效消毒液浸泡或高温高压灭菌后集中处理，集中存放至机构指定的医疗废物暂存点，由有资质的医疗废弃物处理单位收集，集中处置。同时，做好废弃物处置交接记录，所有相关记录应定期整理归档。

（三）实验室常规活动中其他风险评估与预防控制措施

1.电力

（1）主要风险点识别　断电或电压不稳，存在引发电气设备故障的隐患。断电可使运行中的生物安全柜、洁净室高效过滤器等生物安全防护设备和检测设备突然停止工作，致使实验活动被迫中断，存在感染性物质外溢，从而污染操作人员和环境的风险。

（2）预防控制措施　实验室由双路供电，并为关键仪器设备配备应急电源（UPS），避免实验室由断电可能引发的生物安全风险，确保检测工作顺利进行。

2.电气操作

（1）主要风险点识别　实验室活动涉及的电气操作，包括实验室工作区内电气设备的启动、关闭、安装和维修；设备层内UPS、空调机组等电气设备的启动、关闭和维修等。这些电气操作的过程可能发生触电、电击、电气故障等事故。

（2）预防控制措施

①电气设备的设计及制造符合相关安全标准的要求。实验室工作区内若有380V电源插座，需明确标识，并由有资质的专业人员进行操作。

②新的、改装过的或修理过的电气设备在未经专业人员（如有资质的电工）完成电气安全测试并确认设备符合安全使用要求之前，不允许使用。

③电气设备使用人员应接受操作培训，操作方式应不降低电气安全性。电气设备使用人员要定期检查设备中可能引起电气故障的破损。只有专业人员可从事电气设备和电路维护、维修。禁止未经授权的工作。

④采取措施对设备去污染，以降低维护人员被病原菌感染的风险。

3.实验室给排水设施设备

（1）主要风险点识别　实验室含有给排水的设施设备，包括位于工作区和洗消区的高压灭菌器和洗涤池。当水管道意外破裂、排水管道阻塞时，可能导致感染性材料溢出，有污染实验人员和环境的风险。

（2）预防控制措施　实验室产生的所有染菌物及器具，必须先经高压灭菌或消毒剂浸泡后洗涤，洗消产生的污水集中排入机构污染池进行消毒处理，严禁直接排放。按照GB18466要求，监测总余氯、粪大肠菌群及其他致病菌。

4.实验室设施设备管道

（1）主要风险点识别　实验室设施设备管道穿越维护结构的部位可能造成密封不严的问题，当感染性材料溢出时，有污染环境的风险。

（2）预防控制措施　所有管道穿越维护结构的部位应严格密封，定期进行检查检测，避免感染性材料外溢从而污染环境。

5.主要检测仪器设备

（1）离心机

①主要风险点识别　未正确配备带有密闭盖离心机、密封头的真空采血管、耐压螺旋盖离心管，高速离心时可产生气溶胶扩散；离心样品时没有做好平衡，可能会发生离心管破裂、离心管盖脱落，存在样品污染离心转子和离心腔的风险。

②风险控制措施　实验室配备带有密闭盖离心机、密封头的真空采血管、耐压螺旋盖离心管；离心前做好平衡，选择正确的离心速度和离心力；规范正确操作；每次使用后做好消毒清洁和使用维护记录，定期进行功能检查，确保离心机性能正常。

（2）细菌鉴定和药敏测试仪（ATB仪）、PCR仪、全自动快速致病菌检测仪（mini-VIDAS）、核酸提取仪、凝胶成像仪等设备。

①主要风险点识别 对疑似肠致泻性大肠埃希氏菌鉴定时，要使用ATB仪、mini-VIDAS、核酸提取仪、PCR仪等仪器。如果使用时未按操作规程进行操作和维护，则存在病原体溅出、渗漏而污染实验环境和人的风险。

②风险控制措施 严格按ATB仪、mini-VIDAS、核酸提取仪、PCR仪等设备操作规程规范操作和维护，每次使用完毕后对设备箱体及可能污染的实验环境进行消毒。

6.生物安全设施设备

（1）生物安全柜

①主要风险点识别 未按照设备操作规程或使用说明书进行操作、维护，使生物安全柜的气溶胶防护效果明显降低，甚至消失，失去安全防护效果。设备长时间使用未及时更换HEPA过滤膜，可出现工作窗口气流速度降低或流向紊乱等功能失常状况。生物安全柜使用后未彻底消毒处理，对清洁、维护人员会产生污染。设备长期关停，会使部分电器元件老化从而失去正常功能。没有及时对设备移位、碰撞受损等进行性能检测等。

②预防控制措施 使用人员接受相关操作、维护培训，做到规范使用和维护。每月进行空气沉降菌检测，每年请有资质的服务机构对生物安全柜高效过滤器完整性下降所流流速、流入气流流速、气流模式、紫外线强度等主要性能指标进行检测，确保其功能正常。当生物安全柜发生污染，应及时进行消毒。

（2）高压灭菌器

①主要风险点识别 没有正确配备高压灭菌器，存在气溶胶污染环境的隐患；没有按照设备操作规程、使用说明书进行操作、维护，可能使高压灭菌器效果明显降低或失效，失去灭菌的作用；高压灭菌器长时间使用未定期监测灭菌效果，存在灭菌不彻底引发污染的风险。压力灭菌器长期关停期间，未及时排干锅体水分，会使内部器件老化从而失去正常功能。

②预防控制措施 选择下排式高压灭菌器，正确规范操作，定期维护，确保高压灭菌器性能正常，做好使用记录。压力灭菌器使用时每次监测化学指示物，并记录温度、压力、时间等灭菌参数，每周进行生物监测，以保证灭菌质量。

（3）个人防护用品

①主要风险点识别 实验室不能提供足够数量的、符合质量要求的防护服、防护眼罩、一次性手套、口罩和覆盖足背的防滑鞋等；使用大小不合适的个人防护用品；个人防护用品穿戴、脱卸的程序、方法不符合要求，均可能造成人员感染。

②风险控制措施 选择正规、符合质量要求的防护用品，按照规定的程序正确使用。

（4）应急救治设施和用品

①主要风险点识别 实验室未配备洗眼器、应急药箱等必要的应急设施和物品，或配备的急救用品种类不全、不合适或过期，则导致应急时无法发挥作用。

②预防控制措施 在实验室内正确配备洗眼器，确保功能正常。配备的75%乙醇、碘伏或其他消毒剂、创可贴等急救物品与实验活动相适应并在有效期内使用，由专人

负责管理,定期维护、清理和更新。

（5）消毒灭菌剂

①主要风险点识别　消毒剂产品无生产许可证、过期、配制方法或浓度不正确、种类选择不合理,将会导致消毒效果降低、生物灭活能力降低或对物品腐蚀性增加、对皮肤造成刺激等问题。

②预防控制措施　选择符合国家标准的正规厂家生产的产品,选择合适的消毒剂,按照规定的消毒方法、消毒时间、消毒浓度（剂量）进行消毒,避免使用过期产品;消毒过程中消毒人员应做好必要的个人防护,防止发生意外。

7.管理体系的风险

（1）主要风险点识别　管理体系（包括应急预案）是否健全和完善,是否符合实际管理要求,程序文件、作业指导书和操作规程是否科学和具有可操作性,是确保生物安全的主要因素。组织结构不健全、设置不合理,体系文件与实际工作不匹配,部门职责不清或衔接不当等,则都可能带来安全风险。

（2）预防控制措施　定期开展管理体系评审,要特别关注风险评估程序、应急预案、检测标准操作规范（SOP）等,发现问题及时修订、完善,以确保生物安全管理体系持续有效运行。

（四）工作人员的风险评估与预防控制措施

1.人员数量和素质

（1）人员数量

①主要风险点识别　人员过少会因缺少相互提示监督或因工作量增大而导致操作过程中失误增加,风险增加。

②预防控制措施　采样和检测人员配备数量应与工作量相匹配,尽量有2名工作人员同时进行采样和检测工作。

（2）人员结构

①主要风险点识别　实验室检测人员的结构分布不合理,新进人员没有高资历人员带教监督,不能很好应对意外事件,风险增加。

②预防控制措施　实验室检测人员的年龄和资历结构应配备合理,新进人员应由高资历人员带教或监督操作。

（3）职业操守

①主要风险点识别　肠致泻性大肠埃希氏菌检测存在一定的生物安全风险,若政治思想素质不高、责任性不强的人员参与该项工作,则产生生物危害而危及人员安全、环境安全与社会安定的可能性较大。

②预防控制措施　加强职业道德教育,培养工作责任心。

2.健康管理

（1）主要风险点识别　健康状况主要包括生理、心理素质与免疫状态。当实验室检测相关人员出现感染症状、机体免疫力低下,或其他不适合工作的状况时,职业暴露风险增加。

（2）预防控制措施 建立健康申报制度，遇有感染及其他不适合工作的情况，及时向实验室负责人报告并暂停工作；若接触物的传染性大，应加强防护。

3.人员资质

（1）主要风险点识别 检测人员不具备卫生检测相关学历教育背景，不熟悉肠致泻性大肠埃希氏菌检测方法及操作规范，无法保证工作质量和安全。

（2）预防控制措施 检测人员必须是检验或相关专业毕业，经过上岗培训和在岗持续培训，并通过考核。

4.生物安全培训要求

（1）主要风险点识别 检测人员、辅助人员、后勤保障人员、进修实习人员上岗前没有接受严格的生物安全，以及相关生物安全操作的技术培训，易造成生物安全事故的发生。

（2）预防控制措施 检测人员、辅助人员、后勤保障人员每年参加本机构组织的生物安全知识或生物安全操作技术培训、考核。上岗前熟练掌握生物安全仪器设备、设施操作技术，具备相关的安全防护能力。进修、实习人员参与实验活动前必须进行生物安全知识的培训考核，在带教老师的监督下工作。

5.应急事件处理能力

（1）主要风险点识别 实验人员上岗前没有接受实验室意外事故处理、职业暴露后预防等突发事件处置的培训。发生意外事件，不能有效地进行规范处理和控制生物安全事件。

（2）预防控制措施 实验室工作人员必须严格按照《实验室意外事故报告制度》和《病原微生物生物安全应急处置技术方案》中规定的要求进行应急事件的处置，强化职业暴露的应急处理能力。

（五）实验室非常规活动中的风险评估与预防控制措施

1.主要的实验室非常规活动

（1）实验室外专业人员对实验室设施设备的维护、维修、检定/校准、检测验证（如主要设施设备的检测验证）和更换（如高效过滤器等的更换）等。

（2）实验室后勤保障人员对实验室及公共环境的保洁、实验器材的清洗消毒。

（3）实验室外来人员参观实验室和上级部门对实验室的检查。

（4）任何其他人员需要进入实验室从事实验活动外的行为。

2.主要风险点识别

（1）上述人员进入实验室从事相关活动，特别是不慎打翻、打破标本管或损坏仪器设备等情况，可能会引起实验室感染。

（2）实验室运行过程中某些人员需要进入实验室参观，存在影响实验活动正常运行或者导致相关或不相关的设施设备损坏的风险。

3.预防控制措施

（1）实行人员准入、登记制度。进修实习人员进入实验室从事检测活动前，必须完成生物安全和实验室规章制度的培训考核。若机构实验室外专业人员和实验室后勤保障人员确需进入实验室进行相关活动，或上级部门需要进入实验室进行检查，应有人员陪同。进入人员必须遵守实验室的各项管理规定，以确保人员和环境安全。

（2）进入人员未经许可绝对不能触碰和使用实验室内有标志的危险品，绝不能将未经消毒处理的物品拿出实验区。

（3）按专业技术要求进行设施、设备的维护维修时，不能触碰和使用其他设施设备，若导致相关或不相关的设施设备损坏时，应及时报告。

（4）当需要更换高效过滤器时，应先对高效过滤器、进行原位消毒后，专业人员才能进行更换。

（5）禁止未穿着防护服的人员随意进出实验室的工作区域，同时也禁止穿着防护服的人员走出实验室的工作区域。

（6）对实验室的设施、设备进行维护工作时，动作轻柔，避免产生气溶胶。

（7）离开实验室前，必须洗手。

（六）被误用和恶意使用的风险与预防控制措施

1.主要风险点识别

阳性标本未明确标识，未严格实行双人双锁管理，实验活动结束后未及时对操作场所进行消毒，工作人员在不知情的情况下可能误用标本、实验材料和设施设备等，导致人员感染和实验室环境污染，发生人员受伤或设施设备损坏等。

2.预防控制措施

（1）实行严格的人员准入和培训考核上岗制度。

（2）实验所用材料和试剂等必须有明确的标识。

（3）阳性标本严格实施双人双锁管理，上送的阳性样本必须经机构批准并办理准运证，采用专用包装，专业人员全程护送。

（七）相关实验室已发生的事故分析和从中得到的启示

在实验室开展致病性病原微生物的检测、研究，就有可能发生职业暴露而导致实验室感染，主要原因是实验室人员在进行样本采集、前处理、检验、废弃物处置等工作过程中，操作不规范、个人防护不到位等。目前，明确致泻性大肠埃希氏菌检测引起实验室人员感染的报道较少，但仍然存在隐患。

三、实验室理化因素风险评估及安全防护措施

（一）紫外线

1.主要风险点识别

洁净实验室内传递窗、生物安全柜、BSL-2实验室可使用紫外线灯进行物体表面空气消毒。紫外线波长为250～280 nm，主要影响眼睛和皮肤，引起急性角膜炎和结膜炎、慢性白内障等眼疾病，还可诱发皮肤癌。紫外线灯开启时，人员在不知情的情况下进入可受到伤害。

2.安全防护措施

实验室应避免紫外线直接照射人体，特别是眼部。生物安全柜表面应张贴紫外线

危害的标识，提醒实验人员小心紫外线危害。在进行紫外线消毒时，实验人员尽量远离消毒区域。可以规避紫外线对人体的危害。

（二）辐射

1.主要风险点识别

辐射源或辐射事故可导致病原微生物屏障系统的破坏，增加实验人员被病原微生物感染的风险。

2.预防控制措施

实验室应远离辐射源，如果无法避开，则应采取物理隔离措施，防止辐射源对检测工作和人员健康产生影响。本机构实验室内部和周边建筑群均没有辐射源，所以辐射风险基本不用考虑。

（三）消毒剂

1.主要风险点识别

含氯消毒剂，有效氯为主要杀菌因子。含氯的消毒液进行空气消毒时，长期接触会使人感到头疼、恶心，黏膜刺激，对于有体质过敏的人，还容易引发过敏、哮喘等疾病。高浓度的含氯消毒剂对人的呼吸道黏膜和皮肤有明显的刺激作用，可使人流泪、咳嗽，严重者可发生氯气中毒。急性中毒者出现躁动、恶心、呕吐、呼吸困难等症状，甚至因窒息死亡。

2.安全防护措施

按照使用说明，根据消毒对象不同而配制不同浓度的消毒液，避免使用不必要的高浓度的消毒液，稀释和使用时作好个人防护，消毒后应及时开窗通风，基本可消除消毒液对人体的危害。

（四）其他

1.主要风险点识别

实验室内的照明和声音（生物安全柜等）有可能因强光和噪声对人员造成损害。

2.安全防护措施

对实验室的照明和声音等参数进行检测，确保合格，避免强光和噪声对人员的损害。

四、实验室火灾风险评估与预防控制措施

1.主要风险点识别

（1）超负荷用电，电线过长。

（2）电器和电源老化、电器保养不良，例如电缆的绝缘层老化或损坏。

（3）用火不当等引发火灾。

（4）仪器设备在不使用时未关闭电源。

（5）使用的仪器设备不是专为实验室环境设计。

（6）易燃、易爆品处理、保存不当。

（7）不相容化学品没有正确隔离。

（8）在易燃物品和蒸汽附近有能产生火花的设备。

（9）通风系统不当或不充分。

2.预防控制措施

实验室采取以下预防控制措施避免火灾发生，保证发生火灾后能够安全撤离实验室。

（1）定期检查电器插座、电线绝缘层是否完好，保证用电负荷，对易燃、易爆等危险品进行有效区域隔离。

（2）实验室配备灭火器。放置在易取的地点，摆放部位张贴灭火器标识。该灭火器用于扑灭可控制的火灾，帮助人员撤离火场；对灭火器进行定期检查和维护，确保其有效使用，开展人员消防知识培训，开展消除应急演练。

（3）实验室需装设应急灯，所有出口都有黑暗中可见的"紧急出口"标识。当出现紧急状况时，实验室所有出口的锁必须处于开启状态，出口设计应保证不经过高危险区域就能逃脱，所有出口都能通向一个开放空间。

（4）走廊、流通区域不得放置障碍物，不受人员流动和灭火设备移动的影响。

（5）在实验室工作区显著位置张贴火警电话标识。实验室每年对工作人员进行消防知识培训，包括消防器材的使用、火灾发生时的应急行动等。

五、自然灾害风险评估与安全防护措施

自然灾害可能导致的实验室紧急状况主要包括水灾和地震等。

（一）水灾

1.风险识别

水灾可能导致实验室维护结构和设施损坏，实验室内感染性物质和人员的转移。

2.安全防护措施

实验室负责人、机构负责人根据条件及时采取对策，第一时间联系相关消防人员。消防人员应做好防护措施，并在受过训练的实验室工作人员陪同下，进入实验室完成菌毒种和人员的安全转移工作。

（二）地震

1.风险识别

地震等自然灾害会导致实验室维护结构和设施损坏，存在人员受伤和实验室感染性材料外溢的风险。

2.安全防护措施

实验室应采取措施降低自然灾害带来的风险，保证灾害发生后能够安全撤离实验室，减少对人员和环境的影响。发生地震后，首先，设立距实验室维护结构20m范围内的封锁区。其次，对封锁区进行消毒，然后由专业人员在做好个人防护的前提下对实验内部环境边消毒边清理，清理到样品保存地点。如果保藏样品的容器没有破损，可将它安全转移到其他安全的实验室存放。如果保藏样品的容器已被破坏和发生外溢，应立即用可靠方法进行彻底消毒灭菌。处理现场的人需要由生物安全委员会评估暴露级别和病原微生物类别。再决定是否用药及确定预防性用药方案。

六、生物安全及其他紧急事件（事故）处理预案

（一）实验室生物安全事件（事故）处理措施

1.当生物安全柜或负压实验室出现持续正压时，室内人员应立即停止工作，通知运行保障人员采取措施恢复负压。如果不能及时恢复和保持负压，应停止实验，按规程退出。发生此类事故或发生意外停电，造成具有传染性物质暴露潜在危险和污染时，工作人员除了采取紧急措施外，应立即报告实验室安全负责人，并组织对实验室进行终末消毒。

2.离心过程中离心管破裂时，应马上关闭电源，让离心机停止工作，并静止30 min。然后缓慢打开离心机盖。将离心杯平稳地转移至生物安全柜中。如果发生泄漏，可用有效氯含量为1%消毒液灌入离心杯腔体中消毒30 min，然后弃去消毒液和离心管碎片，将离心杯清洗后擦干。

3.发生污染物泼溅或溢出时，立即用清洁布或吸水纸覆盖污染处，并倒上有效氯含量为1%～2%的消毒液，作用至少30 min，方可清理全部污染物，用消毒剂擦拭污染区域。所有操作过程中都应戴手套口罩。若发生大范围污染物扩散事故时，应立即通知实验室主管领导和安全负责人到达事故现场。待查清情况，确定消毒方案，并组织对实验室进行终末消毒。

（二）其他紧急事件（事故）处理措施

在制订的应急预案中应包括消防人员和其他紧急救助人员。应事先告知他们哪些实验室有潜在的感染性物质，让他们熟悉实验室的布局和设备。实验室人员要熟悉紧急撤离的情况及紧急撤离的路线。在实验室发生不可控制的火灾、水灾、爆炸或其他危险情况时，为确保工作人员的安全，要进行紧急撤离。所有实验室人员须了解紧急撤离的行动计划、撤离路线和紧急撤离的集合地点，每年至少参加一次紧急撤离演习，包括急救设备使用和采取相应急救措施。

（三）生物安全及其他紧急事件（事故）报告和记录

1.发生生物安全及其他紧急事件时，在紧急处理的同时必须向机构主管领导和生物安全委员会报告。

2.对于生物安全事件必须进行登记，记录发生的时间、地点、详细经过及处理方法等。

七、生物安全和生物安全保障风险管理

（一）生物安全风险评估依据标准

风险评估所依据的数据及拟采取的风险控制措施、安全操作规程等均应以国家卫生健康委员会、世界卫生组织、国际标准化组织或行业发布的指南、标准等为依据。

（二）实验活动风险评估（见表5-1-3）

表5-1-3 肠致泻性大肠埃希氏菌实验活动风险评估

序号	潜在风险因素	危害程度	发生概率	固有风险	措施合理性	残留风险	风险可控程度
1	样品运输过程中容器意外侧翻、泄漏、破裂造成污染	中度	可能	中度	合理	低风险	可控
2	样品的接收、开启及加样等常规实验活动中产生的气溶胶	中度	较大可能	中度	合理	低风险	可控
3	离心、加样等实验活动中意外事故造成盛装样本容器破裂、溢出产生的气溶胶	中度	可能	中度	合理	低风险	可控
4	检测未经灭活的样品对仪器与环境造成的污染	中度	较大可能	中度	合理	低风险	可控
5	标本、实验材料、设施设备等被误用的风险	中度	可能	中度	合理	低风险	可控
6	阳性标本被恶意使用的风险	高度	较小可能	高度	合理	低风险	可控
7	实验器材未经规范消毒造成污染	中度	可能	中度	合理	低风险	可控
8	废弃物处理不当造成病原微生物的扩散	中度	较大可能	中度	合理	低风险	可控
9	灭菌装置不符合要求，灭菌不彻底造成污染	中度	较小可能	中度	合理	低风险	可控
10	检测人员和工勤人员被锐器误伤造成职业暴露	中度	可能	中度	合理	低风险	可控
11	检测人员个人防护不当造成的人员暴露	中度	可能	中度	合理	低风险	可控
12	非检测人员、进修、实习等外来人员进入实验室的不当操作	中度	可能	中度	合理	低风险	可控
13	水、电、火灾及自然灾害造成的风险	中度	较小可能	中度	合理	低风险	不可控

（三）风险评估人员

风险评估由机构负责人组织病原微生物实验室、生物安全管理部门和其他熟悉肠致泻性大肠埃希氏菌检验相关风险的专业人员进行风险评估并形成风险评估报告。形成的风险评估报告经机构生物安全委员会审核，请全省熟悉相关病原微生物特征、实验设施设备、操作规程及个体防护装备的不同领域的专家进行审核，不断修订和完善。

（四）风险评估报告

风险评估报告应是实验室采取风险控制措施、建立安全管理体系和制订安全操作规程的依据。在记录风险评估的过程中，风险评估报告应注明评估时间、编审人员和所依据的法规、标准、研究报告、权威资料、数据等。

（五）需重新进行风险评估的情况

1.生物安全二级实验室改造前（或新建造前）和正式启用前。

2.当收集到的资料表明肠致泻性大肠埃希氏菌的致病性、毒力或传染方式发生变化时，应对其背景资料及时变更，并对其实验操作的安全性进行重新评估。

3.开展新的实验活动（增加新的项目），应对该项目的实验活动进行评估。

4.生物安全实验室操作人员在进行实验活动中，发现有原评估报告中未涉及的隐患存在，或者在检查过程中发现新生物安全风险，应进行再评估。

5.在实验活动中发现阳性标本泄漏或人员感染等意外事件或事故时，应立即进行再评估。

6.当评估过的实验活动（包括相关的设施、设备、人员、活动范围、管理等）发生改变，或者操作超出常规量、从事某些特殊活动时，应该事先重新进行风险评估。

7.相关政策、法规、标准等发生变化时需要风险再评估。

（六）对风险、需求、资源、可行性、适用性等的综合评估

机构已对在生物安全二级实验室所涉及的所有活动进行了全面的风险评估，并根据风险的内容已逐项制订了可行的、适用的控制措施。评估报告不仅适用于实验室设施设备的常规运行，而且也适用于实验室设施设备进行清洁、维护或关停期间。

生物安全二级实验室实验活动未涉及化学、物理、辐射等相关检测和研究内容，因此，不存在相应的风险。实验室所在的地理位置海拔较高，建筑材料可抗六级地震，能够抵抗水灾、地震等自然灾害。

八、评估结论

（一）危害等级

根据原卫生部《人间传染的病原微生物名录》、WHO《实验室生物安全手册》规定，肠致泻性大肠埃杀氏菌危害程度为第三类、危险度等级为Ⅱ级。

（二）实验活动及生物安全防护水平

原卫生部《人间传染的病原微生物名录》规定动物感染实验室在ABSL-2实验室进行，大量活菌操作、样本检测在BSL-2实验室进行，非感染性材料的实验在BSL-1实验室进行。根据上述原则，本机构主要进行肠致泻性大肠埃希氏菌分离培养、纯化、涂片、显微观察、药物敏感性试验、生化血清学鉴定、毒力基因检测等实验活动，所需生物安全实验室级别为BSL-2。在实验室操作时，应穿戴防护服、口罩、工作帽、一次性手套、覆盖脚背的工作鞋。

本实验室肠致泻性大肠埃希氏菌检测所依据分别为GB4789.3《食品安全国家标准 食品微生物学检验 大肠菌群计数》、GB4789.36《食品安全国家标准 食品微生物学检验 大肠埃希氏菌O157：H7/NM检验》、GB4789.38《食品安全国家标准 食品微生物学检验 大肠埃希氏菌计数》、GB4789.39《食品安全国家标准 食品微生物学检验 粪大肠菌群计数》、WS 271《感染性腹泻诊断标准》等。这些标准均为现行有效标准，在项目开展时均经过方法验证，实验方法的风险很小。

（三）人员健康及素质

工作人员在上岗前均应经充分的生物安全和专业知识及操作技能培训，经单位考核合格，并定期开展相关检测技术培训，每年组织的生物安全相关知识培训和考核。具有高度的工作责任心。

（四）防治原则

虽然肠致泻性大肠埃希氏菌感染具有特效的抗生素，但是一旦感染，对人员的健康仍然会造成一定的损害。实验室工作人员应该牢固树立预防为主的观念，规范实验操作，加强个人防护，严格洗手和对手进行消毒，安全处置废弃物，确保生物安全。

（五）应急预案和职业暴露措施要求

一旦发生职业暴露或其他安全事故时，在紧急处理的同时应立即向主管领导报告，启动应急预案。尽快进行职业暴露后预防，包括医治、对暴露级别的评估、对暴露源的评估、预防性用药、报告等。

机构病原微生物实验室按二级生物安全实验室要求建设和装备实验室。本次评估是从肠致泻性大肠埃希氏菌生物因子的特性开始，对实验室常规活动和非常规活动存在的风险和潜在的风险进行评估，对所能产生的风险制订了相应的消除、减少或控制风险的管理措施和技术措施，已经将已知的风险降到了可接受程度，实验室具备开展肠致泻性大肠埃希氏菌检测的条件和能力。

第四节　鼠疫耶尔森菌实验活动风险评估报告

一、病原微生物名称及危害程度分类

（一）病原微生物分类等级

鼠疫（Plague）是鼠疫耶尔森菌（Yersinia pestis）引起的烈急性传染病，原发于啮齿动物间，并可引发人间流行。传染源主要是啮齿动物，传播媒介主要是跳蚤等节肢动物。肺鼠疫患者也可以作为传染源，造成人间鼠疫的流行。因鼠疫感染者最后严重呼吸困难和缺氧，导致口唇、颜面及四肢皮肤出现紫绀，死亡的患者甚至全身紫绀，或皮肤出血坏死，皮肤呈紫黑色，故有黑死病之称。在鼠疫暴发流行期间，人和鼠大量死亡，尸陈街巷，惨象绝伦，令见者谈鼠变色。鼠疫发病急、传染性强、病死率高，在人类历史上曾经多次大流行，带来的危害和历史影响，堪称人类历史上遭遇的所有传染病之最。《中华人民共和国传染病防治法》将其规定为甲类传染病。卫生部公布的《人间传染的病原体微生物名录》，将鼠疫菌列入第二类病原微生物，危害程度为Ⅲ级，属高致病性病原微生物。运输包装为A类，UN编号：UN2814。

（二）实验室及实验活动（操作）分级

按照《人间传染的病原微生物名录》规定，鼠疫耶尔森菌为生物危害第二类的高致病性病原微生物。因此，从现场标本中直接进行鼠疫菌分离培养、药物敏感性实验、生化鉴定、免疫学试验、PCR核酸提取、涂片、显微观察等初步检测活动可在生物安全二级实验室（BSL-2）中进行。在实验室操作鼠疫菌的大量培养、离心、冻干等易产生气溶胶的实验操作必须在BSL-3中进行，以及进行活菌感染的动物实验时，必须在

ABSL-3实验室进行。而在实验室操作可能含有鼠疫菌感染材料，如接种标本培养分离鼠疫菌、研磨鼠类动物脏器在生物安全柜内进行。而只有操作已灭活、确认无感染性材料时，才能在BSL-1实验室进行。

二、背景资料

（一）病原微生物的生物学特性

病原微生物生物学特性主要包括以下几个方面：

1.形态特征

鼠疫耶尔森菌为革兰氏染色阴性，两端钝圆、两极浓染的短小杆菌，菌体长约1.0 μm～2.0 μm，宽0.5 μm～0.7 μm，有荚膜，无鞭毛，无芽胞。但在陈旧性病灶、腐败材料及不同外界环境中生长可有多形性变化，在镜检过程中应注意到可能出现的多形性。

2.培养特征

鼠疫耶尔森菌为兼性厌氧菌，在普通培养基上可以生长，最适pH6.9～7.2，最适生长温度为28℃～30℃，在37℃时生长缓慢。可以酵解多种糖类，产酸不产气。在普通琼脂培基上，24 h～48 h后形成肉眼可见灰色小菌落，显微镜下观察，菌落中央呈黄褐色，有粗糙颗粒，呈小丘状突起，边缘有薄而透明、锯齿状花边。鼠疫菌在肉汤中发育良好，肉汤透明，有絮状沉淀，呈"钟乳状"发育。

3.免疫学特性（特异性抗原）

鼠疫耶尔森菌含有18种抗原成分，其中F1抗原、鼠毒素、内毒素、鼠疫杆菌素为特异性抗原，F1抗原也是鼠疫菌的保护性抗原，是进行免疫反应的基础物质。人类对鼠疫普遍易感，临床症状典型，可以完全治愈，病后可保持较为持久的免疫力。

4.遗传特性（基因组及编码产物）

鼠疫耶尔森菌染色体基因组序列长度约为4.59 Mb～4.66 Mb，编码4037～4198个开放读码结构（ORF），GC含量为47.6%～50.0%。起始、终止和大多数编码DNA复制蛋白的基因与大肠杆菌K12类似。95%以上的预测蛋白质基因可以找到同源序列。基因组最明显的特征是其中散布着大量的插入序列和各种类型的重复序列，并具有高度的流动性。鼠疫耶尔森菌含有IS100，IS285，IS1541，IS1661，IS200和IS1617插入序列，其总数超过大多数其他细菌。鼠疫菌通常携带3个质粒（pPCP1，pCD1，pMT1），在与假结核耶尔森菌共有的pCD1质粒中，存在着多个决定全身致病性质的基因簇，如转运Yops的Ⅲ型分泌系统。在其他两个鼠疫菌独特质粒（pPCP1和pMT1）中，更多编码着决定全身致病性的基因，如鼠疫F1抗原、鼠毒素和鼠疫菌素。

5.变异性（包括基因重配的特性）

比较基因组学信息显示，不同地区和来源的鼠疫菌的编码序列、重复序列和插入序列均存在着一定的差异。受插入序列（例如IS100）的影响，鼠疫菌基因组可以频繁出现重排、倒置和移位；同时，也可以明确改变其生化表型特征，包括对各种糖类的代谢能力。

6.毒力和致病性：

鼠疫菌属于高致病性微生物，含有4种毒力因子（F1，VW，Pst，Pgm），不同的鼠疫菌株毒力也不完全相同。在实验动物中，无论何种品系的小鼠对鼠疫菌均敏感。用强毒菌皮下接种小鼠LD50在1 cfu～104 cfu范围内，疾病自然流行时的感染剂量通常为103 cfu～104 cfu。在大量感染的情况下，病程进展极快，发病后数小时即可导致死亡。其中，青藏高原型鼠疫菌皮下接种藏系绵羊$3.5×10^2$，静脉接种$3.9×10^3$可以导致迅速发病及死亡。

7.种（型）鉴别特征

鼠疫耶尔森菌仅有一个血清型和噬菌体型。我国根据鼠疫自然疫源地的地理、宿主、媒介及病原体的生物学特征将其分为18个生态型，这些生态型分布于我国东北、华北、西北、西南和东南地区的19个省区。

（二）在环境中的稳定性

1.在自然界中的存活能力

鼠疫菌在环境中不稳定，不形成芽孢，对一般消毒剂抵抗力不强，日光直射1 h～3.5 h、100 ℃ 1 min或液体中煮沸数秒钟即可死亡；在160 ℃干热条件下能耐受1 min。鼠疫菌对寒冷的抵抗力较强，−30 ℃仍可以存活；鼠疫菌在有变形菌、大肠杆菌和其他腐败菌繁殖的材料中很快死亡。

2.与其他生物和环境的交互作用

鼠疫菌在病人、病兽排泄物中生存时间多久，与温度和有无其他细菌生长有关。在肺鼠疫的病人、病兽粪便中，可见到鼠疫菌，但受大肠杆菌拮抗作用的影响。鼠疫菌在动物体内的存活时间长短不一，敏感的个体在感染鼠疫后很快死亡，细菌也随之消亡。有一定抗性的动物，鼠疫菌可在其体内停留较长时间，特别是在冬眠动物体内会更长。鼠疫菌在蚤体内可存活很长时间，在适宜的微小气候条件下，染疫蚤在洞内可存活1年以上，甚至某些种类可存活4年之久。鼠疫菌在土壤中，低温时可生存28天，在潮湿的土壤中可继续保持感染能力约7个月，在高温条件下则很快死亡。鼠疫菌在最适宜的洞内小气候土壤中能够存活，甚至在鼠死后11个月的洞内土壤中还能分离出鼠疫菌，并能证明当健康鼠占据该洞，在挖掘洞土时接触染菌土壤而造成感染。鼠疫菌在人工培基上，于湿润条件下即使不移植也能生存6～14年，甚至23～27年。在10 ℃以下即使不传代也能存活25年，并不失去毒力。在混有杂菌的培养物中，由于鼠疫菌受到杂菌的抑制而很快死亡。

3.对理化因子的敏感性

鼠疫菌对理化因子的抵抗力很弱，环境条件极度改变时，可导致代谢机能障碍、生长被抑制、甚至死亡。

（1）对温度作用时间、紫外灯等物理因素的敏感性

在干燥条件下的鼠疫菌，由于引起菌株蛋白质变性和盐类浓度增高，可妨碍其生长并导致死亡。将鼠疫菌培养物涂在玻片上，28 ℃～30 ℃时经4天死亡。在亚麻布上的血迹中，于室温下经49天死亡，30 ℃时仅能存活6天。在污染衣物上可存活数周。

鼠疫菌在外界的血液中于10℃~20℃，并避免干燥时可生存26天。在干燥状态的脏器中（12℃~18℃）可生存67天。

日光对鼠疫菌有强烈的杀灭作用，起杀灭作用的主要是紫外线。将肉汤和琼脂培养物涂在载玻片上日光照射1 h~3.5 h后，鼠疫菌完全死亡。

鼠疫菌在低温情况下，由于代谢活动逐渐降低，而不易死亡。在冰冻的尸体中可存活5~12个月。琼脂培养物在低温情况下可保存5个半月。在每日冻结而又溶化的琼脂培养基中，能保持生活能力达40天。将血液中的鼠疫菌置于封口瓶中，放冰箱保存可活数年。

鼠疫菌对高温敏感、对湿热的抵抗力比干热要小，附着在亚麻布、滤纸和其他纺织品上的鼠疫菌，在干热160℃时能耐受1 min，140℃时能耐受5 min，但煮沸时数秒钟即死亡。在55℃湿热条件下15 min亦能杀死鼠疫菌。

（2）对不同消毒剂的敏感性。

鼠疫菌对化学消毒剂敏感，含氯消毒剂和甲醛都有良好的消毒作用，常用的消毒剂几分钟之内可杀死鼠疫菌。同时，来苏尔、乙醇、次氯酸钠、升汞、苯酚等均有很好的杀菌效果。紫外线半小时可杀灭物体表面上的鼠疫菌。含有鼠疫菌的培养物或污染物品，经103.4 kPa（1.05kg/cm²），温度达121.3℃，20 min高压灭菌可以完全被杀灭。

本实验室常用的鼠疫消毒剂有3%~5%来苏尔、75%酒精、0.1%新洁尔灭等。

4.自然宿主和易感人群（适宜宿主）

（1）自然宿主

鼠疫是自然疫源性疾病，其自然宿主主要是各种啮齿类动物。目前，全世界啮齿目、兔形目的动物种类很多，但它们对鼠疫菌的感受性及敏感性不完全一致，太敏感或太不敏感均对鼠疫菌的繁殖和保存不利，只有那些具有一定感受性的种群才有流行病学意义。目前已发现300余种啮齿目和兔形目可在自然界感染鼠疫，一些食肉动物、食草动物及鸟类可以偶然感染鼠疫。根据宿主动物保存鼠疫菌的作用，可将其分为主要宿主、次要宿主和偶然宿主。

（2）易感人群

由于鼠疫是动物源性疾病，主要传染源是被感染的啮齿目、兔形目动物。不同种的动物对鼠疫菌的感受性存在着差异，目前发现有300多种动物可自然感染鼠疫，其中啮齿类动物最易感。

人类对鼠疫普遍易感，各种族、性别及年龄等人群无明显差异。发生人类鼠疫感染主要与所处的鼠疫疫区的性质、与传染源接触机会和频次有关。人间鼠疫的流行，通常是因在鼠疫自然疫源地中直接接触了染疫动物或蚤而造成散发或暴发流行。大流行多见于家鼠间的鼠疫动物病和人与人间的直接接触传播。在不同的地区，由于鼠疫宿主的不同，鼠疫流行存在地区性、季节性和周期性。

5.感染途径

（1）自然感染途径

鼠疫的传播途径主要有三种：媒介昆虫叮咬；空气传播；接触传播。人类接触染疫动物被其寄生蚤叮咬而感染鼠疫；肺鼠疫病人通过呼吸、咳嗽及喷嚏，将已含有鼠疫菌的飞沫经口鼻喷出，较小的飞沫能到达较远的距离，易感者因直接吸入这种飞沫而受感染；还可能在剥食染疫动物过程中吸入有菌的皮毛尘埃而感染；或因鼠疫菌直接进入手或上肢的微小创口；或取食未充分煮熟的染疫兽肉而感染。

（2）自然宿主和感染人群的相关性

鼠疫原发于鼠疫自然疫源地中的啮齿动物之间，通过媒介跳蚤互相传播。当人类被染疫的蚤类叮咬后，能够引起人类感染，主要临床类型为腺鼠疫。当治疗不及时或延误治疗时，腺鼠疫可迅速发展为肺鼠疫，造成人与人之间的呼吸道传播而引起暴发流行。

在我国的大部分鼠疫地区，被染疫蚤类叮咬是主要的感染方式；而西部的旱獭鼠疫地区，人类直接接触疫源动物是主要的感染方式。

（3）非自然感染途径

在实验室工作过程中，意外接种和吸入是两种较可能的实验室感染方式。当出现实验室意外时，锐利的污染物品穿透皮肤，可能将鼠疫菌带入体内；污染材料或培养物飞溅时，细菌可能随呼吸进入体内。在临床就诊时，肺鼠疫病人未及时发现和诊断，也未采取防护措施，可能造成陪护人员或医务人员的直接感染。

鼠疫菌是最早被使用的生物战剂之一，在抗日战争和抗美援朝战争中，日军和美军均使用过这种生物战剂，造成人间鼠疫的大流行，并形成我国一些地区的人为鼠疫自然疫源地。

6.致病性

（1）临床表现

鼠疫的潜伏期很短，一般1～6天，多数为2～3天，个别病例可达到8～9天。其典型的全身中毒症状表现为起病急，高热寒战，体温迅速达到39℃～40℃，剧烈头痛，恶心呕吐伴有烦躁不安，意识模糊，心律不齐，血压下降，呼吸急促，皮肤黏膜先有出血斑，继而大片出血及伴有黑便，血尿。

腺鼠疫是最常见的病型，除上述全身症状外，以急性淋巴结炎为特征，为带有鼠疫菌的跳蚤叮咬四肢皮肤造成，多发生在腹股沟淋巴结，其次为腋下，颈部。淋巴结肿大，坚硬，与周围组织粘连不活动，剧痛，病人多呈被迫体位。

原发性和继发性肺鼠疫均是最重的病型，不仅病死率极高，而且可造成人与人之间的空气飞沫传播，是引起人群暴发流行的最危险因素。它除具有全身中毒症状外，以呼吸道感染症状为主，咳痰，咳血，呼吸困难，四肢及全身发绀，继而迅速呼吸衰竭死亡。

败血症型鼠疫主要是由于在剥食染疫动物时，鼠疫菌从皮肤破损处入血或由染疫蚤的直接叮咬所造成。由于鼠疫菌未经过机体的免疫系统而直接进入血循环，使病人很快呈现为重度全身中毒症状，如治疗不及时会迅速死亡。

（2）愈后

鼠疫病人如果能够及时治疗是可以完全治愈的，不产生后遗症，并可获得持久的免疫。但是，一旦延误或未及时治疗，病人会迅速转为肺鼠疫，发生暴发流行，病死率可达到50%以上。

7.实验室感染或院内感染信息

目前国内、国际报道，未查到鼠疫菌实验室发生事故的案例。

8.基因技术操作导致风险分析

理论上，重组DNA技术可以把鼠疫菌的毒力因子转移到其他细菌中，也可以在鼠疫菌中引入其他致病菌的毒力因子，从而产生出新的具有不同病原菌性质的致病菌，可能会改变菌株原有的侵袭力，侵袭途径，致病力等，因而可能会扩大原有的宿主范围。但这种操作具有一定的难度和技术要求，目前也尚未见到相关报道。

9.诊断、治疗与预防

（1）诊断

a）临床诊断方法与指南（详细内容请参考《鼠疫诊断标准》（WS 279-2008））

符合下列三项指标的其中之一，可确诊为鼠疫病人。

急热待查或疑似鼠疫病人的淋巴结穿刺液、血液、痰液，咽部或眼分泌物，或尸体脏器、管状骨骺端骨髓标本中分离到鼠疫菌。

急热待查或疑似鼠疫病人上述标本中针对鼠疫菌caf1及pla基因的PCR扩增阳性，同时各项对照成立。上述标本中使用胶体金抗原检测、酶联免疫吸附试验或反相血凝试验中任何一种方法，检出鼠疫菌F1抗原。

患者的急性期与恢复期血清使用酶联免疫吸附试验或被动血凝试验检测，针对鼠疫F1抗原的抗体滴度呈4倍以上增长。

关于急热待查或疑似鼠疫病人的详细内容请参考《鼠疫诊断标准》（WS 279-2008）

b）实验室诊断方法

实验室诊断方法主要包括：鼠疫菌镜检，分离培养，噬菌体试验，动物试验，特异性核酸检测，特异性F1抗原和抗体检测等。

（2）治疗的可获性

a）主要治疗药物的有效性

链霉素是治疗鼠疫的首选药物，其次是广谱抗菌素。推荐剂量第1日肌肉注射链霉素4～6 g/d，首次2.0 g肌肉注射，以后每4h～6 h肌肉注射0.5～1.0 g/次。链霉素过敏或妊娠情况下使用庆大霉素。用法用量：成人3 mg/kg/日，1日3次（间隔8 h），肌注或静脉滴注，疗程10日，严重感染可用至5 mg/kg/日；儿童6～7.5 mg/kg/日，婴幼儿7.5 mg/kg/日，1日3次（间隔8h），肌注或静脉滴注，疗程10日。世界卫生组织（WHO）推荐环丙沙星用药原则：成人400 mg/日，静脉注射，或500 mg/日，口服，1日2次（间隔12 h），疗程10日；儿童15 mg/kg/日，1日2次（间隔12 h），静脉注射或口服，疗程10日。有严重疾病表现者，加用强心和利尿剂，以缓解鼠疫菌释放的内毒素对心、肾功能的影响。

治疗可在排除鼠疫诊断时停止，如诊断成立，则直到体温恢复正常，实验室检查阴性，酌减低剂量继续用药3天。到目前为止，在我国尚未发现针对特异性抗生素的耐药菌株。

b）当地所具备的有效治疗措施以及定点医院的能力。

甘肃省传染病医院（兰州市肺科医院）前身为甘肃省结核病院，始建于1957年，是省卫生健康委、市卫生健康委确定的"甘肃省传染病救治基地""甘肃省结核病定点收治医院""甘肃省传染病中医药预防治疗中心""甘肃省结核病专业医疗质量控制中心""甘肃省艾滋病专业医疗质量控制中心"，是全省唯一一所集医、教、研、康复为一体的传染病专科医院，主要承担全省及周边省份地区法定传染病、不明原因发热、呼吸系统疾病患者，尤其是对结核病、耐多药结核、小儿季节性传染病、呼吸道疾病、艾滋病及艾滋病并发症等的治疗位于全省领先水平，同时担负着全省结核病、艾滋病的防治、科研、宣教和指导工作。医院核定床位490张，负压病房8间（兰州市唯一烈性传染病收治病房）全院职工编制295人，专业技术人员233人，其中高级专业技术人员35人。近年来，医院进一步加强与国内外的交流与合作，加大人才培养的力度，先后成为北京佑安医疗联盟第73家加盟医院、全国结核病联盟医院柔性引进北京胸科医院、北京佑安医院等国内知名三甲医院呼吸、结核病及各类传染病专家数名，医院还有计划地选派优秀专业人员赴丹麦、瑞典、加拿大等国家研修学习，在医院发展、科室管理、专业发展前瞻性方面起到了很大的带头作用。医院先后引进了西门子 Somatom Emotion16排高档螺旋CT、数字化X光机DR、CR、OLYMPUSA内、外科胸腔镜系统、OLYMPUSE电子纤维支气管镜、肺功能仪、GE-S6彩色多普勒超声仪、爱尔博氩等离子凝固体治疗仪、BD-960结核快速培养仪、ABI7300实时荧光定量PCR仪、Cepheid-Xpert MTB/rif结核耐药基因检测仪、b- FACS Calibur流式细胞仪、梅里埃Ⅵ TEK-Compact-Ⅱ微生物鉴定及药敏检测系统、梅里埃Hain48结核菌耐药基因检测仪、雷度-ABL80血气分析仪、Waters高效液相色谱仪、中心监护系统、负压病房重症医学监护通风设备、呼吸机等先进的医疗设备，为患者病情的诊断治疗提供便利。

（3）预防

a）疫苗

我国目前使用的鼠疫疫苗是EV76活疫苗，兰州生物制品研究所生产。这种疫苗对鼠疫有一定的预防保护作用，可以减缓疾病过程，为治疗争取时间。但该种疫苗有以下缺点：①接种疫苗后仍可能发病；②对感染肺鼠疫的病人没有保护作用；③保护时间较短需要多次接种；④免疫产生的抗体与感染无法区分。

因此，在我国的鼠疫防治规定中已经取消了接种疫苗的要求，根据本实验室的具体情况，决定实验室工作人员是否接种鼠疫疫苗；在发生实验室意外，有感染危险时采用预防性投药方式进行预防。

b）药物或抗血清的预防

主要采用广谱抗生素类（例如环丙沙星等）药物进行投药预防。在严重感染危险时，使用链霉素、环丙沙星等。一般感染危险时可使用磺胺类（SMZ），使用一般细菌感染的常规治疗剂量，有较为可靠的阻断发病效果。

三、微生物实验室活动的风险评估和控制

（一）实验室活动

1.实验室活动背景资料

（1）实验活动内容、计划进行的实验室操作

实验室目前主要的操作，包括样本的接收与开启、接种培养、微生物学实验（培养物涂片、形态学观察、培养特性观察、生化特性检测、噬菌体试验）、免疫学实验（鼠疫F1抗原检测、鼠疫F1抗体检测）、分子生物学实验（鼠疫菌DNA提取、样品DNA提取等）、鼠疫菌动物试验（毒力测定、分离鼠疫菌等）。

（2）涉及的菌毒种背景资料

分离菌株样本来源于人（患者或人尸）、动物（喜马拉雅旱獭、阿拉善黄鼠、犬等）及昆虫（跳蚤）、土壤等，样本种类有疑似鼠疫人尸的肝、脾、肺、淋巴结等组织和脏器组织液、骨髓等，患者的组织渗出液、痰、鼻咽拭子、血液等，动物的肝、脾、骨髓、血液等，獭（鼠）洞土壤、碎屑（骨、皮毛）等。

（3）感染动物情况

鼠疫菌的分离培养：试验动物常用小白鼠、豚鼠。一般采用腹腔内接种、皮下接种（一般豚鼠每只接种0.5 mL～0.6 mL，小白鼠每只0.2～0.4 mL）经皮接种（将豚鼠腹部剃毛约5 cm²×6 cm²，用解剖刀将皮肤划痕，再用毛细管将感染材料置于皮肤上涂擦，涂擦时应以漏斗掩盖，以防材料四溅）。实验动物接种后，对不同途径接种的应做好标记，放入饲养笼内，清楚记载编号，接种日期，途径等，每日饲养观察1～2次，直至动物死亡或者7～9天观察期满，取出杀死剖检。接种鼠疫材料实验动物，一般多于1～3日发病（一般症状为不活泼，不摄食，竖毛尤以背部为明显，衰弱等），3～7日死亡。动物死亡后应迅速解剖，剖检时应作培养及鼠疫噬菌体裂解试验。死于试验感染的动物时，依据感染部位、动物死亡时间以及鼠疫菌株特性的不同，可以观察到不同程度的病理改变。

鼠疫菌的毒力测定：常以最小致死量（MLD）表示，即能引起实验动物全部死亡的最小菌量；用半数致死量（LD50）表示，即能引起试验动物半数死亡的菌量来表示。弱毒菌株：取体重300 g～400 g豚鼠3只，每只皮下接种120亿个菌（28 ℃～30 ℃培育44h～48 h的培养物用细菌比浊管测定）。在注射后6天解剖1只，第21天解剖2只检查注射部位、脾、肝、肺及心血进行培育，其中心血和肺培育应无本菌生长。肉眼检查病变，注射部位可见充血，浸润变为脓疡，肝和脾可有丘疹状结节，肺部不应有鼠疫特异病变，方能达到弱毒菌株的标准。低毒菌株：取体重300 g～400 g豚鼠3只，每只皮下接种10000个菌以上，120亿菌以下，观察21天，观察期内，任何1只或全部因鼠疫特异死亡者属低毒菌株。毒菌株：取体重300 g～400 g豚鼠3只，每只皮下接种500个菌以上，10000菌以下，观察21天，观察期内，任何1只或全部因鼠疫特异死亡者，属毒菌株。强毒菌株：取体重300 g～400 g豚鼠3只，每只皮下接种500个菌以下，观察21天，观察期内，任何1只或全部因鼠疫特异死亡者，属强毒菌株。

（4）所操作病原微生物的量

a）一般操作的浓度和剂量

对鼠疫菌进行涂片、分离培养等常规操作时，标本常为组织、血液、痰液、皮肤渗出物、血清等，这些标本中不含或仅含有极少量的鼠疫菌，因此在生物安全二级实验室中即可进行，采取适当的防护措施，一般不会引起污染或感染。

b）标本浓缩操作的浓度和剂量

当需要对鼠疫菌进行质粒提取，染色体提取，或蛋白提取，菌株保存等需要细菌量较大时，一般操作使用的细菌浓度在 $10^9 \sim 10^{10}$ 以下，通常少于 1 mL，如果出现意外情况，可能会引起发病。应在生物安全三级实验室中进行。所使用的离心机，混匀器等均需放置在安全柜内。

c）操作超常规量

在特殊情况下，需要操作超常规量。如：发生生物恐怖事件，疫苗公司租用本实验室的情况下。但这种情况发生的概率很小，在采取适当的防护措施后，一般不会引起污染或感染。

2.实验操作过程

实验室活动可能造成的不良后果的因素与预防措施：

（1）样本的采集：血清样本、未经灭活组织样本、病理观察用组织样本

操作过程：

a）血清：用一次性采血器采集静脉血液 3～5 mL 于无菌采血管中，编号、登记，室温静置 2～4 h，或将采集的血液放置于离心机中，3000 r/min，10 min，析出血清。

b）组织器官：无菌采集鼠疫宿主动物肝、脾等样本，置于无菌样品袋或带螺旋盖无菌采样管或平皿中，编号、登记。

可能危害：

采集血清、组织标本时，可能发生针刺或扎伤，离心管破碎和采样管破碎、使操作者接触到具有潜在鼠疫菌感染物的样本。

预防及处理措施：要求采样人员了解标本对身体健康的潜在危害，接受如何采取常规预防措施的培训，发生针刺或扎伤立即用水清洗受伤区域，挤压伤处周围以促使血往伤口外流。直接接触皮肤处立即进行冲洗处理，之后用75％的酒精进行皮肤消毒。立即服用磺胺类等药物预防。

（2）样本的接收与开启：

操作过程：将样本置于运输箱中，做好密封，防止渗漏。运送至实验室后，若暂时不进行处理，血清样品冷冻保存，避免反复冻融，其他样品应置于冷藏保存。

可能危害：样本在运输过程中可能出现瓶塞脱落、瓶体破裂等情况；在打开瓶塞的瞬间产生气溶胶或者直接接触到具有潜在鼠疫菌感染物的样本。

预防及处置措施：要求接收和打开标本的人员了解标本对身体健康的潜在危害，接受如何采取常规预防措施的培训，规范做好个人防护（着内隔离衣裤，戴一次性帽子和手套，鞋套，穿一次性防护服，戴N95口罩，戴手套，穿长筒靴或一次性长鞋套，

带护目镜）。标本要在生物安全二级实验室A2二级生物安全柜内打开，开启瓶塞动作应轻缓、避免产生气溶胶。操作台上放置75%酒精棉拭子，随时消毒处理污染物。

（3）鼠疫菌扩增培养和噬菌体裂解试验：

操作过程：

扩增培养：用无菌接种环挑取需扩增的鼠疫菌，划线培养，置28 ℃温箱培养，于14～48 h内每日观察；如发现有杂菌生长，挑取单个可疑鼠疫菌菌落重新划线培养，直至培养皿内无其他杂菌生长。

噬菌体裂解试验：用无菌接种环挑取待检标本或可疑鼠疫菌菌落，致密划线接种于LB琼脂平板上。在划线区顶部用移液器加入鼠疫菌噬菌体20～30 μL，倾斜平板使其垂直流过划线区。置28 ℃温箱，24～48 h观察有无特异性噬菌现象，噬菌带宽于噬菌体流过的痕迹时，方可判定为鼠疫噬菌体试验阳性。

可能危害：在此活动中接种环接种时易发生滴落、污染平皿外部或手部。

预防及处理措施：使用接种环接种时，要注意避免粘取液体材料过多，而发生滴落现象，如发生滴落，按应急预案的规定进行处理，立即用含有75%酒精的消毒布覆盖，量少时擦拭；量多时覆盖30 min后擦拭、清理。接种环不能接触平皿外部，当污染平皿外部或手部时，要立即用75%乙醇擦拭污染部位，更换外层手套。所有操作应在生物安全柜内进行。

（4）生化测定：

操作过程：

培养：用接种环刮取待检测鼠疫菌、EV菌、假结核05直接涂布LB琼脂平板划线培养。每份勾取的鼠疫菌接种一式两份，一份为纯培养，一份做鼠疫噬菌体裂解试验，28 ℃培养24 h；如无杂菌生长，挑取纯培养平皿内单个菌落再接种一份28 ℃培养24 h；若有杂菌生长，需进行分离培养。用一次性接种环轻轻刮取接种环半环的菌苔，将菌体在含有肉汤的试管内进行研磨，方法为在液体表面上放沿管壁缓慢研磨，直至菌落完全溶于肉汤，无肉眼可见斑块；将肉汤置于28 ℃温箱内培养24 h。观察肉汤培养的菌体，24 h后，肉汤浑浊度半透明样即可。

将提前摆好生化管的试管架放入生物安全柜内，依次用移液管滴加100 μL肉汤菌液。放置于37 ℃温箱内培养，观察结果。每种生化管配EV菌一份、假结核05一份、空白对照一份。

观察结果：培养24 h后，观察所有生化管，色泽是否稳定，是否有变色的，如果有变色即为阳性，不变色即为阴性。24 h后有需要加入相应试剂才能观察结果的，在VP内按6∶2依次滴加VP甲、乙液30 min后观察结果，红色为阳性，黄色为阴性；在色氨酸肉汤内滴加Kovacs靛基质试剂2～3滴，立即观察结果，红色为阳性，黄色为阴性；在硝酸盐肉汤内5∶2依次滴加硝酸盐还原试剂甲、乙液，立即观察结果，红色为阳性，不变色为阴性；硝酸盐还原产气内5∶2依次滴加硝酸盐还原试剂甲、乙液，立即观察结果，红色有气泡为阳性，不变色无气泡为阴性。48 h后需要加入试剂才能观察结果的，在MR内滴加甲基红试剂2滴，立即观察结果。

可能危害：接种环接种时易污染平皿外部、试管或手部。菌液滴落。玻璃管破裂，划伤手。

预防及处置措施：使用接种环接种时，要注意仔细观察，接种环不能接触平皿外部、试管或手部。污染平皿外部或手部时，要立即用75%乙醇擦拭，换外层手套。如发生滴落，按应急预案的规定进行处理，立即用含有75%酒精的消毒布覆盖，量少时擦拭；量多时覆盖30 min后擦拭、清理。玻璃管破裂划伤，如手套破裂，立即用75%酒精擦拭，换去外层手套。如划伤手部，应立即停止试验并由其他人对实验室进行清场，受伤人员立即撤离实验室，上报领导并进行隔离观察。所有操作应在生物安全柜内进行。

（5）动物感染实验：

操作过程

感染动物的解剖取材：

先用清水或3%来苏尔溶液将獭（鼠）体沾湿，以不流水为宜，然后按先皮下后胸腔，最后腹腔的顺序解剖。若脏器腐败或残缺不全，则应取骨髓检查，通常取股骨的骨髓方法是剥去骨外肌肉，再用酒精棉包裹，然后在近股骨头端用剪刀剪断，接种针采取红骨髓检查，如骨髓已枯，可用灭菌注射器注入少许生理盐水抽取之，或将另一端打开，直接冲入平皿内培养。

可能危害：解剖过程中，用剪刀剪断近股骨头端，有可能产生气溶胶。

预防及处置措施：工作人员按相应的生物安全级别进行个人防护；在进行动物标本或鉴定前应确认已麻醉致死；解剖取材操作时动作应轻缓；所有废弃物和实验器皿、解剖器械等经121 ℃ 30 min压力蒸汽灭菌处理，方可移出实验室进行清洗或丢弃。

（6）鼠疫菌基因组DNA提取（试剂盒法）

操作过程：根据试剂盒说明要求，基本步骤如下，可根据不同试剂盒说明进行轻微调整。如目前常用的Qiagen公司的DNeasy Blood & Tissue Kit（50）试剂盒。

在生物安全柜中，将鼠疫耶尔森菌种复苏，接种LB培养基平板2个，其中一个做噬菌体裂解实验，28 ℃培养24 h；如无杂菌生长，挑取另一个纯培养平皿内单个菌落接种2个培养皿28 ℃培养24 h；若有杂菌生长，需进行分离培养。

用接种环刮取一环鼠疫菌，加入含有500 μL的0.9%生理盐水的带盖圆底离心管中悬浮，混匀后，3500 r/min，离心10 min，弃上清液于污物盒内。在离心管中加入180 μL裂解缓冲液，用移液器轻轻搅动，使其充分悬浮。加入20 μL蛋白酶K，振荡混匀或用移液器轻轻混匀，置56 ℃水浴中孵育至彻底裂解。孵育过程中间不断震摇。加入4 μL RNase A（100 mg/mL），振荡混匀，室温孵育2 min。加200 μL裂解液，振荡混匀。加200 μL无水乙醇，再次振荡混匀。吸取上一步的混合物放于离心柱内（放于2 mL收集管上），离心（≥6000×g，8000 r/min）1 min，弃收集管和流出液于污物盒内。

放离心柱于新的收集管上，加500 μL洗液1，离心（≥6000×g，8000 r/min）1 min，弃收集管和流出液于污物盒内。放离心柱于新的收集管上，加500 μL洗液2，离心（≥20000×g，14000 r/min）3 min，弃收集管和流出液于污物盒内。放离心柱于新的干净离心管上，加200 μL洗脱液，室温孵育1 min，离心（≥6000×g，8000 r/min）1 min，离心管内液体即为提取的基因组DNA。如用100 μL可以增加DNA的终浓度，但会降低DNA的获得率。

无菌试验：每次每份样品均需做无菌试验，吸取100 μL提取的基因组DNA溶液滴在加耶尔森氏菌属敏感性培养平皿上，培养皿向上放置2 min之后再向下放置。放入28 ℃培养箱中培养，每天观察，连续3天，确认无鼠疫耶尔森菌生长后，提取的基因组DNA可拿出生物安全三级实验室，离心管的表面要用浸有消毒液的棉球擦拭，注意擦拭前要明确标识号码，记录清楚后再消毒，以免标记不清混淆标本。用过的离心管和废弃液体放入污物盒中，准备高压灭菌。

可能危害：应定量生理盐水，避免菌液注入离心管时造成菌液溢出，剧烈混匀菌液时容易造成气溶胶污染，离心时容易发生离心管破裂。以上步骤中，离心操作时，均可能发生液体滴落、离心管破裂、气溶胶溢出等。

预防及处置措施：1）在操作菌液的过程中动作轻，以防止气溶胶产生或液体的溅出。若菌液溅出到安全柜台面应及时使用3%～5%来苏尔溶液浸泡过的毛巾对安全柜的台面和器具外部擦拭消毒，将消毒后外层手套放入盛有消毒液的加盖容器中，实验结束后高压灭菌；2）如在离心过程中发生离心管有溢出、破损等情况应立即停止实验，关闭设备电源，让设备静置30 min，使气溶胶沉降；如果设备停止后发现破裂，应立即将盖子盖上，并密闭30 min，通知实验室负责人，随后戴结实的手套（如厚橡胶手套），必要时可在外面戴适当的一次性手套，清理玻璃碎片时应当使用镊子，所有破碎的离心管、玻璃碎片、离心桶、转轴和转子都应放3%～5%来苏尔溶液浸泡30 min处理。未破损的带盖离心管应放在另一个有消毒剂的容器中，然后回收。离心机内腔应用3%～5%来苏尔溶液擦拭，并用75%酒精再次擦拭，然后用水冲洗并干燥，清理时所使用的全部材料都应按感染性废弃物处理。当出现由于离心引起的实验室泄露事件时，应立即关闭实验室，用消毒液喷雾和紫外线照射污染的区域，24 h后进行终末消毒，实验室负责人除立即采取应对措施外，还需向上级部门报告，并记录事件过程和处理经过。

（7）培养物与实验废弃物销毁

实验过程中产生的废弃物多数为感染性物质，转移培养皿等物质有可能洒落，高压灭菌装置如不符合要求、灭菌不彻底易造成污染。

防护措施：为了避免转移培养皿等物质洒落，应该轻拿轻放，锐器盒正确地用盖子盖好后应无泄漏。在容器外部不能有残留物。高压灭菌过程每次都应有生物和（或）化学性指示物进行质控。实验产生的培养物及相关的废弃物应在相应的实验室进行高压蒸气灭菌（121 ℃，30 min），实验用具采用3%～5%来苏尔消毒浸泡30 min处理。

（8）室内空气、实验用品以及操作台面污染

实验操作过程中样品的开启、转移以及实验操作过程中可能使一些菌体产生气溶胶扩散进入空气而造成污染。

防护措施：具有风险的操作应在生物安全柜内进行。实验操作过程尽量避免动作

过大，室内环境采用紫外线消毒结合过氧化氢消毒，操作台面使用3%～5%来苏尔或75%的酒精擦拭。

（9）菌种及培养物保藏

操作过程：用接种环勾取培养于斜面的鼠疫菌，置于事先加入蛋白胨水与10%无菌甘油，配置成菌悬液，分装在密封的螺旋口冷冻管中，密封后置于菌种保藏盒中，贮存于-80℃冰箱中，长期保存。

可能风险：制备菌悬液的过程中造成菌悬液的溢出和气溶胶的产生。

实验操作过程中样品的转移以及实验操作过程中可能使一些菌体产生气溶胶扩散进入空气而造成污染。

防护措施：在生物安全柜内操作过程中，动作轻柔、谨慎，避免分装管内液体过满，达到2/3即可；菌悬液制备的过程中，菌液溢出时，应立即用3%～5%来苏尔溶液浸泡过的毛巾擦拭消毒，生物安全柜台面和器具外部、手套也要擦拭，后将消毒后的外层手套放入盛有消毒液的加盖容器内，更换新的手套。进入实验室开始前和实验后，必须将实验室紫外灯打开进行消毒处理，避免感染性物质的扩散。

（二）实验室设施设备

1.实验室设施设备、风险控制措施，及采取措施后的残余风险。

生物安全三级实验室在使用中可能存在危险的仪器和设备有：生物安全柜、双扉高压灭菌器、台式高速冷冻离心机、培养箱、水浴锅、振荡器等，具体存在危险的步骤、危险发生的概率，范围、性质和时限，可能产生的危害及后果见下文中所列。

（1）生物安全柜：主要用于各种具有感染危险性的操作，以保护实验人员和实验环境安全。

风险识别及控制：

电气风险：发生风险低，危害程度低；

生物安全柜作为大型用电设备，存在用电电气安全风险，如漏电，电气火灾等。

控制措施：实验室设备管理员定期对安全柜外观、电气线路进行检查，确保外观和线路外观完整、无裸露，各连接部分无破损。每次使用做好使用记录，对安全柜工况进行详细记录。

噪声和震动风险：发生风险低，危害程度低；

生物安全柜随使用年限的增加，各项电机、风机等噪声和震动增加，对使用者可能存在危害。

控制措施：每年对安全柜进行年度检测，实验室设备管理员定期进行检查，实验人员使用过程中认真填写使用登记，发生特殊情况时及时停止使用，进行维修。

泄露风险：发生风险低，危害程度高；

生物安全柜在使用过程中存在泄露风险，排除使用者在实验操作过程中的操作失误和意外情况，安全柜也存在定向气流改变、过滤器泄漏造成的实验室内、实验室外环境污染。

风险控制：每年对安全柜进行检测，涵盖高效过滤器完整性、流入气流流速、下降气流流速、下降气流模式等项目；实验人员在每次使用前及过程中，检查安全柜工作面板及流入气流状态，无故障情况下才可以正常使用。

（2）双扉高压灭菌器：主要用于清洁灭菌和污物灭菌

风险识别及控制：

烫伤风险：发生风险中等，危害程度高；

高压灭菌器属于高温高压设备，在使用过程中，锅体、电加热器、冷凝器属于高温部位，在灭菌器开启冷却过程中，可能引起操作人发生烫伤危害。

风险控制：高压灭菌器每年对压力表、安全阀门、温度进行校准/检测，保证压力容器使用正常；由专业公司定期对灭菌器各管路和热力装置进行检查，及时对老化、泄露配件进行及时更换；压力容器使用人员取得特种设备操作证书，经过设备使用培训，具备相应的操作资质。

泄露风险：发生风险低，危害程度中；

高压灭菌器在消毒过程中存在灭菌不彻底风险，造成废物灭菌不彻底，引起操作人员暴露和外环境的污染风险；

风险控制：每次高压灭菌过程要压力锅内放置化学指示条，全程观察灭菌流程中的压力和温度变化，并进行记录。发现化学指示剂或者压力温度不达标情况下，须重新进行灭菌。定期使用生物指示剂对高压灭菌器进行监测。如果灭菌器发生故障，应换用其他压力灭菌器进行灭菌处理。压力容器使用人员在操作压力容器过程应加强个人防护装备的使用，口罩、工作服、手套，如果确定灭菌效果不达标情况，应立即进行重新灭菌。

（3）台式高速冷冻离心机

泄露风险：发生风险低，危害程度中；

日常使用主要用于核酸提取等实验操作，存在离心管破裂、封口开封等意外情况，存在污染材料泄露风险。

风险控制：实验室工作人员严格按照操作程序执行操作，杜绝使用玻璃离心管，选用优质带旋盖的离心管。如果机器正在运行时，发生破裂或怀疑发生破裂，应关闭设备电源，让设备密闭30 min，使气溶胶沉降；如果设备停止后发现破裂，应立即将盖子盖上，并密闭30 min。并通知实验室负责人。随后戴结实的手套（如厚橡胶手套），必要时可在外面加戴一次性手套，清理玻璃碎片时应当使用镊子。所有破碎的离心管、玻璃碎片、离心桶、转轴和转子都应放3%～5%来苏尔溶液浸泡30 min处理。未破损的带盖离心管应放在另一个有消毒剂的容器中，然后回收。离心机内腔应用3%～5%来苏尔溶液擦拭，并用75%的酒精再次擦拭，然后用水冲洗并干燥，清理时所使用的全部材料都应按感染性废弃物处理。

（4）培养箱：主要用于细菌培养与鉴定

泄露风险：发生风险低，危害程度低；

使用过程中，存在样本转移过程中或从培养箱中取出平皿时滑落，感染材料溢洒扩散的风险。

风险控制：从生物安全柜拿出的所有平皿须经过外表面擦拭消毒，并放在样本转运箱转移，以防止感染材料扩散和滑落。若发生平皿滑落，应立即按照应急处理程序进行消毒。

（5）冰箱：用于实验过程中试剂和培养物的存放。

泄露风险：发生风险低，危害程度低；

使用过程中，存在样本转移或从冰箱中取出培养样本时滑落，感染材料溢洒扩散的风险。

风险控制：从生物安全柜拿出的所有平皿须经过外表面擦拭消毒，并放在样本转运箱转移，以防止感染材料扩散和滑落。若发生平皿滑落，应立即按照应急处理程序进行消毒。当出现容器破碎或感染性物质的溢出时，应将冰箱中的未污染物品移入正常工作的其他冰箱，浸有3%～5%来苏尔溶液浸泡的毛巾（或纱布）覆盖，同时开始除霜，消毒剂作用30 min以上，除霜完毕后小心夹去毛巾，再用75%酒精进行擦拭。如有必要可以使用75%酒精擦拭消毒重复处理一次。除霜后融化的水应小心收集至容器高压灭菌，避免造成污染。所有废弃物均需高压消毒。

（6）电热恒温水浴箱：主要用于血清样本的灭活及鼠疫菌基因组DNA提取过程中的恒温裂解。

泄露风险：发生风险低，危害程度低；

使用过程中，存在水浴过程中管内温度升高压力增大，管盖打开，感染材料扩散的风险。

风险控制：从生物安全柜拿出的所有离心管均用封口膜封口，外部表面擦拭消毒，以防止感染材料扩散。

（7）移液器及移液管助吸器：含有疑似鼠疫菌液体或者菌液的吸取。

风险识别及控制：

刺伤风险：发生风险低，危害程度低；

移液器在移动液体时需套枪头，枪头为锐器，存在刺伤风险。

控制措施：仪器要按照规程使用，操作平台不乱放东西，在套枪头前准备好试剂和物品等。开始移动液体时，操作的手不可再来回拿其他东西，如需要则先放下移液器再操作。废弃的移液器枪头用利器盒收集。

滴落风险：发生风险低，危害程度中；

移液器随使用年限的增加，弹簧等松动，移动液体时容易发生滴落，造成台面污染，存在感染风险。

控制措施：每年对移液器进行年度校准/检测；实验室设备管理员定期进行维护，使用结束后调至最大量程延长其使用寿命。

（8）传递窗：不同实验室之间物品的传送

风险识别及控制：

紫外照射风险：发生风险低，危害程度低；

传递窗内有消毒紫外灯，在使用紫外消毒时，存在紫外线灼伤皮肤、眼睛的风险。

风险控制：传递窗紫外线使用有保护系统设置，当紫外线开启时传递窗不可打开，传递窗打开时紫外灯不可开启，最大限度等保护使用者。使用人员在开启紫外灯时，避免直视传递窗，防止造成伤害。

滑落碰伤：发生风险低，危害程度低；

传递窗传递东西过多，物品摆放不整齐时，物品容易滑落掉下，存在扎伤碰伤实验人员的风险。

风险控制：严格规范使用传递窗，传递物品不宜过多，物品要靠中部摆放整齐，防止滑落现象出现。

（9）压力表

污染区负压超过警戒范围：发生风险低；

风险控制：当污染区气压超过-40 Pa～-60 Pa范围内，实验人员应立即停止操作，将含有危险生物因子的材料放入密封容器中。立即按规定程序退出实验室。报告实验室负责人。由实验室监控人员联系维修人员排除故障。

（10）电器和仪器

电器和仪器发生故障：发生的风险低

控制措施：电器出现故障不能使用时，停止使用该电器，关闭电源开关，拔掉电源，在电器上贴上"停用"标志，填写设备故障记录，报告设备管理员电器不能正常工作的具体情况，设备管理员在接到报告后，应立即向设备安全负责人报告，设备管理员和维护人员得到实验室负责人的授权，在生物安全员的陪同下，按更衣程序进入实验室查明电器的故障原因。

2.实验室设施

生物安全三级实验室内部处于负压环境，可以防止在意外事件中逸散的细菌随人员出入扩散到室外。按照规定定期检测更换高效过滤器，可防止因过滤器损坏造成的扩散。应定期检查实验室的安全状况，可以及时发现病原细菌在实验室内部的污染，并及时采取7.5%过氧化氢终末消毒措施。

实验室气流方向保持稳定向下，没有横向气流与回流，当在发生造成细菌气溶胶的意外事件时，可使吸入感染的概率明显下降。

（1）实验室设施设备设计与实际状态是否满足上述实验活动防护与周边环境保护要求。实验室设施设备定期维护及检定，也能定期检查实验室的安全状况，可以及时发现实验室内部的污染，并及时采取消毒措施。

（2）实验室在常规运行中对设施设备进行维修过程中风险与预防措施评估

实验人员进入实验室应检查实验室压力是否正常，以确保压力处于正常状态。实验室应安排专业公司定期维护保养，建立日常维护计划，每年进行年检。应安排专人每年进行维护、检测；实验室每年进行周期性培训，确保人员掌握仪器的使用规程，以及出现意外事故的应急培训。

（3）外部人员活动、使用外部提供的物品或服务所带来的风险按照生物安全三级实验室人员培训及准入规定：对外来进修培训、实习人员，必须经过安全培训考核后，经实验室主任批准，由中高级实验技术人员带领指导下，进入实验室工作，一次进入实验室人员不得超过4人。外来人员进入实验室必须经过相关领导批准。

（三）感染性材料使用、管理的风险分析

感染性材料管理实行双人共同负责制，管理人员经生物安全三级实验室培训考核合格，中心生物安全委员会批准后上岗。

菌种管理实行双人双锁共同负责制，实行全程控制（包括自动监控和影像监控），从样品采集、菌种制备、包装、运输、交接、登记、使用、鉴定、传代、保存、销毁等环节均应严格控制。

菌种库内有-80℃及备用冰箱，当冰箱出现异常时，及时将菌种移入备用冰箱。当实验室发生人为破坏或偷盗时，保安人员（或值班人员）应立即报警（电话：110）并报告实验室主任及中心生物安全委员会。

建立实验室安全操作的方法，并规定有效的风险防范措施。离开实验室的细菌衍生株、细菌成分，以及不能高压灭菌的物品要规定严格的处理和检验程序，需排除细菌随这些放行物品扩散的风险。

（四）个人防护用品评估

1.个人防护用品选择与储备依据。

个人防护用品应符合国家规定的有关技术标准（参照《鼠疫防控应急手册（2009年版）》、世界卫生组织《实验室生物安全手册》（第三版）等规范，使用前应仔细检查，不使用标志不清、破损过期的防护用品。工作人员要充分了解其实验工作的性质和特点，并正确使用个人防护装备。

（1）身体防护服：白大衣、一次性隔离防护服（连体式或分体式），传统隔离防护服（内隔离衣、反穿衣）。应符合《医用一次性防护服技术要求》（GB 19082-2009）。

（2）头面部防护品：工作帽、三角巾或一次性使用医用防护帽、一次性使用医用口罩、N95口罩、防目镜、面罩。应符合《一次性使用医用防护帽》（YY/T 1642-2019）、《一次性使用医用口罩》（YY/T 0969-2013）《医用防护口罩技术要求》（GB-19083-2010）。

（3）手部防护品：医用乳胶手套或医用一次性乳胶手套、全棉手套、防蚤手套。应符合《一次性使用灭菌橡胶外科手套》（GB 7543-2006）。

（4）脚部防护用品：一次性使用医用防护鞋套、防蚤袜、长筒胶靴。应符合《一次性使用医用防护鞋套》（YY/T 1633-2019）。

2.个人呼吸道防护用品佩戴防护效果测试方法评估。

依据《呼吸防护用品 实用性能评价》（GB/T 23465-2009）对个人呼吸道防护用品佩戴防护效果测试方法评估。

3.个人防护用品人员穿脱顺序。

着装顺序：内隔离衣裤→戴工作帽→戴N95口罩→一次性防护服→戴手套→穿鞋

套→穿长袖鞋套（长筒胶靴）→戴手套→戴护目镜（面屏）。

卸装顺序：摘护目镜（面屏）→摘手套→脱一次性防护服及鞋套→摘N95口罩→脱工作帽→摘手套→脱内隔衣裤。

4.消毒方法选择与感染性废弃物处理

（1）实验活动清场消毒和终末消毒方法的选择，以及是否满足要求的评估

实验室内的废弃物选择物理灭菌（高压蒸汽灭菌器，103.4 kPa，121.3 ℃，30 min）处理方法；实验室内的设备、设施等可选择化学消毒方法（0.5%次氯酸钠消毒剂和75%酒精擦拭消毒；实验室环境消毒可选择紫外线照射加3%过氧化氢20 mL/m³气溶胶喷雾或5%过氧乙酸2.5 mL/m³气溶胶喷雾，或过氧乙酸1 g/m³加热熏蒸消毒。

（2）感染性材料、动物实验尸体、粪便等废弃物以及实验室锐器处理措施

将各类废弃物按照相关规定进行处理后，抽样对感染性材料、动物实验尸体、粪便等废弃物以及实验室锐器进行细菌培养，从而检查其安全性。

5.小结

本实验室有5项实验活动可能存在14个可能潜在危险，在实验操作实施过程中在无控制措施情况下可能产生的高危害度1项，中度11项，低度2项；对危害发生的可能性分析，实验危害较大可能发生的有1项，可能发生12项，较少可能发生1项；这些危害造成高度严重后果的1项，后果严重性中度的12项，后果严重性低度的1项。根据拟采取的预防控制措施后依然存在的残留风险为高度1项，中度11项，低度危害2项。

四、人员素质与要求评价

（一）实验室工作人员的种类与数量

实验室现有工作人员9人，其中高级职称5名，本科以上学历者8名。所有人员都经过考察表明政治可靠、工作积极、作风正派。均接受过细菌操作技术与实验室安全的系统培训，并经考核确认适合现岗位工作。

（二）对不同岗位人员相关的风险评估

实验室不同岗位风险评估

1.标本离心岗位

气溶胶污染风险：离心时可能喷射出气溶胶粒子，特别是在离心结束前的制动过程中以及在打开试管盖帽等时均可产生大量具有潜在感染性的气溶胶颗粒，玻璃离心管可因为破碎造成标本泄漏；离心管内标本盛装过满可造成泄漏。

2.免疫检测岗位

（1）气溶胶污染：使用加样器加样时可产生气溶胶粒子，特别在吹出最后一滴液体时气溶胶最多；手工洗涤时也可以产生气溶胶粒子。

（2）泄露和泼洒污染：免疫检测由于多数为手工操作，污染概率较大。如手工加样可发生样本滴落污染台面或发生反应板表面污染；洗板时可发生洗液污染反应板表面；标本管破裂、倾倒可产生血液溢洒的污染风险。

（3）医疗废物污染：免疫检测的各种废弃物存在潜在的传染性风险。

3.鼠疫菌培养岗位

（1）泄露和溢洒污染：容器破裂可造成样本泄露；容器倾倒可造成样本溢洒；临床采集样本时可发生容器外表面污染；接种时可造成样本滴落污染台面等；在手工开盖或制备涂片时可发生手或环境污染。

（2）气溶胶污染：取菌环接种可产生气溶胶粒子污染；制备涂片和菌悬液可产生气溶胶粒子污染；样本处理过程中的离心、重悬浮等可产生气溶胶粒子污染。

（三）个人素质与健康状况

1.资质和培训

实验室根据本部门当前及将来业务开展的需要，组织制定人员培训计划，在常规微生物操作技术培训的基础上，还应进行消防和预备状态、化学品安全、生物风险和传染预防、救治指南、紧急医学处理措施等；经过规范的生物安全培训，并经考核和取得本所或中心生物安全委员会许可；熟悉和掌握实验室管理制度和操作规程，经考核合格和取得上岗资格。

实验室负责人从1988年开始参加与高致病微生物有关的工作，参加过各种现场及实验室的疫情处理工作。熟悉鼠疫菌操作工作中易于发生风险的各个环节，并有处理实验室事故的实际经验。

2.健康状况评估

实验室工作人员均应进行链霉素敏感试验，试验阳性者不适宜从事鼠疫菌相关实验工作，调换其他工作岗位。实验室人员必须在身体状况良好的情况下，才能进行实验室工作。实验室生物安全管理员每天监测实验人员健康状况，一旦出现体温升高和身体状况异常时，及时向实验室主任报告，并护送到相关医院进行医学观察和处理。从事与鼠疫菌相关的实验工作后，在一周内（平均潜伏期）不得离开实验室所在地，因特殊原因必须离开时，应采取健康监测或预防服药措施。

3.健康监测情况

建立实验室人员健康档案：①新工作人员进入实验室前必须进行健康体检；其他工作人员每年进行一次体检：项目包括内科常规检查、血常规、尿常规检查，肝功能、肝、脾B超，心电图，鼠疫F1抗体检测等。②对所有实验室工作人员在进入实验室前都要保留血清标本，并将定期采集的血清标本留存。发生发热性疾病、卡他性炎症以及有开放性伤害的人员禁止或限制进入相关的实验区域；限制在妊娠期的工作人员进行鼠疫菌相关的感染性材料的操作。

4.相关疫苗免疫接种情况

我国目前使用的鼠疫疫苗是EV76活疫苗，对鼠疫有一定的预防保护作用，可以减缓疾病过程，为治疗争取时间。但该种疫苗有以下缺点：①接种疫苗后仍可能发病；②对感染肺鼠疫的病人没有保护作用；③保护时间较短需要多次接种；④免疫产生的抗体与感染无法区分。

因此，在我国的鼠疫防治规定中已经取消了接种疫苗的要求，根据本实验室的具体情况，决定实验室工作人员是否接种鼠疫疫苗，在发生实验室意外，有感染危险时采用预防性投药方式进行预防。

5.事故和其他应急处理能力

所有工作人员都应熟悉病原微生物污染或割、刺伤等意外情况时所应采取的处理措施。

（1）常规意外：如水、电、火的意外处理按照BSL-3安全手册的规定和应急措施进行处理，如使用双路电源，以备电力中断时使用；夜间及非工作时间应安排人员值班，检查仪器及实验室用电情况。

（2）特殊意外：在微生物操作过程中出现的意外事故，例如皮肤损伤、离心管破裂、菌液溢洒等，应按照所制定的应急处理预案进行处理。BSL-3应定期对实验室工作人员进行培训，并组织相应的应急演练。

（3）BSL-3对所有样本及菌种的保管，采用双人双锁，全程监控，以防止发生泄露或被盗。

6.小结

本实验室共有技术人员7名，其中申请进入BSL-3实验室7名。7名技术人员中硕士学位5名，学士学位2名，7名均有从事鼠疫耶尔森菌等微生物学实验室活动经历。所有技术人员均学习过生物安全手册并签署知情同意书，经体检无传染性疾病，健康状态良好。

五、风险评估结论

（一）根据病原体特性设定的实验室风险控制水平（容许的风险水平）

根据卫生部颁布《人间传播的病原微生物名录》（以下简称《名录》）中的有关规定，我国将该菌列为生物危害二级。

根据《名录》中对不同类别病原微生物进行不同实验要求的生物安全级别实验室的解释，从现场标本中直接进行细菌分离培养、初步鉴定、药物敏感性试验、免疫学试验、PCR核酸提取、涂片、显微镜检查等检测活动可在生物安全二级实验室中进行，如果已经具备生物安全三级实验室条件，上述类型的工作也可以在生物安全三级实验室中进行。生物安全三级实验室应建立意外事故报告制度和应急处理预案；建立菌（毒）种和实验活动管理的各项规章制度，并专人进行监督管理。

（二）满足上述要求所需的条件和措施（硬件、软件、人员）

具备生物安全三级实验室及所需配套设备仪器，建立完整配套的高致病性病原生物实验室生物安全管理体系；实验室所有人员都经过考察表明政治可靠、工作积极、作风正派，均接受过细菌操作技术与实验室安全的系统培训，并经考核确认适合现岗位工作。

（三）现有措施、条件或拟采用消除或控制风险的管理措施和技术措施

现有生物安全三级实验室，在鼠疫菌操作中不仅控制病原微生物对环境的污染，环境保护，而且通过标准规范的个人防护装备，实验室工作人员应熟练掌握仪器设备的使用方法，在实验室活动中严格规定操作。实验室水、电、暖、仪器设备由实验室

负责人指派专人管理，一旦出现故障，维修、维护必须在实验室消毒后进行，紧急情况下维修人员必须个人防护，要求穿戴防护服装后，由实验室人员陪同引导进入实验室进行维修。实验室工作期间，污水必须消毒后排放。

运输样品或菌株严格按规定对样品或菌株保存管用封口膜封口，用 5000 mg/L 含氯消毒剂消毒处理后，置于专用容器内（如 UN2814 内圆筒），其内放入含有样品或菌株种类、数量等清单，置于传递窗，用紫外线对外表面照射 20 min 后传至洗消间，在洗消间内根据运输目的不同放入转运箱（中心内部转运）或 UN2814 专用箱内，由至少两人进行运输。

（四）小结

根据危险度评估过程中所明确的上述信息，确定计划开展的研究工作的微生物安全水平级别，选择合适的个体防护装备，并结合其他安全措施制订作业指导书（标准操作规程），以确保在最安全的水平下来开展工作。

六、注意事项

（一）只要涉及病人的未知检测标本，均应在 BSL-2 实验室进行实验操作，并做好个人防护。

（二）标本应登记清楚，包装完整，无溶血等现象。标本的运送同时要符合国家对标本运送的有关要求。

七、结论与建议

鼠疫菌是本实验室常规操作的病原微生物之一，按照卫生部《人间传染的病原微生物名录》，我国将该菌列为生物危害二级。根据《名录》中对不同类别病原微生物进行不同实验要求的生物安全级别实验室的解释，从现场标本中直接进行细菌分离培养、初步鉴定、药物敏感性试验、免疫学试验、PCR 核酸提取、涂片、显微镜检查等检测活动可在生物安全三级实验室中进行。

在生物安全三级实验室中进行试验操作，工作人员需要进行相应级别的个人防护，包括防护服、口罩、手套、鞋套及防护镜等；当体温超过 37°C 时，不应进入实验室；在进行实验操作之前，工作人员应采集和保存本底血清标本；应进行链霉素敏感试验，敏感试验阳性者，应调换到其他工作岗位；生物安全三级实验室应建立意外事故报告制度和应急处理预案；建立菌（毒）种和实验活动管理的各项规章制度，并专人进行监督管理（见表 5-1-4）。

表5-1-4　鼠疫耶尔森菌实验室活动风险评估

潜在危险因素	危害程度	发生可能性	固有风险	措施合理性	残留风险
1.样品接收与开启					
(1)运输过程中因试管塞/盖脱落或破碎	中度	可能	中度	合理	中风险
(2)样品容器启开时产生气溶胶	低度	较少可能	中度	很好	低风险
2.样品接种培养					
(1)样品转移、吸管抽吸、混合等产生气溶胶	中度	可能	中度	合理	中风险
(2)培养物容器破碎造成污染	中度	可能	中度	合理	中风险
3.微生物学实验					
(1)培养物涂片污染	中度	可能	中度	合理	中风险
(1)培养特性观察	中度	可能	中度	合理	中风险
(2)生化特性检测	中度	可能	中度	合理	中风险
(3)噬菌体试验	中度	可能	中度	合理	中风险
4.免疫学实验					
(1)鼠疫F1抗原检测	中度	可能	中度	合理	中风险
(2)鼠疫F1抗体检测	低度	可能	低度	很好	低风险
5.分子生物学实验					
鼠疫菌DNA提取时产生气溶胶或菌液污染	高度	较大可能	高度	合理	高风险
6.实验仪器设备在使用中受气溶胶污染	中度	可能	中度	合理	中风险
7.室内空气、实验用品以及操作台面污染	中度	可能	中度	合理	中风险
8.菌种以及培养物保藏时产生污染	中度	可能	中度	合理	中风险

第五节　志贺氏菌实验活动风险评估报告

一、生物学特性

（一）种类和细菌分型

志贺氏菌属细菌的形态与一般肠道杆菌无明显区别，志贺氏菌属（Shigella spp）是人类细菌性痢疾最为常见的病原菌，通称痢疾杆菌（Dysentery bacillus）。

志贺氏菌属细菌的抗原结构由菌体抗原（O）及表面抗原（K）组成，O抗原是分类的依据，分为型特异性抗原和群特异性抗原2种，根据抗原构造的不同，将本属细菌分为4个群、40余个血清型（包括亚型）。

1.A群

A群又称痢疾志贺氏菌群，有10个血清型。不分解甘露醇，无鸟氨酸脱羧酶，与其他各群细菌无血清学联系。

2.B群

B群也称福氏菌群，已有13个血清型（包括亚型和变种），分解甘露醇，无鸟氨酸脱羧酶，抗原结构较复杂，各型间有交叉凝集。

3.C群

C群也称鲍氏菌群，有18个血清型。分解甘露醇，无鸟氨酸脱羧酶。各型内无交叉凝集。

4.D群

D群也称宋内氏菌群，仅有一个血清型。分解甘露醇，有鸟氨酸脱羧酶，迟缓发酵乳糖。有Ⅰ、Ⅱ相之分。

（二）来源

痢疾是一种古老的疾病。远在2600多年以前的《内经至真要大论》中说："民病，泻泄赤白。"秦汉（公元前2世纪）以后，记载渐多。国外有关痢疾的记述始于古希腊希波克拉底时代（公元前5世纪），19世纪曾出现全世界痢疾的大流行。1897年，日本人志贺洁首先发现痢疾是由痢疾杆菌引起，为纪念志贺氏的发现，把痢疾杆菌称为志贺氏菌痢疾杆菌。

（三）传染性

志贺氏菌引起细菌性痢疾，传染源是病人和带菌者。非典型患者、慢性菌痢患者及无症状带菌者由于症状不典型而容易被误诊或漏诊，因此，在流行病学中具有重要意义。

（四）传播途径

志贺氏菌主要通过粪-口途径传播，污染的食物或物体可间接传播，苍蝇可作为机械性传播媒介。志贺氏菌病常为食物暴发型或经水传播。和志贺氏菌病相关的食品包括色拉（土豆、金枪鱼、虾、通心粉、鸡），生的蔬菜，奶和奶制品，禽，水果，面包制品，汉堡包和有鳍鱼类。志贺氏菌在拥挤和不卫生条件下能迅速传播，经常被发现于人员大量集中的地方，如餐厅、食堂。食源性志贺氏菌流行的最主要原因是从事食品加工行业人员患菌痢或带菌者污染食品、食品接触人员的个人卫生差、存放已污染的食品、温度不适当等。

（五）易感性

人群普遍易感，人和灵长类动物是志贺氏菌的适宜宿主，营养不良的幼儿、老年人及免疫缺陷者更为易感。病后可获得一定的抵抗力，但持续时间短，不同菌群及血清型间无交叉保护性免疫，易反复感染。

（六）潜伏期

志贺氏菌发生的感染，常经过1～3d的潜伏期，病情急性发作，腹泻先是水样便，以后可转为黏液脓血便，还常伴有发热、恶心、呕吐、腹绞痛、里急后重症状，有些还可引起脱水和电解质紊乱，甚至危及生命。

（七）剂量-效应关系

志贺氏菌感染剂量与不同型别志贺氏菌致病性的强弱密切相关，志贺氏菌引起的细菌性痢疾，主要通过消化道途径传播，根据宿主的健康状况和年龄，只需少量病菌（至少为10个细胞）进入，就有可能致病，一般10～150个菌就可引起典型的细菌性痢疾感染。

（八）致病性

1.致病因素

主要是侵袭力和内毒素，有的菌株尚产生外毒素。

（1）侵袭力　志贺氏菌有菌毛，能黏附于回肠末端和结肠黏膜的上皮细胞，继而穿入上皮细胞内生长繁殖，一般在黏膜固有层内繁殖形成感染灶，引起炎症反应。细菌侵入血流较为罕见。志贺氏菌只有侵入肠黏膜后才能致病，否则，即使菌量再大，也不会引起疾病。

（2）内毒素　各群志贺氏菌都能形成强烈的内毒素，其作用机制包括破坏肠黏膜上皮，造成黏膜下层炎症，并有毛细血管血栓形成，以致坏死、脱落，进而形成溃疡，出现黏液脓血便；使肠壁通透性增高，促进毒素吸收，引起一系列毒血症的症状，如发热、神志障碍甚至中毒性休克；作用于肠壁自主神经，使肠蠕动失调并发生痉挛，尤以直肠括约肌受累明显，因而发生腹痛、腹泻、里急后重等症状。

（3）外毒素　A群志贺氏菌Ⅰ型和Ⅱ型能产生志贺外毒素（Shiga toxin，ST），ST能引起Vero细胞病变，故也称Vero毒素（Verotoxin，VT），ST的组成是由1个A亚单位及5个B亚单位组成：B亚单位是毒素与靶细胞表面糖脂受体结合的单位；A亚单位为毒性部分，能抑制蛋白质的合成，ST具有细胞毒素、肠毒素和神经毒素3种生物学活性；肠毒素有类似E. coli和霍乱肠毒素的作用，能引起腹泻与呕吐；细胞毒素可以阻止小肠上皮细胞对糖和氨基酸的吸收；神经毒素在痢疾志贺氏菌引起的重症感染者中可作用于中枢神经系统，造成昏迷或脑膜炎，ST在体外还可加重对血管内皮细胞的损伤。ST和内毒素持续存在的联合作用可能与志贺氏菌感染的溶血性尿毒综合征等并发症有关。

2.所致疾病

志贺氏菌引起细菌性痢疾，痢疾志贺氏菌感染患者的病情较重；宋内氏志贺氏菌多引起轻型感染；福氏志贺氏菌感染易转变为慢性，病程迁延。志贺氏菌感染有急性和慢性两种类型，病程在两个月以上者属慢性。

（1）急性细菌性痢疾　又分急性典型、急性非典型和急性中毒性菌痢三型。急性典型菌痢症状典型，有腹痛腹泻、脓血黏便、里急后重、发热等症状，均可由各型菌引起。痢疾志贺氏菌引起的较重，宋内氏菌引起的较轻。经治疗，预后良好。如果治疗不彻底，可转为慢性。急性非典型菌痢症状不典型，易诊断错误而导致延误治疗，常引起带菌或慢性发展。急性中毒性菌痢多见于小儿，均可由各型菌引起。急性中毒性菌痢一系列的病理生理变化，如内脏瘀血、周围循环衰竭（休克），主要功能器官灌注不足，发生心力衰竭，脑水肿、急性肾功能衰竭，主要是内毒素造成机体微循环障碍的结果。

（2）慢性细菌性痢疾　又分慢性迁延型、慢性隐匿型、慢性急性发作型三型。慢性迁延型通常由急性菌痢治疗不彻底等引起，病程超过2个月，时愈时发，大便培养阳性率低。在有临床症状时为急性发作型，该型往往在半年内有急性菌痢病史。慢性隐匿型菌痢，是在年内有过菌痢病史，临床症状早已消失，但直肠镜镜检可发现病变或大便培养阳性。

（3）带菌状态　带菌者分为三种类型：健康带菌者、恢复期带菌者和慢性带菌者。

①健康带菌者，即临床上无肠道症状而又能排菌者。这种带菌者是主要传染源，特别是饮食业人员和保育员中的带菌者，潜在的危险性更大。

②恢复期带菌者，即临床症状已治愈，但仍继续排菌达2周者。

③慢性带菌者，即临床症状已治愈，但长期排菌者。

（九）免疫性

志贺氏菌存在毒力变异与其他变异。1963年，南斯拉夫Mel氏首先使用依赖链霉素的志贺氏菌株（Sd株），口服预防痢疾。Sd株是必须有链霉素存在下才能生长的菌株，其毒力减弱，但仍保持免疫原性。美国以天然变异无毒株与大肠杆菌杂交而获得的MH株制成疫苗，其免疫效果和稳定性均较Sd株差。我国利用变异方法通过动物和药物处理等寻找安全有效的可供口服的痢疾杆菌活菌苗，并已取得初步成效。

（十）环境中的稳定性

志贺氏菌属对理化因素的抵抗力较其他肠杆菌弱，在外界环境中的抵抗力以宋内氏菌为最强，福氏次之，志贺氏菌最弱。

（十一）药物敏感性

自从广泛使用抗生素以来，志贺氏菌的耐药菌株不断增加，给防治工作带来许多困难。国内部分地区报道（1972—1974），志贺氏菌对四环素、氯霉素、链霉素、红霉素和磺胺类的耐药率分别达74%、73.6%～97%、84%～98%、75%～100%和97%～100%，由此可见，在国内，志贺氏菌对几种常用抗生素的耐药率相当高。

（十二）消毒剂敏感性

志贺氏菌属对化学消毒剂很敏感，在1%石炭酸15～30 min即被杀死。对酸敏感。

（十三）物理灭活

日光直接照射30 min。56～60 ℃ 10 min即被杀死，对高温敏感。

（十四）在宿主体外存活

志贺氏菌存在于患者和带菌者的粪便中，在体外生存力较强，宋内氏菌的抵抗力大于福氏菌，而痢疾志贺氏菌抵抗力最低。一般温度越低，则志贺氏菌的保存时间越长。在水中（37 ℃）存活20 d；各种物体上（室温）存活10 d：在蔬菜水果上存活

11～20 d。

（十五）与其他生物和环境的交互作用

志贺氏菌在污染物及瓜果、蔬菜上可存活10～20 d，在适宜的温度下，可在水和食品中繁殖，引起水源和食源型的暴发流行。

（十六）预防和治疗方案

人工主动免疫用于预防。目前，治疗细菌性痢疾一般首选氟喹诺酮类抗生素。

1.一般治疗

消化道隔离至临床症状消失，粪便培养连续2次阴性。

2.抗菌治疗

在决定应用抗生素时，应考虑到疾病的严重程度，病人的年龄、卫生状况，进一步传播的可能性和造成细菌耐抗生素的可能性等因素。此外，早期用适当的可吸收的抗菌药物治疗，可明显减轻症状和减少志贺氏菌的排出。对于儿童，TMP-SMX中的TMP成分4 mg/kg每12h 1次为首选方案；对于成人，用双倍加强片（TMP 320 mg）每12 h 1次，成人还可口服诺氟沙星400 mg，每日2次或口服环丙沙星500 mg，每日2次。很多志贺氏菌株可能对氨苄西林和四环素耐药。

3.对症治疗

腹泻常引起等张性脱水（盐和水的丢失相等）并伴有代谢性酸中毒和明显失钾。脱水导致的口渴使病人过多地饮水，又可引起低张性变化。特别是气候炎热地区的婴儿，通过出汗和呼吸的失水，再加上严重腹泻，可导致高张性脱水。过早地应用高渗性液体（牛奶或鼻饲、自制电解质混合液）可引起高张性损害，包括抽搐。

二、实验室相关活动风险评估与控制

（一）实验室感染性因子的种类、来源和危害

1.感染性因子的种类

志贺氏菌产生外毒素、内毒素、侵袭力等多种毒力因子。根据其生物学特性和本机构实验室检测能力范围，本实验室可能的感染因子为志贺氏菌病原体本身。

2.感染性因子的来源

（1）用于志贺氏菌检测的食品、水样、消毒产品（用于医院消毒的消毒剂和消毒器械以及卫生用品）、医院污水、感染性腹泻采集的粪便、呕吐物、食品加工环节涂抹物、血液等样本。

（2）样本采集和检测过程中涉及的场所。

（3）实验室操作中可能产生的含病原菌的气溶胶。

（4）实验室检测活动中涉及的相关废弃物。

3.感染性因子造成的危害

（1）被污染的实验器材、器皿等对实验室环境造成污染。

（2）实验室含有病原菌的废弃物对环境造成污染。

（3）实验人员被锐器刺伤造成的皮肤黏膜等暴露后感染。

（4）实验室检测活动工作中，各种原因导致的液体飞溅或微滴溅出及气溶胶对实验室环境造成污染。

（二）实验活动风险识别与风险控制

1.实验方法

（1）风险点识别　未采用国家标准、行业标准进行检测；使用新的或变更过的国家标准或行业标准前，未经方法验证，可能存在安全风险。

（2）风险控制措施　尽量采用国家标准、行业标准进行检测，并经过充分验证的实验方法。

2.样品采集

（1）食品、水样、消毒产品（用于医院消毒的消毒剂和消毒器械，以及卫生用品）、医院污水等样品采集

①主要实验设备和器材　采样剪刀或镊子、密闭盛样容器等。

②主要风险点识别　食品、水样、消毒产品、医疗器械等样品中可能存在感染性病原体，采样人员采样不规范、盛装容器密合不严、玻璃容器意外破损等，可导致样品溅洒、溢出、渗漏而污染环境；同时，玻璃容器意外破损和剪刀、镊子的使用不当，存在意外刺伤或划伤采样人员的风险。

③风险控制措施　食品、水样、消毒产品、医疗器械、医院污水等样品的采集容器必须防水、防漏，容器外面要包裹足量的吸收性材料，以便容器被打破或泄漏时，能吸收溢出的所有液体。在使用剪刀、镊子、玻璃容器等锐器时必须规范操作，做好防护，防止刺伤或划伤。

（2）粪便、食品加工环节涂抹物、剩余食物等采集

①主要实验设备和器材　PV螺旋盖采便盒（管）、玻璃试管或培养皿、采样棉签等。

②主要风险点识别　疑似食物中毒所排的粪便、剩余食物、食品加工环节涂抹物等样品中可能存在大量感染性病原体，采集过程存在样本溅出从而形成小颗粒气溶胶；工作人员采样不规范、个人防护不到位，导致环境污染和人员感染。

③风险控制措施　采样人员应戴手套、口罩，采样的动作轻柔，采样容器尽量使用外螺旋盖塑料管；发生污染时，应立即进行消毒处理。

（3）血液的采集

①主要实验设备和器材　一次性采血针、真空采血管、消毒棉签及一次性利器盒。

②主要风险点识别　血液样品可能存在未知感染性病原体，真空采血管密封盖意外脱落或采血针内残留血滴落，造成血样溅洒从而污染人员或环境；采血针头存在意外刺伤或划伤采样人员的风险。

③风险控制措施　使用一次性采血针和真空采血管，采样人员经过正规采血培训，并熟练掌握采血技巧，采血前做好个人防护（防护服、乳胶手套、口罩）；认真、仔细、谨慎操作，抽血后的针头直接放入利器盒内，禁止用手直接接触使用后的针头或将使用后的针头重新套上针头套，采好血后直立于试管架中、防止侧翻，消毒棉签等

污染物放入医疗废弃物专用袋中，统一进行消毒处理。

3.样品的包装和运送

（1）主要实验设备和器材　真空密封采血管、外螺旋盖玻璃瓶、PV 螺旋盖采样罐（管）主容器、95 千帕样品运输罐、B 类标本运输箱（UN3373 运输箱）和运送车辆.

（2）主要风险点识别　盛样容器不坚固、密合不严，会有可能发生样品溅洒、溢出、渗漏；样本运输包装不符合生物安全要求，可能导致样品的侧翻、渗漏，造成污染扩散。

（3）风险控制措施　盛装样品容器必须坚固、不易破碎，尽可能选用塑料制品，采样后必须检查容器的密合性。样品严格按照 B 类要求包装和运送，由采样人员专车运回实验室。

4.样品接收和前处理

（1）主要实验设备和器材　剪刀、镊子、振荡器、均质器、均质袋、离心机、生物安全柜和洁净工作台等。

（2）主要风险点识别　样品管理员未按实验室样品管理程序要求接收样品；样品前处理时打开感染性样本包装的动作过猛，会造成样品侧翻；对食品等固形物样品进行剪切时，操作不慎，发生手剪伤；取均质器均质样本时，发生均质袋破裂；离心操作时，离心管破裂等意外情况。

（3）风险控制措施

①样品接收必须在专用的区域进行，收样人员严格按照样品管理程序要求交接样品，不得擅自打开样品包装，收样后及时洗手。

②开始检测前，盛装感染性材料样品的容器，必须在生物安全柜中缓慢打开。食品和水样必须在洁净工作室内打开，开启容器时，管口不能对着操作者。

③对食品等固体物样品取样，要小心使用剪刀和镊子，尽可能剪取食物可食部分，以防止样品均质时坚硬物质刺破均质袋，造成样液溅洒。对含有感染性样品进行离心振荡时，必须将离心盖封严实，并关上离心机盖。

④实验室应配备应急药箱，发生手被剪伤等意外事件时，应立即进行消毒包扎处理。

⑤当发生离心管或均质袋意外破裂、溅出的情况时，及时对所有涉及污染的部位进消毒处理。

5.样本检测过程

（1）主要实验设备和器材

培养箱、水浴箱、微生物膜过滤系统、细菌鉴定和药敏测试仪（ATB 仪）、全自动快速致病菌检测仪（mini VIDAS）、PCR 仪、核酸提取仪、凝胶成像仪、生物安全柜、金属浴、振荡器、离心机及离心管、移液器及吸液头、接种环、培养皿、无水乙醇、溴化乙啶等。

（2）主要风险点识别

①对食品、水样、医院污水、粪便、剩余食物等样品进行志贺氏菌分离鉴定、生

化试验、药敏试验等实验活动均涉及活菌操作。在检测过程中试管开启、转移、水样过滤、稀释混均、吹打移液、混匀震荡、划线分离、涂片染色、离心、抽滤等操作都可产生气溶胶。虽然志贺氏菌不通过呼吸道感染，但由于样品可能含有其他未知的病原体，因此，也不应忽视。

②实验过程中玻璃器材意外破碎或渗漏、离心操作时离心管意外破裂等，可造成液体溅出从而污染设备或工作台面等环境，间接污染操作者皮肤、黏膜。通过粪-口途径食入一定量的志贺氏菌导致食物中毒。

③提取核酸时使用的无水乙醇属易燃易爆物质，溴化乙啶具有强烈的致癌性。

（3）风险控制措施

①检测人员在实验前应按照二级生物安全防护要求做好个人防护。进行水样等样品的抽滤、浓缩等操作，必须在洁净实验室内进行且动作要轻缓。涉及感染性活菌实验操作必须在生物安全柜内进行。实验结束后对桌面、台面及时进行消毒处理。

②必须使用移液器或吸球移取样液，旋盖和移液操作的动作要轻缓，所有吸管应用棉塞，尽可能使用带滤芯的移液头，以减少对移液器或吸球的污染。

③使用直径2～3 mm且完全封闭、手柄的长度小于6 cm的接种环分离细菌，尽可能使用封闭式微型电加热器消毒接种环，避免在酒精灯的明火上加热从而避免感染性物质的爆溅。

④尽可能以塑料器皿代替玻璃器皿，若必须使用玻璃器皿，则只能用实验室级玻璃（硼硅酸盐），且任何破碎或有裂纹的器皿都应丢弃。禁止用手直接接触使用后的针头、刀片、玻璃碎片等锐器。严禁用带有注射针头的注射器吸液，更不可当吸管用。用过的锐器应直接放入利器盒，经消毒后废弃。

⑤分子生物学检测实验中使用的无水乙醇属易燃易爆物质，应放置在通风柜并远离热源；溴化乙啶属有毒物质，需专人专管。

⑥在任何可能导致潜在的传染性物质溅出的操作过程中，应保护好面部、眼睛和嘴；发生液体溅出、溢出等事故，或明显暴露于传染源时，应立即向实验室负责人报告，及时处理并对事故的发生与处理作记录，必要时进行适当的医学评估、观察、治疗，并保留书面记录。

6.菌株使用、保存和运输

（1）主要实验设备和器材

接种针（环）、菌株保存管、生物安全柜、95千帕样品运输罐、B类标本运输箱（UN3373运输箱）和运送车辆。

（2）主要风险点识别

①保菌操作不规范、个人防护不到位、保菌磁珠管等保菌容器意外破损、磁珠掉落等会导致病原菌污染实验室环境和实验人员。

②志贺氏菌的使用和保存未按照菌（毒）种管理规定要求进行管理，存在菌株被恶意使用及污染环境等生物安全隐患。

③运送包装不符合生物安全要求，或运输工具无安全保障，则易造成污染扩散，甚至样本丢失。

（3）风险控制措施

①志贺氏菌分离纯化及保菌的操作应在生物安全柜内进行。

②志贺氏菌标准菌株的使用、保存严格按照菌（毒）种管理规定要求进行操作，实行双人双锁保管，严防菌株被恶意使用而造成生物危害。

③志贺氏菌阳性菌株的上送应严格执行规范的3层运输包装，携带"病原微生物菌（毒）种或样本运输许可证"，由专车运送，并由专业人员全程护送。

7.实验室的清洁和消毒

（1）主要实验设备和器材 70%～75%的酒精、含氯消毒剂。

（2）主要风险点识别 工作完毕后，若不及时对工作台面，生物安全柜进行消毒，则有可能会对下次的操作人员造成污染或感染。

（3）风险控制措施 工作完毕后，及时对检测所涉及的工作台面、地面和生物安全柜进行消毒，使用有效氯含量为500 mg/L消毒液，用消毒液清洁后要干燥20 min以上，生物安全柜用70%～75%的酒精擦拭消毒，待实验和消毒完毕后，先脱去手套，再脱去防护服，并正确用肥皂和流动水洗手。

8.废弃物的处置

（1）主要实验设备和器材

医疗废弃物专用袋、硬质耐高压且防渗漏的垃圾桶、高压灭菌器。

（2）主要风险点识别

①样品采集和实验检测过程中产生的感染性废弃物包括食品、水样、污水等样品；血液血清及排泄物标本；病原菌的培养基、标本和菌种及所有实验过程涉及的用品在释放前未按照规范要求处理，导致感染或致病因子外泄而污染环境。

②样品采集和实验检测过程产生的被污染的损伤性废弃物，如一次性使用采血用具、载玻片、玻璃试管、玻璃安瓿、培养皿等，未按照要求规范处理，存在意外刺伤或划伤工作人员的隐患。

（3）风险控制措施

实验室废弃物处理应遵循《医疗废弃物管理条例》《医疗卫生机构医疗废弃物管理办法》《医疗废物专用包装袋、容器和警示标志标准》（HJ421）等相关法规要求，废弃物实行分类收集，规范管理。所有损伤性废弃物必须放置于有警示标识的硬质、防漏防锐器刺破的专用利器盒中；所有感染性废弃物必须放置于有警示标识的医疗废物专用包装袋中；使用高效消毒液浸泡或高温高压灭菌后集中处理，集中存放至机构指定的医疗废弃暂存点、由有资质的医疗废弃物处理单位上门收集，集中处置。同时，做好废弃物处置交接记录，所有相关记录应定期整理归档。

（三）实验室常规活动中其他风险评估与预防控制措施

1.电力

（1）主要风险点识别 志贺氏菌的分离和鉴定对温度有明确要求，实验过程中突然间隙断电或电力供应不稳定会对检测结果的准确性带来一定的影响。实验室未布置双路供电或者相关仪器未配备不间断电源，当电力供应发生故障时，可导致设备突然停止工作，存在实验活动被迫终止等所带来的相关安全风险。

（2）预防控制措施 尽可能在实验室布置双路供电，若客观条件受限制，对志贺氏菌检测所用关键仪器设备应配备应急电源（UPS），避免实验室由断电可能引发的生物安全风险，确保检测工作顺利进行。

2.电气操作

（1）主要风险点识别 实验室活动涉及的电气操作，包括实验室工作区内电气设备的启动、关闭、安装和维修，设备层内UPS，空调机组等电气设备的启动、关闭和维修等。这些电气操作的过程可能发生触电、电击，造成电气故障等事故。

（2）预防控制措施

①电气设备的设计及制造符合相关安全标准的要求，实验室工作区内若有380 V电源插座，则需明确标识，并由有资质的专业人员进行操作。

②新的、改装过的或修理过的电气设备在未经专业人员（如有资质的电工）完成电气安全测试确认设备符合安全使用要求之前，不允许使用。

③电气设备使用人员应接受操作培训，操作方式不降低电气安全性，电气设备使用人员要定期检查设备中可能引起电气故障的破损，只有专业人员可从事电气设备和电路维护、维修。禁止未经授权的工作。

④采取措施对设备去污染，以降低维护人员感染的风险。

3.实验室给排水设施设备

（1）主要风险点识别 实验室含有给排水的设施设备，包括位于工作区和洗清区的高压灭菌器和洗涤池。当水管道意外破裂、排水管道阻塞时，可能导致感染性材料溢出，有污染实验人员和环境的风险。

（2）预防控制措施 实验室产生的所有染菌物及器具，必须先经高压灭菌或消毒剂浸泡消毒后洗涤，洗消产生的污水集中排入机构污水池进行清毒处理，严禁直接排放。

按照GB 18466要求，监测总余氯、粪大肠菌群和其他致病菌。

4.实验室设施设备管道

（1）主要风险点识别 实验室设施设备管道穿越维护结构的部位可能存在密封不严的问题，当感染性材料溢出时，有污染环境的风险。

（2）预防控制措施 所有管道穿越维护结构的部位应严格密封，定期进行检查检测，避免感染性材料外溢从而污染环境。

5.主要检测仪器设备

（1）细菌鉴定和药敏测试仪（ATB仪）、显微镜、核酸提取仪和PCR仪、凝胶成像仪等设备。

①主要风险点识别 可疑志贺氏菌鉴定时要用到ATB仪进行生化鉴定及药敏试验，或用PCR仪进行毒力基因检测。对这些设备使用时，如果不按操作规程进行，则会导

致病原体溅出、渗漏而污染实验环境。

②预防控制措施 严格按微生物膜过滤装置、ATB仪、PCR仪、核酸提取仪、凝胶成像仪等设备操作规程操作和维护，每次使用完毕后对设备箱体及可能污染的实验环境进行消毒。

（2）离心机

①主要风险点识别 在分离血清、浓缩菌液、核酸提取过程中会使用到离心机。未正确配备密带有闭盖离心机、密封头的真空采血管、耐压螺旋盖离心管，离心过程中可能会发生离心管破裂、离心管盖脱落，离心转子和离心腔被污染的风险。

②预防控制措施 离心时配备耐离心压力的且带螺旋管盖的离心管，离心前做好平衡，选择正确的离心速度和离心力，规范正确操作，定期维护，确保离心机性能正常，每次做好使用记录，定期进行功能检查。

（3）微生物膜过滤系统

①主要风险点识别 未按照仪器使用要求规范操作，可能发生滤杯松动，导致待检样品滤液外流，污染实验台面和设备。

②预防控制措施 实验室严格按照仪器使用说明规范操作，仪器启动前，必须检查滤杯与滤器接口的密封性，保证密闭状态，并做好个人防护；每次使用后做好消毒清洁和使用维护记录，定期进行功能检查，确保仪器性能正常。

6.生物安全设施设备

（1）生物安全柜

①主要风险点识别 在进行志贺氏菌大量活菌操作时应在生物安全柜中进行，否则易污染实验环境而造成实验人员感染；操作过程中若没有按照设备操作规程进行正确操作维护，则会使生物安全柜的气溶胶防护效果明显降低，甚至消失，失去安全防护效果；生物安全柜使用后未按要求进行消毒处理，会造成使用和维护人员间接接触污染；若长时间使用未及时更换HEPA过滤膜，则会使其功能丧失，造成工作窗口气流速度降低或流向紊乱；设备长期关停，会使部分电器元件老化从而失去正常功能。对于设备移位、碰撞受损等，没有及时进行性能检测等。

②预防控制措施 正确选配生物安全柜，操作人员应接受相关的操作、维护培训，操作和维护严格按照设备操作规程或使用说明书进行。每年请有检测资质的服务机构对生物安全柜高效过滤器完整性、下降气流流速、流入气流流速、气流模式、紫外线强度等性能指标进行检测，确保其性能正常，当生物安全柜发生污染，及时进行消毒。

（2）高压灭菌器

①主要风险点识别 没有正确配备高压灭菌器，存在气溶胶污染环境的隐患；在高压灭菌时，如果没有按照高压灭菌器的操作规程或使用说明书进行操作、维护，可能使高压灭菌器效果降低，甚至失效，失去灭菌的作用。压力灭菌器长时间使用未定期监测灭菌效果，存在灭菌不彻底引发污染的风险，压力灭菌器长期关停期间，未及时排干锅体水分，则将会使内部器件老化从而失去正常功能。

②预防控制措施　采用下排式高压灭菌器。操作人员持证上岗，规范正确操作，定期维护，确保高压灭菌器的正常性能，定期检定、核查，做好使用记录，对压力灭菌器按照 WS 310.3《医院消毒供应机构第3部分：清洗消毒及灭菌效果监测标准》规定，每次监测化学指示物，监控记录温度、压力、时间等灭菌参数，每周进行生物监测，以保证灭菌质量。

（3）个人防护用品

①主要风险点识别　个人防护用品若穿戴不规范、大小不合适或使用过期的防护用品等将会导致防护效果失效或降低。实验室不能提供足够数量的、符合质量要求的防护服。防护眼罩、一次性手套、口罩和覆盖足背的防滑鞋等；使用大小不合适的个人防护用品；个人防护用品穿戴、脱卸的程序、方法不符合要求，均可能造成人员感染和环境污染。

②预防控制措施　选择正规、符合质量要求的防护用品，使用前进行必要的培训，按照规定的程序正确使用，穿戴时相互检查确认，及时更换污染和破损的防护装备，避免使用破损、缺陷、过期的产品。

（4）应急救治设施和用品

①主要风险点识别　实验室未配备洗眼器、应急药箱等必要的应急设施和物品，或配备的急救用品种类不全、不合适或过期，则导致应急时无法发挥作用。

②预防控制措施　在实验室内正确配备洗眼器，确保功能正常，配备的75％乙醇、碘伏或其他消毒剂、创可贴等急救物品与实验活动相适应并在有效期内使用，由专人负责管理，定期维护、清理和更新。

（5）消毒灭菌剂

①主要风险点识别　消毒剂产品无生产许可证、过期、配制方法或浓度不正确、种类选择不合理，将会导致消毒效果降低、生物灭活能力降低或对物品腐蚀性增加、对皮肤造成刺激等问题。

②预防控制措施　选择符合国家标准的正规厂家生产的产品，选择合适的消毒剂，按照规定的消毒方法、消毒时间、消毒浓度（剂量）进行消毒，避免使用过期产品；消毒过程中消毒人员应做好必要的个体防护，防止发生意外。

7.管理体系的风险

（1）主要风险点识别

管理体系（包括应急预案）是否健全和完善，是否符合实际管理要求，程序文件、作业指导书和操作规程是否科学和具有可操作性，是能否确保生物安全的主要因素。组织结构不健全、设置不合理，体系文件与实际工作不匹配，以及部门职责不清或衔接不当等，就都可能带来安全风险。

（2）预防控制措施

定期开展管理体系评审，发现问题及时修订、完善，以确保生物安全管理体系持续有效运行。

（四）工作人员的风险评估与预防控制措施

1.人员数量和素质

（1）人员数量

主要风险点识别 人员过少会因缺少相互提示监督或因工作量增大而导致操作过程中失误增加，风险增加。

②预防控制措施 采样和检测人员的数量应与工作量相匹配，尽量有2名工作人员同时进行采样和检测工作，加强对实验活动关键步骤的监督。

（2）人员结构

①主要风险点识别 实验室检测人员职称分布不合理，新进人员没有高资历人员带教操作，不能很好应对意外事件，风险增加。

防控制措施 实验室检测人员的年龄和资历结构应配备合理，新进人员应由高资历人员带教或监督操作。

（3）职业操守

①主要风险点识别 志贺氏菌检测存在一定的生物安全风险，若责任心不强的人员参与该项工作，则产生生物危害而危及人员安全、环境安全与社会安定的可能性较大。

②预防控制措施 加强职业道德教育，培养工作责任心。

2.健康管理

（1）主要风险点识别

健康状况主要包括生理、心理素质与免疫状态。当实验室检测相关人员出现消化道或者消化道感染症状、机体免疫力低下等其他不适合工作的状况时，职业暴露风险增加。

（2）预防控制措施

建立健康申报制度，遇有消化道感染及其他不适合工作的情况及时向实验室负责人报告并暂停工作；若接触物的传染性大，应加强防护。

3.人员资质

（1）主要风险点识别

检测人员不具备卫生检测相关学历教育背景，不熟悉检测方法及操作规范，未进行相关的专业知识培训和考核，无法保证工作质量和安全。

（2）预防控制措施

检测人员必须为检验或相关专业毕业，经过上岗培训和考核。

4.生物安全培训要求

（1）主要风险点识别

检测人员、辅助人员、后勤保障人员、进修实习人员上岗前没有接受严格的生物安全，以及相关生物安全操作的技术培训，易造成生物安全事故的发生。

（2）预防控制措施

检测人员、辅助人员、后勤保障人员每年参加本机构组织的生物安全知识或生物安全操作技术培训、考核。上岗前熟练掌握生物安全仪器设备、设施操作技术,具备相关的安全防护能力,进修、实习人员参与实验活动前必须进行生物安全知识的培训考核,在带教老师的监督下工作。

5.应急事件处理能力

(1)主要风险点识别

实验室人员上岗前没有接受实验室意外事故处理、职业暴露后预防等突发事件处置的培训。发生意外事件,不能有效地进行规范处理和控制生物安全事件。

(2)预防控制措施

实验室工作人员必须严格按照《实验室意外事故报告制度》和《病原微生物生物安全应急处置技术方案》中规定的要求进行应急事件的处置,强化职业暴露的应急处理能力,规范工作中职业暴露后现场急救的处理和预防办法。

(五)实验室非常规活动中的风险评估与预防控制措施

1.主要的实验室非常规活动

(1)实验室外专业人员对实验室设施设备的维护、维修、检定/校准、检测验证(如主要设施设备的检测验证)和更换(如高效过滤器等的更换)等。

(2)实验室后勤保障人员对实验室及公共环境的保洁、实验器材的清洗消毒。

(3)实验室外人员参观实验室和上级部门对实验室的检查。

(4)任何其他人员需要进入实验室从事实验活动以外的行为(如发生水灾时消防人员、急救人员的进入)。

2.主要风险点识别

(1)上述人员进入实验室从事相关活动,特别是不慎打翻、打破标本管或损坏仪器设备等情况,可能会引起实验室感染。

(2)实验室运行过程中某些人员需要进入实验室参观,存在影响实验活动正常运行或者导致相关或不相关的设施设备损坏的风险。

3.预防控制措施

(1)实行人员准入、登记制度,进修实习人员进入实验室从事检测活动前,必须完成生物安全和实验室规章制度的培训考核。若机构实验室外专业人员和实验室后勤保障人员确需进入实验室进行相关活动、或上级部门需要进入实验室进行检查,应有机构实验室人员陪同。

(2)实验室外专业人员和实验室后勤保障人员必须要有相应的专业知识,应对其进行生物安全培训,提供安全指南,实验室人员应协助、指导和规范进入人员在实验室内的活动并对其进行监督。进入人员必须遵守实验室的各项管理规定,以确保人员和环境安全。

(3)进入人员未经许可绝对不能触碰和使用实验室内有标志的危险品(除非经过授权),绝不能将未经消毒处理的物品拿出实验区

(4)在二级实验室进行设施、设备维护维修过程中,若发生意外事件,应立即报告实验室负责人。实验室负责人根据造成的事故进行风险评估,并采取必要的应对措

施，按专业技术要求进行设施、设备的维护维修时，不能触碰和使用其他设施设备。若导致相关或不相关的设施设备损坏时，应及时报告。

（5）当需要更换HEPA过滤膜或高效过滤器时，应先对高效过滤器、HEPA过滤膜等进行原位消毒后，专业人员才能进行更换。

（6）禁止未穿着防护服的人员随意进出实验室的防护区域，同时也禁止穿着防护服的人员走出实验室的防护区域。

（7）对实验室的设施、设备进行维护工作时，动作轻柔，避免产生气溶胶。

（8）离开实验室前，必须正确洗手。

（六）被误用和恶意使用的风险与预防控制措施

1.主要风险点识别

阳性标本未明确标识并未实施双人双锁管理，实验活动结束后不及时消毒操作场所，工作人员在不知情的情况下可能误用标本、实验材料和设施设备等，导致人员感染和实验室环境污染、人员受伤或设施设备损坏等。

2.预防控制措施

（1）实行严格的人员准入和培训考核上岗制度。

（2）所有获得批准进入实验室工作的人员，必须严格按规程操作实验材料和设施设备，以及其他一切实验活动，不得动用实验室内任何不熟悉物品。

（3）发生事故时必须及时报告并作必要的处理和记录。

（4）实验所用材料和试剂等必须有明确的标识。

（5）阳性标本严格实施双人双锁管理，上送的阳性样本必须经机构盖章批准，携带"病原微生物菌（毒）种或样本运输许可证"、由专车运送，并由专业人员全程护送。

（七）相关实验室已发生的事故分析和从中得到的启示

志贺氏菌曾是全球最常见的实验室感染之一，1969年、1976年分别报告为54例、58例，占实验室感染的1.9%和1.5%，因此，工作人员必须严格遵守实验室相关规定，做好个人防护、降低和规避职业暴露风险。

三、实验室理化因素风险评估及安全防护措施

（一）紫外线

1.主要风险点识别

洁净实验室内传递窗、生物安全柜可使用紫外线灯进行物体表面消毒，紫外线波长为250～280 nm，主要影响眼睛和皮肤，引起急性角膜炎和结膜炎、慢性白内障等眼疾病，还可诱发皮肤癌。紫外线灯开启时，人员在不知情的情况下进入可受到伤害。

2.预防控制措施

实验室应避免紫外线直接照射人体，特别是眼部。生物安全柜表面应张贴紫外线危害的标识，提醒实验人员小心紫外线危害。在进行紫外线消毒时，实验人员尽量远离消毒区域，可以规避紫外线对人体的危害。

（二）辐射

1.主要风险点识别

辐射源或辐射事故可导致病原微生物屏障系统的破坏，增加实验人员被病原微生物感染的风险，实验室筹建选址时未对周围辐射源进行排查，对使用含辐射的仪器未严格管理，存在辐射源或辐射事故间接导致病原微生物屏障系统被破坏的隐患。

2.预防控制措施

实验室应远离辐射源，如果无法避开，则应采取物理隔离措施，防止辐射源对检测工作和人员健康产生影响。本机构实验室内部和周边建筑群均没有辐射源，所以辐射风险基本不用考虑。

（三）消毒剂

1.主要风险点识别

含氯消毒剂，有效氯为主要杀菌因子。含氯的消毒液进行空气消毒时，长期接触会使人感到头疼、恶心，黏膜刺激，对于有体质过敏的人，还容易引发过敏、哮喘病等。高浓度的含氯消毒剂对人的呼吸道黏膜和皮肤有明显的刺激作用，可使人流泪、咳嗽，严重者可发生氯气中毒。急性中毒者出现躁动、恶心、呕吐、呼吸困难等状，甚至因窒息死亡。

2.安全防护措施

按照使用说明，根据消毒对象的不同配制不同浓度的消毒液，避免使用不必要的高浓度的消毒液，稀释和使用时作好个人防护，消毒后应及时开窗通风，基本可消除消毒液对人体的危害。

（四）其他

1.主要风险点识别

实验室内的照明和声音（生物安全柜等）有可能因强光和噪声对人员造成损害。

2.安全防护措施

对实验室的照明和声音等参数进行检测，确保合格，避免强光和噪声对人员的损害。

四、实验室火灾风险评估与预防控制措施

1.主要风险点识别

（1）超负荷用电，电线过长。

（2）电器和电源老化、电器保养不良，例如电缆的绝缘层老化或损坏。

（3）用火不当等引发火灾。

（4）仪器设备在不使用时未关闭电源。

（5）使用的仪器设备不是专为实验室环境设计。

（6）易燃、易爆品处理、保存不当。

（7）不相容化学品没有正确隔离。

（8）在易燃物品和蒸汽附近有能产生火花的设备。

（9）通风系统不当或不充分。

2.预防控制措施

实验室采取以下预防控制措施避免火灾发生，保证发生火灾后实验人员能够安全撤离实验室。

（1）定期检查电器插座、电线绝缘层是否完好，保证用电负荷，对易燃、易爆等危险品进行有效区域隔离。

（2）实验室配备灭火器。放置在易取的地点，摆放部位张贴灭火器标识。该灭火器用于扑灭可控制的火灾，帮助人员撤离火场；对灭火器进行定期检查和维护，确保其有效使用，开展人员消防知识培训，开展消防应急演练。

（3）实验室需装设应急灯，所有出口都有黑暗中可见的"紧急出口"标识；当出现紧急状况时，实验室所有出口的锁必须处于开启状态，出口设计应保证不经过高危险区域就能逃脱，所有出口都能通向一个开放空间

（4）走廊、流通区域不得放置障碍物，不受人员流动和灭火设备移动的影响。

（5）在实验室工作区显著位置张贴火警电话标识。实验室每年对工作人员进行消防知识培训，包括消防器材的使用、火灾发生时的应急行动等。

五、自然灾害风险评估与安全防护措施

自然灾害可能导致的实验室紧急状况主要包括水灾和地震等。

（一）水灾

1.风险点识别

水灾可能导致实验室维护结构和设施损坏，实验室内感染性材料随水外溢。

2.安全防护措施

（1）在安全手册中制订《实验室紧急事件应急预案》，并对所有实验室人员进行培训。

（2）实验室一旦发生水灾报警时，应立刻停止工作。首先，考虑实验室内感染性物质和人员的转移。实验室负责人、机构负责人根据条件及时采取对策，第一时间联系相关消防人员。消防人员应有防护措施，并在受过训练的实验室工作人员陪同下，进入实验室完成菌毒种和人员的安全转移工作。

（二）地震

1.风险点识别

地震等自然灾害会导致实验室维护结构和设施损坏，存在人员伤害和实验室感染材料外溢的风险。

2.安全防护措施

实验室应采取措施降低自然灾害带来的风险，保证灾害发生后能够安全撤离实验室，减少对人员和环境的影响，发生地震后，首先设立距实验室维护结构20m范围内的封锁区。其次，对封锁区进行消毒，然后由专业人员在做好个人防护的前提下对实验室内部环境边消毒边清理，清理到样品保存地点，如果保藏样品的容器没有破损，

可把它安全转移到其他安全的实验室存放，如果保藏样品的容器已被破坏和发生外溢，应立即用可靠方法进行彻底消毒灭菌。

六、生物安全及其他紧急事件（事故）处理预案

（一）实验室生物安全事件（事故）处理措施

1.当生物安全柜或负压实验室出现持续正压时，室内人员应立即停止操作，通知运行保障人员采取措施恢复负压，如果不能及时恢复和保持负压，应停止实验，按规程退出，发生此类事故或发生意外停电，造成具有传染性物质暴露潜在危险和污染时，工作人员除了采取紧急措施外、还应立即报告实验室安全负责人，并组织对实验室进行终末消毒。

2.离心过程中离心管破裂时，应马上关闭电源，让离心机停止工作，并静止30 min然后缓慢打开离心机盖，将离心杯平稳地转移至生物安全柜中。如果发生泄漏，用1%的次氯酸钠消毒液灌入离心杯腔体中消毒30 min，然后弃去消毒液和离心管碎片，将离心杯清洗后擦干。

3.发生污染物泼溅或溢出时，立即用清洁布或吸水纸覆盖污染处，有效氯含量为1%～2%消毒液，作用至少30 min，方可清理全部污染物，用消毒剂擦拭污染区域，所有操作过程中都应戴手套、口罩。如发生大范围污染物扩散事故时，应立即通知实验室主管领导和安全负责人到达事故现场。待查清情况，确定消毒方案，并组织对实验室进行终末清毒。

（二）其他紧急事件（事故）处理措施

在制订的应急预案中应包括消防人员和其他紧急救助人员。应事先告知他们哪些实验室有潜在的感染性物质，让他们熟悉实验室的布局和设备。实验室人员要熟悉紧急撤离的情况及紧急撤离的路线。在实验室发生不可控制的火灾、水灾、爆炸或其他危险情况时，为确保工作人员的安全，要进行紧急撤离。所有实验室人员须了解紧急撤离的行动计划、撤离的路线和紧急撤离的集合地点，每年至少参加一次紧急撤离演习，包括急救设备使用和采取相应急救措施。

（三）生物安全及其他紧急事件（事故）报告和记录

1.发生生物安全及其他紧急事件时，在紧急处理的同时，必须向机构主管领导和生物安全委员会报告。

2.对于生物安全事件必须进行登记，记录发生的时间、地点、详细经过及处理方法等。

七、生物安全和生物安全保障风险管理

（一）生物安全风险评估依据标准

风险评估所依据的数据及拟采取的风险控制措施、安全操作规程等均应以国家卫健委、世界卫生组织、国际标准化组织等机构或行业权威机构发布的指南、标准等为依据。

（二）实验活动风险评估（见表5-1-5）

表5-1-5 志贺氏菌实验活动风险评估

序号	潜在危险因素	危害程度	发生概率	固有风险	措施合理性	残留风险	风险可控程度
1	样本运输过程中容器意外侧翻、破裂造成污染	中度	可能	高度	合理	低风险	可控
2	样品的接收、开启及加样等常规实验活动中产生的气溶胶	中度	较大可能	中度	合理	低风险	可控
3	离心、加样等实验活动中意外事故造成盛装标本容器破裂、溢出瞬间产生的气溶胶	中度	可能	中度	合理	低风险	可控
4	检测未经灭活的样本对仪器与环境造成的污染	中度	较大可能	中度	合理	低风险	可控
5	标本、实验材料、设施设备等被误用的风险	中度	可能	中度	合理	低风险	可控
6	阳性样本被恶意使用的风险	高度	较小可能	高度	合理	低风险	可控
7	实验器材未经规范消毒造成污染	中度	可能	中度	合理	低风险	可控
8	废弃物处理不当造成病原微生物扩散	中度	较大可能	中度	合理	低风险	可控
9	灭菌装置不符合要求，灭菌不彻底造成污染	中度	较小可能	中度	合理	低风险	可控
10	检测人员及工勤人员被锐器刺伤等造成职业暴露	中度	可能	中度	合理	低风险	可控
11	检测人员个人防护不当造成人员暴露	中度	可能	中度	合理	低风险	可控
12	非检测人员、进修实习等外来人员进入实验室的不当操作	中度	可能	中度	合理	低风险	可控
13	水、电、火灾或自然灾害造成的风险	中度	较小可能	中度	合理	低风险	不可控

（三）风险评估人员

风险评估由机构负责人组织实验室、生物安全管理部门和其他熟悉志贺氏菌检验相关风险的专业人员进行风险评估并形成风险评估报告。形成的风险评估报告经机构生物安全委员会审核，请省市熟悉相关病原微生物特征、实验设施设备、操作规程及个体防护装备的不同领域的专家进行审核，不断修订完善。

（四）风险评估报告．

风险评估报告应是实验室采取风险控制措施、建立安全管理体系和制订安全操作规程的依据，在记录风险评估的过程中，风险评估报告应注明评估时间、编审人员和所依据的法规、标准、研究报告、权威资料、数据等

（五）需重新进行风险评估的情况

1.二级生物安全实验室改造前（或新建造前）和正式启用前。

2.当收集到的资料表明志贺氏菌的致病性、毒力或传染方式发生变化时，应及时变更其背景资料，并对其实验操作的安全性进行重新评估。

3.开展新的实验活动（增加新的项目），应对该项目的实验活动进行再评估。

4.生物安全实验室操作人员在进行实验活动中，发现有原评估报告中未涉及的隐患存在，或者在检查过程中发现存在新生物安全风险，应进行再评估。

5.在实验活动中发现阳性标本泄露或人员感染等意外事件或事故时，应立即进行再评估。

6.当评估过的实验活动（包括相关的设施、设备、人员、活动范围、管理等）发生改变，或者操作超出常规量、从事某些特殊活动时，应该事先或重新进行风险评估。

7.相关政策、法规、标准等发生变化时需要风险再评估。

（六）对风险、需求、资源、可行性、适用性等的综合评估

机构已对在生物安全二级实验室所涉及的所有活动内容进行了全面的风险评估，并根据风险的内容已逐项制订了可行的、适用的控制措施。评估报告不仅适用于实验室设施设备的常规运行期间，而且适用于实验室设施设备进行清洁、维护或关停期间。

生物安全二级实验室实验活动中未涉及化学、物理、辐射等相关检测和研究内容，因此，不存在相应的风险。实验室所在的地理位置海拔较高，建筑材料可抗六级地震，能够抵抗水灾、地震等灾害。

八、评估结论

（一）危害等级

根据原卫生部《人间传染的病原微生物名录》，WHO《实验室生物安全手册》规定，志贺氏菌危害程度为第三类、危险度等级为Ⅱ级。

（二）实验活动及生物安全防护水平

原卫生部《人间传染的病原微生物名录》规定动物感染实验在 ABSL-2 实验室进行，大量活菌操作、样本检测在 BSL-2 实验室进行，非感染性材料的实验在 BSL-1 实验室进行。根据上述原则，本机构病原微生物实验室，主要进行样本的病原菌分离培养、纯化、涂片、显微观察、药物敏感性试验、生化血清学鉴定、毒力基因检测等实验活动，所需生物安全实验室级别为 BSL-2。在实验室操作时，应穿戴防护服、口罩、工作帽、一次性手套、覆盖脚背的工作鞋。

本实验室志贺氏菌检测所依据的方法分别为《食品安全国家标准 食品微生物学检验 志贺氏菌检验》(GB 4789.5)、《细菌性和阿米巴性痢疾诊断标准》(WS 287)、《痢疾防治手册》(2006年)、《医疗机构水污染物排放标准》(GB 18466)等。这些标准均为现行有效标准,在项目开展时均经过技术确认,实验方法的风险很小。

(三) 人员健康及素质

工作人员在上岗前均经充分的生物安全和专业知识及操作技能培训并考核合格,培训考核合格,并定期开展相关检测技术培训,每年组织的生物安全相关知识培训和考核,具有高度的工作责任心。

(四) 防治原则

志贺氏菌经粪-口途径感染人体,几乎只局限于肠道,一般不入侵血液。在实验室工作中,各种原因导致的液体飞溅或微滴溅出,从而污染器物表面或地面等。意外食入感染是较可能的实验室获得性感染方式。因此,实验室工作人员应该牢固树立标准预防的观念,规范实验操作,加强个人防护,对所涉及的器械实施严格消毒,及时正确洗手和对手进行消毒,是杜绝实验室感染最有效的防范措施。

(五) 应急预案和职业暴露措施要求

一旦发生职业暴露或其他安全事故时,在紧急处理的同时要立即向主管领导报告,启动应急预案,尽快进行职业暴露后预防,包括医治、对暴露级别的评估、对暴露源的评估、预防性用药、报告等,做好暴露后的监测等。

机构病原微生物实验室按二级生物安全实验室要求建设和装备。本次评估是从志贺氏菌生物因子的特性开始,对实验室常规活动和非常规活动存在的风险和潜在的风险进行评估,对所能产生的风险制订了相应的消除、减少或控制风险的管理措施和技术措施,并对所涉及的设施、设备、人员进行了评估,制订了一系列相应文件,已经将可知的风险降到了可接受程度,实验室具备开展志贺氏菌检测的条件和能力。

第六节 金黄色葡萄球菌实验活动风险评估报告

一、生物学特性

(一) 种类和细菌分型

葡萄球菌属(Staphylococcus)的细菌是一群革兰氏阳性球菌,广泛分布于自然界,例如空气、水、土壤、物品,以及人和动物的皮肤及与外界相通的腔道中。大部分是不致病的腐生寄生菌。葡萄球菌属微球菌属。已知葡萄球菌属有20余种,造成人群感染者有10多种,其中金黄色葡萄球菌、表皮葡萄球菌及腐生性葡萄球菌为常见致病菌。此外,溶血性葡萄球菌和人葡萄球菌等也可致病,但很少见。葡萄球菌抗原种类多,结构复杂,已发现的抗原在30种以上,其化学组成有多糖抗原、蛋白质抗原和细胞壁成分抗原,其中以葡萄球菌A蛋白较为重要。

1.葡萄球菌A蛋白（Staphylococcal protein A，SPA）

90%以上的金黄色葡萄球菌菌株有SPA抗原。SPA抗原为完全抗原，可与人类IgG$_1$、IgG$_2$和IgG$_4$的Fc段非特异性结合，而IgG分子的Fab段仍能同相应抗原分子发生特异性结合。采用含SPA的葡萄球菌作为载体，结合特异性抗体后，可开展简易、快速的协同凝集试验（Coagglutination）。该试验广泛应用于多种微生物抗原的检出。SPA与IgG结合后的复合物具有抗吞噬、促细胞分裂、引起超敏反应、损伤血小板等多种生物学活性。

2.荚膜

宿主体内的大多数金黄色葡萄球菌表面存在着荚膜多糖，有利于细菌黏附到细胞或生物合成材料表面（如生物性瓣膜、导管、人工关节等）。

3.多糖抗原

均有群特异性，存在于细胞壁。A群多糖抗原从金黄色葡萄球菌中提出，化学组成为磷壁酸中的N-乙酰葡糖胺核糖醇残基。B群多糖抗原分离自表皮葡萄球菌，化学组成是磷壁酸中的N-乙酰葡糖胺甘油残基。

（二）来源

葡萄球菌属是1883年由Ogston首次提出的，并且描述了哪些引起人和动物发炎和化脓的小球菌。在系统发育上，葡萄球菌属于广义的芽孢杆菌-乳杆菌-链杆菌发育分支。1894年，Denys J就已经开始研究金黄色葡萄球菌中毒事件。1914年，Barber成功设计试验，通过饮用水由金黄色葡萄球菌感染引起乳腺炎的母牛的牛奶而再现中毒症状。

（三）传染性

金黄色葡萄球菌是人类化脓感染中最常见的病原菌，上呼吸道患者的鼻腔带菌率为83%，所以人畜化脓性感染部位常成为污染源。无论是过去还是现在，金黄色葡萄球菌都是世界性卫生问题。

（四）传播途径

金黄色葡萄球菌主要通过消化道途径、皮肤黏膜的损伤处、医务人员带菌等引起感染，也可因吸入染菌尘埃而致病，还可通过食品加工人员、炊事员或销售人员带菌，造成食品污染，食品在加工前本身带菌，或在加工过程中受到了污染，产生了肠毒素，引起食物中毒，熟食制品若包装不严，则运输过程会受到污染；奶牛患化脓性乳腺炎或禽畜局部化脓时，会造成肉体其他部位的污染。

（五）易感性

人类对致病性葡萄球菌有一定的天然免疫力。只有当皮肤黏膜受创伤后，或机体免疫力降低时，才易引起感染。患病后所获免疫力不强，难以防止再次感染。易感人群主要是有创口的外科病人、严重烧伤患者、新生儿、老年人、免疫缺陷者、血液病、恶性肿瘤及糖尿病患者或患流感、麻疹伴肺部病变者。

（六）潜伏期

金黄色葡萄球菌感染的潜伏期比较短，一般半小时到两天不等。

（七）剂量——效应关系

金黄色葡萄球菌各型肠毒素都可引起食物中毒，肠毒素对人的中毒剂量一般认为20～25 μg。当葡萄球菌污染食物后，在氧气不充足的条件下，温度20～30 ℃经4～5h繁殖，即产生大量的肠毒素。人若进食含有肠毒素的葡萄球菌污染的食物，即可发生食物中毒。

（八）致病性

葡萄球菌中金黄色葡萄球菌的毒力最强，通过在宿主体内的增殖、扩散和产生有害的胞外物质（酶和毒素）引起宿主疾病。金黄色葡萄球菌也是人类化脓感染中最常见的病原菌，可引起局部化脓感染，也可引起肺炎、伪膜性肠炎、心包炎等，甚至引发败血症、脓毒症等全身感染。

金黄色葡萄球菌有多种毒力因子，其致病力的强弱主要取决于其产生的毒素和侵袭性酶。其产生的酶与致病关系密切，血浆凝固酶可阻碍吞噬细胞对细菌的吞噬作用，并有利于感染性血栓的形成；透明质酸酶可使感染扩散；溶脂酶有利于细菌侵入皮肤和皮下组织；过氧化酶有保护细菌免受吞噬的作用。

1.溶血毒素外毒素分四种，能损伤血小板，破坏溶酶体，引起肌体局部缺血和坏死。

2.杀白细胞素 可破坏人的白细胞和巨噬细胞。

3.血浆凝固酶 当金黄色葡萄球菌侵入人体时，该酶使血液或血浆中的纤维蛋白沉积于菌体表面或凝固，阻碍吞噬细胞的吞噬作用。葡萄球菌形成的感染易局部化，这与血浆凝固酶有关。

4.脱氧核糖核酸酶 金黄色葡萄球菌产生的脱氧核糖核酸酶能耐受高温，可用来作为鉴定金黄色葡萄球菌的依据。

5.肠毒素 金黄色葡萄球菌能产生数种引起急性胃肠炎的蛋白质性肠毒素，分为A、B、C、D、E及F六种血清型，但以A型、D型肠毒素引起食物中毒最多见，B型和C型次之。肠毒素可耐受100 ℃煮沸30 min而不被破坏。它引起的食物中毒的症状是呕吐和腹泻。此外，金黄色葡萄球菌还产生溶表皮素、明胶酶、蛋白酶、脂肪酶、肽酶等。

（九）变异性

葡萄球菌和耐甲氧西林金黄色葡萄球菌对抗生素产生的耐药性普遍存在。说明金黄色葡萄球菌存在着各种不同的生物学结构的变异。

（十）环境中的稳定性

葡萄球菌对外界因素的抵抗力强于其他无芽孢菌。在空气中存在，但不繁殖，在干燥脓汁或痰液中可存活2～3个月。

（十一）药物敏感性

金黄色葡萄球菌同其他革兰阳性菌一样，对青霉素、金霉素、红霉素和庆大霉素高度敏感，对链霉素中度敏感，对磺胺、氯霉素敏感性差。金黄色葡萄球菌易产生耐药性变异，约90%的菌株产生内酰胺酶，成为青霉素的耐药菌株。

（十二）消毒剂敏感性

金黄色葡萄球菌在5%石炭酸、1 g/L升汞中10～15 min死亡，对甲紫等某些染料敏感，70%乙醇可抑制金黄色葡萄球菌的生长繁殖。

（十三）物理灭活

加热至60 ℃ 1 h或80 ℃30 min才被杀死；耐低温，在冷冻食品中不易死亡。

（十四）在宿主体外存活

金黄色葡萄球菌对营养的要求不高，在普通培养基上生长良好，需氧或兼性厌氧，最适生长温度为37 ℃，最适的生长pH为7.4。平板上菌落厚、有光泽、圆形凸起，直径为1～2 mm，血平板菌落周围形成透明的溶血环。金黄色葡萄球菌耐高渗，耐盐性强，能在40%胆汁中生长，在含有50%～66%蔗糖或15%以上食盐的食品中才可被抑制，在含10%～15% NaCl的培养基中仍能繁殖。

（十五）与其他生物和环境的交互作用

金黄色葡萄球菌在自然界中无处不在，空气、水、灰尘及人和动物的排泄物中都可找到，人和动物的体表、黏膜等处均有存在。因此，食品受其污染的机会很多。

（十六）预防和治疗方案

注意个人卫生、消毒隔离和防止医源性感染。

1.及时使用消毒药物处理皮肤创伤。

2.皮肤有化脓性感染者，未治愈前不宜从事食品制作或饮食服务行业。

3.正常人鼻咽部的带菌率为20%～50%，医务人员的可高达70%，是医院内交叉感染的重要传染源。

4.治疗应根据药物敏感试验结果而决定方案，防止耐药性菌株扩散。

5.对于反复发作的顽固性疥疮，宜采用自身菌苗或类毒素进行人工自动免疫，有一定疗效。

二、实验室相关活动风险评估与控制

（一）实验室感染性因子的种类、来源和危害

1.感染性因子的种类　根据金黄色葡萄球菌生物特性和机构实验室检测能力范围，本实验室可能的感染因子为金黄色葡萄球菌病原体本身。

2.感染性因子的来源

（1）食物中毒事件中采集的可疑食物、日常检测的食品、公共场所的空气等样品。

（2）样本采集和检测过程中涉及的所有场所。

（3）在实验室操作过程中，各种原因导致的感染性物质飞溅、液滴和气溶胶污染器物表面或地面等。

（4）实验室人员偶尔皮肤黏膜化脓性感染，以及正常人鼻咽部较高的带菌（带菌率达20%～30%）成为重要的传染源。

3.感染性因子可能造成的危害

（1）被病原体污染的实验器材、器皿等对实验室环境造成污染。

（2）含有病原体的实验室废弃物对环境造成污染。

（3）实验室含病原体的气溶胶对实验室环境造成污染。

（4）感染因子对实验室人员造成的威胁。

虽然金黄色葡萄球菌引起食物中毒必须达到一定的感染剂量，实验室人员通过实验室意外食入感染的风险很小，但实验室人员通过手部接触污染物，可造成污染。

（二）实验活动风险识别与风险控制

1.实验方法

（1）主要风险点识别　未采用国家标准、行业标准进行检测；使用新的或变更过的国家标准或行业标准前，未经技术验证，可能存在安全风险。

（2）风险控制措施　尽量采用国家标准、行业标准进行检测，或使用经过充分验证的实验方法。

2.样品采集

（1）食品和食品包装材料、一次性使用卫生用品及医疗用品、化妆品、公共场所、医院消杀产品等样品采集

①主要实验设备和器材　采样剪刀或镊子、密闭盛样容器等。

②主要风险点识别　食品和公共场所等样品中可能存在感染性病原体，采样人员采样不规范、盛样容器密合不严、意外破损等，可导致样品溅洒、溢出、渗漏而污染环境；同时，锐器使用不当，存在意外刺伤或划伤采样人员的风险。

③风险控制措施　采集容器必须防水、防漏，容器外面要包裹足量的吸收性材料，以便容器打破或泄漏时，能吸收溢出的所有液体。在使用剪刀、镊子、玻璃容器等锐器时必须规范操作，做好防护，防止刺伤或划伤。

（2）食物中毒事件中粪便、呕吐物、食品加工环节涂抹物、剩余食物等采集

①主要实验设备和器材　PV螺旋盖采便盒（管）、玻璃试管或培养皿、采样棉签等。

②主要风险点识别　疑似食物中毒粪便、呕吐物、剩余食物、食品加工环节涂抹物等样品中可能存在大量感染性病原体，采集过程存在样本溅出从而形成小颗粒气溶胶；工作人员采样不规范、个人防护不到位，导致环境污染和人员感染。

③风险控制措施　采样人员应戴手套、口罩，采样动作轻柔，采样容器尽量使用外螺旋盖塑料管；发生污染时，应立即进行消毒处理。

3.样品的包装和运送

（1）主要实验设备和器材　外螺旋盖玻璃瓶、PV螺旋盖采样罐（管）主容器、95千帕样品运输罐、B类标本运输箱（UN3373运输箱）、运送车辆。

（2）主要风险点识别　盛样容器不坚固、密合不严，有可能导致样品溅洒、溢出、渗漏；样本运输包装不符合生物安全要求，可能导致样品的侧翻、渗漏，造成污染扩散。

（3）风险控制措施　盛装样品容器必须坚固、不易破碎，尽可能选用塑料制品，采样后按B类要求包装和运送，由采样人员专车运回实验室。

4.样品接收和前处理

（1）主要实验设备和器材　剪刀、镊子、振荡器、均质器、均质袋、离心机、生物安全柜、洁净工作台等。

（2）主要风险点识别　样品管理员未按实验室要求接收样品；样品前处理时，打开感染性样本包装的动作过猛，会造成样品侧翻；对食品等固形物样品进行剪切时，操作不慎发生手剪伤；均质器均质样本时发生均质袋破裂；离心操作时发生离心管破裂等意外情况。

（3）风险控制措施

①样品接收必须在专用的区域进行，合同评审人员和收样人员严格按照要求交接样品，不得擅自打开样品包装，收样后及时洗手。

②开始检测前，盛装感染性材料样品的容器必须在生物安全柜中缓慢打开，食品和水样必须在洁净工作室内打开，开启的容器管口不能对着操作者。

③对食品等固体物样品取样，要小心使用剪刀和镊子，尽可能剪取食物的可食部分，以防止样品均质时坚硬物质刺破均质袋，造成样液溅洒。对有感染性的样品进行离心振荡时，必须将离心盖封严实，并关上离心机盖。

④实验室应配备应急药箱，发生手刺伤或划伤等意外事件时，应立即进行消毒包扎处理。

5.样本检测过程

（1）主要实验设备和器材

培养箱、水浴箱、细菌鉴定和药敏测试仪（ATB仪）、全自动快速致病菌检测仪（mini VIDAS）、PCR仪、核酸提取仪、凝胶成像仪、生物安全柜、振荡器、吸管和试管、移液器及吸头、接种环、培养皿、无水乙醇和溴化乙啶等。

（2）主要风险点识别

①对食品和食品包装材料、一次性使用卫生用品及医疗用品、化妆品、医院消杀产品、粪便、呕吐物等样品进行金黄色葡萄球菌菌株分离鉴定、生化试验、药敏试验、核酸提取等实验活动均涉及活菌操作。在检测过程中，移液或混匀振荡等操作可能释放较大颗粒和小液滴，离心振荡过程中容器的破碎或渗漏等意外事故，都可能造成感染性物质污染操作者的手、操作台面、器物表面及地面，从而污染实验室环境和人员，导致实验室人员通过皮肤接触或黏膜接触而意外食入的情况发生。

②实验过程中玻璃器材意外破碎或渗漏、离心操作时离心管意外破裂等事故，可造成液体溅出污染设备表面或工作台面等环境，间接污染操作者的皮肤、黏膜。

③提取核酸时使用的无水乙醇属易燃易爆物质，溴化乙啶具有强烈致癌性。

④样品检测时试管开启、样品转移、稀释混匀吹打、划线分离、涂片染色、离心等操作都可产生气溶胶，可能导致吸入感染。

（3）风险控制措施

①开展检测时检测人员应按照二级生物安全防护要求做好自身防护措施（穿防护

服，戴手套、口罩），必要时戴防护眼镜、防护面罩加以保护。进行食品、水样等样品制备、均质等操作，应在洁净实验室内进行；对粪便、呕吐物、食品加工环节涂抹物等具有感染性的材料的操作，必须在生物安全柜内进行，实验结束后必须对桌面、台面及时进行消毒处理。

②必须使用移液器或吸球移取样液，旋盖和移液操作时动作要轻缓，所有吸管应具棉塞，移液头尽可能使用带滤芯的，以减少对移液器或吸球的污染。

③使用直径2～3 mm且完全封闭，手柄的长度小于6cm的接种环分离细菌，尽可能使用封闭式微型电加热器消毒接种环，避免在酒精灯的明火上加热从而引起感染性物质的爆溅。

④尽可能以塑料器皿代替玻璃器皿，若必须使用玻璃器皿，只能用实验室级玻璃（硼硅酸盐），且任何破碎或有裂纹的器皿都应丢弃。禁止用手直接接触使用后的针头、刀片、玻璃碎片等锐器。严禁用带有注射针头的注射器吸液，更不可当吸管使用，用过的锐器直接放入利器盒，经消毒后废弃。

⑤分子生物学检测实验中使用的无水乙醇属易燃易爆物质，应放置在通风柜，远离热源；溴化乙啶属有毒物质，应专人专管。

⑥在任何可能导致潜在的传染性物质溅出的操作过程中，应保护好面部、眼睛和嘴。发生大量液体溅出、溢出等事故，或者明显暴露于传染源时，应立即向科室负责人报告，及时处理并对事故的发生与处理作记录。

6.菌株使用、保存和运输

（1）主要实验设备和器材 接种针（环）、菌株保存管、生物安全柜、95千帕样品运输罐、B类标本运输箱（UN3373运输箱）和运送车辆。

（2）主要风险点识别

①保菌操作不规范、个人防护不到位、保菌磁珠管等保菌容器意外破损、磁珠掉落等会导致病原菌污染实验室环境和实验人员。

②金黄色葡萄球菌使用和保存未按照规定要求实施管理，存在菌株被恶意使用及污染环境等生物安全隐患。

③金黄色葡萄球菌阳性菌株上送时，运送包装不符合生物安全要求，或运输工具无安全保障，则易造成污染扩散，甚至样本丢失。

（3）风险控制措施

①金黄色葡萄球菌分离纯化及保菌操作应在生物安全柜内进行，若发生磁珠管破损、磁珠掉落时，及时对涉及染菌的部位进行消毒处理。

②金黄色葡萄球菌标准菌株的使用、保存严格按照规定要求进行操作，实行双人双锁保管，严防菌株被恶意使用而造成生物危害。

③金黄色葡萄球菌阳性菌株的上送运输应严格执行B类运输包装，携带"病原微生物菌（毒）种或样本运输许可证"。由专车运送，并由专业人员全程护送。

7.实验室的清洁和消毒

（1）主要实验设备和器材 70%～75%的酒精、含氯消毒剂。

（2）主要风险点识别　工作完毕后，若不及时对工作台面、生物安全柜进行消毒，有可能会对下次的操作人员造成污染或感染。

（3）风险控制措施　工作完毕后，及时对检测所涉及的工作台面、地面和生物安全柜进行消毒，使用稀释100倍的施康清洗消毒液擦拭，用消毒液清洁后要干燥20 min以上。生物安全柜用70%～75%的酒精擦拭消毒。待实验和消毒完毕后，先脱去手套，再脱去防护服，并用流水洗手。

8.废弃物处置

（1）主要实验设备和器材

医疗废弃物专用袋、硬质耐高压且防渗漏的垃圾桶、高压灭菌器。

（2）主要风险点识别

①样品采集和实验检测过程中产生的感染性废弃物有食品和食品包装材料、化妆品、公共场所、一次性卫生和医疗用品、医院消杀等样品，病原菌的培养基、菌种保存液及所有实验过程中涉及的用品废弃前未按照规范要求处理，导致感染或致病因子外泄而污染环境。

②样品采集和实验检测过程中产生的被污染的损伤性废弃物，如一次性使用采血用具、载玻片、玻璃试管、玻璃安瓿、培养皿等，未按照要求规范处理，存在意外刺伤或划伤工作人员的隐患。

（3）风险控制措施

实验室废弃物处理应遵循《医疗废弃物管理条例》《医疗卫生机构医疗废弃物管理办法》《医疗废物专用包装袋、容器和警示标志标准》等相关法规要求，分类收集，规范处置。所有损伤性废弃物必须放置于有警示标识的硬质、防漏、防锐器刺破的专用利器盒中；所有感染性废弃物必须放置于有警示标识的医疗废物专用包装袋中，使用高效消毒液浸泡或高压灭菌后集中处理，集中存放至机构指定的医疗废弃物处置点，由有资质的医疗废弃物处理单位上门收集、集中处置。同时，做好废弃物处置交接记录，所有相关记录应定期整理归档。

（三）实验过程中其他风险识别和控制

1.电力

（1）主要风险点识别　金黄色葡萄球菌的分离和鉴定对温度有明确要求，实验过程中突然间隙断电或电力供应不稳定会对检测结果的准确性带来一定的影响。实验室没有布置双路供电或者相关仪器未配备不间断电源，当电力供应发生故障时，可导致设备突然停止工作，存在实验活动被迫终止等所带来的相关安全风险。

（2）预防控制措施　尽可能在实验室布置双路供电，若客观条件受限制，对金黄色葡萄球菌检测所用的关键仪器须配备不间断电源。

2.电气操作

（1）主要风险点识别　实验室活动涉及的电气操作，包括实验室工作区内电气设备的启动、关闭、安装和维修；设备层内UPS、空调机组等电气设备的启动、关闭和维修等。这些电气操作的过程可能产生触电、电击、造成电气故障等风险。

（2）预防控制措施

①电气设备的设计及制造符合相关安全标准的要求。实验室工作区内若有380 V电源插座，则需明确标识，并由有资质的专业人员进行操作。

②新的、改装过的或修理过的电气设备在未经合格的人员（如有资质的电工）完成电气安全测试和设备符合安全使用要求之前，不允许使用。

③电气设备使用人员接受正确操作的培训，操作方式不降低电气安全性。电气设备使用人员要定期检查设备可能引起电气故障的破损。只有合格的人员可从事电气设备和电路维修。禁止未经授权的操作。

④采取措施对设备去污染，以减少维护人员感染的风险。

3.实验室给排水设施设备

（1）主要风险点识别

实验室含有给排水的设施设备，包括位于工作区和洗消区的高压灭菌器和洗涤池。当管道意外破裂、排水管道阻塞时，感染性材料可能溢出，有污染实验人员和环境的风险。

（2）预防控制措施

实验室产生的所有染菌物品及器具，必须先经高压灭菌或含氯消毒剂浸泡消毒后洗涤，洗消产生的污水集中排入机构污水池消毒处理，严禁直接排放。至少每月监测粪大肠菌群，定期检查实验室给排水管道各接口的密封性，及时发现安全隐患。

4.实验室设施设备管道

（1）主要风险点识别

实验室设施设备管道穿越维护结构的部位密封不严，当感染性材料溢出时，有污染环境的风险。

（2）预防控制措施

所有管道穿越维护结构的部位应严格密封，定期进行检查检测，避免感染性材料外溢污染环境。

5.主要检测仪器设备

（1）细菌鉴定和药敏测试仪（ATB仪）、PCR仪、全自动快速致病菌检测仪（mini VIDAS）、核酸提取仪、凝胶成像仪、显微镜等设备。

①主要风险点识别 对可疑金黄色葡萄球菌鉴定时要用到ATB仪或mini VIDAS检测仪、核酸提取仪、PCR仪等进行生化鉴定和分子生物学检测，使用这些设备时，如果不按操作规程规范操作，则会导致病原体溅出、渗漏而污染实验环境。

②预防控制措施 严格按ATB仪、mini VIDAS、PCR仪、核酸提取仪、凝胶成像仪等设备操作规程操作和维护，每次使用完毕后对设备及可能污染的实验环境进行消毒。

（2）离心机

①主要风险点识别 在浓缩菌液、核酸提取过程中会使用到离心机，离心过程中可能会存在离心管破裂、离心管盖脱落、离心转子和离心腔被污染的风险。

②预防控制措施　离心时配备耐离心压力的且带螺旋盖的离心管，离心前做好平衡，选择正确的离心速度和离心力。规范正确操作，定期维护，确保离心机性能正常，每次做好使用记录，定期进行功能检查。

6.生物安全设施设备

（1）生物安全柜

①主要风险点识别　若不按照安全柜操作规程进行操作、维护与检测，其防护屏障效果会明显降低，甚至消失，失去安全防护效果，若长时间使用或未及时更换HEPA过滤器，会使其功能丧失，造成工作窗口气流速度降低或流向紊乱；使用后若不进行彻底消毒处理，将会造成清洁和使用人员间接接触污染。

②预防控制措施　正确选配生物安全柜，操作人员应接受相关的操作、维护培训，日常操作和维护严格按照设备操作规程或使用说明书进行。每年请有检测资质的服务机构对生物安全柜进行风速、气流、尘埃粒子、紫外线强度等关键技术指标的检测，确保其性能正常。一旦生物安全柜污染，应及时进行消毒。

（2）高压灭菌器

①主要风险点识别　金黄色葡萄球菌检测过程中被病原菌污染的玻璃、耐高压的实验器材及实验废弃物要进行高压灭菌消毒才可移出实验室。在高压消毒时如果没有按照高压灭菌器的操作规程或使用说明书进行操作、维护，可能使高压灭菌器效果明显降低或失效，失去去污染与无害化的作用；未定期对压力蒸汽灭菌器实施温度和灭菌效果等监控，难以保证灭菌效果。在长期停用期间，若内部水分不及时排干，将会使内部器件老化从而失去正常功能。

②预防控制措施　采用下排式高压灭菌器，防止气溶胶污染，规范正确操作，定期维护，确保高压灭菌器性能正常，定期检定、核查，做好使用记录。持证上岗，日常进行灭菌效果检测，以保证灭菌质量。

（3）个人防护用品

①主要风险点识别　实验室不能提供足够数量符合质量要求的防护服、防护眼罩、一次性乳胶手套、口罩和覆盖足背的防滑鞋等，使用大小不合适的个人防护用品，个人防护用品穿戴、脱卸的程序、方法不符合要求，均可能存在人员感染或污染环境的风险。

②风险控制措施　选择正规、符合质量要求的防护用品，使用前进行必要的培训，按照规定的程序正确使用和穿脱。

（4）应急救治设施和用品

①主要风险点识别　实验室未配备洗眼器、应急药箱等必要的应急设施和物品、或配备的急救用品种类不全、不合适或过期，则导致急用时无法发挥作用。

②预防控制措施　在实验室内正确配备洗眼器，确保功能正常。配备的75%乙醇、碘伏或其他消毒剂、创可贴等急救物品应与实验活动相适应，并在有效期内使用，由专人负责管理，定期维护、清理和更新。

（5）消毒灭菌剂

①主要风险点识别 消毒剂产品无生产许可证、过期、配制方法或浓度不正确、种类选择不合理，将会导致消毒效果降低、生物灭活能力降低或对物品腐蚀性增加、对皮肤造成刺激等问题。

②预防控制措施 选择符合国家标准的正规厂家生产的产品，选择合适的消毒剂，按照规定的消毒方法、消毒时间、消毒浓度（剂量）进行消毒，避免使用过期产品。消毒过程中，消毒人员应做好必要的个体防护，防止发生意外。根据金黄色葡萄球菌的特点，选用70%～75%酒精和稀释10～25倍、50～100倍、200倍的施康消毒剂（主要成分为次氯酸钠）作为实验室常用消毒剂。

7.管理体系的风险

（1）主要风险点识别

管理体系（包括应急预案）是否健全和完善，是否符合实际管理需要，程序文件、作业指导书和操作规程是否科学和具有可操作性，是能否确保生物安全的主要因素。如果组织结构不健全、设置不合理，体系文件与实际工作不匹配，以及部门职责不清或衔接不当等，就可能带来安全风险。

（2）预防控制措施

定期开展对管理体系的评审，发现问题及时修订和完善，以确保生物安全管理体系持续有效运行。

（四）工作人员的风险评估与预防控制措施

1.人员数量和素质

（1）人员数量

①主要风险点识别 人员过少会因缺少相互监督或因工作量增大而导致操作过程中工作失误增加，风险增加。

②预防控制措施 采样和检测人员的数量应与工作量相匹配，尽量有2名工作人员同时进行采样和检测工作。

（2）人员结构

①主要风险点识别 实验室新进人员没有高资历人员带教操作，不能很好应对意外事件，风险增加。

②风险控制措施 实验室人员的年龄和资历结构应配备合理，新进人员应由高资历人员带教或监督操作。

（3）职业操守

①主要风险点识别 金黄色葡萄球菌检测存在一定的生物安全风险，若责任心不强的人员参与该项工作，产生生物危害而危及人员安全、环境安全与社会安定的可能性较大。

②预防控制措施 加强职业道德教育，培养工作责任心。

2.健康管理

（1）主要风险点识别

健康状况主要包括生理、心理素质与免疫状态。若实验室检测相关人员出现呼吸道或者消化道感染症状、机体免疫力低下等其他不适合工作的状况，职业暴露风险增加。

（2）预防控制措施

建立健康申报制度，遇有呼吸道或者消化道感染及其他不适合工作的情况，应及时向科室负责人报告并暂停工作。

3.人员资质

（1）主要风险点识别

检测人员不具备卫生检测相关学历教育背景，不熟悉检测方法及操作规范，未执行相关的专业知识培训和考核并未获得授权，无法保证工作质量和安全。

（2）预防控制措施

检测人员必须是检验或相关专业毕业，经过上岗培训并考核合格。

4.生物安全培训要求

（1）主要风险点识别

检测人员、辅助人员、后勤保障人员、进修实习人员上岗前没有接受严格的生物安全，以及相关生物安全设备操作的技术培训，易造成生物安全事故的发生。

（2）预防控制措施

检测人员、辅助人员、后勤保障人员每年参加本机构组织的生物安全知识或生物安全操作技术培训、考核。上岗前熟练掌握生物安全仪器设备、设施操作技术，具备相关的安全防护能力。进修实习人员参与实验活动前必须进行生物安全知识的培训，在带教老师的监督下工作。

5.应急事件处理能力

（1）主要风险点识别

实验人员上岗前没有接受实验室意外事故处理、职业暴露后预防等突发事件处置的培训，一旦发生意外事件，就不能有效地进行早期处理和控制生物安全事件。

（2）预防控制措施

实验室工作人员必须严格按照《实验室意外事故和职业性疾病报告制度》和《病原微生物生物安全应急处置技术方案》中规定的要求进行应急事件的处置，强化职业暴露的应急处理能力。

（五）实验室非常规活动中的风险评估与预防控制措施

1.主要的实验室非常规活动

（1）实验室外专业人员对实验室设施设备的维护、维修、检定/校准、检测验证（如主要设施设备的检测验证）和更换（如高效过滤器更换）等。

（2）后勤保障人员对实验室及公共环境的保洁、实验器材的清洗消毒。

（3）实验室外人员参观实验室和上级部门对实验室的检查。

（4）任何其他人员需要进入实验室从事实验活动外的行为。

2.主要风险点识别

（1）上述人员进入实验室从事相关活动，特别是不慎打翻、打破标本管或损坏仪器零部件等情况，可能会引起实验室感染。

（2）实验室运行过程中某些人员需要进入实验室参观，存在影响实验活动正常运行，或者导致相关或不相关的设施设备损坏的风险。

3.预防控制措施

（1）实行人员准入、登记制度。进修实习人员进入实验室从事检测活动前，必须先进行生物安全和实验室规章制度的培训。若机构实验室外专业人员和实验室后勤保障人员确实需要进入实验室进行相关活动，或上级部门需要进入实验室进行检查时，应有机构实验室人员陪同。

（2）实验室外专业人员和实验室后勤保障人员必须要有相应的专业知识，应对其进行生物安全培训、提供安全指南，实验室人员应协助、指导和规范进入人员在实验室内的活动并对其安全行为进行监督，进入人员必须遵守实验室的各项管理规定，以确保人员和环境安全。

（3）进入人员未经许可绝对不能私自动用实验室内有标志的危险品，绝不能将未经消毒处理的物品拿出实验区。

（4）在生物安全实验室进行设施、设备维护维修过程中，若发生意外事件，应立即报告实验室负责人。实验室负责人根据造成的事故进行风险评估，并采取应对措施。

（5）当需要更换高效过滤器时，应先对高效过滤器等作原位消毒后，专业人员才能进行更换。

（6）为确保自己和他人的安全，禁止未穿防护服的人员随意进出实验室的防护区域。同时也禁止穿防护服的人员走出实验室的防护区域。

（7）对实验室的设施、设备进行维护工作时动作轻柔，避免产生气溶胶。

（8）离开实验室前，必须洗手。

（六）被误用和恶意使用的风险与预防控制措施

1.主要风险点识别

阳性标本未明确标识并未实行双人双锁管理，实验活动结束后不及时对操作场所进行消毒，工作人员在不知情的情况下可能误用标本、实验材料和设施设备等，导致人员感染和实验室环境污染、人员受伤或设施设备损坏等事故。

2.预防控制措施

（1）实行严格的人员准入和持证上岗制度，菌株样本实行双人双锁管理。

（2）所有获得批准进入实验室工作的人员，必须严格按规程操作，不得私自动用实验室内任何不熟悉的物品。

（3）发生事故时必须及时报告并作必要的处理和记录。

（4）实验所用材料和试剂等必须有明确的标识。

（七）相关实验室已发生的事故分析和从中得到的启示

已有因金黄色葡萄球菌检测导致实验室人员感染的相关报道，主要原因是实验室人员在进行采样、检验、废弃物处置等工作过程中，个人防护不到位。因此，应严格遵守实验室相关规定，做好个人防护、规范操作，防止职业暴露。

三、实验室理化因素风险评估及安全防护措施

（一）紫外线

1.主要风险点识别

二级生物安全实验室、洁净实验室内传递窗和生物安全柜均使用紫外线灯进行物体表面消毒。紫外线波长为250～280 nm，主要影响眼睛和皮肤，引起急性角膜炎和结膜炎、慢性白内障等眼疾病，还可诱发皮肤癌。紫外线灯开启时，人员在不知情的情况下进入可受到伤害。

2.预防控制措施

在实验室工作应避免紫外线直接照射人体，特别是眼部。生物安全柜表面应张贴紫外线危害的标识，提醒实验人员小心紫外线危害。在进行紫外线消毒时，实验人员尽量远离消毒区域。

（二）辐射

1.主要风险点识别

实验室筹建选址时未对周围辐射源进行排查，使用含辐射的仪器未严格管理，存在辐射源或辐射事故间接导致病原微生物屏障系统破坏的隐患。

2.安全防护措施

实验室筹建选址时对周边建筑群可能存在的辐射源进行严格排查，实验室不使用有辐射源的仪器设备，辐射造成的风险基本不予考虑。

（三）施康清洗消毒剂

1.主要风险点识别

施康清洗消毒剂，属于含氯消毒剂，有效氯的含量为4.55%～5.55%，次氯酸钠为主要杀菌因子。含氯的消毒液会残留在空气中不挥发，长期使用会使人感到头疼、恶心，刺激黏膜，对于有体质过敏的人，还容易引发过敏、哮喘疾病等。高浓度的含氯消毒剂对人的呼吸道黏膜和皮肤有明显的刺激作用，可使人流泪、咳嗽，并刺激皮肤和黏膜，严重者可发生氯气中毒。急性中毒者出现躁动、恶心、呕吐、呼吸困难等症状，甚至因窒息而死。

2.安全防护措施

按照使用说明，根据消毒对象不同而配制不同的稀释倍数，避免使用不必要的高浓度的消毒液，稀释和使用时戴好手套，消毒后及时开窗通风。

（四）其他

1.主要风险点识别

实验室内的照明和声音（生物安全柜等）有可能因强光和噪声对人员造成损害。

2.安全防护措施

对实验室的照明和声音等参数进行检测，确保合格，避免强光和噪声对人员的

损害。

四、实验室火灾风险评估与预防控制措施

1.主要风险点识别

（1）超负荷用电，电线过长。

（2）电器和电源老化、电器保养不良，例如电缆的绝缘层损坏。

（3）用火不当等引发火灾。

（4）仪器设备在不使用时未关闭电源。

（5）使用的仪器设备不是专为实验室环境设计。

（6）易燃、易爆品处理、保存不当。

（7）不相容化学品没有正确隔离。

（8）在易燃物品和蒸汽附近有能产生火花的设备。

（9）通风系统不当或不充分。

2.预防控制措施

实验室采取以下预防控制措施以避免火灾发生，保证发生火灾后实验人员能够安全撤离实验室。

（1）定期检查电器插座、电线绝缘层是否完好，保证用电负荷，对易燃、易爆等危险品进行有效区域隔离。

（2）实验室配备灭火器。放置在易取的地点，摆放部位张贴灭火器标识。该灭火器用于扑灭可控制的火灾，帮助人员撤离火场，对灭火器进行定期检查和维护，确保其有效使用。

（3）实验室需装设应急灯，所有出口都有黑暗中可见的紧急出口标识。当出现紧急状况时，实验室所有出口的锁必须处于开启状态，出口设计应保证不经过高危险区域就能逃脱，所有出口都能通向一个开放空间。

（4）走廊、流通区域不得放置障碍物，不受人员流动和灭火设备移动的影响。

（5）在实验室工作区显著位置张贴火警电话标识。实验室每年对工作人员进行消防知识培训，包括消防器材的使用、火灾发生时的应急行动等。

五、自然灾害风险评估与安全防护措施

自然灾害可能导致的实验室紧急状况主要包括水灾和地震等。

（一）水灾

1.风险点识别

水灾可能导致实验室维护结构和设施损坏，实验室内感染性材料随水外溢。

2.安全防护措施

（1）在安全手册中制订《实验室紧急事件应急预案》，并对所有实验室人员进行培训。

（2）实验室一旦发生水灾报警时，应立刻停止工作。首先，考虑实验室内感染性

物质和人员的转移。实验室负责人、机构负责人根据条件及时采取对策，第一时间联系相关消防人员。消防人员应有防护措施，并在受过训练的实验室工作人员陪同下，进入实验室完成菌毒种和人员的安全转移工作。

（二）地震

1.风险点识别

发生地震等自然灾害会导致实验室维护结构和设施损坏，导致人员伤害和实验室感染性材料外溢的风险。

2.安全防护措施

实验室应采取措施降低自然灾害带来的风险，保证灾害发生后能够人员安全撤离实验室，减少对人员和环境的影响。发生地震后，首先设立距实验室维护结构20 m范围内的封锁区。其次，对封锁区进行消毒，然后由专业人员在做好个人防护的前提下对实验室内部环境边消毒边清理，清理到样品保存地点。如果保藏样品的容器没有被破坏，可把它安全转移到其他安全的实验室存放。如果保藏样品的容器已被破坏和发生外溢，应立即用可靠方法进行彻底消毒灭菌。

六、生物安全及其他紧急事件（事故）处理预案

（一）实验室生物安全事件（事故）处理措施

1.当生物安全柜或洁净实验室出现持续正压时，室内人员应立即停止操作，并通知运行保障人员采取措施来恢复负压。如果不能及时恢复和保持负压，应停止实验，按规程退出。发生此类事故或发生意外停电，造成具有传染性物质暴露潜在危险的事故和污染时，工作人员除了采取紧急措施外，立即报告实验室安全负责人，组织对实验室进行终末消毒。

2.对于离心过程中离心管破裂时，应马上关闭电源，让离心机停止工作，并静止30 min。然后缓慢打开离心机盖，将离心杯平稳地拿到生物安全柜中。如果发生泄漏，将1%的次氯酸钠消毒液灌入离心杯腔体中消毒30 min，然后弃去消毒液和离心管碎片，将离心杯清洗后擦干。

3.发生污染物泼溅或溢出时，立即用清洁布或吸水纸覆盖污染处，并倒上10～25倍稀释的施康消毒液，作用至少30 min，方可清理全部污染物，用消毒剂擦拭污染区域。所有这些操作过程中都应戴手套。若发生大范围污染物扩散事故时，应立即通知实验室主管领导和安全负责人到达事故现场。待其查清情况，确定消毒方案，组织对实验室进行终末消毒。

4.发生空气污染时，可采用低温蒸汽甲醛气体消毒。甲醛有致癌作用，不宜用于生物安全柜和实验室的常规空气消毒。

（二）其他紧急事件（事故）处理措施

在制订的应急预案中应包括消防人员和其他紧急救助人员。应事先告知他们哪些实验室有潜在的感染性物质，让他们熟悉实验室的布局和设备。实验室人员要熟悉紧急撤离的情况及紧急撤离的路线标识，在实验室发生不可控制的火灾、水灾、爆炸或

其他危险情况时，为确保工作人员的安全，要进行紧急撤离。所有实验室人员须了解紧急撤离的行动计划、撤离路线和紧急撤离的集合地点，每年至少参加一次紧急撤离演习，包括急救设备使用和采取相应急救措施。

（三）生物安全及其他紧急事件（事故）报告和记录

1.发生生物安全及其他紧急事件时，在紧急处理的同时必须向机构主管领导和生物安全委员会报告。

2.对于生物安全事件必须进行登记，记录发生的时间、地点、详细经过及处理方法等。

七、生物安全和生物安全保障风险管理

（一）生物安全风险评估依据标准

风险评估所依据的数据及拟采取的风险控制措施、安全操作规程等均应以国家卫健委、世界卫生组织、国际标准化组织等机构或行业权威机构发布的指南、标准等为依据。

（二）危险发生的概率评估（见表5-1-6）

表5-1-6 金黄色葡萄球菌实验活动危险发生的概率评估

序号	潜在危险因素	危害程度	发生概率	固有风险	措施合理性	残留风险	风险可控程度
1	样品运输过程中容器意外侧翻、泄漏、破裂造成污染	中度	可能	中度	合理	低风险	可控
2	样品的接收、开启及加样等常规实验活动中产生气溶胶	中度	较大可能	中度	合理	低风险	可控
3	离心、加样等实验活动中意外事故造成盛装样本容器破裂、溢出瞬间产生气溶胶	中度	可能	中度	合理	低风险	可控
4	检测未经灭活的样品对仪器与环境造成污染	中度	较大可能	中度	合理	低风险	可控
5	标本、实验材料、设施设备等被误用的风险	中度	可能	中度	合理	低风险	可控
6	阳性标本被恶意使用的风险	高度	较小可能	高度	合理	低风险	可控
7	实验器材未经规范消毒造成污染	中度	可能	中度	合理	低风险	可控
8	废弃物处理不当造成病原微生物扩散	中度	较大可能	中度	合理	低风险	可控
9	灭菌装置不符合要求,灭菌不彻底造成污染	中度	较小可能	中度	合理	低风险	可控
10	检测人员和工勤人员被锐器误伤造成职业暴露	高度	可能	高度	合理	低风险	可控

续表5-1-6

序号	潜在危险因素	危害程度	发生概率	固有风险	措施合理性	残留风险	风险可控程度
11	检测人员个人防护不当造成的病原微生物扩散	中度	可能	中度	合理	低风险	可控
12	非检测人员、进修实习等外来人员进入实验室的不当操作	中度	可能	中度	合理	低风险	可控
13	水、电、火灾及自然灾害造成的风险	中度	较小可能	中度	合理	低风险	不可控

（三）风险评估人员

风险评估由机构负责人组织微生物实验室、生物安全管理部门及其他熟悉金黄色葡萄球菌检验相关风险的专业人员进行风险评估并形成风险评估报告。形成的风险评估报告经机构生物安全委员会审核。

（四）风险评估报告

风险评估报告应是实验室采取风险控制措施、建立安全管理体系和制订安全操作规程的依据。在记录风险评估的过程中，风险评估报告应注明评估时间、编审人员和所依据的法规、标准、研究报告、权威资料、数据等。

（五）需重新进行风险评估的情况

1.生物安全二级实验室改造前（或新建造前）和正式启用前。

2.当收集到的资料表明金黄色葡萄球菌的致病性、毒力或传染方式发生变化时，应对其背景资料及时变更，并对其实验操作的安全性进行重新评估。

3.开展新的实验活动（增加新的项目），应对该项目的实验活动进行再评估。

4.生物安全实验室操作人员在进行实验活动中，发现有原评估报告中未涉及的隐患存在，或者在检查过程中发现存在生物安全问题，应进行再评估。

5.在实验活动中发现阳性标本泄漏或人员感染等意外事件或事故时，应立即进行再评估。

6.当评估过的实验活动（包括相关的设施、设备、人员、活动范围、管理等）发生改变，或者操作超出常规量、从事某些特殊活动时，应该事先重新进行风险评估。

7.相关政策、法规、标准等发生变化时需要风险再评估。

（六）对风险、需求、资源、可行性、适用性等的综合评估

机构已对在生物安全二级实验室所涉及的所有活动进行了全面的风险评估，并根据风险的内容已逐项制订了可行的、适用的防控措施。评估报告不仅适用于实验室设施设备的常规运行期间，而且也适用于实验室设施设备进行清洁、维护或关停期间。

生物安全二级实验室实验活动未涉及化学、物理、辐射等相关检测和研究内容，因此，不存在相应的风险。实验室所在的地理位置海拔较高，建筑材料可抗六级地震，能够抵抗水灾、地震等自然灾害。

八、评估结论

（一）危害等级

根据原卫生部《人间传染的病原微生物名录》、WHO《实验室生物安全手册》规定，金黄色葡萄球菌危害程度为第三类、危险度等级为 II 级。

（二）实验活动及生物安全防护水平

原卫生部《人间传染的病原微生物名录》规定动物感染实验在 ABSL-2 实验室进行，大量活菌操作、样本检测在 BSL-2 实验室进行，非感染性材料的实验在 BSL-1 实验室进行。

（三）人员健康及素质

工作人员在上岗前均应经过充分的生物安全、专业知识及操作技能的培训，考核合格后持证上岗。新上岗人员和进修人员经过培训，并在指导老师的指导下从事检测工作。

（四）防治原则

虽然金黄色葡萄球菌感染具有特效的抗生素，但是感染对检测及所有相关人员的健康仍然造成一定的损害。因此，工作人员应牢固树立预防为主的观念，规范实验操作，加强个人防护，对所涉及的器械实施严格消毒，严格洗手和对手进行消毒，安全处置废弃物。

（五）应急预案和职业暴露措施

一旦发生职业暴露或其他安全事故时，在紧急处理的同时要立即向主管领导报告，启动应急预案。

机构微生物实验室按二级生物安全实验室要求建设和装备。本次评估是从金黄色葡萄球菌生物因子的特性开始，对实验室常规活动和非常规活动存在的风险和潜在的风险进行评估，对所能产生的风险制订了相应的消除、减少或控制风险的管理措施和技术措施，并对所涉及的设施、设备、人员进行了评估，制订了一系列相应文件，已经将已知和未知的风险降到了可接受程度，实验室具备开展金黄色葡萄球菌检测的条件和能力。

第七节 新型冠状病毒实验活动风险评估报告

一、病原微生物名称及危害程度分类

（一）病原微生物分类等级

根据《中华人民共和国传染病防治法》新型冠状病毒属于乙类传染病。参照甲类进行管理。根据《病原微生物生物实验室生物安全管理条例》中的有关规定，国家卫生健康委将新型冠状病毒列入第二类病原微生物。

所有参与新型冠状病毒防治和研究的实验室和实验室人员都必须遵守《人间传染的高致病性病原微生物实验室和实验活动生物安全审批管理办法》。

（二）实验室及实验活动（操作）分级

《国家卫生健康委办公厅关于印发新型冠状病毒实验室生物安全指南（第二版）的通知》（国卫办科教函〔2020〕70号）要求，病毒的分离、培养、滴定、中和试验、活病毒及其蛋白纯化、病毒冻干以及产生活病毒的重组实验等操作应在生物安全三级实验室内进行；使用病毒培养物提取核酸，裂解剂和灭活剂的加入必须在与病毒培养等同级别的实验室和防护条件下进行；裂解剂和灭活剂加入后可比照未经培养的感染性材料的防护等级进行操作。以活病毒感染动物、感染动物取样等感染性标本处理和检测、感染动物特殊检查、感染动物排泄物处理等试验操作，应当在生物安全三级实验室操作。未经培养的感染性材料在采用可靠的方法灭活前进行的病毒抗原检测、血清学检测、核酸提取、生化分析，以及临床标本的灭活等操作应当在生物安全二级实验室进行，同时采用生物安全三级实验室的个人防护。感染性材料或活病毒在采用可靠的方法灭活后进行的核酸检测、抗原检测、血清学检测、生化分析等操作应当在生物安全二级实验室进行，同时采用生物安全三级实验室的个人防护。分子克隆等不含致病性活病毒的其他操作，可以在生物安全一级实验室进行。

二、背景资料

（一）病原微生物的生物学特性

1. 形态特征

新型冠状病毒（2019-nCoV）属于冠状病毒β属，颗粒呈圆形或椭圆形，直径60 nm～140 nm，有包膜，包膜上有放射状排列的花瓣样或纤毛状突起，形似王冠，与经典冠状病毒相似。

2. 培养特征

体外分离培养时，新型冠状病毒96 h左右即可在人呼吸道上皮细胞内发现，而在VeroE6和Huh-7细胞系中分离培养约需4 d～6 d。细胞从边缘出现病变，呈现不规则形态，逐渐出现小聚集，细胞间质颗粒增多，形成小的融合，病变不涉及整个细胞单层，病变细胞圆缩继而脱落，可观察到明显的细胞病变（cytopathogenic effect，CPE）。

3. 免疫学特性（特异性抗原）

核蛋白（N）包裹RNA基因组构成核衣壳，外面围绕着病毒包膜（E），病毒包膜包埋有基质蛋白（M）和刺突蛋白（S）等蛋白。刺突蛋白通过结合血管紧张素转化酶2（ACE-2）进入细胞。

4. 遗传特性（基因组及编码产物）

新型冠状病毒（2019-nCoV）的5个功能开放阅读框架（ORFs）从5′至3′排列为：复制酶（ORF1a/ORF1b）、Spike（S）、包膜（E）、膜（M）和核衣壳（N）。此外，七个公认的ORFs编码的附件蛋白散布在结构基因之间。新型冠状病毒（2019-nCoV）另一个特殊基因组特征是在S蛋白的S1和S2亚基的连接处插入四个氨基酸残基（PRRA），可产生多碱性裂解位点（RRAR），被成对碱性氨基酸蛋白酶（Furin）及其他蛋白酶有效裂解。核蛋白（N）包裹RNA基因组构成核衣壳，外面围绕着病毒包膜（E），病毒包膜包埋有基质蛋白（M）和刺突蛋白（S）等蛋白。刺突蛋白通过结合血管紧张素转化酶2（ACE-2）进入细胞。

5.变异性（包括基因重配的特性）

冠状病毒是现在已知的拥有最大基因组的RNA病毒，相对于人类用DNA作为遗传物质，其RNA基因组复制时的保真性相对较差，容易产生更多的变异。中国医学科学院呼吸病学研究院常务副院长曹彬表示，目前从人体、环境中监测分离的病毒上看没有发现明显变异。但是，流行期越长其变异的可能性越大，病毒学专家和流行病学专家会继续对新型冠状病毒进行密切监测，而缩短流行期是降低病毒变异风险的关键。中科院专家也表示，正在分析更完整的基因组变异情况，追踪病毒在传递过程中可能的变异。

2020年3月4日，中国科研团队发现：新冠病毒已于近期产生了149个突变点，并演化出了两个亚型，分别是L亚型和S亚型。研究发现，在地域分布及人群中的比例，这两个亚型表现出了很大的差异。其中S型是相对更古老的版本，而L亚型更具侵略性传染力更强。对不同亚型的深入了解，将有助于新冠肺炎的差异化的治疗和防控。

6.种（型）鉴别特征

新型冠状病毒（2019-nCoV）属于β属的冠状病毒

7.在环境中的稳定性

新型冠状病毒为一种有包膜病毒，参照SARS、MERS冠状病毒，对乙醚、氯仿、丙酮等有机溶剂敏感，含1000 mg/L有效氯的消毒剂10 min、75%乙醇5 min、Trizol或提取RNA的AVL缓冲液10 min、4%多聚甲醛30 min、10%中性甲醛缓冲液20 min～30 min、甲醇/丙酮（1∶1）60 min、3%过氧化氢喷洒或浸泡消毒作用时间30 min完全灭活病毒，3%过氧化氢，用气溶胶喷雾方法，用量按10 mL/m³～20 mL/m³（1g/m³）计算，消毒作用60 min后通风换气，可完全灭活病毒。

参照SARS、MERS冠状病毒，SARS病毒对温度敏感，随温度升高抵抗力下降，37 ℃可存活4 d，56 ℃加热15 min，75 ℃加热10 min能够灭活病毒。紫外线照射60 min可破坏病毒的感染性。

（二）自然宿主和易感人群（适宜宿主）

1.自然宿主

目前研究发现，新型冠状病毒（2019-nCoV）的受体为血管紧张素转换酶2（ACE2），除了人类的ACE2（hACE2），2019-nCoV还能识别来自猪、雪貂、恒河猴、果子狸、穿山甲的ACE2。2019-nCoV受体在多物种的广泛存在意味着它可能有广泛的宿主范围，不同动物对ACE2使用效率的差异可能表明它们对感染的敏感性不同。目前，传染源主要是新型冠状病毒感染的患者和无症状感染者，在潜伏期即有传染性。

2.易感人群

人群普遍易感。感染后或接种新型冠状病毒疫苗后可获得一定的免疫力，但持续时间尚不明确。

3.感染途径

经呼吸道飞沫和密切接触传播是主要的传播途径。接触病毒污染的物品也可造成感染。在相对封闭的环境中长时间暴露于高浓度气溶胶情况下存在经气溶胶传播的可能。由于在粪便、尿液中可分离到新型冠状病毒，应注意其对环境污染造成接触传播或气溶胶传播。

4.致病性

目前研究发现，新型冠状病毒（2019-nCoV）的受体为血管紧张素转换酶2（ACE2），刺突蛋白通过结合ACE-2进入细胞，攻击肺脏、脾脏、肺门淋巴结、骨髓、心脏、血管、肝脏、胆囊、肾脏等器官。

（1）临床表现

主要表现为发热、乏力、干咳。少数患者伴有鼻塞、流涕、咽痛和腹泻等症状。重症患者多在发病一周后出现呼吸困难和/或低氧血症。严重者快速进展为急性呼吸窘迫综合征、脓毒症休克、难以纠正的代谢性酸中毒和出凝血功能障碍等。值得注意的是黄疸，危重症患者病程中可为中低热，甚至无明显发热；轻症患者仅表现为低热、轻微乏力等，无肺炎表现。

（2）愈后

从目前收治的病例情况看，多数患者预后良好，少数患者病情危重。老年人和有慢性基础疾病者预后较差。儿童病例症状相对较轻。

金银潭医院新冠患者，超过70%人在发病半年后仍有至少一个症状。2020年6月～9月，他们观察1733例新冠患者出院后的症状。其中，疲劳或肌肉无力症状占63%，睡眠障碍占26%。20%患者存在焦虑或抑郁。其对人的影响从各个器官，扩散到精神上、心理上。国外专家表示，做了大量尸检后，发现患者都有血栓形成的迹象。同时，伦敦国王学院教授Roopen Arya还发现医院有30%新冠患者，体内存在血栓。这在老年患者中更为常见，但年轻群体中也存在一定风险。而据武汉1月份调查显示，12%患者有心血管损伤的迹象，钙蛋白水平也较高。因而可能会导致心肌炎和心力衰竭。可能还会影响男性的生育，重则导致男性不育。

5.实验室感染或院内感染信息

我省目前为止未发生实验室感染事件。

6.诊断、治疗与预防

（1）诊断

根据临床症状结合影像学表现和实验室检查综合诊断。

a）影像学表现

早期呈现多发小斑片影及间质改变，以肺外带明显，进而发展为双肺多发磨玻璃影、浸润影，严重者可出现肺实变，胸腔积液少见。

b）实验室检查

发病早期外周血白细胞总数正常或减少，淋巴细胞计数减少，部分患者可出现肝酶、乳酸脱氢酶（LDH）、肌酶和肌红蛋白增高；部分危重者可见肌钙蛋白增高，多数患者C反应蛋白（CRP）和血沉升高，降钙素原正常，严重者D-二聚体升高、外周血淋巴细胞进行性减少。

在咽拭子、痰等上呼吸道标本及下呼吸道标本，以及血液、粪便等标本中可检测出新型冠状病毒核酸。

（2）治疗的可获性

治疗主要为抗病毒治疗、对症治疗，并根据病人临床状况采取支持性疗法，另外各地可根据病情、当地气候特点及不同体质等情况进行中医治疗。

7.疫苗

新冠疫苗接种年龄限制为3至80岁，推荐免疫程序为2针，其间至少间隔14 d。

疫苗不宜接种的人群包括：孕妇、哺乳期妇女；处于发热期的人员；既往发生过疫苗接种严重过敏反应的人员；患有血小板减少症或出血性疾病者；惊厥、癫痫、脑病、其他进行性神经系统疾病和精神疾病史或家族史的患者；已被诊断为患有先天性或获得性免疫缺陷、HIV感染、淋巴瘤、白血病或其他自身免疫疾病的患者等。

其他禁忌症还包括：严重的肝肾疾病、药物不可控制的高血压、糖尿病并发症、恶性肿瘤；各种急性疾病或慢性疾病急性发作期；严重呼吸系统疾病、严重心血管疾病等。

三、微生物实验室活动的风险评估和控制

（一）实验室活动

1.实验室活动背景资料

（1）实验活动内容、计划进行的实验室操作

本实验室主要从事疑似、临床诊断和确诊病例的密切接触者样本的采集、分装、核酸检测（Real-Time PCR）、序列测定（二代测序）以及分离培养。

（2）感染动物情况

本实验室不涉及到感染动物情况。

（3）所操作病原微生物的量

a）一般操作的浓度和剂量

在进行活病毒的操作时，如咽拭子、肺组织、血液标本的处理和病毒的分离实验，检测所用的标本为咽拭子、肺组织和血液标本，故这些标本当中有可能含活病毒，但是浓度不同。新型冠状病毒RNA的提取试验，实验用的是临床上的咽拭子，由于临床疑似病人标本原则上和上述各种实验过程所用到的病毒原液相比，病毒浓度要小得多，在提取之前有一定传染性，但是灭活后无感染性。

b）标本浓缩操作的浓度和剂量

本实验室不涉及到浓缩实验操作。

2.实验操作过程

实验室活动可能造成的不良后果的因素与预防措施：

（1）样本的采集

采集疑似病例、临床诊断病例及需要进一步研究的确诊病例；其他需要进行新型冠状病毒感染诊断或鉴别诊断者。

风险点：标本采集过程中不正确的个人防护；错误的采集方式；采集过程中样本的洒溢。

拟采取的防护措施：样本采集人员应经过生物安全培训（培训合格）和具备相应的专业知识和操作技能；具有与采集病原微生物样本所需要的生物安全防护水平相适应的设备；做好个人三级防护并在医疗单位工作人员的帮助下完成采集。

（2）样本的包装及运送

所有样本应放在大小适合的带螺旋盖内有垫圈、耐冷冻的样本采集管里，拧紧。容器外注明样本编号、样品种类、姓名及采样日期；将密闭后的样本放入大小合适的塑料袋内密封；按照A类包装运输。

风险点：样本内包装不符合要求；包装过程中出现意外洒溢；样本运输外包装不符合要求；运送过程中私拆包装。

拟采取的防护措施：样本包装需采用A类包装；样本运输人员应经过危险品运输培训并取得资质；按照《病原微生物实验室生物安全管理条例》（国务院424号令）和《可感染人类的高致病性病原微生物菌（毒）种或样本运输管理规定》（中华人民共和国卫生部第45号令）等有关规定执行。

（3）样本的接收

对拟接收的样本进行判断，对符合本实验室生物安全检测范围内的样本（疑似、临床诊断和确诊病例的密切接触者样本）进行资料核对及接收。

风险点：临床及流行病学史高度疑似新型冠状病毒病例样本及临床诊断病例样本等不符合本实验室生物安全级别活动范围内的样本误接；样本可能在运输过程中螺旋盖封闭不严而外漏；打开螺口管时，因管内部可能处于负压，瞬间进入的空气可能产生气溶胶扩散进入空气而造成污染。

拟采取的防护措施：专家组对拟送检的样本进行风险评估，对于风险较大的疑似病例样本、临床确诊样本等不符合本实验室生物安全级别活动范围内的样本实验室负责人可拒绝接收；实验室检测人员应经过生物安全培训（培训合格），了解样品对身体健康的潜在危害，按照相应的生物安全要求进行个人防护；在生物安全二级实验室的生物安全柜内进行样本的开启。

（4）样本的检测

在具有独立通风系统带负压的生物安全二级实验室内对样本进行分装及核酸检测。

风险点：样本分装过程及样本裂解前，离心和吹吸样本可能产生气溶胶；样本倾洒造成操作台污染。

拟采取的防护措施：实验人员应将密封的样本转移到生物安全柜外离心；离心机

应使用带盖的离心机，并且在离心程序完全结束后5分钟后打开盖子；实验人员在生物安全柜内操作应轻柔，避免产生喷溅，减少气溶胶的形成；操作台面应放置一块浸有消毒液的布或吸有消毒液的纸，使用后将其高压灭菌或按感染性废物处理，避免感染性物质的扩散。

（5）工作台面和污染物的处理

实验活动结束后对工作台面及实验过程中产生的废物进行消毒处理。

风险点：废弃物容器外表受样本污染；废弃物容器转移过程中对实验室造成污染；高压灭菌装置不符合要求，灭菌不彻底造成污染。

拟采取的防护措施：所有废弃物需放入指定容器，使用专用医疗废物垃圾袋；对于要移出生物安全柜内的废弃物容器需先进行紫外线消毒处理至少30 min；所有实验过程汇总产生的废物均需高压灭菌消毒，灭菌过程每次都应有生物和（或）化学性指标进行质控。

（6）病毒培养；

细胞分离繁殖病毒需要48 h，较大剂量病毒在局限的空间易产生气溶胶，如果意外溅洒可大范围污染操作台面。细胞培养箱中培养的病毒可能因关闭不严而形成气溶胶溢出。

气溶胶可随生物安全柜气流过滤，过滤可短时完成。溅洒后按相关规定处理，经过处理1 d可完成，相关人员要进行相应的医学观察。为避免大量病毒产生危害，一次病毒培养体积不超过100 mL。操作时在生物安全柜内放好带有消毒液的纱布。放在CO_2孵箱内的病毒培养瓶需拧紧，密封袋包装，并放在拖盘上，以防止污染孵箱。当该类事情发生时请停止实验，先用一块布或纸巾盖上，再把消毒剂倒到上面，实验人员先退出实验室，至少静置30 min，然后才可把布和纸巾等物品清理走。

3.实验仪器设备（见表5-1-7）；

表5-1-7 仪器设备风险及控制措施

仪器名称	存在危险	发生可能性	后果描述	需采取控制措施
生物安全柜	气流异常	不大可能	对实验人员及实验室的高度危险	操作培训,设备定期维护。使用时,观察窗不要抬得过高;柜内尽量少放仪器和物品,不要阻塞后面气口处的空气流通;禁止在柜内使用酒精灯;在柜内的所有工作都要在工作台中央或后部进行,并且通过观察窗能看见柜内的操作;尽量减少操作者后面的人员走动,操作者不要频繁移动及挥动手臂以免破坏定向气流;前面的空气栅格不要被吸管或其他材料挡住;生物安全柜在工作开始前及操作结束后至少要运行五分钟。
培养箱	培养物产生气溶胶	可能性低	人员接触污染	严格规范操作,定期检查。

续表5-1-7

仪器名称	存在危险	发生可能性	后果描述	需采取控制措施
离心机	离心管发生破裂气溶胶释放	可能性低	人员接触污染	配备离心机有安全套筒,可转移到生物安全柜内处理。
振荡器	产生气溶胶、泄漏和容器破裂	可能性低	人员样品接触污染	必须使用塑料的器皿,因为玻璃可能会破裂释放出感染性物质,而且可能伤及操作者。在操作结束后,容器应在生物安全柜里才能开启。
冰箱	保存管泄漏	可能性极低	人员样品接触污染	操作培训,做好个人防护。

四、实验室防护设施设备

实验室操作人员需获取相应实验室门禁系统授权后方可进入。设施压差与定向流是防止污染气溶胶及污染扩散的主要二级防护屏障,所以设施应保持总压差为-40 Pa,并且保持压差均匀,单级压差低于-10 Pa时,则不能保证发挥有效的防护效果。温度应在18 ℃~25 ℃,相对湿度保持在30%~70%,最小换气次数为12次/h,保证洁净度级别在7或8。

控制措施:实验室安排专业公司定期维护保养,建立日常维护计划,每年进行年检;生物安全柜和压力蒸汽灭菌器每年有专人维护、检定;每年举办两次培训,确保人员掌握实验室、生物安全柜、压力蒸汽灭菌器的使用规程,以及出现意外的应对方法。购买的实验室材料等均按照国家相关标准要求索取相应的资质。

五、个人素质与健康状况

(一)资质和培训

实验室安全负责人熟悉相关的微生物学方法及良好操作规范,具备微生物学和生物化学教育背景,同时具备基础的物理学和生物科学的技术背景;实验人员具有病原微生物检测相关的学历教育背景,从事病原微生物实验室工作时间累积达一年以上,具备相应工作技能与经历,能独立开展相关检测工作。实验人员、辅助人员、后勤保障人员上岗前均须接受严格的生物安全以及相关操作的技术培训,包括实验室设施、设备、个体防护、操作等培训。经过生物安全培训后,应具备发生意外事件/事故的应急处置能力,同时必须熟悉和严格遵守实验室的管理要求。

(二)健康状况评估

根据实验室从事新冠病毒实验的需要,为实验室人员建立健康档案;新工作人员进实验室前必须进行本实验室规定项目体检。

(三)健康监测情况

实行健康监测报告,实验室人员必须在身体状况良好的情况下,才能进入实验室工作。建立监测网,有关人员每天监测实验人员健康状况,一旦出现体温和身体状况异常，需进行必要的医学观察和处置。

（四）相关疫苗免疫接种情况

进行病原学操作前需完成新冠病毒疫苗接种，并且进行抗体检测。

六、实验室设施

生物安全三级实验室内部处于负压环境，可以防止在意外事件中逸散的病毒随人员出入扩散到室外。按照规定定期更换高效过滤器，可防止因过滤器损坏造成的扩散。应定期检查实验室的安全状况，可以及时发现病原微生物在实验室内部的污染，并及时采取7.5%过氧化氢终末消毒措施。

实验室气流方向保持稳定向下，没有横向气流与乱流，当发生造成细菌气溶胶的意外事件时，可使吸入感染的概率明显下降。

（一）实验室设施设备设计与实际状态是否满足上述实验活动防护与周边环境保护要求

满足要求。实验室设施设备定期维护及检定，也能定期检查实验室的安全状况，可以及时发现实验室内部的污染，并及时采取消毒措施。

（二）实验室在常规运行中对设施设备进行维修过程中风险与预防措施评估

实验人员进入实验室应检查实验室压力是否正常，以确保压力处于正常状态。实验室应安排专业公司定期维护保养，建立日常维护计划，每年进行年检。应安排专人每年进行维护、检测；实验室每年进行周期性培训，确保人员掌握仪器的使用规程，以及出现意外事故的应急培训。

（三）外部人员活动、使用外部提供的物品或服务所带来的风险

参考病原微生物实验室准入制度的相关规定。

（四）感染性材料使用、管理的风险分析

感染性材料管理实行双人共同负责制，管理人员经生物安全三级实验室正规培训合格，中心生物安全委员会批准后上岗。

菌种管理实行全程控制（包括自动监控和影像监控），从样品采集、菌种制备、包装、交流、运输、交接、登记、使用、鉴定、传代、保存、销毁等环节均应严格控制。

菌种库内有-80℃及备用冰箱，当冰箱出现异常时，及时可将菌种移入备用冰箱。当实验室发生人为破坏或偷盗时，保安人员（或值班人员）应立即报警（电话：110）并报告实验室主任及中心生物安全委员会。

建立实验室安全操作的方法，并规定有效的风险防范措施。离开实验室的细菌衍生株、细菌成分，以及不能高压灭菌的物品要规定严格的处理和检验程序，可以排除细菌随这些放行的物品扩散的风险。

七、个人防护用品

防护部位主要包括眼睛、头面部、躯体、手、足以及呼吸道，其装备包括护目镜、口罩、帽子、防护服、乳胶手套、塑料手套、实验室专用鞋、鞋套等。

（一）个人防护用品选择与储备依据

个人防护用品应符合国家规定的有关技术标准，使用前应仔细检查，不使用标志不清、破损过期的防护用品。工作人员要充分了解其实验工作的性质和特点，并正确使用个人防护装备。

（二）个人呼吸道防护用品佩戴防护效果测试方法

依据中华人民共和国国家标准《呼吸防护用品 实用性能评价》（GB/T 23465-2009）对个人呼吸道防护用品佩戴防护效果进行评估。

（三）个人防护用品人员穿脱顺序

穿脱顺序：穿个人防护用品：在清洁区（一般为空旷的户外场所，或者通风、光照良好的室内）完成。

清洁区

（1）进入清洁区，着贴身衣物，轻便鞋子，女士注意固定发髻。

（2）戴一次性帽子，注意头发、耳朵应全部被包裹在一次性帽子中。

（3）戴N95口罩：选择合格、符合标准的N95口罩。佩戴者一手托住口罩外侧面，将口罩紧贴面部，另一手拉下方系带置于颈后双耳下，拉上方系带置于头顶部，注意避免系带压迫耳朵，进行气密性测试。使用中口罩如遇污染或潮湿，应及时更换。

（4）穿防护服：取防护服，注意避免接触地面，检查有效期及完好情况。拉开拉链，先穿下半身，再穿上半身，后戴帽子（帽子应完全覆盖一次性帽子），系好拉链、扣子、密封条，双人互检。若防护服未能完全贴合面部，可用胶带辅助固定。使用中防护服如破损，应及时更换。

（5）戴护目镜或防护面屏：一手托住护目镜，另一手拉系带至于头顶部，调整位置，确保皮肤黏膜完全被防护用品遮盖；直接戴上防护面屏，调整松紧度，使面屏完全覆盖脸部，必要时再戴一次性帽子覆盖面屏顶部。

（6）戴内层手套：检查有无破损，穿戴后确保防护服袖口完全被包裹。手套如破损，应及时更换。

（7）穿鞋套或皮靴：检查鞋套有无破损，鞋套穿戴完整，紧贴里面鞋子，鞋套上拉包裹防护服裤腿，鞋套带子缠绕系紧；穿皮靴时，选择适合脚码的皮靴，注意松紧度和防滑，防护服裤腿包裹住皮靴。

（8）戴外层手套：检查有无破损，穿戴后确保隔离衣袖口完全被包裹。戴手套不能代替手卫生；手套如破损，应及时更换。

（9）检查防护服适合性：在穿戴好防护服后，可以通过以下三个动作：举双臂、弯腰、下蹲，检查防护服是否选择合适，穿戴方法是否正确。

脱个人防护用品：

污染区

（1）手卫生（用医用手消液涂抹在手套上，或者用消毒湿巾擦拭手套，进行手部消毒）。

（2）消毒：两人间距大于1 m，由头顶至鞋底z字形喷洒消毒液，注意喷洒鞋底以及避开面部。

（3）脱外层手套。

（4）手卫生（用医用手消液涂抹在手套上，或者用消毒湿巾擦拭手套，进行手部消毒）。

（5）摘护目镜或防护面屏：上身稍前倾，闭合双眼，双手提起后方系带摘下，全程避免触碰护目镜前侧面；松开防护面屏后直接取下。护目镜或防护面屏根据材质可消毒后二次使用。

（6）手卫生（用医用手消液涂抹在手套上，或者用消毒湿巾擦拭手套，进行手部消毒）。

（7）脱防护服连同内层手套、鞋套：一手拎住同侧衣领，另一手拉开拉链、摘掉帽子后拎另一侧衣领，顺势向外后方边脱边卷起防护服，动作轻缓，全程避免抖动，尽量不要低头。将内层手套、鞋套一同脱下。

（8）手卫生（用医用手消液涂抹在手上，或者用消毒湿巾擦拭手，进行手部消毒）。

潜在污染区

（9）摘N95口罩：上身稍前倾，屏息闭眼，双手先取下方系带，随后再摘取上方系带。全程避免触碰口罩外侧面。

（10）手卫生（用医用手消液涂抹在手上，或者用消毒湿巾擦拭手，进行手部消毒）。

（11）摘一次性帽子：上身稍前倾，屏息闭眼，提起帽顶由后向前摘下。

（12）手卫生（用流动的水和洗手液，按照七步洗手法进行双手清洗，必要时可重复洗手）。

注意：

（1）脱防护服应严格按照区域划分流程，切勿在污染区摘口罩帽子；

（2）佩戴眼镜者应对所佩戴的眼镜进行消毒。

八、实验活动清场消毒和终末消毒方法的选择

实验室内的废弃物选择物理灭菌（高压蒸汽灭菌器，121 ℃，30 min）处理方法；实验室内的设备、设施等可选择化学消毒方法（5000 mg/L含氯消毒剂和75%酒精擦拭消毒及7.5%过氧化氢）终末消毒。

九、小结

实验室工作人员要充分了解其实验工作的性质和特点，并正确使用个人防护装备。实验活动按标准操作规程操作，另外要充分了解消毒方法，并能正确选择消毒剂和规范消毒处理感染性废弃物。

第八节　流行性乙型脑炎病毒实验活动风险评估报告

一、生物学特性

(一)种类和病毒分型

流行性乙型脑炎病毒简称乙脑病毒，属虫媒病毒的黄病毒科黄病毒属。病毒的形态结构、基因组特性、蛋白合成及加工等与黄热病毒、登革热病毒和森林脑炎病毒等其他黄病毒高度相似。病毒核酸为单正链RNA，基因组全长10976 bp，自5′至3′端依次编码结构蛋白C、M、E，以及非结构蛋白NS1~NS5。乙脑病毒抗原性稳定，只有1个血清型。根据E基因全序列的同源性，可将乙脑病毒分为5个基因型（Ⅰ、Ⅱ、Ⅲ、Ⅳ、Ⅴ），各基因型的分布有一定的区域性。

(二)来源

乙脑病毒于1935年最先在日本乙脑患者脑组织中被分离获得。1940年，我国从脑炎死亡病人的脑组织中分离出乙脑病毒，除新疆、西藏、青海外，全国各地均有病例发生。

(三)传染性

流行性乙型脑炎（简称"乙脑"）是人兽共患的自然疫源性疾病，人与许多动物（如猪、牛、马、羊、鸡、鸭、鹅等）都可以成为本病的传染源。人被感染后，仅发生短期病毒血症且血中病毒数量较少，故患者及隐性感染者作为传染源的意义不大。猪是乙脑病毒的自然感染者，特别是新生的幼猪，由于缺乏免疫力，具有较高的感染率和高滴度的病毒血症。猪的感染高峰期通常比人群的发病高峰期早3周左右，因此，可通过检查猪的感染率来预测当年的流行趋势。蚊虫感染后，病毒在蚊体内增殖，甚至随蚊越冬或经卵传代，因此，蚊虫既是传播媒介又是病毒的储存宿主。

(四)传播途径

乙脑是一种由蚊类传播的人兽共患疾病，主要传播媒介是三带喙库蚊。此外，致乏库蚊、白纹伊蚊、二带喙库蚊、中华按蚊等亦可携带病毒。除蚊子外，在蠛蠓、库蠓及尖蠓中也分离到乙脑病毒。蚊子吸血后，病毒先在其肠上皮细胞中增殖，然后进入血液并移行至唾液腺，通过叮咬猪、牛、马、羊等家畜或禽类等易感动物而传播。受感染的蚊子可携带病毒越冬并可经卵传代。病毒通过蚊子在蚊-猪-蚊等动物间不断循环，期间带毒蚊子若叮咬人类，则可引起人类感染。

(五)易感性

人群对乙脑病毒普遍易感，但感染后多表现为隐性感染及顿挫感染。显性感染与隐性感染的比例约为1∶300。因为成人多由隐性感染获得了免疫力，因此，以10岁以下的儿童发病者居多，尤以2-9岁年龄组发病率较高。近年来，由于在儿童中普遍接种疫苗，故成年人和老年人的发病率相对增高。

（六）潜伏期

潜伏期为4～21 d，一般为10～14 d

（七）剂量-效应关系

目前尚未见有乙脑病毒对人准确感染剂量的报道。

（八）致病性

病毒经带毒蚊子叮咬进入人体后，先在皮肤毛细血管内皮细胞和局部淋巴结等处增殖，随后有少量病毒进入血流从而发生短暂的第一次病毒血症。此时，病毒随血循环散布到肝、脾等处的细胞中继续增殖，一般不出现明显症状或只发生轻微的前驱症状。约经4～7d潜伏期后，在体内增殖的大量病毒，再侵入血流从而发生第二次病毒血症。第二次病毒血症可引起发热、寒战及全身不适等流感样症状。若不再继续发展者，则成为顿挫感染者，数日后即可自愈；但少数患者体内的病毒可通过血脑屏障进入脑内增殖，引起脑膜及脑组织发炎，造成神经元细胞变性坏死、毛细血管栓塞、淋巴细胞浸润，甚至出现局灶性坏死和脑组织软化。临床上表现为高热、头痛、意识障碍、抽搐和脑膜刺激症等。严重者可进一步发展为昏迷、中枢性呼吸衰竭或脑疝，病死率高达10%～30%，约5%～20%的幸存者会留下后遗症，表现为痴呆、失语、瘫痪及精神障碍等。

（九）变异性

乙脑病毒抗原性稳定，只有1个血清型，在同一地区不同年代的分离株之间未发现明显的抗原性变异，不同地区不同时间的分离株之间也无明显差异。

（十）环境中的稳定性

乙脑病毒在外界环境中抵抗力不强。乙脑病毒对热的抵抗力较弱，56 ℃ 30 min或100 ℃ 2 min即可灭活。对低温和干燥的抵抗力很强，冷冻干燥后在4 ℃冰箱中可保存数年，加甘油或血清保存可增加其稳定性。该病毒对酸、乙醚和三氯甲烷等脂溶剂敏感。在酸性条件下不稳定，病毒感染性在pH 7～9时最为稳定。

（十一）药物敏感性

目前对乙型脑炎尚无特效的治疗方法。

（十二）消毒剂敏感性

乙脑病毒对化学消毒剂较敏感，乙醚、1∶1000去氧胆酸钠以及常用消毒剂均可灭活病毒。

（十三）物理灭活

紫外线、生物试剂的敏感性。超声波、紫外线可灭活病毒。毒粒经蛋白酶处理，不仅可以被灭活，而且表面突出物及血凝素也全部消失。

（十四）在宿主体外存活

乙脑病毒对低温和干燥的抵抗力很强，冷冻干燥后在4 ℃冰箱中可保存数年，如加甘油或血清保存可增加其稳定性。病毒在不同的稀释剂内的稳定性有明显的不同，如10%水解乳蛋白和5%乳糖是较好的稀释剂。

（十五）预防和治疗方案

迄今为止，对乙型脑炎尚无特效的治疗方法，早期可使用利巴韦林、干扰素等。同时，应采取积极的对症和支持疗法，包括维持体内水和电解质的平衡，密切观察病情变化，重点处理好高热、抽搐，控制脑水肿和呼吸衰竭等危重症状，降低病死率和减少后遗症的发生。

乙脑的预防应采取以防蚊、灭蚊及预防接种为主的综合措施。消灭蚊滋生地，灭越冬蚊和早春蚊，重点做好牲畜棚等场所的灭蚊工作，减少人群感染机会，使用蚊帐、蚊香，涂擦驱蚊剂等措施防止被蚊叮咬。此外，预防接种是保护易感人群的根本措施。目前，我国使用的是地鼠肾细胞灭活和减毒活疫苗，保护率可达60%～90%。

二、实验室相关活动风险评估与控制

（一）实验室感染性因子的种类、来源和危害

1.感染性因子的种类　根据流行性乙型脑炎病毒病原学特性和本实验室的具体操作内容，可能的感染因子为乙脑病毒。

2.感染性因子的来源

（1）用于乙脑病毒抗体检测的血液，包括全血、血清和血浆。

（2）样本采集和抗体检测过程中涉及的所有实验场所。

（3）实验室操作中可能产生的含病毒的气溶胶。

3.感染性因子可能造成的危害

（1）被污染的实验器材、器皿等对实验室环境造成污染。

（2）实验室废弃物对环境造成污染。

（3）实验人员暴露后感染。

（4）实验室含病毒的气溶胶对实验室环境造成污染。

（二）实验室常规活动过程中的风险评估与控制

1.实验方法

（1）风险点识别　未采用国家标准、行业标准或未经确认的实验方法进行检测，使用新的或变更过的国家标准或行业标准前，未经技术验证，可能存在安全风险。

（2）风险控制措施　尽量采用国家标准、行业标准进行检测，或使用经过充分验证的实验方法；在使用新的或变更过的国家标准、行业标准前，必须经过严格的技术确认。

2.样品采集

（1）所用器材　一次性采血针、真空采血管、消毒棉签及一次性利器盒。

（2）风险点识别　虽然乙脑是通过蚊子传播的，但采血过程中若被乙脑患者的血液污染了皮肤、黏膜，或被含有乙脑病毒的血液污染了的针头刺破皮肤，也有可能被乙脑病毒感染；血液标本溅洒、废弃物处理不当等造成环境污染。

（3）风险控制措施　使用一次性采血针和真空采血管，采样人员经过正规采血培训，并熟练掌握采血技巧。采血前做好个人防护（防护服、乳胶手套、口罩）；认真、

仔细、谨慎操作，抽血后的针头直接放入利器盒内，禁止用手直接接触使用后的针头或将使用后的针头重新套上针头套；采好血后直立于试管架中，防止倒翻；消毒棉签等污染物放入医疗废弃物专用袋中，统一进行消毒处理。

3.样本包装和运输

（1）所用器材　真空密封采血管、95千帕样品运输罐、A类标本运输箱（UN2814运输箱）、运送车辆。

（2）风险点识别　若使用不合格包装进行运输，采样管、真空采血管等容器密封不严，则将不能安全有效地防止运输过程中包装容器意外破损，从而产生污染扩散的可能。

（3）风险控制措施　严格按照生物安全的要求，样品采用A类要求包装和运送。A类采用三层容器包装；第一层采用真空采血管装样本，应密闭、防渗漏；第二层采用95千帕样品运输罐，可容纳并保护第一层容器，具有密封不易破碎、耐压力、防渗漏且易清毒；第三层采用A类标本运输箱，要容纳并保护、固定第二层容器，且易于消毒，箱外面应贴上醒目的生物安全标识。其由机构专车运回实验室。

4.样品接收和前处理

（1）所用器材　离心机、生物安全柜。

（2）风险点识别　样品管理员未按实验室要求交接样品；样品前处理的离心过程中容器意外破碎或渗漏等，可能造成感染性物质溅出，从而污染操作者的手、操作台面、器物表面及地面。

（3）风险控制措施　样品接受必须在专用的区域进行，合同评审人员和收样人员严格按照样品管理程序要求交接样品，不得擅自打开样品包装，收样后及时洗手；开始检测前，盛装感染性材料样品的容器必须在生物安全柜中缓慢打开，开启容器时管口不能对着操作者；对含有感染性的样品进行离心时，必须将离心盖封严并关上离心机盖，才能进行离心操作。

5.样本检测过程

（1）所用器材　离心机、生物安全柜、移液器及吸头、洗板机及酶标仪等设备。

（2）风险点识别

①离心过程中，离心管意外破裂，造成血样溢出从而污染离心机腔体，或在高速离心时形成气溶胶而污染环境。

②加样过程中血液样本意外溅洒，造成人员或台面、地面等环境污染。

③洗板、读板时液体溅出从而污染设备表面或工作台面。

④检测过程中发生职业暴露，检测人员被含有病毒的血液污染了破损皮肤、黏膜，有可能被乙脑病毒感染。

（3）风险控制措施　所有检测操作均在BSL-2实验室中进行，检测人员在实验前按照二级生物安全防护要求做好个人防护；加样移液操作在生物安全柜内进行，动作轻缓；判读结果时酶标板轻拿轻放，避免液体溅出；待实验完毕，先消毒手部，再脱去手套并立即洗手；若有意外情况发生，应及时采取有效措施。同时，按《二级生物安全实验室建设与管理》"实验室意外事故处置"章节处置。

6.阳性样本的保存

（1）所用器材　生物安全柜、移液器、外螺旋塑料管、可密封的塑料冻存盒。

（2）风险点识别　乙脑病毒血清阳性标本留取时吸液操作不规范，导致血清溅出或污染外螺旋塑料管口，阳性样本未执行双人双锁管理，都存在污染人员或环境的隐患。

（3）风险控制措施　按照二级生物安全防护要求做好个人防护；样本的保留在生物安全柜内进行，动作要轻缓；所有样本的血清或血浆都保留在带螺旋盖的塑料管内，再装入可密封的塑料冻存盒中，置于-20℃以下冰箱内保存，实行双人双锁管理。

7.阳性样本上送

（1）主要实验设备和器材　带螺旋盖的塑料管、95千帕样品运输罐（UN2814运输罐）、A类标本运输箱（UN2814运输箱）和运送车辆。

（2）主要风险点识别　若包装不规范或运输工具无安全保障，则易造成污染扩散，甚至样本丢失。

（3）风险控制措施　阳性样本应严格执行规范3层包装（同样品采集），携带"病原微生物菌（毒）种或样本运输许可证"，由专车运送，并由专业人员全程护送。

8.实验室的清洁和消毒

（1）所用器材　70%～75%的酒精、施康清洗消毒液Ⅰ。

（2）风险点识别　工作完毕后，若不及时对工作台面、生物安全柜进行消毒，则有可能会对下次的操作人员造成污染或感染。

（3）风险控制措施　工作完毕后，及时对检测所涉及的工作台面、地面和生物安全柜进行消毒，使用稀释100倍的施康清洗消毒液Ⅰ擦拭，用消毒液清洁后要干燥20 min上。生物安全柜用70%～75%的酒精擦拭消毒。待实验和消毒完毕，先脱去手套，再脱去防护服，并正确用肥皂和流水洗手。

9.实验室废弃物处置

（1）所用器材　医疗废弃物专用袋、硬质耐高压且防渗漏的垃圾桶、高压灭菌器。

（2）风险点识别　剩余的阳性样本管是高危污染源，采血过的针头处理不当可造成环境污染、人员被刺伤，甚至感染；废弃物的不规范处置可污染环境。

（3）风险控制措施　检测采样及实验室产生的所有废弃物，包括不再需要的样本、酶标反应板及其他物品等，均视为污染物。废弃物应置于装有"生物危害"标识的医疗废弃物专用袋的硬质耐高压且防渗漏的垃圾桶中，经121℃高压灭菌15～20 min后才可运出实验室，集中置于医疗废弃物暂存点，由有资质的医疗废弃物处理单位上门收集，集中处置；装有利器的一次性利器盒严禁再次打开，同上述垃圾一起处理；在处理废弃物的同时做好交接记录，所有相关记录定期整理归档。

（三）实验室常规活动中其他风险评估与预防控制措施

1.电力

（1）主要风险点识别　断电或电压不稳，存在引发电气设备故障的风险。断电导致运行中的生物安全柜、酶标仪、洗板机等生物安全防护设备、检测设备突然停止工作，致使实验活动被迫中断，存在感染性物质外溢，污染操作人员和环境的风险。

（2）预防控制措施 实验室由双路市电供电，并为关键仪器设备配备应急电源（UPS），避免实验室断电可能引发的生物安全风险，确保检测工作顺利进行。

2.电气操作

（1）主要风险点识别 实验室活动涉及的电气操作，包括实验室工作区内电气设备的启动、关闭、安装和维修；设备层内UPS、空调机组等电气设备的启动、关闭和维修等。这些电气操作的过程可能存在触电、电击、造成电气故障等风险。

（2）预防控制措施

①电气设备的设计及制造应符合相关安全标准的要求。实验室工作区内若有380V电源插座，则需明确标识，并由有资质的专业人员进行操作。

②新的、改装过的或修理过的电气设备在未经专业人员（如有资质的电工）完成电气安全测试和设备符合安全使用要求之前，不允许使用。

③电气设备使用人员接受正确操作的培训，操作方式不降低电气安全性。电气设备使用人员定期检查设备可能引起的电气故障的破损。只有专业人员才可从事电气设备和电路维修。禁止未经授权的操作。

④采取措施对设备去污染以降低维护人员被感染的风险。

3.实验室给排水设施设备

（1）主要风险点识别 实验室含有给排水的设施设备，包括位于工作区和洗消间的高压灭菌器和洗手池。管道意外破裂、排水管道阻塞可能会导致感染性材料溢出，有污染实验人员和环境的风险。

（2）预防控制措施 实验室产生的所有染菌物及器具，必须先经高压灭菌或消毒剂浸泡消毒后洗涤，洗消产生的污水集中排入机构污水池进行消毒处理，严禁直接排放。按照GB 18466要求，监测总余氯、粪大肠菌群及其他致病菌。

4.实验室设施设备管道

（1）主要风险点识别 实验室设施设备管道穿越维护结构可能存在密封不严的问题，当感染性材料溢出时，有污染环境的风险。

（2）预防控制措施 所有管道穿越维护结构的部位应严格密封，定期进行检测，避免感染性材料外溢从而污染环境。

5.主要检测仪器设备

（1）酶标仪和洗板机

①主要风险点识别 配备的酶标仪和洗板机，未按照相关要求进行检定/校准、功能检查和维护，不按照作业指导书或使用说明操作，不能确保设备的正常性能，影响检测结果。在使用酶标仪和洗板机的过程中，可能存在气溶胶和样液溅出从而污染设备表面和工作台面的风险。

②预防控制措施 酶标仪每年校准一次，两次校准之间开展期间核查；洗板机每

年进行功能检查；在洗板、读板时，要做到动作轻缓，小心操作；倘若有液体溅出，要马上进行消毒处理。

（2）离心机

①主要风险点识别　未正确配备密闭盖离心机、带密封盖的真空采血管、耐压螺旋盖离心管，高速离心时可产生气溶胶扩散。离心时没有做好平衡，可能会发生离心管破裂、离心管盖脱落，存在血样污染离心转子和离心腔的风险。

②预防控制措施　实验室配备带有密闭盖的离心机、密封头的真空采血管、耐压螺旋盖离心管；离心前做好平衡，选择正确的离心速度和离心力；规范正确操作；每次使用后做好清洁消毒和使用维护记录，定期进行功能检查，确保离心机性能正常。

6.生物安全设施设备

（1）生物安全柜

①主要风险点识别　没有按照设备操作规程或使用说明书进行操作、维护，使生物安全柜的气溶胶防护效果明显降低，甚至消失，失去安全防护效果。设备因长时间使用未及时更换HEPA过滤器，可出现工作窗口气流速度降低或流向紊乱等功能失常状况。如送风口被物品阻挡，则导致气溶胶不能有效排除，生物安全柜使用后未进行彻底消毒处理，对清洁、维护人员将会产生污染。设备停用，将会使部分电器元件老化从而失去正常功能。没有及时对设备移位、碰撞受损等进行性能检测。

②预防控制措施　使用人员接受相关操作、维护培训，操作时动作应轻缓，做到规范使用和维护。每年请有资质的服务机构对生物安全柜的风速、气流、尘埃粒子、紫外线强度等主要性能指标进行检测，确保其功能正常。

（2）高压灭菌器

①主要风险点识别　没有正确配备高压灭菌器，存在气溶胶污染环境的隐患；没有按照设备操作规程或使用说明书进行操作、维护，可能使高压灭菌器效果明显降低，甚至失效，失去去污染与无害化的作用；高压灭菌器长时间使用又不定期监测灭菌效果，无法保证压力灭菌器的灭菌效果，存在灭菌不彻底从而引起污染的隐患。高压灭菌器长期停用期间，如果不及时排干锅体水分，则将会使内部器件老化从而失去正常功能。

②预防控制措施　选择下排式高压灭菌器，防止气溶胶污染。正确规范操作，定期维护，确保高压灭菌器性能正常，做好使用记录。对压力灭菌器按照《医院消毒供应机构第3部分：清洗消毒及灭菌效果监测标准》规定，每次监测化学指示物，监控记录温度、压力、时间等灭菌参数，定期进行生物监测，以保证灭菌质量。

（3）个人防护用品

①主要风险点识别　实验室不能提供足够数量的、符合质量要求的防护用品，包括防护服、防护眼罩、一次性乳胶手套、口罩和覆盖足背的防滑鞋等，或使用大小不合适的个人防护用品，个人防护用品穿戴、脱卸的程序、方法不符合要求，均可能造成人员感染或环境污染。

②预防控制措施 选择正规、符合质量要求的防护用品,使用前进行必要的培训,按照规定的程序正确使用和穿脱。

（4）应急救治设施和用品

①主要风险点识别 实验室未配备洗眼器、应急药箱等必要的应急设施和物品,或配备的急救用品种类不全、不合适或过期,则导致急用时无法发挥作用。

②预防控制措施 在实验室内配备洗眼器、应急药箱。配备75%乙醇、碘伏或其他消毒剂、创可贴等与实验活动相适应的急救物品,并在有效期内使用,由专人负责管理,定期维护、清理、更新。

（5）消毒灭菌剂

①主要风险点识别 消毒剂产品无生产许可证、过期或配制方法不正确、种类选择不合理,将会导致消毒效果降低、生物灭活能力降低或对物品腐蚀性增加、对皮肤造成刺激等问题。

②预防控制措施 选择符合国家标准的正规厂家生产的产品,选择合适的消毒剂,按照规定的消毒方法、消毒时间、消毒浓度（剂量）进行消毒,避免使用过期产品;消毒过程中消毒人员应做好必要的个体防护,防止发生意外。

7.管理体系的风险

（1）主要风险点识别 管理体系（包括应急预案）是否健全和完善,是否符合实际管理要求,程序文件、作业指导书和操作规程是否科学和具有可操作性,能否覆盖生物安全的主要因素。如果组织结构不健全、设置不合理,体系文件与实际工作不匹配,以及部门职责不清或衔接不当等,就都可能带来安全风险。

（2）预防控制措施 定期开展对管理体系的评审,要特别关注应急预案、乙脑病毒抗体检测标准操作规范（SOP）等,发现问题及时修订、完善,以确保生物安全管理体系持续有效地运行。

（四）工作人员的风险评估与预防控制措施

1.人员数量和素质

（1）人员数量

①主要风险点识别 人员过少会因缺少相互提示监督或因工作量增大而导致操作过程中工作失误增加,风险增加。

②预防控制措施 采样和检测人员的数量应与工作量相匹配,尽量有2名工作人员同时进行采样和检测工作。

（2）人员结构

①主要风险点识别 新进人员若没有高资历人员带教操作,则不能很好地处理意外事件,风险增加。

②预防控制措施 实验室检测人员的年龄和资历结构应配备合理,新进人员应由高资历人员带教或监督操作。

（3）职业操守

①主要风险点识别 微生物检测存在较大的生物安全风险,若政治思想素质不高、

责任心不强的人员参与该项工作，则产生生物危害而危及人员安全、环境安全与社会安定的可能性较大。

②预防控制措施　加强职业道德教育，培养工作责任心。

2.健康管理

（1）主要风险点识别　健康状况主要包括生理、心理素质与免疫状态。当身体出现腹泻、呕吐等胃肠道症状或机体免疫力低下及其他不适合工作的状况时，职业暴露风险增加。

（2）预防控制措施　建立健康申报制度，遇有不适合工作的情况，及时向科室负责人报告并暂停工作。

3.人员资质

（1）主要风险点识别　检测人员不具备卫生检测相关学历教育背景，不熟悉乙脑病毒抗体的检测方法及操作规范，未执行相关的专业知识培训和考核，未获得授权，无法保证工作质量和安全。

（2）预防控制措施　检测人员必须是检验或相关专业毕业，经过上岗培训并考核合格。上岗培训内容至少应包括微生物检测相关基础理论、检测技术及管理要求、实验操作步骤、检测质量保证与质量控制，以及生物安全。要求掌握相关专业知识和技能，能独立熟练操作。

4.生物安全培训需求

（1）主要风险点识别　检测人员、辅助人员、后勤保障人员、进修实习人员上岗前没有接受严格的生物安全以及相关生物安全设备操作的技术培训，易导致生物安全事故的发生。

（2）预防控制措施　上岗前熟练掌握生物安全仪器设备、设施操作技术，具备相关的生物防护能力。进修实习人员参与实验活动前必须进行生物安全知识的培训，在带教老师的监督下工作。

5.应急事件处理能力

（1）主要风险点识别　实验人员上岗前没有接受实验室意外事故处理、职业暴露后预防等突发事件处置的培训。一旦发生意外事件，就不能有效地进行早期处理和控制生物安全事件。

（2）预防控制措施　实验室工作人员必须严格按照《实验室意外事故和职业性疾病报告制度》和《病原微生物生物安全应急处置技术方案》中规定的要求进行应急事件的处置，强化职业暴露的应急处理能力。

（五）实验室非常规活动中的风险评估与预防控制措施

1.主要的实验室非常规活动

（1）实验室外专业人员对实验室设施设备的维护、维修、检定/校准、检测验证（如主要设施设备的检测验证）和更换（如高效过滤器更换）等。

（2）实验室后勤保障人员对实验室及公共环境的保洁、实验器材的清洗消毒。

（3）实验室外人员参观实验室和上级部门对实验室的检查等。

2.主要风险点识别

（1）上述人员进入实验室从事相关活动，特别是不慎打翻、打破标本管或损坏仪器零部件时，可能会引起实验室感染的风险。

（2）实验室运行过程中某些人员需要进入实验室参观，存在影响实验活动正常运行或者导致相关或不相关的设施设备损坏的风险。

3.预防控制措施

（1）实行人员准入、登记制度。进修实习人员进入实验室从事检测活动前，必须先进行生物安全和实验室规章制度的培训。若机构实验室外专业人员和实验室后勤保障人员确需进入实验室进行相关活动，或上级部门需要进入实验室进行检查，应在对实验室（包括环境和设施设备等）做彻底消毒后及实验室未运行时才准入。

（2）实验室外专业人员和实验室后勤保障人员必须要有相应的专业知识，应对其进行生物安全培训，提供安全指南，实验室人员应协助、指导和规范进入人员在实验室内的活动并对其安全行为进行监督，进入人员必须遵守实验室的各项管理规定，以确保人员和环境安全。

（3）进入人员未经许可绝对不能私自动用实验室内有标志的危险品（除非经过授权），绝不能将未经消毒处理的物品拿出实验区。

（4）在实验室进行设施、设备维护维修过程中，若发生意外事件，应立即报告实验室负责人。实验室负责人根据造成的事故进行风险评估，并采取应对措施。按专业技术要求进行设施、设备的维护维修时，不能私自动用其他设施设备。相关或不相关的设施设备损坏时，应报告。

（5）当需要更换高效过滤器时，应先对高效过滤器等做原位消毒后，专业人员才能进行更换。

（6）为确保自己和他人的安全，禁止未穿防护服的人员随意进出实验室区域，同时也禁止穿防护服的人员走出实验室区域。

（7）对实验室的设施、设备进行维护工作时动作轻柔，避免产生气溶胶。

（8）离开实验室前，必须正确洗手。

（六）相关实验室已发生的事故分析和从中得到的启示

目前，已有乙脑病毒检测导致实验室人员感染的相关报道，主要原因是实验室人员在新行采样、检验、废弃物处置等工作过程中，个人防护不到位而吸入气溶胶。因此，应严格遵守实验室相关规定，做好个人防护，规范操作，防止职业暴露。

（七）被误用和恶意使用的风险与预防控制措施

1.主要风险点识别 阳性标本未明确标识，工作人员在实验活动过程中，在不知情的情况下可能误用实验材料和设施设备等，导致人员感染和实验室环境污染，发生人员受伤或设施设备受损等事故。

2.预防控制措施

（1）实行严格的人员准入和持证上岗制度。

（2）所有获得批准进入实验室工作的人员，必须严格按规程操作实验材料、设施设备以及从事其他一切实验活动，不得私自动用实验室内任何不熟悉的物品。

（3）发生事故时必须及时报告并作必要的处理和记录。

（4）实验室内所有材料和试剂必须有明确的标识。

（5）阳性标本严格管理，必须执行严格的审批制度进行转移。

三、实验室理化因素风险评估及安全防护措施

（一）紫外线

1.主要风险点识别　洁净实验室、生物安全柜、BSL-2实验室均使用紫外线灯进行物体表面消毒，紫外线波长为250～280 nm，主要影响眼睛和皮肤，引起急性角膜炎和结膜炎、慢性白内障等眼疾病，还可诱发皮肤癌。紫外线灯开启时，人员在不知情的情况下进入可受到伤害。

2.预防控制措施　在实验室工作应避免紫外线直接照射人体，特别是眼部。生物安全柜表面应张贴紫外线危害的标识，提醒实验人员小心紫外线危害。在进行紫外线消毒时，实验人员尽量远离消毒区域。如此，基本可以避免紫外线对人体的危害。

（二）辐射

1.主要风险点识别　辐射源或辐射事故可以间接导致病原微生物屏障系统的破坏，增加实验人员被病原微生物感染的风险。

2.预防控制措施　实验室应远离辐射源，如果无法避开，则应采取物理隔离措施，防止辐射源对检测工作和人员健康产生影响。

（三）施康清洗消毒剂

1.主要风险点识别　施康清洗消毒剂I属于含氯消毒剂，有效氯的含量为4.55%～5.55%，次氯酸钠为主要杀菌因子。含氯的消毒液会残留在空气中不挥发，长期使用会使人感到头疼、恶心，刺激黏膜，对于有体质过敏的人，还容易引发过敏、哮喘疾病等。高浓度的含氯消毒剂对人的呼吸道黏膜和皮肤有明显的刺激作用，可使人流泪、咳嗽，并刺激皮肤和黏膜，严重者可发生氯气中毒。急性中毒者出现躁动、恶心、呕吐、呼吸困难等症状。甚至因窒息而死。

2.预防控制措施　按照使用说明，根据消毒对象不同而配制不同的稀释倍数，避免使用不必要的高浓度的消毒液，稀释和使用时戴好手套，消毒后可及时开窗通风，如此，基本可规避消毒液对人体的危害。

（四）其他

1.主要风险点识别　实验室内的照明和声音（生物安全柜等）有可能因强光和噪声对人员造成损害。

2.预防控制措施　对实验室的照明和声音等参数进行检测，确保合格，避免强光和噪声对人员的损害。

四、实验室火灾风险与预防控制措施

1.主要风险点识别

（1）超负荷用电，电线过长。

（2）电器和电源老化、电器保养不良，例如电缆的绝缘层损坏。

（3）用火不当等引发火灾。

（4）仪器设备在不使用时未关闭电源。

（5）使用的仪器设备电源不是专为实验室环境设计。

（6）易燃、易爆品处理、保存不当。

（7）在易燃物品和蒸气附近有能产生火花的设备。

（8）通风系统不当或不充分。

2.预防控制措施 实验室采取以下措施避免火灾发生，保证发生火灾后能够安全撤离实验室。

（1）定期检查电器插座、电线绝缘层是否完好，保证用电负荷，对易燃、易爆等危险品进行有效区域隔离。

（2）实验室配备灭火器。放置在易取的地点，摆放部位张贴灭火器标识。该灭火器用于扑灭可控制的火灾，帮助人员撤离火场；对灭火器进行定期检查和维护，确保其有效使用。

（3）实验室应配备应急灯，所有出口有清晰可见的"紧急出口"标识；当出现紧急状况时，实验室所有出口的锁必须处于开启状态，出口设计应保证在不经过高危险区域就能逃脱，所有出口都能通向一个开放空间。

（4）走廊、流通区域不得放置障碍物，不受人员流动和灭火设备移动的影响。

（5）在实验室工作区显著位置张贴火警电话标识。实验室每年对工作人员进行消防知识培训，包括消防器材的使用、火灾发生时的应急行动等。

五、自然灾害风险评估与安全防护措施

自然灾害可能导致的实验室紧急状况主要包括水灾和地震等。

1.风险识别 水灾可能导致实验室维护结构和设施损坏，实验室内感染性材料随水外溢。

2.安全防护措施

（1）在安全手册中制订《实验室紧急事件应急预案》，并对所有实验室人员进行培训。

（2）实验室一旦发生水灾报警时，应立刻停止工作。首先，考虑实验室内感染性物质和人员的转移，实验室负责人、机构负责人根据条件及时采取对策，第一时间联系相关消防人员，消防人员应有防护措施，并在受过训练的实验室工作人员陪同下，进入实验室完成感染性（阳性）标本和人员的安全转移工作。

（二）地震

1.风险识别　发生地震会导致实验室维护结构和设施损坏，存在人员受伤和实验室感染性材料外溢的风险。

2.安全防护措施　实验室应采取措施降低自然灾害带来的风险，保证灾害发生后实验人员能够安全撤离实验室，减少对人员和环境的影响。发生地震后，首先设立距实验室维护结构20m范围内的封锁区。其次，对封锁区进行消毒，然后由专业人员在做好个人防护的前提下对实验室内部环境边消毒边清理，清理到样品保存地点。如果保藏样品的容器没有被破坏，可把它安全转移到其他安全的实验室存放。如果保藏样品的容器已被破坏和发生外溢的情况，则应立即用可靠方法进行彻底消毒灭菌。处理现场的人需要由生物安全委员会评估暴露级别和暴露源级别，决定是否用药及确定预防性用药方案。

六、生物安全及其他紧急事件（事故）处理预案

（一）实验室生物安全事件（事故）处理措施

1.皮肤针刺伤或切割伤　立即用肥皂和大量流水冲洗，尽可能挤出损伤处的血液，用70%乙醇或其他消毒剂消毒伤口。

2.皮肤污染　用水和肥皂冲洗受污染部位，并用适当浓度的消毒剂浸泡，如70%乙醇或其他皮肤消毒剂。

3.黏膜污染　用大量流水或生理盐水彻底冲洗污染部位。

4.衣物污染　尽快脱掉污染的衣物，并进行消毒处理

5.离心过程中离心管破裂　应马上关闭电源，让离心机停止工作，并静止30 min。然后，缓慢打开离心机盖，将离心杯平稳地拿到生物安全柜中。如果发生泄漏，则将配制好的1%的次氯酸钠消毒液灌入离心杯腔体中消毒30 min。然后，弃去消毒液和离心管碎片，将离心杯清洗后擦干。

6.污染物泼溅或溢出

（1）发生小范围污染物泼溅或溢出时，立即用清洁布或吸水纸覆盖污染处，然后在上面倒上10～25倍稀释的施康消毒液，并使其作用30 min以上，再将清洁布或吸水纸以及破碎物品清理掉。

（2）发生大范围污染物泼溅事故时，应立即通知实验室主管领导和生物安全委员会到达事故现场，并采取以下措施：

①从污染处疏散人员，但要防止污染扩散。

②控制污染扩散，锁门并禁止人员进入。

③查清情况，确定消毒处理程序。

④如果认为合适，可进行生物安全柜和（或）实验室的低温蒸汽甲醛气体消毒，但生物安全柜和（或）实验室必须有可靠的密闭，人员必须完全离开。

⑤发生溢出后应离开房间约30 min。穿好防护服，被溅的地方用经消毒剂浸泡的吸水材料覆盖；消毒剂作用10～15 min后清理污染处。移走吸水性物质，用消毒剂冲

洗污染处。

7.空气污染 可采用低温蒸汽甲醛气体消毒。甲醛具有致癌作用，不适用于生物安全柜和实验室的常规空气消毒。

（二）其他紧急事件（事故）处理措施

在制订的应急预案中应包括消防人员和其他紧急救助人员。应事先告知他们哪些实验室有潜在的感染性物质，让他们熟悉实验室的布局和设备。实验室人员要熟悉紧急撤离的情况及紧急撤离的路线标识，在实验室发生不可控制的火灾、水灾、爆炸或其他危险情况时，为确保工作人员的安全，要进行紧急撤离。所有实验室人员须了解紧急撤离的行动计划、撤离路线和紧急撤离的集合地点，每年至少参加一次紧急撤离演习，包括急救设备使用和采取相应急救措施。

（三）生物安全及其他紧急事件（事故）报告和记录

1.发生生物安全及其他紧急事件时，在紧急处理的同时必须向机构主管领导和生物安全委员会报告。

2.对于生物安全事件必须进行登记，记录发生的时间、地点、详细经过和处理方法等。

七、生物安全和生物安全保障风险管理

（一）生物安全风险评估依据标准

风险评估所依据的数据及拟采取的风险控制措施、安全操作规程等均应以国家卫生健康委员会、世界卫生组织、国际标准化组织等机构或行业权威机构发布的指南、标准等为依据。

（二）危险发生的概率评估（见表5-1-8）

表5-1-8 流行性乙型脑炎病毒实验活动危险发生的概率评估

序号	潜在危险因素	危害程度	发生概率	固有风险	措施合理性	残留风险	风险可控程度
1	样本运输过程中容器意外侧翻,破裂导致样本泄露	中度	可能	中度	合理	低风险	可控
2	样本接收、开启及加样等常规实验活动中产生气溶胶	中度	较大可能	中度	合理	低风险	可控
3	离心、加样等实验活动中意外事故造成盛装标本容器破裂、溢出瞬间产生气溶胶	中度	可能	中度	合理	低风险	可控
4	检测未经灭活的样本对仪器与环境造成污染	中度	较大可能	中度	合理	低风险	可控
5	样本、实验材料及设施设备等被误用	中度	较小可能	中度	合理	低风险	可控

续表5-1-8

序号	潜在危险因素	危害程度	发生概率	固有风险	措施合理性	残留风险	风险可控程度
6	阳性样本被恶意使用	中度	较小可能	中度	合理	低风险	可控
7	实验器材未经规范消毒造成污染	中度	可能	中度	合理	低风险	可控
8	废弃物处理不当造成病原微生物扩散	中度	可能	中度	合理	低风险	可控
9	灭菌装置不符合要求,灭菌不彻底造成污染	中度	较小可能	中度	合理	低风险	可控
10	检测人员及工勤人员破损的皮肤、黏膜接触到血液样本或被锐器刺伤等造成职业暴露	中度	可能	中度	合理	低风险	可控
11	检测人员个人防护不当造成病原微生物扩散	中度	可能	中度	合理	低风险	可控
12	非检测人员、进修实习等外来人员进入实验室的不当操作	中度	可能	中度	合理	低风险	可控
13	水、电、火灾或自然灾害造成的风险	中度	可能	中度	合理	低风险	可控

（三）风险评估人员

风险评估由机构负责人组织实验室、生物安全管理部门和其他熟悉乙脑病毒相关风险的专业人员进行风险评估，并形成风险评估报告。形成的风险评估报告经机构生物安全委员会审核，请省市熟悉相关病原微生物特征、实验设施设备、操作规程及个体防护设备的不同领域的专家同时进行评估和讨论，不断修订完善。

（四）风险评估报告

风险评估报告应是实验室采取风险控制措施、建立安全管理体系和制订安全操作规程的依据。在记录风险评估的过程中，风险评估报告应注明评估时间、编审人员和所依据法规、标准、研究报告、权威资料、数据等。

（五）需重新进行风险评估的情况

1.开展新的实验活动（增加新的项目）时，应对该项目的实验活动进行评估。

2.当收集到的资料表明乙脑病毒的致病性、毒力或传染方式发生变化时，应对其背景资料进行及时变更，并对其实验操作的安全性进行重新评估。

3.生物安全实验室操作人员在进行实验活动中，发现实验过程存在原评估报告中未发现的隐患或者在检查过程中发现存在生物安全问题时，应进行再评估。

4.在实验活动中发现微生物泄露或人员感染等意外事件或事故时，应立即进行再评估。

5.改变经评估过的实验活动（包括相关的设施、设备、人员、活动范围、管理等），或者操作超常规量、从事特殊活动时，应该事先或重新进行风险评估。

6.相关政策、法规、标准等发生变化时需要风险再评估。

（六）对风险、需求、资源、可行性、适用性等的综合评估

本机构已对在生物安全二级实验室所进行乙脑病毒抗体的检测活动进行了全面的风险评估，并根据风险的内容逐项制订了可行的、适用的防控措施。评估报告不仅适用于实验室设施设备的常规运行期间，而且适用于实验室设施设备进行清洁、维护或关停期间。

乙脑病毒抗体的检测活动中未涉及化学、物理、辐射等相关检测和研究内容，因此，不存在相应的风险，实验室所在的地理位置海拔较高，建筑材料可抗六级地震，能够抵抗水灾、地震等自然灾害。

八、评估结论

（一）危害等级

《中华人民共和国传染病防治法》规定，流行性乙型脑炎属乙类传染病；原卫生部《人间传染的病原微生物名录》、WHO《实验室生物安全手册》规定，乙脑病毒危害程度为第二类、危险度等级为Ⅲ级。

（二）实验活动及生物安全防护水平

原卫生部《人间传染的病原微生物名录》规定乙脑动物感染实验在ABSL-2实验室进行，病毒培养及未经培养的感染材料的操作在BSL-2实验室进行，灭活材料的操作、无感染性材料的操作在BSL-1实验室进行。根据上述原则，本机构乙脑病毒主要进行抗体的血清学检测，实验活动所需生物安全实验室级别为BSL-2。在实验室操作时，应穿戴防护服、口罩、工作帽、一次性手套和覆盖脚背的工作鞋。如果接触物的传染性大，应戴双层、加强保护手套。

本实验室乙脑病毒血清学检测所依据的方法为WS214《流行性乙型脑炎诊断标准》、原卫生部《全国流行性乙型脑炎监测方案》（2006年）。这些方法在项目开展时均经过技术验证，实验方法的风险很小。

（三）人员健康及素质

工作人员在上岗前均经充分的生物安全和专业知识及操作技能培训，具有上岗证，每年参加本机构组织的生物安全相关知识培训和考核，具有高度的责任心。

（四）防治原则

目前对乙脑尚无特效的治疗方法，所以，预防显得特别重要。预防乙脑的关键措施包括防蚊灭蚊、预防接种和动物宿主的管理。

实验室加强个人防护是最有效的措施。普遍性防护原则包括以下五项基本内容：安全处置锐利器具、对所有器具严格消毒、认真洗手、使用防护设施从而避免直接接触血液，安全处置废弃物。

（五）应急预案和职业暴露措施

一旦发生职业暴露或其他安全事故时，在紧急处理的同时要立即向主管领导报告，

启动应急预案，做好职业暴露后风险评估和职业暴露者的监测工作等。

中心病原微生物实验室按二级生物安全要求建设和装备实验室，采用酶联免疫吸附试验检测流行性乙脑病毒抗体。本次评估是从乙脑病毒生物因子的特性开始，对实验室常规活动和非常规活动存在的风险和潜在的风险进行评估，对所涉及的设施、设备和人员也进行了评估，并对所能产生的风险制订了相应的消除、降低或控制的管理措施和技术措施，已经将已知和未知的风险降到了可接受程度，实验室具备开展乙脑病毒检测的能力。

第九节　麻疹病毒实验活动风险评估报告

一、生物学特性

（一）种类和病毒分型

麻疹病毒（Measles virus）是麻疹的病原体，分类上属于副粘病毒科麻疹病毒属。电镜下麻疹病毒呈球状或丝状，直径约 120～250 mm，有包膜，核衣壳呈螺旋对称，核心为单负链 RNA，不分节段，基因组全长约 16kb，包括 N、P、M、F、H、L6 个基因，分别编码 6 个结构和功能蛋白。麻疹病毒的抗原性较稳定，只有一个血清型，但近年来的研究证明，麻疹病毒抗原也有小的变异。根据麻疹病毒核蛋白基因 C 末端高变区或全长血凝素基因特点，可以将野生型麻疹病毒分为 A～H8 个基因群，包括 23 个基因型。

（二）来源

早在东汉时期，我国张仲景在《金匮要略》中就有关于麻疹的描述，并认为麻疹是一种传染性很强的疾病。国外在公元 10 世纪，波斯医生拉兹才开始描述该病，直到 1675 年才认为麻疹是一种独立的疾病。1864 年，贝纳肯定了麻疹是通过呼吸道播散的，是由人传给人的疾病，潜伏期为 14 d，可获终生免疫。1911 年，哥特贝格等用急性期患者的血液及咽拭子感染了猴子，证实了麻疹病原是一种滤过性病毒。1930 年，勃来兹应用鸡胚培养麻疹病毒获得成功。1954 年，恩多等用人胚肾及人羊膜细胞培养病毒取得成功，为深入研究麻疹奠定了实验室基础。1963 年，美国成功地应用了经鸡胚羊膜腔适应和鸡胚单层细胞传代的减毒株制备了疫苗。我国也于 1965 年自行研制了减毒活疫苗并开始普种，从此，麻疹的发病率和死亡率大幅度降低。

（三）传染源

人是麻疹病毒的唯一宿主，因此，病人是唯一的传染源。急性期患者为最重要的传染源，无症状带病毒者和隐性感染者较少，传染性也较低。在患者出疹前 6 天至出疹后 3 天内均具有传染性，前驱期传染性最强，出疹后逐渐减低，疹消退时已无传染性。传染期患者口、咽、鼻、眼结膜分泌物均含有病毒，恢复期不带病毒。

（四）传播途径

主要经呼吸道飞沫传播。病人咳嗽、打喷嚏时，病毒随排出的飞沫经口、咽、鼻部或眼结合膜侵入易感者。密切接触者亦可经污染病毒的手传播，通过第三者或衣物间接传播较为少见。

（五）易感性

人群普遍易感，易感者接触患者后90%以上会发病，病后可获持久免疫力。6个月内的婴儿因从母体获得抗体，因此，很少患病，该病主要在6个月至5岁小儿间流行。目前，成人麻疹病例的报道越来越多，甚至在局部地区有小的流行，其主要原因为幼时接种过麻疹疫苗，以后未再复种，导致体内抗体的水平降低而使其成为易感者。

（六）潜伏期

潜伏期为6～21天，平均为10天左右，接种过麻疹疫苗者可延长至3～4周。

（七）剂量-效应关系

目前，尚未见有关麻疹病毒对人准确感染剂量的报道，麻疹病毒的感染主要与暴露途径和感染方式相关。

（八）致病性

因为CD46是麻疹病毒受体，所以，具有CD46的大多数组织细胞均可为麻疹病毒感染的靶细胞。经呼吸道进入的病毒首先与呼吸道上皮细胞受体结合并在其中增殖，再侵入淋巴结增殖，然后入血（在白细胞内增殖良好），形成第一次病毒血症。病毒到达全身淋巴组织后进行大量增殖，再次入血，形成第二次病毒血症。此时，开始发热，以及由于病毒在结膜、鼻咽黏膜和呼吸道黏膜等处增殖而出现的上呼吸道卡他症状。病毒还可在真皮层内增殖，口腔两颊内侧黏膜出现中心灰白、周围红色的Koplik斑。发病3天后，患者可出现米糠样皮疹，皮疹形成的原因主要是局部产生超敏反应。一般患儿皮疹出现24 h后，体温开始下降，呼吸道症状一周左右消退，皮疹变暗，有色素沉着。有些年幼体弱的患儿，易并发细菌性感染，如继发性支气管炎、中耳炎，尤其是易患细菌性肺炎，这是麻疹患儿死亡的主要原因。

麻疹病毒感染后，大约有0.1%的患者会发生脑脊髓炎，它是一种迟发型超敏反应性疾病，常于病愈1周后发生，呈典型的脱髓鞘病理学改变及明显的淋巴细胞浸润，常留有永久性后遗症，病死率为15%。免疫缺陷儿童感染麻疹病毒，常无皮疹，但可发生严重致死性麻疹巨细胞肺炎。另外，约百万分之一的麻疹儿童患者在其恢复后若干年，多在学龄期前出现亚急性硬化性全脑炎（Subacute sclerosing panencephalitis, SSPE）。SSPE属急性感染的迟发并发症，表现为渐进性大脑衰退，一般1～2年内死亡。经研究发现，患者血清及脑脊液中虽有高效价的IgG或IgM抗麻疹病毒抗体，但是用这些抗体很难分离出麻疹病毒。现认为，脑组织中的病毒为麻疹缺陷病毒，由于在脑细胞内病毒M基因变异而缺乏合成麻疹病毒M蛋白的能力，从而影响病毒的装配、出芽及释放。因此，将SSPE脑组织细胞与对麻疹病毒敏感细胞（如Hela、Vero等）共同培养，可分离出麻疹病毒。

（九）变异性

长期以来，麻疹病毒一直被认为是稳定遗传的病毒，只有一个血清型。但近年来的研究表明，麻疹病毒抗原也存在小幅度的变异。20世纪80年代以来，中国流行的麻疹野病毒与20世纪50～60年代的分离株以及目前广泛使用的疫苗株之间存在不同特性，如无血凝活性、只能被多克隆抗体中和、不能在Vero细胞上复制等。1998年，许文波等人在我国首次发现一个新的基因型别–H1基因型，也是近年来中国优势流行株，还未见其他国家有H1基因型流行的报道。

（十）环境中的稳定性

麻疹病毒在外界环境中稳定性较差，对热、紫外线及一般消毒剂敏感，但对寒冷及干燥环境有较强的抵抗力。

（十一）药物敏感性

目前，对麻疹病毒尚无特效抗病毒药物。

（十二）消毒剂敏感性

麻疹病毒对一般消毒剂都没有抵抗力，对过氧乙酸、75%乙醇、含氯消毒剂等均敏感。

（十三）物理灭活

高温、干燥、日晒均很容易将麻疹病毒灭活，置于56℃或空气流通环境中半小时，麻疹病毒就会失去活力。

（十四）在宿主体外存活

麻疹病毒在体外抵抗力较弱，室温下可存活数天，–70℃时可存活数年。

（十五）与其他生物和环境的交互作用

高温环境及紫外线照射下，麻疹病毒均不易存活，而在寒冷及干燥的环境中抵抗力较强。

（十六）预防和治疗方案

1.预防措施　关键是对易感者接种麻疹疫苗，提高其免疫力。

（1）管理传染源　对麻疹患者应做到早诊断、早报告、早隔离、早治疗，患者隔离至出疹后5天，伴呼吸道并发症者应延长到出疹后10天。易感的接触者检疫3周，并使用被动免疫制剂。流行期间，儿童机构应加强检查，及时发现患者。

（2）切断传播途径　流行期间应避免去公共场所或人多拥挤处，出入应戴口罩；无并发症的患儿在家中隔离，以降低传播和继发医院感染的风险。

（3）保护易感人群　关键是主动免疫，主要对象为婴幼儿，但未患过麻疹的儿童和成人均可接种麻疹减毒活疫苗。其次是被动免疫，体弱、妊娠妇女及年幼的易感者接触麻疹病人后，应立即采用被动免疫。在接触病人5天内注射人血丙种球蛋白3 mL，可预防发病，若5天后注射，则只能减轻症状，免疫有效期为3～8周。

2.治疗措施　对麻疹病毒尚无特效抗病毒药物，目前的主要治疗措施为对症治疗、加强护理、预防和治疗并发症。

二、实验室相关活动风险评估与控制

（一）实验室感染性因子的种类、来源和危害

1.感染性因子的种类 本实验室可能的感染因子为麻疹病毒本身。

2.感染因子的来源

（1）用于麻疹病毒抗体检测的血液样本。

（2）样本采集与检测过程涉及的所有实验场所。

（3）实验室操作中可能产生的含病毒的气溶胶。

3.感染性因子可能造成的危害

（1）被污染的实验器材、器皿等对实验室环境造成污染。

（2）实验室废弃物对环境造成污染。

（3）实验人员暴露后感染。

（4）实验室含病毒的气溶胶对实验室环境造成污染。

（二）实验室常规活动过程中的风险评估与控制

1.实验方法

（1）风险点识别 若采用国家标准、行业标准之外的其他未经确认的实验方法，或在使用国家标准、行业标准之前未进行技术确认，操作时可能存在安全风险。

（2）风险控制措施 尽量采用国家标准、行业标准或经过充分验证的实验方法；在使用新的或变更过的国家标准、行业标准之前，必须经过严格的技术确认。

2.样本采集

（1）所用器材 一次性采血针、真空采血管、消毒棉签及一次性利器盒。

（2）风险点识别

①采血过程中，工作人员与患者近距离接触，患者咳嗽、打喷嚏时，病毒随飞沫排出，很容易通过口、咽、鼻部及眼结合膜入侵工作人员，此时，风险最大。

②若操作不规范，则会发生样本溢洒或溅出的情况，产生的气溶胶存在感染操作者的风险。

③若被麻疹患者的血液污染了破损皮肤、黏膜，或被含有麻疹病毒的血液污染了的针头刺破皮肤，这种情况也不能完全排除被感染的可能。

④血液标本溅洒出来，对环境造成污染。

（3）风险控制措施 采血前做好个人防护，穿戴防护服、手套、口罩、护目镜和帽子，最好让患者本人也戴上口罩；用过的针头直接放入利器盒内，禁止用手直接接触使用后的针头或将使用后的针头重新套上针头套；采血管用真空抗凝管，采好血后直立于试管架中，防止倒翻；消毒棉签等污染物放入医疗废弃物专用袋中，统一消毒处理。

3.样本的包装和运输

（1）所用器材 真空采血管、95千帕样品运输罐、B类标本运输箱（UN3373运输箱），及运送车辆。

（2）风险点识别　若使用不合格包装进行运输，容器密封不严，将不能安全有效地防止运输过程中包装容器意外破损，从而产生污染扩散的可能。

（3）风险控制措施　严格按照生物安全的要求，采用三层容器包装：第一层采用真空采血管装样本，应密闭防渗漏；第二层采用95千帕样品运输罐，可容纳并保护第一层容器，密封不易破碎、耐压力、防渗漏且易消毒；第三层采用B类标本运输箱，要容纳并保护、固定第二层容器，且易于消毒。样本应由机构专车运回实验室。

4.样本接收

（1）风险点识别　若运输途中有样本管破裂、血液溢漏的情况，则可能对样本接收人员造成污染。

（2）风险控制措施　样本直接送至实验室，由专业检验人员接收，接收样本前做好个人防护，穿戴好防护服、手套、口罩和帽子，若有样本管破裂，应立即在生物安全柜内将尚存留的样本移除，废弃物放入带盖的防刺破的塑料罐中，被污染的容器用0.5%过氧乙酸等消毒液浸泡后再清洗。

5.样品检测

（1）所用器材　离心机、生物安全柜、移液器、洗板机及酶标仪等设备。

（2）风险点识别

①离心过程中离心管破裂产生大量气溶胶，并造成离心机污染。

②实验操作过程中血液样本溅洒产生气溶胶，并造成人员污染或台面、地面等环境污染。

③洗板、读板时液体溅出污染设备表面或工作台面。

（3）风险控制措施　所有检测操作均在BSL-2实验室中进行，检测人员在进行实验前按照二级生物安全防护要求做好个人防护，加样移液操作在生物安全柜内进行，动作轻缓；判读结果时，酶标板应轻拿轻放、避免液体溅出；待实验完毕，先消毒手部，再脱去手套并立即洗手；若有意外情况发生，应及时采取有效措施。

6.阳性样本的保存

（1）所用器材　生物安全柜、移液器、带螺旋盖的塑料管及可密封的塑料冻存盒。

（2）风险点识别　麻疹阳性样本若保存不当，易造成人员或环境污染。

（3）风险控制措施　按照二级生物安全防护要求做好个人防护；样本的操作在生物安全柜内进行，动作要轻缓；所有样本的血清或血浆都保留在带螺旋盖的塑料管内，再装入可密封的塑料冻存盒中，置于-20℃以下的冰箱内保存，实行双人双锁管理。

7.阳性复核样本的上送

（1）所用器材　带螺旋盖的塑料管、95千帕样品运输罐、B类标本运输箱（UN3373运输箱）和运送车辆。

（2）风险点识别　若包装不符合相应生物安全等级的要求，或运输工具无安全保障，则易造成污染扩散，甚至样本丢失。

（3）风险控制措施　阳性样本上送应严格执行规范"UN3373三层包装"（同样品采集），携带"病原微生物菌（毒）种或样本运输许可证"，并由专车运送，专业人员全程护送。

8.实验室的清洁和消毒

（1）风险点识别　工作完毕后，若不及时对工作台面、生物安全柜等进行消毒，有可能会造成实验室环境污染或人员感染。

（2）风险控制措施　工作完毕后，及时对检测所涉及的工作台面、地面和生物安全柜进行消毒，使用100倍稀释的施康清洗消毒液Ⅰ擦拭，用消毒液清洁后要干燥20 min以上。生物安全柜用70%～75%的酒精擦拭消毒。待实验和消毒完毕，先脱去手套，再脱去防护服，并正确使用流水洗手。

9.废弃物处置

（1）所用器材　医疗废弃物专用袋、硬质耐高压且防渗漏的垃圾桶、高压灭菌器。

（2）风险点识别　剩余的阳性样本管是很大的污染源，采过血的针头若处理不当，则易造成人员刺伤。

（3）风险控制措施　实验过程中产生的所有废弃物，包括不再需要的样本、酶标反应板，及其他物品，用医疗废弃物专用袋装好后，置于密封防渗漏容器中，经121 ℃高压灭菌15～20 min后再运出实验室，集中存放，交由有资质的医疗废弃物处理单位上门收集，并集中处置，装满针头的一次性利器盒严禁再次打开，须密封好后，同上述垃圾一起处理。在处理废弃物的同时，做好交接记录，所有相关记录定期整理归档。

（三）实验室常规活动中其他风险评估与预防控制措施

1.电力

（1）风险点识别　若实验室没有布置双路供电，或电力供应不稳定，则有可能使实验活动突然中断、实验设备停止工作等，从而带来相关安全风险。

（2）预防控制措施　实验室尽量要布置双路供电，没有布置双路供电的应配置备用电源、以确保高压灭菌器、生物安全柜等重要设备的安全运行。

2.电气操作

（1）风险点识别　实验室活动涉及的电气操作，包括实验室工作区内电气设备的启动、关闭、安装和维修；设备层内UPS、空调机组等电气设备的启动、关闭和维修等。这些电气操作的过程可能存在触电、电击、电气故障等风险。

（2）预防控制措施

①电气设备的设计及制造应符合相关安全标准的要求。实验室工作区内若有380 V的电源插座，则需明确标识，并由有资质的专业人员进行操作。

②新的、改装过的或修理过的电气设备在未经专业人员（如有资质的电工）完成电气安全测试和设备符合安全使用要求之前，不允许使用。

③电气设备使用人员应接受正确操作的培训，操作方式不降低电气的安全性。电气设备使用人员要定期检查设备中可能引起电气故障的破损。只有专业人员才可从事电气设备和电路维修，禁止未经授权的操作。

④采取措施对设备进行去污染处理，以降低维护人员感染的风险。

3.实验室给排水设施设备

（1）风险点识别　实验室含有给排水的设施设备，包括位于工作区和洗消区的高压灭菌器和洗涤池。管道意外破裂、排水管道阻塞可能导致感染性材料溢出，有污染实验人员和环境的风险。

（2）预防控制措施　实验室产生的所有染菌物及器具，必须先经高压灭菌或含氯消毒剂浸泡消毒后洗涤，产生的污水集中排入机构污水池进行消毒处理，严禁直接排放。至少每月监测粪大肠菌群，定期检查实验室给排水管道各接口的密封性，及时发现安全隐患。

4.实验室设施设备管道

（1）风险点识别·实验室设施设备管道穿越维护结构的部位可能存在密封不严的情况。当感染性材料溢出时，有污染环境的风险。

（2）预防控制措施　所有管道穿越维护结构的部位应严格密封，定期进行检查，避免感染性材料外溢从而污染环境。

5.主要检测仪器设备

（2）离心机

①险点识别　在分离血清的过程中，若没有做好平衡，可能存在离心管破裂、离心管盖脱落，离心转子和离心腔被污染的风险。

②预防控制措施　离心时配备耐离心压力的且带螺旋管盖的离心管，离心前做好平衡，选择正确的离心速度和离心力；规范正确操作，定期维护，确保离心机性能正常；每次使用后做好清洁消毒和使用记录，并定期进行功能检查。

（3）标仪和洗板机

①风险点识别　在使用酶标仪和洗板机的过程中，可能存在阳性对照或在测样品污染设备表面和工作台面的风险。

②预防控制措施　酶标仪每年强检一次，中途再做一次期间核查；洗板机每年进行一次功能检查；在洗板、读板时，要做到动作轻缓、小心操作；倘若有液体溅出，应马上进行消毒处理。

6.生物安全设施设备

①风险点识别　若不按照安全柜操作规程进行操作、维护与检测，其防护屏障效果会明显降低或消失，从而失去安全防护效果；若长时间使用或未及时更换HEPA过滤器，会使其功能丧失，造成工作窗口气流速度降低或流向紊乱；使用后若不进行彻底消毒处理，对于清洁、维护人员将会产生污染。

②预防控制措施　正确选配生物安全柜，操作人员应接受相关的操作和维护培训，日常操作和维护都应该严格按照设备操作规程或使用说明书进行；每年请有检测资质的服务机构对生物安全柜进行风速、气流、尘埃粒子、紫外线强度等关键指标的检测，确保其性能正常；一旦造成污染，应及时进行消毒处理。

（4）高压灭菌器

①风险点识别　若不按照高压灭菌器操作规程进行操作、维护，其效果会明显降

低甚至失效，从而失去去污染与无害化的作用；若长时间使用又不定期检测灭菌效果，对其灭菌效果无从考证，可能会产生功能缺损，存在灭菌不彻底从而会引起污染的隐患；在长期停用，若内部水分不及时排干，将会使内部器件老化从而失去正常功能。

②预防控制措施 采用下排式高压灭菌器，防止气溶胶污染；规范操作，定期维护，确保高压灭菌器性能正常；定期检定、核查，做好使用记录，持证上岗；日常进行灭菌效果监测，以保证灭菌质量。

（3）个人防护用品

①风险点识别个人防护用品若穿戴不规范、大小不合适或使用过期的防护用品等，则将会导致防护效果降低，甚至失效。

②预防控制措施 进行与麻疹病毒血清学相关的操作时要按二级生物安全防护水平进行个人防护，必须选择大小合适、有效的防护用品，穿戴时相互检查确认，避免使用有破损、缺陷和过期的防护用品。

（4）应急救治设施和用品

①风险点识别 实验室若没有配备洗眼器、应急药箱等必要的应急设施和物品，或配备的急救用品种类不全、不合适或过期，则会导致急用时无法发挥作用。

②预防控制措施 在实验室内正确配备洗眼器，确保其功能正常。配备的75%乙醇、碘伏或其他消毒剂、创可贴等急救物品与实验活动相适应，并在有效期内使用，专人负责管理，定期维护、清理和更新。

（5）消毒灭菌剂

①风险点识别 消毒产品无生产许可证、过期、配制方法或浓度不正确、种类选择不合理，都将会导致消毒效果降低、生物灭活能力降低，或对物品腐蚀性增加、对皮肤造成刺激等问题。

②预防控制措施 选择符合国家标准的正规厂家生产的产品，选择合适的消毒剂，按照规定的消毒方法、消毒时间、消毒浓度（剂量）进行消毒，避免使用过期产品；消毒过程中，消毒人员应做好必要的个人防护，防止发生意外。麻疹病毒抵抗力弱，对一般消毒剂均敏感。本实验室选用施康消毒剂Ⅰ（主要成分为次氯酸钠）、碘伏、75%酒精、漂白粉等作为常用消毒剂。

7.管理体系的风险

（1）风险点识别 管理体系（包括应急预案）、程序文件、作业指导书和操作规程都是确保生物安全的主要因素。如果组织结构不健全、设置不合理，体系文件与实际工作不匹配，以及部门职责不清或衔接不当等，就都可能带来安全风险。

（2）预防控制措施 定期开展对管理体系的评审，发现问题应及时修订、完善，以确保生物安全管理体系持续有效地运行。

（四）工作人员的风险评估与预防控制措施

1.风险点识别

（1）人员数量 人员过少会因缺少相互提示或因工作量增大而导致操作过程中工作失误增加，风险增加。

（2）人员结构及资质　新进人员若没有高资历人员带教操作，不能很好地处理意外事件，风险增加的概率就会大大上升。实验人员不熟悉实验检测方法及操作规范，在进行实验前未进行相关的专业知识培训，就无法保证工作质量和安全。

（3）职业操守　责任心不强的人员参与该项工作，则产生生物危害而危及人员安全、环境安全与社会安定的可能性就会大大增加。

（4）健康管理　健康状况主要包括生理、心理素质与免疫状态。当身体的呼吸道症状或其他不适合工作的情况出现时，职业暴露风险就会增加。

（5）生物安全培训及应急事件处理能力　工作人员上岗前没有接受严格的生物安全和相关生物安全设备操作的技术培训，易造成生物安全事故的发生。上岗后，没有接受实验室突发事件处理的培训，一旦发生意外事件，就不能在第一时间有效地处理和控制生物安全事件。

2.预防控制措施

（1）人员数量　尽量有2名工作人员同时进行采样、检测。

（2）人员结构及资质　实验室检测人员的年龄和资历结构应配备合理，新进人员应由高资历人员带教或监督操作，检测技术人员需经过上岗培训，掌握相关专业知识和技能，能独立熟练地操作，并经考核合格。

（3）职业操守　加强职业道德教育，培养工作责任心。

（4）健康管理　建立健康申报制度，遇有手部皮肤有开放性伤口及其他不适合工作的情况，应及时向科室负责人报告并暂停工作；裸露皮肤的微小伤口、擦伤，皲裂等应用防水材料严密覆盖。

（5）生物安全培训及应急事件处理能力　检测人员必须接受上岗前培训和复训，每年参加本机构组织的生物安全知识或生物安全操作技术培训、考核。实验室工作人员必须严格按照《实验室意外事故和职业性疾病报告制度》和《病原微生物生物安全应急处置技术方案》中规定的要求进行应急事件的处置，强化职业暴露的应急处理能力，规范工作中职业暴露后现场急救处理。

（五）实验室非常规活动中的风险评估与预防控制措施

1.实验室主要的非常规活动

（1）检测外专业人员对实验室设施设备的维护、维修、检测验证（如主要设施设备的检测验证）和更换（如高效过滤器等的更换）。

（2）实验室后勤保障人员对实验室及公共环境的保洁、实验器材的洗刷消毒。

（3）外部人员来实验室参观及上级部门对实验室的检查。

（4）任何其他人员需要进入实验室从事实验活动以外的行为。

2.风险点识别

（1）进入实验室可能会引起实验室感染的风险，特别是在不慎打翻、打破试管或损坏仪器部件的情况下。

（2）实验室运行过程中某些人员需要进入实验室参观，存在影响实验室正常运行的风险。

3.预防控制措施

（1）实行人员准入、登记制度。外部人员来进行参观或检查前，应对实验室作彻底清毒；任何外来人员进入实验室时应有实验室人员全程陪同。

（2）进入人员绝对不能私自动用实验室内有标志的危险品（除非经过授权），绝不能将未经消毒处理的物品拿出实验区。

（3）在实验室进行设施、设备维护维修过程中，若发生意外事件，应立即报告实验室负责人，进行风险评估，并采取应对措施。

（4）对实验室的设施，设备进行维护维修工作时应动作轻柔，避免产生气溶胶。检测维修后、离开实验室前，必须洗手。

（六）被误用和恶意使用的风险与预防控制措施

1.风险点识别

若阳性标本未明确标识或未实施双人双锁管理，实验活动结束后不及时对操作场所进行消毒，其他工作人员在不知情的情况下可能误用标本、实验材料和设施设备等，从而导致人员感染和实验室环境污染等。

2.预防控制措施

（1）实行严格的人员准入和授权上岗制度。

（2）所有获得批准进入实验室工作的人员，必须严格按规程操作实验材料和设施设备。

（3）发生事故时必须及时报告并作必要的处理和记录。

（4）实验所用材料和试剂等必须有明确的标识。

（5）阳性标本严格实施双人双锁管理。

（七）相关实验室已发生的事故分析和从中得到的启示

目前，因麻疹病毒采样、检测明确引起实验室人员感染的相关报道很少，但任何一种病原微生物都有可能存在实验室感染的风险，因此，工作人员应严格遵守实验室相关规定，做好个人防护和规范操作，防止职业暴露。

三、实验室理化因素风险评估及安全防护措施

（一）紫外线

1.风险点识别 二级生物安全实验室及生物安全柜均使用紫外线灯进行物体表面消毒。紫外线波长为250～280 nm，主要影响眼睛和皮肤，可引起急性角膜炎、结膜炎和慢性白内障等眼部疾病，还可诱发皮肤癌。紫外线灯开启时，人员在不知情的情况下进入可受到伤害。

2.安全防护措施 在实验室工作应避免紫外线直接照射人体，特别是眼部。生物安全柜表面应贴有紫外线危害的标识。在进行紫外线消毒时，实验人员应尽量远离消毒区域，基本可以规避紫外线对人体的危害。

（二）辐射

1.风险点识别 实验室筹建选址时若未对周围辐射源进行排查，对使用的含辐射

的仪器未进行严格管理，就会存在辐射源或造成辐射事故，间接导致病原微生物屏障系统破坏的隐患。

2.预防控制措施　实验室筹建选址时，需严格排查周边建筑群的辐射源。

（三）施康清洗消毒剂Ⅰ

1.风险点识别　施康清洗消毒剂Ⅰ属于含氯消毒剂，有效氯的含量为4.55%～5.55%，次氯酸钠为主要杀菌因子。含氯的消毒液会残留在空气中难以挥发，长期使用会使人感到头疼、恶心。对于有过敏体质的人，还容易引发过敏、哮喘等疾病。高浓度的含氯消毒剂对人的呼吸道黏膜和皮肤有明显的刺激作用，可使人流泪、咳嗽，并刺激皮肤和黏膜，严重者可发生氯气中毒。急性中毒者会出现躁动、恶心、呕吐、呼吸困难等症状，甚至因窒息而死。

2.安全防护措施　按照使用说明，根据不同消毒对象而配制不同的浓度，避免使用不必要的高浓度的消毒液，稀释和使用时均戴好手套，消毒后及时开窗通风，基本可规避消毒液对人体的危害。

（四）其他

1.风险点识别　实验室内的照明和声音（生物安全柜等）有可能因强光和噪声而对人员造成损害。

2.安全防护措施　对实验室的照明和声音等参数进行检测，确保合格、避免强光噪声对人员造成损害。

四、实验室火灾风险评估与预防控制措施

1.风险点识别

（1）超负荷用电、电线过长。

（2）电器和电源老化、电器保养不良，如电缆的绝缘层损坏。

（3）用火不当等引发火灾

（4）仪器设备在不使用时未关闭电源

（5）使用的仪器设备不是专为实验室环境设计

（6）易燃、易爆品处理、保存不当。

（7）不相容化学品没有正确隔离。

（8）在易燃物品和蒸汽附近有能产生火花的设备。

（9）通风系统不当或不充分

2.预防控制措施

（1）定期检查电器插座、电线绝缘层是否完好，保证用电负荷，对易燃、易爆等危险品进行有效区域隔离。

（2）实验室配备灭火器，放置在易取的地点，摆放部位应张贴灭火器标识。该灭火器用于扑灭可控制的火灾，帮助人员撤离火场；对灭火器进行定期检查和维护，确保其有效使用。

（3）实验室需装设应急灯，所有出口都有黑暗中可见的"紧急出口"标识；当出

现紧急状况时，实验室所有出口的锁必须处于开启状态，出口设计保证不经过高危险区域就能逃脱，所有出口都能通向一个开放空间。

（4）走廊、流通区域不得放置障碍物，确保人员流动和灭火设备移动不受影响。

（5）在实验室工作区显著位置张贴火警电话标识。实验室每年对工作人员进行消防知识培训，包括消防器材的使用、火灾发生时的应急行动等。

五、自然灾害风险评估与安全防护措施

自然灾害可能导致的实验室紧急状况主要包括水灾和地震等。

（一）水灾

1.风险点识别

水灾可能导致实验室维护结构和设施损坏，实验室内感染性材料随水外溢。

2.安全防护措施

（1）在安全手册中制订《实验室紧急事件应急预案》，并对所有实验室人员进行培训。

（2）实验室一旦发生水灾报警时，应立刻停止工作，首先考虑实验室内感染性物质和人员的转移。实验室负责人、机构负责人根据条件及时采取对策，第一时间联系相关消防人员。消防人员应有防护措施，并在受过训练的实验室工作人员陪同下，进入实验室完成感染性物质和人员的安全转移。

（二）地震

1.风险点识别　地震等自然灾害会造成实验室维护结构和设施损坏，导致人员伤害，存在实验室感染性材料外溢的风险。

2.风险控制措施　实验室应采取措施降低自然灾害带来的风险，保证灾害发生后工作人员能够安全撤离实验室，减少对人员和环境的影响，发生地震后，首先设立距实验室维护结构20 m范围内的封锁区。其次，对封锁区进行消毒，然后由专业人员在做好个人防护的前提下对实验室内部环境边消毒边清理。如果保藏样品的容器没有被破坏，可把它安全转移到其他安全的实验室；如果保藏样品的容器已被破坏、发生外溢，应立即用可靠方法进行彻底消毒灭菌。

六、生物安全及其他紧急事件（事故）处理预案

（一）实验室生物安全事件（事故）处理措施

1.当生物安全柜出现持续正压时，应立即停止操作，通知运行保障人员采取措施恢复负压。如果不能及时恢复和保持负压，应停止实验，发生此类事故或发生意外停电，造成具有传染性物质暴露潜在危险的事故和污染时，工作人员除了采取紧急措施外，还应立即报告实验室安全负责人，组织对实验室进行终末消毒。

2.在离心过程中离心管破裂时，应马上关闭电源，让离心机停止工作，并静止30 min，然后缓慢打开离心机盖，将离心杯平稳地拿到生物安全柜中。如果发生泄漏，将1%的次氯酸钠消毒液灌入离心杯腔体中消毒30 min，然后弃去消毒液和离心管碎片，将离

心杯清洗后擦干。

（3）发生污染物泼溅或溢出时，立即用清洁布或吸水纸覆盖污染处，并倒上10~25倍稀释的施康消毒液，作用至少30 min，方可清理全部污染物，用消毒剂擦拭污染区域。所有这些操作过程中都应戴手套。若发生大范围污染物扩散事故时，应立即通知实验室主管领导和安全负责人。待其到达事故现场，查清情况，确定消毒方案，组织对实验室进行终末消毒。

（4）发生空气污染时，可采用低温蒸汽甲醛气体进行消毒。甲醛有致癌作用，故不宜用于生物安全柜和实验室的常规空气消毒。

（5）若发生针头刺伤或血液标本溅洒污染人员、器具或环境及其他意外时，应及时采取有效的消毒处理措施。

①被采血针头刺伤　应立即用肥皂和大量流水冲洗，尽可能挤出损伤处的血液，并用碘伏等有效消毒剂对伤口进行消毒处理。

②皮肤或黏膜污染　皮肤受污染部位可用肥皂和大量流水冲洗，并用75%酒精或碘伏等有效消毒剂进行消毒处理；对于黏膜受污染则用大量流水或生理盐水冲洗污染部位。

③物品或环境污染　耐煮沸的物品煮沸20 min后清洗，对不能煮沸的物品可用1%漂白粉或0.5%过氧乙酸等消毒剂浸泡2 h后再用清水洗涤；对于地面、墙面等环境污染可用3%漂白粉、2%过氧乙酸等消毒液喷雾进行消毒或擦洗2次。

④患者猛烈咳嗽、打喷嚏或样本溅洒产生大量气溶胶工作人员在采样结束时，应尽可能对手套、口罩、护目镜等个人防护用品进行喷洒消毒后再摘除，然后对手部及面部进行彻底清洗。

（二）其他紧急事件（事故）处理措施

在制订的应急预案中应包括消防人员和其他紧急救助人员。应事先告知他们哪些实验室有潜在的感染性物质，让他们熟悉实验室的布局和设备。在实验室发生不可控制的火灾、水灾、爆炸或其他危险情况时，为确保工作人员安全，要进行紧急撤离。所有实验人员须了解紧急撤离的行动计划、撤离路线和集合地点。每年至少参加一次紧急撤离演习，包括急救设备的使用和采取相应的急救措施。

（三）生物安全及其他紧急事件（事故）报告和记录

1.发生生物安全及其他紧急事件时，在紧急处理的同时必须向机构主管领导和生物安全委员会报告。

2.对于生物安全事件必须进行登记，记录发生的时间、地点及详细经过，处理方法等。

七、生物安全和生物安全保障风险管理

（一）生物安全风险评估依据

风险评估所依据的数据及拟采取的风险评估措施、安全操作规程等均应以国家卫建委、世界卫生组织、国际标准化组织等机构或行业权威机构发布的指南标准等为依据。

（二）危险发生的概率评估（见表5-1-9）

表5-1-9　麻疹病毒危险发生的概率评估

序号	潜在危险因素	危害程度	发生概率	固有风险	措施合理性	残留风险	风险可控程度
1	采血过程中患者咳嗽或打喷嚏导致其飞沫入侵采血人员口、鼻或眼结合膜	高度	可能	高度	合理	低风险	可控
2	样本运输过程中容器意外侧翻、破裂导致样本泄露	中度	可能	中度	合理	低风险	可控
3	样本接收、开启及加样等常规实验活动中产生气溶胶	中度	较大可能	中度	合理	低风险	可控
4	离心过程中样本管破裂产生大量气溶胶	中度	可能	中度	合理	低风险	可控
5	检测未经灭活的样本,对仪器与环境造成污染	中度	较大可能	中度	合理	低风险	可控
6	样本、实验材料及设施设备等被误用	中度	较小可能	中度	合理	低风险	可控
7	阳性样本被恶意使用	中度	较小可能	中度	合理	低风险	可控
8	废弃物处理不当造成病原微生物扩散	中度	可能	中度	合理	低风险	可控
9	检测人员及工勤人员破损的皮肤、黏膜接触到血液样本或被锐器刺伤等造成职业暴露	中度	可能	中度	合理	低风险	可控
10	检测人员个人防护不当造成病原微生物扩散	中度	可能	中度	合理	低风险	可控
11	非检测人员、进修实习等外来人员进入实验室的不当操作	中度	可能	中度	合理	低风险	可控
12	水、电、火灾或自然灾害造成的风险	中度	较小可能	中度	合理	低风险	不可控

（三）风险评估人员

由机构负责人组织实验室、质量管理科及其他熟悉麻疹病毒检验相关风险的专业人员进行风险评估，并形成风险评估报告，形成的风险评估报告经机构生物安全委员会审核，请熟悉相关病原微生物特征、实验设施设备、操作规程及个体防护设备的不同领域的专家进行评估和讨论，不断修订完善。

（四）风险评估报告

风险评估报告应是实验室采取风险控制措施、建立安全管理体系和制订安全操作规程的依据，在记录风险评估的过程中，风险评估报告应注明评估时间、编审人员和所依据的法规、标准、研究报告、权威资料及数据等。

（五）需重新进行风险评估的情况

1.生物安全实验室改造前（或新建造前）和正式启用前。

2.当收集到的资料表明麻疹病毒的致病性或传染方式发生变化时，应及时变更其背景资料，并对其实验操作的安全性进行重新评估。

3.开展新的实验活动（增加新的项目），应对该项目的实验活动进行再评估。

4.生物安全实验室操作人员在进行实验活动中，发现有原评估报告中未涉及的隐患存在，或者在检查过程中发现存在生物安全问题，应进行再评估。

5.在实验活动中发生阳性标本泄露或人员感染等意外事件或事故时，应立即进行再评估。

6.当评估过的实验活动（包括相关的设施、设备、人员、活动范围、管理等）发生改变或者操作超出常规量，以及从事某些特殊活动时，应该事先或重新进行风险评估。

7.相关政策、法规、标准等变化时，需要进行风险再评估。

（六）对风险、需求、资源、可行性、适用性等的综合评估

机构已对生物安全二级实验室所涉及的所有活动内容进行了全面的风险评估，并根据风险的内容逐项制订了可行的、适用的防控措施。评估报告不仅适用于实验室设施设备的常规运行期间，而且适用于实验室设施设备进行清洁、维护及关停期间。

生物安全二级实验室实验活动中未涉及化学、物理、辐射等的相关检测和研究内容，因此，不存在相应的风险。实验室所在的地理位置海拔较高，建筑材料可抗六级地震，能够抵抗水灾、地震等灾害。

八、评估结论

（一）危害等级

《中华人民共和国传染病防治法》规定，麻疹属乙类传染病；原卫生部《人间传染的病原微生物名录》、WHO《实验室生物安全手册》规定，麻疹病毒危害程度为第三类、危险度等级为Ⅱ级。

（二）实验活动及生物安全防护水平

原卫生部《人间传染的病原微生物名录》规定动物感染实验在 ABSL-2 实验室进行，病毒培养、未经培养的感染材料的操作在 BSL-2 实验室进行，灭活材料的操作、无感染性材料的操作在 BSL-1 实验室进行，根据上述原则，本机构病原微生物实验室主要进行麻疹病毒血清学检测，从事未经培养的感染性材料操作，实验活动均在二级生物安全实验室中进行，采取了二级生物安全防护水平，实验室配备的生物安全柜、高压灭菌器等设备符合管理和检测的要求，并严格按照规定的操作程序操作。

本实验室麻疹病毒血清学检测所依据的方法为WS 296《麻疹诊断标准》，该方法为原卫生部标准，在项目开展时经过技术验证，实验方法的风险很小。

（三）人员健康及素质

实验人员及相关辅助人员在上岗前均经过充分的生物安全、专业知识及操作技能培训，考核合格后上岗，新上岗人员和进修人员经过培训，并在指导老师指导下从事检测工作。

（四）防治原则

目前，接种麻疹疫苗是预防麻疹的有效措施。临床上，针对麻疹的治疗对症支持疗法为主，无特效抗病毒药物。

因呼吸道传播为其主要传播途径，实验室工作人员在实验活动过程中，尤其是面对面给患者采集血液样本时，应加强个人防护，规范操作。对所涉及的器械实施严格消毒；安全处置废弃物；严格洗手并进行消毒。

（五）管理体系和应急预案

相关管理体系文件如《生物安全柜操作规程》《高压灭菌作规程》《离心机操作规程》《洗板机操作规程》《微生物实验器具消毒灭菌和废弃物的管理》《样品管理程序》等经过技术委员会的评审证明是有效和安全的。实验室对制定的《实验室意外事故和职业性疾病报告制度》和《病原微生物生物安全应急处置技术方案》进行培训和反复演练，能确保有效应对意外感染事件的发生，把危害控制在最小范围和最低限度。

综上所述，本实验室在人员素质、设施设备、实验器材及实验方法、管理体系、废弃物处置等方面均能满足开展麻疹病毒血清学检测相关实验活动的安全管理要求，实验过程中的风险是可控的，实验人员的健康与安全是有保障的，不会对周围环境产生危害。

第十节　艾滋病病毒实验活动风险评估报告

一、原微生物名称及危害程度分类（名录规定）

（一）病原微生物分类等级

根据《中华人民共和国传染病防治法》，艾滋病毒（HIV）属于乙类传染病。在卫生部2006年公布的《人间传染的病原微生物名录》中将艾滋病毒（Ⅰ型和Ⅱ型）列为危害程度第二类病原微生物。运输包装仅病毒培养物为A类，UN编号为UN2814。

（二）实验室及实验活动（操作）分级

按照《人间传染的病原微生物名录》规定，艾滋病毒为危害程度第二类的病原微生物。因此，灭活材料和无感染性物质操作在BSL-1中进行。未经培养的污染材料的操作包括艾滋病血清学检测（筛查和确证实验室）、免疫学和PCR核酸检测应在符合生物安全Ⅱ级（BSL-2）要求的实验室中进行。HIV分离培养及需要操作活病毒的实验，应在生物安全Ⅲ及实验室（BSL-3）中进行。

二、背景资料

（一）病原微生物的生物学特性

病原微生物生物学特性的描述上主要包括以下几个方面：

1. 形态特征

HIV属逆转录病毒科慢病毒属，病毒颗粒呈球形，直径90 nm～130 nm。电子显微镜下可见致密的圆锥状蛋白的核心，内有病毒RNA分子和酶。其外层有包膜，为两层的磷脂蛋白膜，膜上为突起，约有80个突起，是HIV与宿主细胞受体结合位点和主要的中和位点。

病毒的核心呈中空锥形，由两条相同的单链RNA链、逆转录酶和蛋白质组成。

2. 培养特征

将病人自身外周或骨髓中淋巴细胞经PHA刺激48 h～72h作体外培养1～2周后，病毒增殖可释放至细胞外，并使细胞融合成多核巨细胞，最后细胞破溃死亡。亦可用传代淋巴细胞系如HT-H9、Molt-4细胞作分离及传代。

3. 免疫学特性（特异性抗原）

机体感染HIV以后将产生针对HIV主要抗原的特异性抗体，如抗P17、P24、P31、gp41、P51、P55、P66、gp120、gp160的抗体，同时也可以产生一些针对病毒调节蛋白的抗体。对HIV不同抗原的反应性与感染的进程有关，也存在一定的个体差异。

4. 遗传特性（基因组及编码产物）

HIV核心RNA中含有gag、env和pol基因以及6种调控基因〔tat，vif，vpr，vpx（vpu），nef，rev〕。gag基因编码病毒的核心蛋白；pol基因编码病毒复制所需要的酶类（逆转录酶、整合酶和蛋白酶）；env基因所编码的病毒包膜蛋白，是HIV免疫学诊断的主要检测抗原。调控基因编码的辅助蛋白调节病毒蛋白合成和复制。

5. 变异性（包括基因重配的特性）

现有两型HIV：HIV-1和HIV-2，它们主要区别在于包膜糖蛋白上。HIV是一种变异性很强的病毒，不同的毒株之间差异很大，甚至同一毒株在同一感染者体内仅数月就可以改变，使抗原中和抗体失去中和效能，这给HIV疫苗的研制造成很大困难。目前在全球流行的HIV-1毒株已出现三个组，即M、O和N组，其中M组又可分为A到J10个亚型，而且亚型间的重组体已有发现。HIV-2现有A～F 6个亚型。目前也有学者根据病毒的生物学特性对HIV-1进行分群，如根据病毒与宿主细胞结合所利用的辅助受体的不同（CCR5、CXCR4），分为R5和X4毒株；或根据宿主范围及复制特性不同，分为非合胞体诱导株（NSI）和合胞体诱导株（SI）；有毒力株和无毒力株；快/高型和低/慢型等。

6. 毒力和致病性：

HIV是一种嗜T细胞和嗜神经细胞的病毒，侵入人体后选择性攻击T辅助细胞、脑组织细胞、脊髓细胞和周围神经细胞。当HIV在TH内大量生长繁殖，TH大量破坏时，则发生细胞免疫缺陷，自身稳定和免疫监测功能丧失，不仅可发生一系列原虫、蠕虫、细菌、真菌和病毒等条件病原体感染，还可发生少见的恶性肿瘤，最终导致死亡。

7.种（型）鉴别特征

HIV-1分离毒株在体外的复制能力是其重要的表型特征之一，快/高型复制的病毒（R/H）能够在原代PBMC和传代的CD4+T淋巴细胞中快速复制，产生细胞病变，此种类型的病毒在免疫缺陷程度较高的患者中占优势。相反，慢/低型复制的病毒（S/L）在PBMC中复制速度慢效率低，有或没有致细胞病变效应。HIV可在人多种细胞繁殖和复制，主要可以分为嗜单核巨噬细胞和嗜T淋巴细胞两类，分别称为M嗜性和T嗜性。巨噬细胞嗜性的毒株常常使用CCR5辅助受体，而T细胞嗜性的毒株常常使用CXCR4辅助受体。辅助受体的使用可能在各基因亚型之间有一定差别。CXCR4辅助受体的使用与所有亚型病毒的生物表型有关。

（二）在环境中的稳定性

1.在自然界中的存活能力

在室温（23℃~27℃）液体环境中病毒可存活15天以上。HIV在干燥情况下，数小时内病毒效价下降90%~99%。

2.与其生物和环境的交互作用

人兽共患：无。

传播媒介：无。

3.对理化因子的敏感性

HIV对化学品十分敏感。

（1）对温度作用时间、紫外灯等物理因素的敏感性

HIV对热很敏感，对低温耐受性强于高温。56℃处理30 min可使HIV在体外对人的T淋巴细胞失去感染性，但不能完全灭活血清中的HIV。对紫外线敏感。

（2）对不同消毒剂的敏感性。（用于实验室消毒方式的选择）

HIV对消毒剂和去垢剂等化学因素很敏感，50%~70%酒精、2%甲醛、5%苯酚、1%来苏尔、10%家用漂白粉、2%戊二醛、0.3%过氧化氢、0.25%丙内酯、0.5%次氯酸钠、1%NP40和0.2%Triton X 100均可使病毒灭活。标本经丙酮或甲醛处理，可使病毒灭活。

4.自然宿主和易感人群（适宜宿主）

（1）自然宿主

自然宿主：人。

（2）易感人群

HIV对人群普遍易感，人类对HIV没有天然免疫力。

5.感染途径

（1）自然感染途径

a）性接触是本病的主要传播途径。

b）通过血液传播。

c）母婴传播亦是本病重要传播途径。

（2）自然宿主和感染人群的相关性

a）性接触　欧美地区以同性和双性恋为主，约占73%～80%，异性恋仅占2%左右。非洲及加勒比海地区则以异性恋传播为主，占20%～70%。由于异性恋传播比同性恋传播涉及面要广泛得多，故对社会人群威胁更大。

b）通过血液传播　药瘾者感染发病的占艾滋病总数17%左右，系通过共用污染少量血液的针头及针筒而传播。输血和血液制品如第Ⅷ因子等亦为重要传播途径。

c）母婴传播　感染本病孕妇在妊娠期间（经胎盘）、分娩过程中及产后哺乳传染给婴儿。

3.非自然感染途径

医护人员护理艾滋病人时，被含血针头刺伤或污染破损皮肤传染，但仅占1%。应用病毒携带者的器官移植或人工授精亦可传染。密切的生活接触亦有传播可能。

6.致病性

（1）临床表现

HIV感染是一个漫长而复杂的过程：从初始感染到终末期，在这一过程的不同阶段，临床表现多种多样。根据中华人民共和国卫生行业标准《艾滋病和艾滋病病毒感染诊断》（WS 293-2019），将艾滋病的全过程分为Ⅰ期（HIV感染早期）、Ⅱ期（HIV感染中期）和Ⅲ期（AIDS期）。

Ⅰ期（HIV感染早期）HIV进入人体后，在24～48小时内到达局部淋巴结，约5天左右在外周血中可以检测到病毒成分。部分感染者出现HIV病毒血症和免疫系统急性损伤所产生的临床症状，通常发生在初次感染HIV后1～3周左右。大多数病人临床症状轻微，没有明显的感觉。临床症状以发热最为常见，可伴有咽痛、盗汗、恶心、呕吐、腹泻、皮疹、关节痛、淋巴结肿大及神经系统症状。

Ⅱ期（HIV感染中期）感染者体内HIV持续复制，具有传染性，故又将无症状的病人称为HIV感染者。此期持续时间一般为6～7.5年。其时间长短与感染病毒的数量、型别，感染途径，机体免疫状况，营养条件及生活习惯等因素有关。在无症状期HIV在体内不断复制，免疫系统受损，CD4淋巴细胞计数逐渐下降。

Ⅲ期（AIDS期）为感染HIV后的最终阶段。病人CD4细胞计数<350/mm³，HIV-RNA拷贝数明显升高。此期主要临床表现为HIV相关症状、各种机会性感染及肿瘤。HIV相关症状：主要表现为持续一个月以上的发热、盗汗、腹泻；体重减轻（10%以上）。部分病人表现为神经精神症状，如记忆力减退、精神淡漠、性格改变、头痛、癫痫及痴呆等。

（2）愈后

虽然有极个别的治愈病例的报道，但目前普遍认为艾滋病不可治愈。积极有效的治疗可以帮助患者延缓疾病进程，使其寿命接近正常人群。但如果患者无法耐受药物或不能按时、坚持服药，免疫功能缺陷进一步加重，加快进展到艾滋病期的进程，将会导致严重并发症，最终导致死亡。

7.实验室感染或院内感染信息

HIV通过职业性传播造成感染是非常少见的。前瞻性研究指出，通过针刺或其他经皮方式暴露于HIV感染的血液，平均的感染率是0.3%（95%可信限是0.2%～0.5%），黏膜暴露的传播危险是0.09%（95%可信限是0.006%～0.5%）。职业感染HIV的危险性取决于暴露发生的可能性、暴露涉及HIV的可能性和人员受到感染的可能性。完整的皮肤暴露于HIV阳性的血液一般不会造成感染，与AIDS患者密切接触、暴露于空气悬浮粒子、与污染的环境表面接触等也没有感染的例子。国内报告的HIV利器实验室刺伤报告，尚无感染发现。

8.基因技术操作导致风险分析

本实验室主要从事HIV病毒的病毒学、免疫学与分子生物学研究，涉及的实验活动有：HIV病毒的分离培养、HIV病毒分装保存。

上述实验活动中涉及到的主要风险如下：

（1）样本采集时利器对皮肤的损伤；

（2）运输过程中试管塞/盖脱落或破碎；

（3）标本的溅洒；

（4）试剂的开启时，剪刀、止血钳、拉环对皮肤的损伤；

（5）游离病毒的操作时，气溶胶的产生；操作过程中病毒的溅洒；病毒容易通过伤口造成感染；

（6）P24检测时待测样品加入时的溅洒；

（7）从液氮罐中取出病毒冻存管时，如冻存管质量不好可能发生管盖崩开；

（8）离心时有可能液体溢出或形成气溶胶；

（9）含HIV的血液、培养液溅出。

9.诊断、治疗与预防

（1）诊断

a）临床诊断方法与指南

根据《艾滋病和艾滋病病毒感染诊断》（WS 293-2019），HIV/AIDS的诊断原则是以实验室检测为依据，结合临床表现和参考流行病学资料综合进行。HIV抗体和病原学检测是确诊HIV感染的依据；流行病学史是诊断急性期和婴幼儿HIV感染的重要参考；CD4+T淋巴细胞检测和临床表现是HIV感染分期诊断的主要依据；AIDS的指征性疾病是AIDS诊断的重要依据。

b）实验室诊断方法

HIV抗体确证试验、核酸定性/定量试验、病毒分离试验。

（2）治疗的可获性

a）主要治疗药物的有效性

目前国际上共有6大类30多种药物（包括复合制剂），分别为核苷类反转录酶抑制剂、非核苷类反转录酶抑制剂、蛋白酶抑制剂、整合酶抑制剂、膜融合抑制剂及CCR5抑制剂。目前抗HIV临床治疗是联合使用包括三种药物的鸡尾酒疗法。受治者在非耐药情况下坚持按时服药可以延缓疾病进程，使其寿命接近正常人群。

b）当地所具备的有效治疗措施以及定点医院的能力。

目前全省各县区均有艾滋病定点治疗医院和相应治疗保障措施。

（3）预防

a）疫苗

目前针对HIV感染还没有安全有效的疫苗，而目前的药物又不能根治AIDS，三合一疗法只能有效抑制病毒在体内的复制，延长感染者的寿命。HIV的高突变率又使其极易产生耐药性，因此当前防治的主要手段是行为预防为主。

b）药物或抗血清的预防

预防性用药方案分为基本用药程序和强化用药程序。基本用药程序为两种逆转录酶制剂，使用常规治疗剂量，连续使用28 d。强化用药程序是在基本用药程序的基础上，同时增加一种蛋白酶抑制剂，使用常规治疗剂量，连续使用28 d。预防性用药应当在发生HIV职业暴露后尽早开始，最好在4h内实施，最迟不得超过24 h；有必要时，即使超过24 h，也应当实施预防性用药。

三、微生物实验室活动的风险评估和控制

（一）实验室活动

1.实验室活动背景资料

（1）实验活动内容、计划进行的实验室操作

实验室目前主要的操作，包括艾滋病血清学检测（新发感染和确证实验）、免疫学（CD4+T淋巴细胞）和PCR核酸（病毒载量和基因型耐药）检测，计划开展艾滋病毒的分离培养。

（2）涉及的菌毒种背景资料

已知艾滋病毒毒株共有4种，分别是M、N、O、P，每种各有不同源头，其中传播最广的M和N早已证实来自黑猩猩，但较罕见的O和P则一直未能证实源头。

（3）感染动物情况

在AIDS流行早期，研究人员用感染者的淋巴细胞悬液接种包括非人灵长类在内的不同动物，只有黑猩猩能感染。HIV-1感染黑猩猩往往是无症状的，对免疫系统无损害。

（4）所操作病原微生物的量

a）一般操作的浓度和剂量：HIV体外抑制或灭活实验操作所涉及的HIV浓度约为10^5TCID50。

b）标本浓缩操作的浓度和剂量：HIV分离培养操作涉及HIV的最大估计浓度为100 ng/mL（P24抗原检测），容量为30 mL。

2.实验操作过程

（1）标本的处理：将15 mL抗凝全血3000 r/min离心5 min。吸取血浆-80 ℃冷冻。然后将剩余血细胞用于外周血淋巴细胞（PBMC）分离。

（2）PBMC 的分离：加入 PBS 稀释上述血细胞，恢复至原体积 15 mL。取一支 50 mL 试管，加入 15 mL 淋巴细胞分离液。在分离液面上缓缓加入稀释血，注意勿破坏分层。将试管轻轻放入离心机，2700 r/min，离心 25 min。轻轻取出离心管，由上而下可看见血浆/PBS 层、淋巴细胞层、分离液层、红细胞层。吸出淋巴细胞层至一新试管中。加 PBS 至 20 mL，混匀。1700 r/min，离心 10 min。反复洗 2 遍。分离出的 PBMC，直接用于病毒分离或先用细胞冷冻存液冷冻于液氮。

（3）正常人 PBMC 的准备：常规方法分离正常人 PBMC（HIV 阴性）后，刺激 PBMC 用培养液培养 3 到 4 天，备用。

（4）病毒分离（常规使用共培养法进行病毒分离）：采集 HIV 阳性样品后，常规方法分离。把 $10×10^6$ 的感染者 PBMC 和 $10×10^6$ 的 pHA 刺激培养 3 到 4 天的正常人 PBMC（HIV 阴性）一起加到培养瓶中，用 10 mL 共培养液悬浮后，在 37 ℃、5% CO_2、95% 湿度下的培养箱中培养。在第 3 或 4 天收 5 mL 上清，冻存并留小样检测 P24 抗原。加入 5 mL 的共培养液，继续培养。在第 7 天，收 5 mL 上清，冻存并留小样检测 P24 抗原。加入 5 mL 的共培养液，其中悬浮有 $10×10^6$ 的 pHA 刺激培养 3 到 4 天的正常人 PBMC（HIV 阴性）。继续培养。以上方式继续收样、补加细胞。3～4 周后结束培养。

（5）结束培养：在第 17 天及以后，若 P24 测定阳性，且连续两次抗原量＞2000 pg/mL，则可以考虑终止实验。但是，终止实验之前必须作 RT 测定，或固定细胞后可用阳性血清作免疫荧光测定细胞上的抗原。P24 阴性，废弃存的细胞及上清。一次成功的病毒分离，可以得到 5 支共培养的细胞，10 支作为 primary virus stock 的上清。

3.实验室活动可能造成的不良后果的因素与预防措施：

（1）样本采集时利器对皮肤的损伤；

预防措施：避免使用利器（如刀片、针头、剪刀及止血钳等），一旦使用后，及时移出；选用的塑料材质的实验材料；操作人员拥有岗前培训和证书，当皮肤损伤时，应先脱去手套，挤压伤口以大量水冲洗，用 75% 医用酒精消毒。实施预防性用药。

（2）运输过程中试管塞/盖脱落或破碎；

预防措施：运输前检查包装的完整性；选用的塑料材质的实验材料；运输人员具有安全资质。在 Ⅱ 级生物安全柜中进行样品接收。

（3）标本的溅洒；

预防措施：处理前检查包装的完整性。在 Ⅱ 级生物安全柜中进行样品接收，当标本溅洒时，用 75% 医用酒精处理，溅洒过多时用含次氯酸钠纱布覆盖溅洒区域半小时以上，并将污染物放入封闭容器内高压灭菌，再进行室内消毒。实验人员佩戴符合生物安全标准的个人防护装备。

（4）试剂的开启时，剪刀、止血钳、拉环对皮肤的损伤；

预防措施：开启试剂封口前应仔细阅读说明，启下的封口环（金属类）应及时放入利器桶内，液体外溅及时用棉花或纱布清理被污染设备及设施。实施预防性用药。

（5）游离病毒的操作时，气溶胶的产生；操作过程中病毒的溅洒；病毒容易通过伤口造成感染；

预防措施：实验室按照BSL-3实验室的管理规定进行操作；所有操作在生物安全柜内进行；实验人员应按要求佩戴足够的和合适的防护用品；避免使用利器，如需离心，离心后套筒应在生物安全柜内打开，取出样本，以防气溶胶的产生；操作样品时应轻拿轻放，避免溅洒。

（6）P24检测时待测样品加入时的溅洒；

预防措施：所有待测样本的加入应在生物安全柜内进行，操作人员操作前应做好个人防护；按照标准操作规程使用加样枪操作，如有样品溅洒应按HIV阳性标本的溅洒及时处理。

（7）从液氮罐中取出病毒冻存管时，如冻存管质量不好可能发生管盖崩开；

预防措施：对供应商进行合格评定，只能购买和使用合格的病毒冻存管，即带有螺旋帽的聚苯乙烯冻存管，这种冻存管可有效防止发生管盖崩开致使病毒外溢的现象。

（8）离心时有可能液体溢出或形成气溶胶；

预防措施：离心前的吸取液体和平衡等操作在生物安全柜内进行，离心结束后，静止5 min后再打开盖子，以避免离心后产生的气溶胶逸出；当发生离心管破裂时，应关闭电源并且保持离心机盖子关闭30 min。缓慢打开离心机盖，将密封的离心机适配器卸下，移入生物安全柜内。打开离心机适配器，用镊子取出破裂的离心管，用镊子夹住棉花擦拭可能溢至离心机适配器管腔的液体，将破裂的离心管、擦拭棉花连同镊子放入0.5%有效氯的次氯酸钠废液收集罐内浸泡60 min后取出，放入高压污物袋，在高压灭菌器内经121℃、30 min的高压灭菌处理。将离心机适配器用75%医用酒精消毒液浸泡24小时后，吸出，用镊子夹住灭菌棉花反复擦拭至清洁、干净。

（9）含HIV的血液、培养液溅出；

预防措施：应在生物安全柜中进行小心操作，防止灭活前感染性材料的滴洒或溅出，一旦滴洒或溅出，立即用纸巾覆盖并吸收溢出物，向纸巾上倾倒0.5%有效氯的次氯酸钠或75%医用酒精消毒剂，并立即覆盖周围区域。使用消毒剂时，从溢出区域的外围开始，向中心进行处理。作用30 min后，将所处理物质清理掉。

（二）实验室设施设备

1.实验室设施设备、风险控制措施，及采取措施后残余风险。

（1）生物安全柜：主要用于各种具有感染危险性的操作，以保护实验人员和实验环境。

风险识别及控制：

电气风险：发生风险低，危害程度低；

生物安全柜作为大型用电设备，存在用电电气安全风险，如漏电，电气火灾等。

控制措施：实验室设备管理员定期对安全柜外观、电气线路进行检查，确保外观和线路外观完整、无裸露，各连接部分无破损。每次使用做好使用记录，对安全柜工况进行详细记录。

噪声和震动风险：发生风险低，危害程度低；

生物安全柜随使用年限的增加，各项电机、风机等噪声和震动增加，对使用者可能存在危害。

控制措施：每年对安全柜进行年度检测，实验室设备管理员定期进行检查，实验人员使用过程中认真填写使用登记，对发生特殊情况时及时停机使用，进行维修。

泄露风险：发生风险低，危害程度高。

生物安全柜在使用过程中存在泄露风险，排除使用者在实验操作过程操作失误和意外情况，安全柜也存在定向气流改变、过滤器泄漏造成的实验室内、实验室外环境泄露。

风险控制：每年对安全柜进行检测，涵盖高效过滤器完整性、流入气流流速、下降气流流速、下降气流模式等项目；实验人员在每次使用前及过程中，检查安全柜工作面板及流入气流状态，无故障情况下才可以正常使用。

（2）高压蒸汽灭菌器：主要用于清洁灭菌和污物灭菌。

风险识别及控制：

烫伤风险：发生风险中等，危害程度高；

高压灭菌器属于高温高压设备，在使用过程中，锅体、电加热器、冷凝器属于高温部位，在灭菌器开启冷却过程中，可能对操作人发生烫伤危害。

风险控制：高压灭菌器每年对压力表、安全阀门、温度进行校准/检测，保证压力容器使用正常；由专业公司定期对灭菌器各管路和热力装置进行检查，及时对老化、泄露配件进行更换；压力容器使用人员取得特种设备操作证书，经过设备使用培训，具备相应的操作资质。

泄露风险：发生风险低，危害程度中；

高压灭菌器在消毒过程中存在灭菌不彻底风险，造成废物灭菌不彻底，引起操作人员和外环境的泄露风险；

风险控制：每次高压灭菌过程要在压力锅内放置化学指示条，全程记录灭菌流程中的压力和温度变化，并进行记录。发现化学指示剂或者压力温度不达标情况下，须重新进行灭菌。定期使用生物指示剂对高压灭菌器进行监测。如果灭菌器发生故障，应换用其他压力灭菌器进行灭菌处理。压力容器使用人员在操作压力容器过程应加强个人防护装备的使用，口罩、工作服、手套，如果确定灭菌效果不达标情况，应立即进行重新灭菌。

（3）台式高速冷冻离心机：

泄露风险：发生风险中，危害程度低；

存在离心管破裂、封口开封等意外情况，存在污染材料泄露风险。

风险控制：实验室工作人员严格按照操作程序执行操作，杜绝使用玻璃离心管，选用优质带旋盖的离心管。如果机器正在运行时，发生破裂或怀疑发生破裂，应关闭机器电源，让机器密闭30 min，使气溶胶沉积；如果机器停止后发现破裂，应立即将盖子盖上，密闭30 min，并通知生物安全负责人。随后戴结实的手套（如厚橡胶手套），必要时可在外面加戴一次性手套，清理玻璃碎片时应当使用镊子，或用镊子夹着棉花来进行。所有破碎的离心管、玻璃碎片、离心桶、于字轴和转子都应放0.5%含氯消毒剂浸泡30 min处理。未破损的带盖离心管应放在另一个有消毒剂的容器中，然后回收。离心机内腔应用0.5%含氯消毒剂擦拭，并再次擦拭，然后用水冲洗并干燥，清理时所使用的全部材料都应按感染性废弃物处理。

（4）二氧化碳培养箱：培养与鉴定

泄露风险：发生风险低，危害程度低；

使用过程中，存在样本转移过程中或从培养箱中取出培养板等时的滑落，感染材料扩散的风险。

风险控制：要用医用胶布封96孔培养板的两边。在传递和培养过程中使用乐扣盒为二层包装。

（5）冰箱：用于实验过程中试剂和培养物的存放。

泄露风险：发生风险低，危害程度低；

使用过程中，存在样本转移或从冰箱中取出培养样本时滑落，感染材料扩散的风险。

风险控制：从生物安全柜拿出的所有培养板等须经过外表面擦拭消毒，并放在样本转运箱转移，以防止感染材料扩散和滑落。若发生培养板等滑落，应立即按照应急处理程序进行消毒。当出现容器破碎或感染性物质的溢出时，应将冰箱中的物品移入正常工作的其他冰箱，浸有0.5%含氯消毒剂浸泡的毛巾（或纱布）覆盖，同时开始除霜，消毒剂作用30 min以上，除霜完毕后小心夹去毛巾，再用75%医用酒精进行擦拭。如有必要可以使用0.5%含氯消毒剂浸泡的毛巾（或纱布）和75%医用酒精擦拭消毒重复处理一次。除霜后融化的水应小心收集至容器高压灭菌，避免造成污染。所有废弃物均需高压消毒。

（6）移液器及移液管：含有艾滋病毒阳性标本或培养物的吸取。

风险识别及控制：

刺伤风险：发生风险低，危害程度低；

移液器在移动液体时需套枪头，枪头为锐器，存在刺伤风险。

控制措施：仪器要按照规程使用，操作平台不乱放东西，在套枪头前准备好试剂和物品等。开始移动液体时，操作的手不可再来回拿其他东西，如需要则先放下移液器再操作。

滴落风险：发生风险低，危害程度低；

移液器随使用年限的增加，弹簧等松动，移动液体时容易发生滴落，造成台面污染，存在感染风险。

控制措施：每年对移液器进行年度校准/检测；实验室设备管理员定期进行维护，使用结束后调至最大量程延长其使用寿命。

（7）传递窗：不同实验室之间物品的传送

风险识别及控制：

滑落碰伤：发生风险低，危害程度低；

传递窗传递东西过多，物品摆放不整齐时，物品容易滑落掉下，存在扎伤碰伤实验人员风险。

控制措施：严格规范使用传递窗，传递物品不宜过多，物品要靠中部摆放整齐，防止滑落现象出现。

（8）实验室设施

生物安全三级实验室内部处于负压环境，可以防止在意外事件中逸散的病原微生物随人员出入扩散到室外。按照规定定期更换高效过滤器，可防止因过滤器损坏造成的扩散。应定期检查实验室的安全状况，可以及时发现病原微生物在实验室内部的污染，并及时采取7.5%过氧化氢终末消毒措施。

实验室气流方向保持稳定向下，没有横向气流与稳流，当在发生造成病原微生物气溶胶的意外事件时，可使吸入感染的概率明显下降。

a）实验室设施设备设计与实际状态是否可满足上述实验活动防护与周边环境保护要求

满足要求。实验室设施设备定期维护及检定，也能定期检查实验室的安全状况，可以及时发现实验室内部的污染，并及时采取消毒措施。

b）实验室在常规运行中对设施设备进行维修过程中风险与预防措施评估

实验人员进入实验室应检查实验室压力是否正常，以确保压力处于正常状态。实验室应安排专业公司定期维护保养，建立日常维护计划，每年进行年检。应安排专人每年进行维护、检测；实验室每年进行周期性培训，确保人员掌握仪器的使用规程，以及出现意外事故的应急培训。

（9）实验室对设施设备进行清洁、维护或关停期间发生暴露的风险

a）仪器设备的维修保养

仪器设备维修、保养前未进行消毒，对维修人员造成损害

控制措施：仪器设备进行维修、保养前应由实验人员用75%医用酒精消毒纱布，清除仪器设备表面的污染、确保仪器设备安全。由有资质公司的专业人员或本中心有资质的人员进行维修，实验室仪器设备专管员陪同工作。具体的维修保养工作完成后还应进行安全性评估。

b）实验室设备门的开启

在进行大型仪器更新或检修时，需要开启实验室的设备门，造成实验室气压等指标异常。

控制措施：首先将实验室进行终末消毒，在实验室负责人或生物安全员的监督下，打开设备门。仪器和装备如需要运出实验室进行维修、保养、更新或废弃时，应使用实验室常用消毒剂全面擦拭外表面及可能与病原微生物接触的内表面，移至实验室缓冲空间内放置30日，使用无菌生理盐水拭子在内外表面上多点取样检查无目标病原微生物后，方可移出实验室进行维修或处理。由实验室的施工人员，关闭设备门，对实验室，进行全面的检查，确定各项指标正常时，方可工作。

（三）外部人员活动、使用外部提供的物品或服务所带来的风险

1.感染性材料使用、管理的风险分析

HIV病毒原始标本、毒株在实验及保存期间，有被误用、丢失、被窃、滥用、转移或有意释放的可能。

拟采取防护措施：

（1）保存菌种的冰箱必须二人同时到位方可打开。取出菌毒种必须详细填写记录，并有二人签字。培养物进出培养箱的数量要有详细记录。一般二人以上方能入室工作。

（2）对标本、毒株的贮存位置、进出人员资料、使用记录、设施内及设施间进行内部或外部运送的记录文件以及对材料进行任何灭活和/或丢弃等情况进行控制。

（3）制定实验室生物安全保障方案。

（4）所有人员都应进行实验室生物安全保障培训。

（5）对于所有有权接触敏感材料的人员，考察他们在专业和道德方面是否胜任危险性病原体的工作，这也是有效的实验室生物安全保障活动的一个中心内容。

（6）门卫24小时值守，并安装电子监控。

2.个人防护用品评估

（1）个人防护用品选择与储备依据。

a）实验室人员进行有可能接触病人血液、体液、病毒培养液等实验操作时应戴手套，操作完毕，脱去手套后立即洗手，并进行手部消毒。

b）在实验操作过程中，有可能发生血液、体液、培养液飞溅到工作人员的面部时，工作人员应当戴护目镜和具有防渗透性能的口罩；有可能发生血液、体液或其他污染性液体大面积飞溅或者有可能污染工作人员的身体时，还应当穿戴具有防渗透性能的隔离衣或者围裙。

c）艾滋病实验室应配备实验室专用的工作鞋和袜套，鞋面覆盖足背，鞋底防滑。

以上防护用品应符合《医用一次性防护服技术要求》（GB19082-2009）、《一次性使用灭菌橡胶外科手套》（GB 7543-2006）、《一次性使用医用口罩》（YY/T 0969-2013）和《一次性使用医用防护鞋套》（YY/T 1633-2019）要求。

（2）个人呼吸道防护用品佩戴防护效果测试方法评估。

依据《呼吸防护用品实用性能评价》（GB/T 23465-2009）对个人呼吸道防护用品佩戴防护效果进行评估。

（3）个人防护用品人员穿戴。

进入BSL-3实验室的个人防护操作规程：

a）监控室：拖鞋

b）更衣室：分体防护服→袜套→一次性帽子→口罩→里层手套（PE手套或者乳胶手套）→一次性实验服（最外层防护服：防水防溅撒）→外层手套（乳胶手套）

c）防护服间：实验鞋→一次性鞋套

d）准备间：护目镜

出BSL-3实验室的脱卸及更衣程序：

a）核心工作区：最外层防护服（由里向外翻卷脱下）→外层手套（先消毒）→一次性鞋套（用酒精喷洒后脱下）

b）准备间：口罩→一次性帽子→护目镜（脱下后用酒精擦拭）→里层手套（再换一层新的）

c）防护服间：实验鞋换成拖鞋（摘下里层手套）

d）淋浴间：分体防护服→袜套

e）监控室：拖鞋（脱下拖鞋换上自己的鞋子，登记离开时间等）

（四）消毒方法选择与感染性废弃物处理评估

1.实验活动清场消毒和终末消毒方法的选择，以及是否满足要求的评估

实验室内的废弃物选择物理灭菌（高压蒸汽灭菌器，15P，121 ℃，30 min）处理方法；实验室内的设备、设施等可选择化学消毒方法（0.5%含氯消毒剂和75%医用酒精擦拭消毒及7.5%过氧化氢）终末消毒。75%医用酒精擦拭生物安全柜等设备，紫外灯或空气消毒机空气消毒。

2.感染性材料、动物实验尸体、粪便等废弃物以及实验室锐器处理措施安全性评估

待处理的标本、培养物和其他生物废弃物应首先置于专用的、已标记的密封防漏容器中，容器的充满量不能超过其设计容量；包装好的待处理的标本、培养物和其他生物废弃物，在BSL-3实验室直接采用准备在走廊里的双扉高压蒸汽灭菌器进行灭菌处理；盛装标本、培养物和其他生物废弃物的防渗漏容器应标有国际通用的生物危害警告标志，其颜色应符合国家相关法规要求。感染性的利器，如针头、刀片、玻璃器皿等应首先收集于可以密闭的耐扎容器中，内容物不能超过容器的三分之二，然后按照标本、培养物和其他生物废弃物的处置方法进行处置。实验完毕后能高压的废弃物在实验室内121 ℃ 30 min高压灭菌后才允许运出实验室。

3.评估和避免危险废物处理和处置方法本身的风险与预防措施

定期对高压灭菌器进行检定和消毒效果评价，对紫外灯或空气消毒机进行照度等消毒效果评价（见表5-1-10）。

表5-1-10　艾滋病毒实验室活动风险评估

潜在危险因素	危害程度	发生可能性	固有风险	措施合理性	残留风险
样本采集时利器对皮肤的损伤	高度	较少可能	高度	合理	低风险
运输过程中试管塞/盖脱落或破碎	中度	可能	中度	合理	低风险
标本的溅洒	中度	可能	中度	合理	低风险
试剂的开启时,剪刀、止血钳、拉环对皮肤的损伤	高度	较少可能	高度	合理	低风险
游离病毒的操作					

续表5-1-10

潜在危险因素	危害程度	发生可能性	固有风险	措施合理性	残留风险
气溶胶的产生	低度	可能	低度	合理	低风险
操作过程中病毒的溅洒	中度	可能	中度	合理	低风险
病毒容易通过伤口造成感染	高度	较少可能	高度	合理	低风险
P24检测时待测样品加入时的溅洒	中度	可能	中度	合理	低风险
从液氮罐中取出病毒冻存管时,如冻存管质量不好可能发生管盖崩开	中度	较大可能	中度	合理	低风险
离心时有可能液体溢出或形成气溶胶	中度	可能	中度	合理	低风险
含HIV的血液、培养液溅出	中度	可能	中度	合理	低风险
实验仪器设备					
使用过程产生的气溶胶	低度	可能	低度	合理	低风险
容器的破碎和倾洒造成污染	中度	可能	中度	合理	低风险
培养物与实验废弃物销毁					
(1)废弃物容器外表污染病原体微生物转移易造成污染	中度	可能	中度	合理	低风险
(2)高压灭菌装置如不符合要求灭菌不彻底造成污染	高度	可能	中度	合理	低风险
室内空气、实验用品以及操作台面污染					
微生物操作过程对室内空气、用品以及操作台面污染	中度	可能	中度	合理	低风险
个人防护装备					
眼内或脸部裸露皮肤污染	中度	可能	中度	合理	低风险
原始记录未消毒造成污染	中度	可能	中度	合理	低风险
个人防护装备未彻底消毒造成污染	中度	可能	中度	合理	低风险

（五）小结

本实验室有一项实验活动存在19个可能潜在危险，在实验操作实施过程中在无控制措施情况下可能产生的高危害度4项，中度13项，低度2项；对危害发生的可能性分析，实验危害较大可能发生的有1项，可能发生15项，较少可能发生3项；这些危害造成高度严重后果的3项，后果严重性中度的14项，后果严重性低度的2项。根据拟采取的预防控制措施后依然存在的残留风险为高度0项，中度0项，低度危害

19项。

四、人员素质与要求评价

（一）实验室工作人员的种类与数量

为保持体系运行与监督管理有效性，应设置管理人员、实验操作人员、技术保障人员、安全保卫人员等岗位。。

（二）对不同岗位人员相关的风险评估

实验室安全负责人熟悉相关的微生物学方法及良好操作规范，具备微生物学和生物化学，同时具备基础的物理学和生物科学的技术背景；实验人员具有病原微生物检测相关的学历教育背景，从事病原微生物实验室工作时间累积达一年以上，具备相应工作技能与经历，能独立开展相关检测工作。项目负责人具备微生物学和生物化学的技术背景。实验室知识、临床实践知识和安全（包括防护设备）知识，以及与实验室设施的设计、操作和维护有关的工程原理方面的知识。生物安全培训需求：管理人员、实验操作人员、辅助人员、技术和后勤保障人员以及安全保卫人员上岗前均须接受严格的生物安全以及相关操作的技术培训，包括实验室设施、设备、个体防护、操作等培训。同时必须熟悉和严格遵守实验室的管理要求。

（三）个人素质与健康状况

1.资质和培训

所有技术人员均参加过生物安全培训，所有技术人员均学习过生物安全手册并签署知情同意书。熟知HIV相关实验SOP文件及流程，并签署知情同意书。

2.健康状况评估

艾滋病实验室工作人员目前健康状况良好。实验室工作人员必须在身体状况良好的情况下进入BSL-3实验室工作。下列情况下不能进入：身体出现开放性损伤；患发热性疾病；感冒、上呼吸道感染、或其他导致抵抗力下降的情况；妊娠。

3.健康监测情况

根据实验室从事HIV病毒需要，为实验室人员建立健康档案；新工作人员进实验室前必须进行本实验室规定项目的体检，并根据需要进行疫苗接种；每年最少一次为本实验室职工提供相关项目体检。主要体检项目包括：血常规、HIV抗体检测、RPR、TPPA等。

实行健康监测报告，实验室人员必须在身体状况良好的情况下，才能进入实验室工作。建立监测网，有关人员每天监察实验人员健康状况。如遇实验室人员暴露情况出现，当时除按实验室突发事件处理程序进行处理以外，还要在HIV-Ab的潜伏期内进行定期（1月、2月、3月、6月、12月）监测。

对所有从事HIV检测的实验室工作人员在进入实验室前都要做健康体检，保留血样，定期体检，采集的血清标本，留在健康档案中备案。

4.相关疫苗免疫接种情况

无

5.事故和其他应急处理能力

人员经过培训，定期开展演练，实验室人员掌握具备常规事故和应急事件的处理能力。发生意外事故时，应立即进行紧急处理，并报告实验室负责人。

（1）皮肤针刺伤或切割伤：立即用肥皂和大量流水冲洗，尽可能挤出损伤处的血液，用75%医用酒精消毒伤口。实施预防性用药。

（2）皮肤污染：用水和肥皂冲洗污染部位，并用适当的消毒剂浸泡，如75%医用酒精等。

（3）黏膜污染：用大量流水或生理盐水彻底冲洗污染部位。实施预防性用药。

（4）衣物污染：尽快脱掉污染的衣物，进行消毒处理。

（5）污染物泼溅：发生小范围污染物泼溅事故时，应立即进行消毒处理。发生大范围污染物泼溅事故时，应立即通知实验室主管领导和安全负责人到达事故现场查清情况，确定消毒的程序。

（6）过氧化氢气体消毒。

HIV职业暴露感染途径

虽然HIV职业暴露感染的概率不高，但由于以下原因，对HIV/AIDS的职业暴露防护一直受高度重视：目前尚没有批准使用的针对HIV的疫苗。高效抗逆转录病毒药物联合治疗（HAART）虽然可以减少发病、控制症状，延缓病情发展、延长生命，但尚不能清除病毒，AIDS尚无法完全治愈。HIV感染最终仍可导致生命危险。

6.小结

实验室共有技术人员7名，其中申请进入BSL-3实验室5名。5名技术人员中硕士学位3名，学士学位2名，5名都有从事艾滋病微生物学实验室活动经历。所有技术人员均学习过生物安全手册并签署知情同意书，经体检无艾滋病及其他传染性疾病，健康状态良好。

五、风险评估结论

（一）根据病原体特性设定的实验室风险控制水平（容许的风险水平）

我国将HIV归为二类病原微生物，WHO将其归为生物安全危险度3级病原微生物。原卫生部编制的《人间传染的病原微生物名录》规定病毒分离培养在BSL-3实验室进行，未经培养的感染性材料操作在BSL-2中进行，灭活材料和无感染性物质操作在BSL-1中进行。运输包装要求按照A类包装，航空运属A类（UN2814）。艾滋病血清学检测（包括筛查和确证实验室）、免疫学和PCR核酸检测应在符合生物安全Ⅱ级（BSL-2）要求的艾滋病检测实验室中进行。HIV分离培养及需要操作活病毒的实验，应在生物安全Ⅲ级实验室（BSL-3）中进行。操作人员进行实验操作时应进行防护。遵守BSL-3实验室的操作规程；进行实验时，按照HIV病毒相关实验技术标准操作程序操作。

（二）满足上述要求所需的条件和措施（硬件、软件、人员）

在实验室设施和设备要求满足《生物安全实验室建筑技术规范》（GB 50346-

2011)、《实验室生物安全通用要求》(GB 19489-2008)和《实验室生物安全认可准则》(CNAS CL05：2009，2019年第3次修订)的条件下，进入BSL-3实验室的工作人员必须经过生物安全培训并取得合格证书，掌握HIV传播、致病和危害方面的理论及具备娴熟的实验操作技能，在身体健康状态良好的情况下开展工作。操作人员进行实验操作时应严格按照要求进行个人防护。遵守BSL-3实验室的操作规程；进行实验时，按照HIV病毒相关实验技术标准操作程序操作。

（三）现有措施、条件或拟采用消除或控制风险的管理措施和技术措施

1.实验活动的防护措施

在操作HIV病毒分离培养过程中，可能发生皮肤、黏膜的接触感染等实验室意外感染。因此，相关实验操作必须在生物安全三级实验室操作，上岗前必须接受严格的生物安全以及该病毒实验技术的培训。在个人防护措施上应按生物安全三级实验室防护级别进行防护。实验完毕后能高压的废弃物在实验室内121 ℃30 min高压灭菌后才允许运出实验室。

2.感染控制和医疗监测

（1）禁忌人群：从事HIV病毒分离培养试验的技术人员必须在身体状况良好的情况下才能进入BSL-3实验室工作，出现下列情况不能进入：由于多种原因所致抵抗力下降、孕妇及由于其他原因造成的处于疲劳状态都不适宜从事HIV检测工作。没有上岗证的本室人员及非本室人员不得进入。

（2）感染控制：从事HIV病毒分离培养实验的操作人员在上岗前必须有相关项目的体检合格后才能上岗。在工作中一旦怀疑感染了HIV，应立即报告中心、区、市等相关部门，应进行定期的相关的检测，并进行预防和支持性治疗。

（四）小结

根据危险度评估过程中所明确的上述信息，可以确定所计划开展的研究工作的微生物安全水平级别，选择合适的个体防护装备，并结合其他安全措施制订标准作业指导书（标准操作规程），以确保在最安全的水平下来开展工作。

六、注意事项

（一）毒种或标本运输

按UN2814标准进行包装后按《高致病性病原微生物菌（毒）种或样本运输管理规定》运输。

（二）仪器设备的使用和维护

按要求对仪器设备进行使用、维护、检测、验证、年检和去除污染等。

七、结论与建议

实验室具备开展艾滋病毒病原学检测的能力和需求。下一步拟开展的艾滋病毒的分离培养，针对操作中可能发生实验人员暴露情况，仪器设备和人员的安全培训都需要进一步加强。所有参与艾滋病毒操作的实验室人员都必须进行严格的岗前培训，建

立实验室安全操作方法，并规定有效的风险防范措施。实验室人员须经过法规标准、生物安全管理体系文件培训并考核合格；应熟悉其操作工作中易于发生风险的各个环节，并有处理实验室事故的经验。严格执行从事实验室工作人员的健康监护制度；完善应急预案，定期开展应急演练。

第十一节　产气荚膜梭菌实验活动风险评估报告

一、生物学特性

（一）种类和细菌分型

产气荚膜梭菌（Clostridium perfringens）是一种革兰阳性、产生芽孢、严格厌氧及形成特殊荚膜的梭状杆菌，是梭状芽孢菌属中的主要成员之一。它是临床气性坏疽病原菌中最多见的一种梭菌，因其能分解肌肉和结缔组织中的糖，产生大量气体，导致组织严重气肿，继而影响血液供应，造成组织大面积坏死，加之本菌在体内能形成荚膜，故名产气荚膜梭菌。

根据本菌产生外毒素种类的不同，可将产气荚膜梭菌分成 A、B、C、D 和 E 五个毒素型，对人致病的主要是 A 型和 C 型，A 型最常见，能引起气性坏疽和胃肠炎型食物中毒；C 型能引起坏死性肠炎。

（二）来源

产气荚膜梭菌最早是由英国人 Welch 和 Nuttall（1892年）从一个腐败人尸产生气泡的血管中分离得到的，并被命名为 Bacillusaerogenescapsulatus。1924年，Kahn 在腹泻和肠毒血症病人病料中分离到产气荚膜梭菌。Knox 和 Maconald（1943年）对该菌引起的食物中毒进行了明确详细的描述，从此对该菌的认识越来越清楚。Hobbs（1953年）等对该菌的大量研究使人们重新重视该菌在引起食物中毒的作用。

（三）传染性

产气荚膜梭菌不会由感染者直接传染给其他人，常发生于自然外伤、分娩损伤及器官移植的情况下，进食污染食物而引起疾病。

（四）传播途径

产气荚膜梭菌引起的疾病通过感染皮肤黏膜伤口或摄取污染了该菌的食物引起。该菌广泛存在于自然界的水源、土壤及人和动物肠道，以及动物和人类的粪便中，常因深部创伤而感染。

A 型产气荚膜梭菌还产生产气荚膜梭菌肠毒素（Clostridium perfringens enterotoxin，CPE），该毒素致病性很强，食品在加工或烹调时，由于加热不充分，以及在冷冻贮藏过程中操作不当，该菌常常可以存活于食品中。一旦人们食入受污染的食品，产气荚膜梭菌就进入体内，并在肠道内繁殖形成芽孢，产生 CPE。该毒素导致肠黏膜上皮细胞损伤，从而引起人的食物中毒。

（五）易感性

产气荚膜梭菌能引起人和动物多种疾病，人群普遍易感。

（六）潜伏期

进食产气荚膜梭菌污染的食物后8～24 h出现腹痛和腹泻，症状轻微。平均潜伏期约为10 h，临床表现为腹痛、腹胀、水样腹泻；无发热、无恶心呕吐。1～2 d后自愈。如不进行细菌学检查常难确诊，除老幼体弱者外，一般预后良好。

气性坏疽病通过伤口接触传播气性坏疽潜伏期短，一般仅为8～48 h。病菌除产生多种毒素外，体内形成的荚膜，繁殖周期短，使该病发展迅速、病情险恶。感染后如得不到及时治疗，12 h内可造成严重后果，甚至死亡。

（七）剂量-效应关系

是否发生产气荚膜梭菌引起的食物中毒，与污染食品、动物饲料及食品加工环节产气荚膜梭菌的活菌量的多少、机体的健康状态密切相关。目前认为，在10^8～10^9个细菌繁殖体污染的食物（主要为肉类食品）中，引起食物中毒的情况相当多见。自然外伤、分娩损伤及器官移植等伤口是否发生气性坏疽，取决于是否及时对组织清创、消除局部厌氧环境，对感染局部是否扩创手术、切除感染和坏死组织等措施密切相关。

（八）致病性

产气荚膜梭菌所致的疾病有食物中毒、气性坏疽、产气荚膜梭菌经肠穿孔或子宫破裂进入腹腔引起的内源性感染。

产气荚膜梭菌既能产生强烈的外毒素，又有多种侵袭性酶，并有荚膜，构成其强大的侵袭力，从而引起机体感染致病。该菌至少可以产生15种以上的毒素，但目前仅有5～6种毒素，即α、β、ε、ι毒素及肠毒素（CPE）、β2毒素等，被认为是该菌的主要致病性毒素，其中CPE和β2毒素是人发生食物中毒及胃肠疾病的重要致病因子。4种主要毒素中，α毒素（卵磷脂酶）的毒性最强，各菌型均能产生，在气性坏疽的形成中起主要作用。

产气夹膜梭菌食物中毒因食入被本菌大量细菌繁殖体污染的肉类食物而引起。60%～80%的气性坏疽由A型引起，多见于战伤，但也见于平时的工伤、车祸等。病菌除产生多种毒素外，体内形成的荚膜和繁殖周期短等，使该病发展迅速、病情险恶。如不及时治疗，常导致死亡。卵磷脂酶、胶原酶、透明质酸酶、DNA酶等的分解破坏作用，使病菌易穿过肌肉结缔组织间隙，侵入四周正常组织，发酵肌肉和组织中的糖类，产生大量气体，造成气肿；同时，血管通透性增加，水分渗出，导致局部水肿，进而挤压软组织和血管，影响血液供应，造成组织坏死严重病例表现为组织胀痛剧烈，水汽夹杂，触摸有捻发感，最后产生大块组织坏死，并有恶臭。病菌产生的毒素和组织坏死的毒性产物被吸收入血，引起毒血症、休克，死亡率高达40%～100%。

（九）变异性

从医学相关文献的检索中尚未找到可靠的存在变异性的证据。

（十）环境中的稳定性

产气荚膜梭菌广泛存在于土壤、人和动物的肠道，以及动物和人类的粪便中，在低于pH 5.0或高于pH 8.3时，数天后死亡。

（十一）药物敏感性

产气荚膜梭菌的高度敏感药物有氯霉素、头孢哌酮；中度敏感药物有红霉素；不敏感药物有诺氟沙星、庆大霉素、卡那霉素、复方新诺明、四环素、氨苄西林、杆菌肽、呋喃唑酮和丙氟哌酸。

（十二）消毒剂敏感性

产气荚膜梭菌对臭氧敏感，高浓度的酒精可以破坏其活性和杀死芽孢。6%～8%的NaCl可抑制其生长。

（十三）物理灭活

产气荚膜梭菌繁殖体对热敏感，芽孢加热至90 ℃ 30 min或100 ℃ 5 min可被杀死，繁殖体对低温敏感。

（十四）在宿主体外存活

本菌虽属厌氧性细菌，但对厌氧程度的要求并不太严，甚至在微氧条件EH =200～250 mv的环境内也能生长。在普通培养基上能生长，若加葡萄糖、血液，则生长更好。生长适宜温度为37 ℃～47 ℃，多认为43 ℃～47 ℃为最宜本菌生长和繁殖速度极快的温度，在适宜条件下增代时间仅8 min，可利用高温快速培养法，对本菌进行选择分离、如在45 ℃下，每培养3～4 h传种1次，即可较易获得纯培养，在深层葡萄糖琼脂中大量产气，致使琼脂破碎。

（十五）与其他生物和环境的交互作用

本菌广泛存在于土壤、人和动物的肠道，以及动物和人类的粪便中，常因深部创伤而感染。导致气性坏疽的病原菌还有诺维氏梭菌、腐败梭菌、溶组织梭菌和产芽孢梭菌等。此外，产气荚膜梭菌能引起羔羊痢疾和羔羊、牛犊、仔猪、家兔、雏鸡等的坏死性肠炎；诺维氏梭菌可引起羊、牛的传染性坏疽性肝炎；腐败梭菌可引起牛、羊、猪等家畜的肠型坏疽"快疫"（braxy）；肖维氏梭菌可引起牛、羊气肿疽等。

（十六）预防和治疗方案

伤口的及时处理、破坏和消除厌氧微环境、预防性的使用抗生素可预防大多数（90%）感染，对局部感染，应尽早实施扩创手术，切除感染和坏死组织，必要时通过截肢以防止病变扩散，大剂量使用青霉素等抗生素以杀死病原菌和其他细菌，有条件时可使用α抗毒素和高压氧舱法治疗气性坏疽，后者可使血液和组织中的氧含量提高15倍，能部分抑制厌氧菌的生长。

二、实验室相关活动风险评估与控制

（一）实验室感染性因子的种类、来源和危害

1.感染性因子的种类

产气荚膜梭菌既能产生强烈的外毒素，又有多种侵袭性酶，并有荚膜，构成其强大的侵袭力。根据其生物学特性和本中心实验室检测能力范围，本实验室可能的感染性因子为产气荚膜梭菌病原体本身。

2.感染性因子的来源

（1）用于产气荚膜梭菌检测的食品、水样、不明原因腹泻采集的粪便、呕吐物、食品加工环节涂抹物、深部感染坏死组织、血液等样本。

（2）样本采集和检测过程中涉及的所有实验场所。

（3）实验室操作中可能产生的含病原菌的气溶胶。

（4）实验相关过程中产生的废弃物。

3.感染性因子造成的危害

（1）被污染的实验器材、器皿等对实验室环境造成污染。

（2）实验室含有病原菌的废弃物对环境造成污染。

（3）实验人员被锐器刺伤造成的皮肤黏膜等暴露后感染。

（4）实验室检测活动工作中，各种原因导致的液体飞溅或微滴溅出及气溶胶对实验室环境造成污染。

产气荚膜梭菌经皮肤黏膜外伤引起气性坏疽，食入被细菌繁殖体污染的食物引起食物中毒。在实验室工作中，通过锐器刺伤造成的皮肤黏膜感染和各种原因导致的感染性液体飞溅或微滴溅出，污染器物表面或地面等，造成意外食入感染。食物中毒和意外食入感染是两种较可能的实验室获得性感染方式，虽然概率很小，但不容忽视。

（二）实验活动风险识别与风险控制

1.实验方法

（1）主要风险点识别　未采用国家标准、行业标准进行检测。使用新的或变更过的国家标准或行业标准前，未经技术验证，可能存在安全风险。

（2）风险控制措施　尽量采用国家标准、行业标准进行检测，或使用经过充分验证的实验方法；在使用新的或变更的国家标准、行业标准前，必须经过严格的技术确认。

2.样品采集

（1）食品和水样等样品采集

①主要实验设备和器材　采样剪刀或镊子、密闭盛样容器等。

②主要风险点识别　食品和水样等样品中可能存在感染性病原体，采样人员采样不规范、盛装容器密合不严、玻璃容器意外破损等，可导致样品溅洒、溢出、渗漏而污染环境，同时，玻璃容器意外破损和剪刀、镊子的使用不当，存在意外刺伤或划伤采样人员的风险。

③风险控制措施　食品水样采集容器必须防水，防漏，容器外面要包裹足量的吸收性材料，以便容器打破或泄漏时，能吸收溢出的所有液体。在使用剪刀、镊子、玻璃容器等锐器时，必须规范操作，做好防护，防止刺伤或划伤。

（2）粪便、呕吐物、食品加工环节涂抹物等样本采集

①主要实验设备和器材　PV螺旋盖采便盒（管）、玻璃试管或培养皿、采样消毒棉签等。

②主要风险点识别　粪便、呕吐物、食品加工环节涂抹物等标本中可能存在感染

性病原体，采集过程存在样本微滴溅出从而形成小颗粒气溶胶；工作人员采样不规范、个人防护不到位，导致环境污染和人员感染；破碎玻璃试管或培养皿存在刺伤或划伤采样人员的隐患。

③风险控制措施　采集粪便和呕吐物时，采样人员应戴手套、口罩、防护眼镜；采样动作轻柔，采样容器尽量使用外螺旋盖塑料管；发生污染时，应立即进行消毒处理。

（3）深部感染坏死组织的采集

①主要实验设备和器材　PV螺旋盖采便盒（管）、一次性培养皿、采样消毒棉签。

②主要风险点识别　深部感染坏死组织病理样本中可能存在感染性病原体，采集过程中发生样本溅出，工作人员采样不规范、个人防护不到位，导致环境污染和人员感染。

③风险控制措施　采集深部感染坏死组织部位时，采样人员应戴手套、口罩、防护眼镜，采样时动作轻柔，采样容器尽量使用外螺旋盖塑料管；发生污染时，应立即进行消毒处理。

（4）血液的采集

①主要实验设备和器材　一次性采血针和塑料采血管、消毒棉签及一次性利器盒。

②主要风险点识别　血液样品可能存在感染性病原体，采血管密封盖意外脱落或注射器内残留血滴落，造成血样溅洒从而污染人员或环境；采血针头存在意外刺伤或划伤采样人员的风险。

③风险控制措施　使用一次性采血针和真空采血管，采样人员经过正规采血培训，并熟练掌握采血技巧。采血前做好个人防护（防护服、乳胶手套、口罩）；认真、仔细、谨慎操作，抽血后的针头直接放入利器盒内，禁止用手直接接触使用后的针头或将使用后的针头重新套上针头套；采好血后直立于试管架中，防止倒翻；消毒棉签等污染物放入医疗废弃物专用袋中，统一进行消毒处理。

3.样品的包装和运送

（1）主要实验设备和器材　真空密封采血管、外螺旋盖玻璃瓶、PV螺旋盖采样罐（管）主容器、95千帕样品运输罐、B类标本运输箱（UN3373运输箱）和运送车辆。

（2）主要风险点识别　盛样容器不坚固、密合不严，有可能发生样品溅洒、溢出、渗漏；使用不合格运输包装进行样本运送，存在玻璃容器或包装容器意外破损进而刺伤或划伤采送样人员的隐患。

（3）风险控制措施　盛装样品容器必须坚固，不易破碎，尽可能选用塑料制品，采样后必须检查容器的密合性，样品的运输需使用三层合格包装材料。

4.样品接收和前处理

（1）主要实验设备和器材　剪刀、镊子、振荡器、均质器、均质袋、离心机、生物安全柜和洁净工作台

（2）风险点识别　样品管理员未按实验室《样品管理程序》要求接收样品，样品前处理时，打开粪便或呕吐物、深部感染坏死组织等感染性样品包装的动作过猛，会

造成样品侧翻；对食品等固形物样品进行剪切时，操作不慎发生手剪伤；均质器均质样本时发生均质袋破裂；离心操作时发生离心管破裂等意外情况。

（3）风险控制措施

①样品接收必须在专用的区域进行，合同评审人员和收样人员严格按照《样品管理程序》要求交接样品，不得擅自打开样品包装。收样后及时洗手。

②开始检测前，对盛装感染性材料样品的容器，必须在生物安全柜中缓慢打开，食品和水样必须在洁净工作室内打开，开启容器的管口不能对着操作者。

③对食品等固体物样品取样，要小心使用剪刀和镊子，尽可能剪取食物可食部分，以防止样品均质时坚硬物质刺破均质袋，造成样液溅洒。对含有感染性样品进行离心振荡时，必须将离心盖封严、并关上离心机盖。

④实验室应配备应急药箱，发生手剪伤等意外事件时，应立即进行消毒包扎处理。

⑤当发生离心管或均质袋意外破裂、溅出时，及时对所有涉及污染的部位进行消毒处理，同时按《二级生物安全实验室建设与管理》"实验室意外事故的处置"章节处置。

5.样本检测过程

（1）主要实验设备和器材 培养箱、水浴箱、细菌鉴定和药敏测试仪（ATB仪）、生物安全柜、振荡器、离心机及离心管、吸管和试管、移液器及吸头、接种环和培养皿等。

（2）主要风险点识别

①对食品、水样、粪便和呕吐物、深部感染坏死组织等样品进行产气荚膜梭菌菌株分离鉴定、生化试验、药敏试验等实验活动均涉及活菌操作。在检测过程中移液、水样过滤混匀震荡等操作可能释放较大颗粒和小液滴。离心振荡过程中，容器的破碎或渗漏等意外事故，都可能造成感染性物质污染操作者的手、操作台面、器物表面及地面，从而污染实验室环境和人，实验室人员通过皮肤接触或黏膜接触而意外食入。

②实验过程中未正确操作锐器、玻璃实验器材意外破碎等，造成人员割伤和刺伤而导致的接种感染隐患。

③样品检测时试管开启、样品转移、稀释混匀吹打、划线分离、涂片染色、离心等操作都可产生气溶胶，但产气荚膜梭菌不通过吸入感染，气溶胶感染产气荚膜梭菌的风险非常小。

（3）风险控制措施

①检测人员在实验前应按照二级生物安全防护要求做好自身防护措施（穿防护服、戴手套、口罩，穿不露脚趾和覆盖脚背、防滑、防渗漏的工作鞋），必要时戴防护眼镜、防护面罩以增加保护。进行食品、水样等样品制备、均质等操作时应在洁净实验室内进行；粪便、呕吐物、食品加工环节涂抹物、深部感染坏死组织等所有具有感染性材料的操作必须在生物安全柜内进行，必须保证洁净实验室和生物安全柜处于正常运行状态。

②进行活菌操作时，应在安全柜工作台面上放置一块浸有消毒液的纱布或吸有消毒液的纸，避免感染性物质的扩散；涉及高浓度或大体积的感染性的材料离心操作时，应选用密封转头或带安全罩的离心机离心。若有意外污染，应及时消毒、冲洗并擦干飞溅出来的液体。实验结束后必须对桌面、台面及时进行消毒处理。

③必须使用移液器或吸球移取样液，旋盖和移液操作的动作要轻缓，所有吸管应用棉塞，移液头尽可能使用带滤芯的，以减少对移液器或吸球的污染。

④使用直径2~3 mm且完全封闭、手柄的长度小于6 cm的接种环分离细菌，尽可能使用封闭式微型电加热器消毒接种环，避免在酒精灯的明火上加热从而引起感染性物质的爆溅。

⑤尽可能以塑料器皿代替玻璃器皿，若必须使用玻璃器皿，则只能用实验室级玻璃（硼硅酸盐）。且任何破碎或有裂纹的器皿都应丢弃。禁止用手直接接触使用后的针头、刀片、玻璃碎片等锐器。严禁用带有注射针头的注射器吸液，更不可当吸管用，用过的锐器应直接放入利器盒，经消毒后废弃。

⑥在任何可能导致潜在的传染性物质溅出的操作过程中，应保护好面部、眼睛和嘴；发生液体溅出、溢出等事故，或明显暴露于传染源时，应立即向科室负责人报告，及时处理并对事故的发生与处理作记录，必要时进行适当的医学评估、观察、治疗，并保留书面记录。

6.菌株使用、保存和运输

（1）主要实验设备和器材

接种针、菌株保存管、振荡器、生物安全柜、移液器、95千帕样品运输罐、B类标本运输箱（UN3373运输箱）和运送车辆。

（2）主要风险点识别

①工作人员保菌操作不规范、个人防护不到位、半固体或磁珠管等保存容器意外破损、磁珠掉落等会导致病原菌污染实验室环境和实验人员。

②产气荚膜梭菌使用和保存未按照《菌（毒）种管理规程》要求实施管理，存在菌株被恶意使用及污染环境等生物安全隐患。

③产气荚膜梭菌阳性菌株上送等运输过程中如使用不合格包装进行运输，容器密封不严，可能导致运输过程中包装容器意外破损，从而产生病原体的扩散。

（3）风险控制措施

①产气荚膜梭菌分离纯化及保菌操作应在生物安全柜内进行，若发生磁珠管意外破损、磁珠掉落时，应及时对所涉及的污染部位进行消毒处理，按《二级生物安全实验室建设与管理》"实验室意外事故的处置"章节要求规范处置。

②产气荚膜梭菌标准菌株的使用、保存严格按照《菌（毒）种管理规程》的要求进行操作，严格实行双人双锁保管，严防菌株被恶意使用而造成生物危害。

③产气荚膜梭菌阳性菌株的上送应严格执行B类运输包装，携带"病原微生物菌（毒）种或样本运输许可证"，并由专车运送，由专业人员全程护送。

7.实验室的清洁和消毒

（1）主要实验设备和器材　70%～75%的酒精、含氯消毒液。

（2）主要风险点识别　工作完毕后，若不及时对工作台面、生物安全进行消毒，则有可能会对下次的操作人员造成污染或感染。

（3）风险控制措施　工作完毕后，及时对检测所涉及的工作台面、地面和生物安全柜进行消毒，使用消毒液擦拭，干燥20 min以上。生物安全柜用70%～75%的酒精擦拭消毒。待实验和消毒完毕，先脱去手套，再脱去防护服，并正确用洗手液和流水洗手。

8.废弃物处置

（1）主要实验设备和器材

医疗废弃物专用袋、硬质耐高压且防渗漏的垃圾桶、高压灭菌器。

（2）主要风险点识别

①样品采集和实验检测过程中产生的感染性废弃物如食品、水样等样品、深部感染坏死组织、血液血清及排泄物标本、病原菌的培养基、标本和菌种、毒种保存液及所有实验过程涉及的用品在释放前未按照规范要求处理，导致感染或致病因子外泄而污染环境。

②样品采集和实验检测过程中产生的被污染的损伤性废弃物（一次性使用采血的载玻片、玻璃试管、玻璃安瓿、培养皿等）未按照规范处理，存在意外刺伤或划伤工作人员的隐患。

（3）风险控制措施　实验室废弃物处理应遵循《医疗废弃物管理条例》《医疗卫生机构医疗废弃物管理办法》《医疗废物专用包装袋、容器和警示标志标准》等相关法规要求，分类收集，规范处置。所有损伤性废弃物必须放置于有警示标识的硬质、防漏、防锐器刺破的专用利器盒中；所有感染性废弃物必须放置于有警示标识的医疗废物专用包装袋中，使用高效消毒液浸泡或高温高压灭菌后集中处理，集中存放至中心指定的医疗废弃物收集点，由有资质的医疗废弃物处理单位上门收集集中处置。同时，做好废弃物处置交接记录，所有相关记录应定期整理归档。

（三）实验过程中其他风险识别和控制

1.电力

（1）主要风险点识别　产气荚膜梭菌的分离和鉴定对温度有明确要求，当实验过程中突然间隙断电或电力供应不稳定时，会对检测结果的准确性带来一定的影响。实验室没有布置双路供电或者相关仪器未配备不间断电源。当电力供应发生故障时，可导致设备突然停止工作，存在实验活动被迫终止等所带来的相关安全风险。

（2）预防控制措施　尽可能在实验室布置双路供电，若客观条件受限制，对产气荚膜梭菌检测所用的关键仪器需配备应急电源（UPS）。

2.电气操作

（1）主要风险点识别　实验室活动涉及的电气操作，包括实验室工作区内电气设备的启动、关闭、安装和维修；设备层内UPS、空调机组等电气设备的启动、关闭和维修等。这些电气操作的过程可能存在触电、电击、造成电气故障等风险。

（2）预防控制措施

①电气设备的设计及制造符合相关安全标准的要求。实验室工作区内若有380V电源插座，需明确标识，并由有资质的专业人员进行操作。

②新的改装过的或修理过的电气设备，在未经专业人员（如有资质的电工）完成电气安全测试和设备符合安全使用要求之前，不允许使用。

③电气设备使用人员接受正确操作的培训，操作方式不降低电气安全性。电气设备使用人员要定期检查设备可能引起电器故障的破损。只有专业人员才可从事电气设备和电路维修。禁止未经授权的操作。

④采取措施对设备去污染，以降低维护人员感染的风险。

3.实验室给排水设施设备

（1）主要风险点识别　实验室含有给排水的设施设备，包括位于工作区和洗消区的高压灭菌器和洗涤池。当管道意外破裂、排水管道阻塞时，感染性材料可能溢出，有污染实验人员和环境的风险。

（2）预防控制措施　实验室产生的所有染菌物及器具，必须先经高压灭菌或含氯消毒剂浸泡消毒后洗涤，洗消产生的污水集中排入污水池进行消毒处理，严禁直接排放。至少每月监测粪大肠菌群，定期检查实验室给排水管道各接口的密封性，及时发现安全隐患。

4.实验室设施设备管道

（1）主要风险点识别　实验室设施设备管道穿越维护结构的部位可能存在密封不严，当感染性材料溢出时，有污染环境的风险。

（2）预防控制措施　所有管道穿越维护结构的部位应严格密封，定期进行检查检测，避免感染性材料外溢从而污染环境。

5.主要检测仪器设备

（1）细菌鉴定和药敏测试仪（ATB仪）、显微镜、培养箱等设备

①主要风险点识别　对疑似产气荚膜梭菌鉴定时，需要使用ATB仪、显微镜等设备，如果不按操作规程操作，则会导致病原体溅出、渗漏而污染实验环境。

②预防控制措施　严格按ATB仪等设备操作规程操作和维护，每次使用完毕后对设备及可能污染的实验环境进行消毒。

（2）离心机

①主要风险点识别　在分离血清、浓缩菌液等检测活动中会使用到离心机，离心过程中可能存在离心管破裂、离心管盖脱落、离心转子和离心腔被污染的风险。

②预防控制措施　离心时配备耐离心压力的且带螺旋管盖的离心管，离心前做好平衡，选择正确的离心速度和离心力。规范正确操作，定期维护，确保离心机性能正常，每次做好清洁消毒和使用记录，并定期进行功能检查。

（3）微生物膜过滤系统

①主要风险点识别　未按照仪器使用要求规范操作，可能发生滤杯松动，导致待

检样品滤液外流，污染实验台面和设备。

②预防控制措施　实验室严格按照仪器使用说明规范操作，仪器启动前，必须检查滤杯与滤器接口的密封性，保证密闭状态，并做好个人生物安全防护；每次使用后做好清洁消毒和使用维护记录，定期进行功能检查，确保仪器性能正常。

6.生物安全设施设备

（1）生物安全柜

①主要风险点识别　在进行产气荚膜梭菌大量活菌操作时，应在生物安全柜中进行，操作过程中没有按照设备操作规程进行正确操作、维护，则使生物安全柜的气溶胶防护效果明显降低，甚至消失，失去安全防护作用；若长时间使用或未及时更换HEPA过滤器，会使其功能丧失，造成工作窗口气流速度降低或流向紊乱；生物安全柜使用后未按要求进行彻底消毒处理，会造成使用和维护人员间接接触污染。

②预防控制措施　正确选配生物安全柜，操作人员应接受相关的操作、维护培训，日常操作和维护严格按照设备操作规程或使用说明书进行。每年请有检测资质的服务机构对生物安全柜进行风速、气流、尘埃粒子、紫外线强度等关键因素的检测，实验室定期进行空气沉降菌检测，确保其性能正常。一旦生物安全柜的使用造成污染，应及时进行消毒。

（2）高压灭菌器

①主要风险点识别　产气荚膜梭菌检测过程中被病原菌污染的玻璃、耐高压的实验器材及实验废弃物要进行高压灭菌消毒才可移出实验室。在高压消毒时如果没有按照压力灭菌器的操作规程或使用说明书进行操作、维护，可能使高压灭菌器效果明显降低，甚至生效，失去去污染与无害化的作用；若长时间使用又不定期检测灭菌效果，对其灭菌效果无从考证，可能产生功能缺损，存在灭菌不彻底从而引起污染的隐患；在长期停用期间，若内部水分不及时排干，将会使内部器件老化从而失去正常功能。

②预防控制措施　选择下排式高压灭菌器，防止气溶胶污染，操作人员持证上岗，正确规范操作，定期维护，确保高压灭菌器性能正常，做好使用、维护记录。使用时每次监测化学指示物、监控记录温度、压力、时间等灭菌参数，定期进行生物监测，以保证灭菌质量。

（3）个人防护用品

①主要风险点识别　实验室应提供足够数量符合质量要求的防护服、防护眼罩、一次性乳胶（橡胶）手套、口罩和覆盖足背的防滑鞋等。使用大小不合适的个人防护用品，个人防护用品穿戴、脱卸的程序、方法不符合要求，均可能造成人员感染或环境污染。

②预防控制措施　选择正规、符合质量要求的防护用品，使用前进行必要的培训，按照规定的程序正确使用、脱卸，穿戴时相互检查确认，及时更换污染和破损的防护装备，避免使用破损、缺陷、过期的产品。

（4）应急救治设施和用品

①主要风险点识别　实验室若未配备洗眼器、应急药箱等必要的应急设施和物品，

或配备的急救用品种类不全、不合适或过期，则导致急用时无法发挥作用。

②预防控制措施　在实验室内正确配备洗眼器，确保功能正常。配备的75%乙醇、碘伏或其他消毒剂、创可贴等，急救物品与实验活动相适应，并在有效期内使用，由专人负责管理，定期维护、清理和更新。

（5）消毒灭菌剂

①主要风险点识别　消毒剂产品无生产许可证、过期、配制方法或浓度不正确、种类选择不合理，将会导致消毒效果降低、生物灭活能力降低或对物品腐蚀性增加、对皮肤造成刺激等问题。

②预防控制措施　选择符合国家标准的厂家生产的产品。选择合适的消毒剂。按照规定的消毒方法，消毒时间，消毒浓度（剂量）进行消毒。避免使用过期产品。消毒过程中消毒人员需做好个体防护，防止发意外生，根据产气荚膜梭菌特点选用70%～75%酒精和含氯消毒剂为实验室常用消毒剂。

7.管理体系的风险

（1）主要风险点识别　生物安全管理体系（包括应急预案）是否健全和完善、是否符合实际管理要求，程序文件、作业指导书（操作规程）是否科学和可操作，是否覆盖生物安全的主要因素。如果组织结构不健全、设置不合理，管理体系文件与工作实际不匹配，以及部门职责不清或衔接不当等，都可能带来安全风险。

（2）预防控制措施　定期开展对生物安全管理体系的评审，要特别关注风险评估程序、应急预案、标准操作程序（SOP）等，发现问题及时修订、完善，确保生物安全管理体系持续有效运行。

（四）工作人员的风险评估与预防控制措施

1.人员数量和素质

（1）人员数量

①主要风险点识别　人员过少会因缺少相互监督，或因工作量增大而导致操作过程中工作失误增加使风险增加。

②预防控制措施　应配备与工作量相匹配采样和检测人员，应配备2名工作人员同时进行采样和检测工作，加强监督人员对实验活动的监督。

（2）人员结构

①主要风险点识别　实验室检测人员的职称分布不合理，新进人员未经高年资人员带教，缺乏应对意外事件的能力，风险增加。

②预防控制措施　实验室检测人员的年龄和资历结构应合理，配备新进人员应由高资历人员带教并监督操作。

（3）职业操守

①主要风险点识别　产气荚膜梭菌检测存在一定的生物安全风险，若政治思想素质不高、责任心不强的人员从事相关检测工作，具有产生生物危害并危及人员安全、环境安全与社会安定的可能性。

②预防控制措施　加强职业道德教育，培养工作责任心。

2.健康管理

（1）主要风险点识别 健康状况主要包括生理、心理与免疫状态。如检测相关人员出现呼吸道和/或消化道感染症状、机体免疫力低下等其他不适合工作的状况，职业暴露风险增加。

（2）预防控制措施 建立健康申报制度，遇有呼吸道或者消化道感染症状及其他不适于工作的情况，及时向科室负责人报告并暂停工作。

3.人员资质

（1）主要风险点识别 检测人员不具备卫生检测相关学历教育背景，不熟悉产气荚膜梭菌检测方法及操作程序，未进行专业知识、操作培训，未开展人员能力考核，无法保证工作质量和安全。

（2）预防控制措施 检测人员必须是检验或相关专业毕业，经过上岗培训，并考核合格。

4.生物安全培训要求

（1）主要风险点识别 检测人员、辅助人员、后勤保障人员、进修实习人员，工作前未经严格的生物安全及生物安全设备操作培训，易造成生物安全事件发生。

（2）预防控制措施 检测人员、辅助人员、后勤保障人员每年参加机构组织的生物安全知识、生物安全操作技术培训和考核。上岗前熟练掌握生物安全仪器设备、设施操作技术。进修实习人员参与实验活动前应接受生物安全知识的培训，在带教老师的监督下操作。

5.应急事件处理能力

（1）主要风险点识别 实验室人员未接受实验室意外事故处理、职业暴露预防等突发事件处置的培训，发生意外事件时，不能有效地进行早期有效处理和控制生物安全风险。

（2）预防控制措施 实验室人员必须严格按照机构制定的生物安全应急处置方案及报告制度中规定的要求进行事件的处置和报告，强化职业暴露的应急处理能力。规范工作中职业暴露后现场急救处理和预防办法。

（五）实验室非常规活动中的风险评估与预防控制措施

1.主要的实验室非常规活动

（1）实验室外专业人员对实验室设施设备的维护、维修、检定/校准、检测验证（如主要设施设备的检测验证）和更换（如高效过滤器等的更换）等。

（2）实验室后勤保障人员对实验室及公共环境的保洁、实验器材的清洗消毒。

（3）实验室外人员参观实验室和上级部门对实验室的检查。

（4）任何其他人员需要进入实验室从事实验活动外的行为（如发生水灾时，消防人员、急救人员的进入）。

2.主要风险点识别

（1）上述人员进入实验室从事相关活动，特别是不慎标本溢洒或仪器零部件损坏等情况，可能会引起实验室感染的风险，

（2）实验室运行过程中某些人员需要进入实验室参观，存在影响实验活动正常运行或者导致相关或不相关的设施设备损坏的风险。

3.预防控制措施

（1）实行人员准入、登记制度。进修实习人员进入实验室从事检测活动前，必须先进行生物安全和实验室规章制度的培训。参观和检查活动应尽可能不进入实验区域。若中心实验室外专业人员和实验室后勤保障人员确实需要进入实验室进行相关活动，或上级部门需要进入实验室进行检查，应在对实验室（包括环境和设施设备等）作彻底消毒后和实验室未运行时才准入。任何外来人员进入实验室时，应有中心实验室人员协助并全过程陪同。

（2）实验室外专业人员和实验室后勤保障人员必须要有相应的专业知识，应对其进行生物安全培训，提供安全指南，实验室人员应协助、指导和规范进入人员在实验室内的活动并对其行为进行监督，进入人员必须遵守实验室的各项管理规定，确保人员和环境安全。

（3）进入人员未经许可绝对不能私自动用实验室内有标志的危险品（除非经过授权），绝不能将未经消毒处理的物品拿出实验区。

（4）在生物安全BSL-2实验室进行设施、设备维护、维修过程中，发生意外事件，应立即报告实验室负责人。实验室负责人对事故进行风险评估，采取必要的应对措施。按专业技术要求进行设施、设备的维护维修时，不能私自动用其他设施设备。如导致设施设备损坏时，应及时报告。

（5）当需要更换高效过滤器时，应先对高效过滤器进行原位消毒，消毒后专业人员再对其进行更换。

（6）为确保自己和他人的安全，禁止未穿防护用品人员进出实验室区域。禁止穿防护用品的人员出实验室区域。

（7）对实验室的设施、设备进行维护工作时动作应轻柔，避免产生气溶胶。

（8）在实验室内进行设施、设备检验维修工作时，应至少两人共同参加。检验维修后，离开实验室前，必须洗手。

（六）被误用和恶意使用的风险与预防控制措施

1.主要风险点识别　阳性标本未明确标识，未严格执行双人双锁管理，实验活动结束后未及时对操作场所进行消毒，工作人员在不知情的情况下可能误用标本、实验材料和设施设备等，导致人员感染和实验室环境污染等事故。

2.预防控制措施

（1）实行严格的人员准入和考核上岗制度。

（2）所有获得批准进入实验室工作的人员，必须严格按规程操作实验材料和设施设备，以及其他一切实验活动，不得私自动用实验室内任何不熟悉物品。

（3）发生事故时必须及时报告并作必要的处理和记录。

（4）实验所用材料和试剂等必须有明确的标识。

（5）阳性标本严格实施双人双锁管理，上送的阳性样本必须经机构批准，携带"病原微生物菌（毒）种或样本运输许可证"，由专车运送，由专业人员全程护送。

（七）相关实验室已发生的事故分析和从中得到的启示

目前，尚未有产气荚膜梭菌检测导致实验室人员感染的相关报道，但仍然存在实验室人员在采样、检验、废弃物处置等工作过程中，个人防护不到位而导致感染的风险。因此，严格遵守实验室相关规定，按照风险评估报告制订的要求规范执行，可降低和规避职业暴露风险。

三、实验室理化因素风险评估及安全防护措施

（一）紫外线

1.主要风险点识别

实验室传递窗、生物安全柜、BSL-2实验室使用紫外线灯进行空气、物体表面消毒。紫外线波长为250～280 nm，主要引起眼睛急性角膜炎、结膜炎和慢性白内障等眼疾病，还可诱发皮肤癌，紫外灯开启时人员在不知情的情况下进入可受到伤害。

2.预防控制措施

在实验室工作应避免紫外线直接照射，特别是眼部。生物安全柜表面应张贴紫外线危害的标识，提醒实验人员小心紫外线危害，在进行紫外线消毒时，实验人员尽量远离消毒区域，基本可以避免紫外线对人体的危害。

（二）辐射

1.主要风险点识别

实验室筹建选址时未对周围辐射源进行排查，使用含辐射的仪器未严格管理，存在辐射源导致病原微生物屏障系统破坏的隐患。

2.预防控制措施

实验室筹建选址时对周边建筑群严格排查辐射源，实验室不使用有辐射源的仪器设备。

（三）含氯消毒剂

1.主要风险点识别

含氯消毒剂，有效氯的含量为4.55%～5.55%，次氯酸钠为主要杀菌因子。含氯的消毒液会残留在空气中不挥发，长期使用会使实验人员感到头疼、恶心和刺激黏膜，对于有体质过敏的人员，还容易引发过敏、哮喘等疾病。高浓度的含氯消毒剂对人的呼吸道黏膜和皮肤有明显的刺激作用，可使人流泪、咳嗽，严重者可发生氯气中毒。急性中毒者出现躁动、恶心、呕吐、呼吸困难等症状，甚至因窒息死亡。

2.预防控制措施

按照使用说明，根据消毒对象不同而配制不同浓度的消毒液，避免使用不必要的高浓度消毒液，稀释和使用时佩戴手套，消毒后及时开窗通风，可有效规避消毒液对人体的危害。

（四）其他

1.主要风险点识别

实验室内的照明和声音（生物安全柜等）有可能因强光和噪声对人员造成损害。

2.预防控制措施

对实验室的照明和声音等参数进行检测，确保符合相关标准要求，避免强光和噪声对人员的损害。

四、实验室火灾风险评估与预防控制措施

1.主要风险点识别

（1）超负荷用电，电线过长。

（2）电器和电源老化、电器保养不良，如电线、电缆的绝缘层损坏。

（3）用火不当等引发火灾。

（4）仪器设备在不使用时未关闭电源。

（5）使用的仪器设备不是专为实验室环境设计。

（6）易燃、易爆品处理和保存不当。

（7）不相容化学品未进行有效隔离。

（8）在易燃物品和蒸汽附近有能产生火花的设备。

（9）通风系统不当或不充分。

2.预防控制措施

实验室采取以下预防控制措施避免火灾发生，保证发生火灾后能够安全撤离实验室。

（1）定期检查电器插座、电线绝缘层是否完好，保证用电负荷，对易燃、易爆等危险品进行有效隔离。

（2）实验室配备灭火器，放置便于取用的地点，摆放部位张贴灭火器标识。灭火器用于扑灭可控制的火灾，帮助人员撤离火场。对灭火器进行定期检查和维护，确保使用有效。

（3）实验室需安装应急照明。所有出口都有黑暗中可见的"紧急出口"标识。当出现紧急情况时，实验室所有出口的锁必须处于开启状态，出口设计应保证不经过高危险区域，所有出口都能通向一个开放空间。

（4）走廊、流通区域不得放置障碍物，不受人员流动和灭火设备移动的影响。

（5）在实验室工作区显著位置张贴火警电话标识。实验室每年对工作人员进行消防知识培训，包括消防器材的使用、火灾发生时的应急行动等。

五、自然灾害风险评估与安全防护措施

自然灾害可能导致的实验室紧急状况主要包括水灾和地震等。

（一）水灾

1.风险点识别

水灾可能导致实验室维护结构和设施损坏，实验室内感染性材料随水外溢。

2.安全防护措施

（1）在安全手册中制订《实验室紧急事件应急预案》，并对所有实验室人员进行培训。

（2）实验室一旦发生水灾报警时，应立刻停止工作。首先，考虑实验室内感染性物质和人员的转移，实验室负责人、机构负责人根据条件及时采取对策，第一时间联系相关消防人员。消防人员应有防护措施，并在受过训练的实验室工作人员陪同下，进入实验室完成菌毒种和人员的安全转移工作。

（二）地震

1.风险点识别

发生地震等自然灾害会导致实验室维护结构和设施损坏，存在人员伤害和实验室感染性材料外溢的风险。

2.安全防护措施

实验室应采取措施降低自然灾害带来的风险，保证灾害发生后能够安全撤离实验室，减少病原微生物对人员和环境的影响。发生地震后，首先设立距实验室维护结构20 m范围内的封锁区。其次，对封锁区进行消毒，然后由专业人员在做好个人防护的前提下对实验室内部环境边消毒边清理，清理到样品保存地点。如果保藏样品的容器未发生损坏，可转移到其他安全的实验室存放。如果保藏样品的容器已被破坏和发生外溢，应立即用可靠方法进行彻底消毒灭菌。

六、生物安全及其他紧急事件（事故）处理预案

（一）实验室生物安全事件（事故）处理措施

1.当生物安全柜或负压实验室出现持续正压时，室内人员应立即停止操作，通知运行保障人员采取措施恢复负压，如果不能及时恢复和保持负压，应停止试验，按规程退出。发生此类事故或发生意外停电，造成具有传染性物质暴露潜在风险的事故和污染时，工作人员除了采取紧急措施外，还应立即报告实验室负责人组织对实验室进行终末消毒。

2.离心过程中离心管破裂时，应马上关闭电源，让离心机停止工作并静止30分钟，然后缓慢打开离心机盖，将离心杯平稳地拿到生物安全柜中，如果发生泄漏，用1%的含氯消毒液灌入离心杯腔体中消毒30分钟，然后弃去消毒液和离心管碎片将离心杯清洗。

3.发生污染物泼溅或溢出时，立即用清洁布或吸水纸覆盖污染处，并倾倒1%的含氯消毒液，作用至少30 min，方可清理污染物，用消毒剂喷洒擦拭污染区域。所有这些操作过程中都应做好个人防护。如发生大范围污染物扩散时，应立即通知实验室负责人、机构负责人，查清情况，确定消毒方案，并组织对实验室进行终末消毒。

（二）其他紧急事件（事故）处理措施

应急预案中应包括消防人员和其他紧急救助人员。应事先告知他们哪些实验室有潜在的感染性物质，使其知晓实验室的布局和设施设备。实验室人员要熟悉紧急撤离要求及紧急撤离的路线,在实验室发生不可控制的火灾、水灾、爆炸或其他危险情况时,为确保工作人员的安全,需进行紧急撤离。所有实验室人员应了解紧急撤离的行动计划、撤离路线和紧急撤离的集合地点,每年至少参加一次紧急撤离演习,包括急救设备使用和采取相应急救措施。

（三）生物安全及其他紧急事件（事故）报告和记录

1.发生生物安全及其他紧急事件时,在紧急处理的同时向机构管理层和生物安全委员会报告。

2.对于生物安全事件必须进行记录,记录发生的时间、地点及详细经过、处理方法等。

七、生物安全和生物安全保障风险管理

（一）生物安全风险评估依据标准

风险评估所依据的数据及拟采取的风险控制措施、安全操作规程等均应以国家卫建委、世界卫生组织、国际标准化组织等机构或行业权威机构发布的指南、标准等为依据。

（二）危险发生的概率评估（见表5-1-11）

表5-1-11　产气荚膜梭菌实验活动危险发生的概率评估

序号	潜在危险因素	危害程度	发生概率	固有风险	措施合理性	残留风险	风险可控程度
1	样品运输过程中容器意外侧翻、泄漏、破裂造成污染	中度	可能	中度	合理	低风险	可控
2	样品的接收、开启及加样等常规实验活动中产生气溶胶	中度	较大可能	中度	合理	低风险	可控
3	离心、加样等实验活动中意外事故造成盛装标本容器破裂、溢出瞬间产生气溶胶	中度	可能	中度	合理	低风险	可控
4	检测未经灭活的样品对仪器与环境造成污染	中度	较大可能	中度	合理	低风险	可控
5	标本、实验材料、设施设备等被误用的风险	中度	可能	中度	合理	低风险	可控
6	阳性标本被恶意使用的风险	高度	较小可能	高度	合理	低风险	可控
7	实验器材未经规范消毒造成污染	中度	可能	中度	合理	低风险	可控
8	废弃物处理不当造成病原微生物扩散	中度	较大可能	中度	合理	低风险	可控
9	灭菌装置不符合要求,灭菌不彻底造成污染	中度	较小可能	中度	合理	低风险	可控

序号	潜在危险因素	危害程度	发生概率	固有风险	措施合理性	残留风险	风险可控程度
10	检测人员和工勤人员被锐器误伤造成职业暴露	高度	可能	高度	合理	低风险	可控
11	检测人员个人防护不当造成的病原微生物扩散	中度	可能	中度	合理	低风险	可控
12	非检测人员、进修实习等外来人员进入实验室的不当操作	中度	可能	中度	合理	低风险	可控
13	水、电、火灾及自然灾害造成的风险	中度	较小可能	中度	合理	低风险	可控

（三）风险评估人员

风险评估由实验室负责人组织，熟悉产气荚膜梭菌检验相关风险的专业人员进行风险评估并形成风险评估报告。形成的风险评估报告经机构生物安全委员会审核，邀请相关机构熟悉相关病原微生物特征，实验设施设备、操作规程及个体防护设备的不同领域的专家进行评估和讨论，不断修订完善。

（四）风险评估报告

风险评估报告应是实验室采取风险控制措施、建立安全管理体系和制订安全操作规程的依据。在记录风险评估的过程中，风险评估报告应注明评估时间、编审人员和所依据的法规、标准、研究报告、权威资料、数据等。

（五）需重新进行风险评估的情况

1.生物安全二级实验室改造前（或新建造前）和正式启用前。

2.当收集到的资料表明产气荚膜梭菌的致病性、毒力或传染方式发生变化时，应对其背景资料进行及时变更，并对其实验操作的安全性进行重新评估。

3.开展新的实验活动（增加新的项目），应对该项目的实验活动进行评估。

4.生物安全实验室实验人员在进行实验活动中，发现有原评估报告中未涉及的隐患存在，或者在检查过程中发现存在生物安全问题，应进行再评估。

5.在实验活动中发现阳性标本泄露或人员感染等意外事件或事故时，应立即进行再评估。

6.当评估过的实验活动（包括相关的设施、设备、人员、活动范围、管理等）发生改变，或者操作超出常规量、从事某些特殊活动时，应该事先或重新进行风险评估。

7.相关政策、法规、标准等变化时需要风险再评估。

（六）对风险、需求、资源、可行性、适用性等的综合评估

机构对在生物安全二级实验室所涉及的所有活动内容进行了全面的风险评估，并根据风险的内容已逐项制订了可行的、适用的控制措施。评估报告不仅适用于实验室设施设备的常规运行，同时适用于实验室设施设备进行清洁、维护或关停期间。

生物安全二级实验室实验活动中未涉及化学、物理、辐射等相关检测和研究内容，

因此，不存在相应的风险，实验室所在的地理位置的海拔较高，建筑材料可抗八级地震，能够抵抗水灾，地震等灾害。

八、评估结论

（一）危害等级

根据原卫生部《人间传染的病原微生物名录》、《WHO实验室生物安全手册》规定，产气荚膜梭菌危害程度为第三类、危险度等级为Ⅱ级。

（二）实验活动及生物安全防护水平

原卫生部《人间传染的病原微生物名录》规定动物感染实验在ABSL-2实验室进行。大量活菌操作、样本检测在BSL-2实验室进行，非感染性材料的实验在BSL-1实验室进行。根据上述规定，本机构实验室，主要进行样本的病原菌分离培养、纯化、涂片、显微观察、药物敏感性试验、生化鉴定等实验活动，所需生物安全实验室级别为BSL-2。在实验室操作时、应穿戴防护服、一次性医用口罩、工作帽、一次性手套、覆盖脚背的工作鞋。如果接触物的传染性大，应戴双层手套。

本实验室产气荚膜梭菌检测所依据的方法均为现行有效标准，在项目开展时均经过技术确认，实验方法风险很小。

（三）人员健康及素质

工作人员在工作前均应经过充分的生物安全、专业知识及操作技能培训，并经过考核合格，并定期参加机构外部和内部组织的相关检测技术培训，每年参加机构组织的生物安全相关知识培训与考核，具备了相应的专业知识、操作技能，能够安全完成相关检验工作。

（四）预防和治疗措施

虽然产气荚膜梭菌感染具有特效的抗生素，但是感染后对检验及所有相关人员的健康仍然造成一定的威胁和损害，一旦发生感染需及时进行就医治疗，实验室工作人员应该牢固树立预防为主的观念，规范实验操作，规范使用个人防护用品，对实验所涉及的设施设备实施严格消毒，严格落实手卫生要求，规范处置废弃物。

（五）应急预案和职业暴露措施

一旦发生职业暴露或其他安全事故时，在紧急处理的同时，要立即向实验室负责人报告并启动应急预案。

机构开展产气荚膜梭菌检测的实验室，按生物安全二级实验室要求建设和装备，开展细菌分离培养，生化鉴定等活动，本次评估对产气荚膜梭菌生物因子的特性、实验室常规活动和非常规活动存在的风险和潜在的风险进行评估，针对风险制定了相应的消除、减少或控制风险的管理措施和技术措施，并对所涉及的设施、设备、人员进行了评估，制定了一系列相应文件，已经将已知和未知的风险降到了可接受程度，实验室具备开展产气荚膜梭菌检测的条件和能力。

第二章 程序文件实例

生物安全管理程序文件

批 准 人：

批准日期：

总页数：

副本控制： 受控□ 非受控□

受控编号：

持有人：

第一节　生物风险评估及风险控制程序

1.目的

明确生物风险评估工作的职责、步骤、内容、方法、要求与风险控制的方法，指导风险评估及风险控制工作。

2.范围

适用于机构开展生物风险评估及风险控制工作的所有岗位与全部过程。

3.职责

3.1　项目负责人提出生物风险评估申请，编制生物风险评估报告；

3.2　实验室负责人负责组织生物风险评估，并对生物风险评估报告进行初审；

3.3　机构生物安全负责人负责组织对生物风险评估活动的监督检查，负责组织对生物风险评估报告的审查与修订；

3.4　机构实验室安全委员会负责对生物风险评估报告进行审查；

3.5　机构负责人负责批准机构实验室安全委员会审查确定的生物风险评估报告，确保所有实验项目均已开展生物风险评估；

3.6　机构实验室安全委员会秘书处（生物安全管理部门）负责组织对生物风险评估报告等相关记录资料的存档管理。

4.工作程序

4.1　所有从事生物安全相关工作的人员应及时收集与实验室生物安全活动相关的技术资料，结合自身工作实际，定期向项目负责人提出生物风险评估的意见与建议。

4.2　项目负责人依据工作实际，结合工作人员提出的意见与建议，对实验活动进行风险评估，并对相关评估资料进行审核，对所负责开展的实验项目及时向机构实验室安全委员会秘书处（生物安全管理部门）提出生物风险评估申请，填写《风险评估申请表》，同时提交生物风险评估报告（初审稿）及相关资料。

4.3　凡符合下述启动条件之一时，即应开展风险评估工作。

（1）实验室新建、改建、扩建之前，即设计阶段评估；

（2）实验室试运行之后，正式启用之前；

（3）已经开展但尚未进行风险评估的具有传染或潜在传染性生物因子的实验活动；

（4）信息表明所从事的病原微生物的致病性、毒力或传染方式发生变化时；

（5）新增项目（包括研究项目）；

（6）分离到原评估报告中未涉及的高致病性病原微生物时；

（7）发现实验过程中存在原评估报告中未发现的隐患时；

（8）检查发现存在生物安全问题时；

（9）发生微生物泄漏或人员感染等意外情况时；

（10）其他可能增加实验活动残余风险情况发生时。

4.4　当实验室活动涉及致病性生物因子时，机构实验室应进行生物风险评估，同时将评估内容及结论记入《实验室活动危害评估表》。风险评估应至少包括（但不限于）下列内容：

（1）生物因子已知或未知的特性，如生物因子的种类、来源、传染性、传播途径、易感性、潜伏期、剂量–效应（反应）关系、致病性（包括急性与远期效应）、变异性、在环境中的稳定性、与其他生物和环境的交互作用、相关实验数据、流行病学资料、预防和治疗方案等；

（2）本身或相关实验室已发生的事故分析；

（3）机构实验室常规活动和非常规活动过程中的风险（不限于生物因素），包括所有进入工作场所的人员和可能涉及的人员（如合同方人员）的活动，机构实验室工作人员个人素质评价内容及结论记入《生物安全实验室工作人员个人素质评价表》；

（4）设施、设备等相关的风险；

（5）适用时，实验动物相关的风险；

（6）人员相关的风险，如身体状况、能力、可能影响工作的压力等；

（7）意外事件、事故带来的风险；

（8）被误用和恶意使用的风险；

（9）风险的范围、性质和时限性；

（10）危险发生的概率评估；

（11）可能产生的危害及后果分析；

（12）确定可容许的风险；

（13）适用时，消除、减少或控制风险的管理措施和技术措施，及采取措施后残余风险或新带来风险的评估；

（14）适用时，运行经验和所采取的风险控制措施的适应程度评估；

（15）适用时，应急措施及预期效果评估；

（16）适用时，为确定设施或设备要求、识别培训需求、开展运行控制提供的输入信息；

（17）适用时，降低风险和控制危害所需资料、资源（包括外部资源）的评估；

（18）对风险、需求、资源、可行性、实用性等的综合评估。

4.5　项目负责人在进行风险评估工作过程中，由所在实验室负责人负责组织进行相关工作。

4.6　项目负责人应将按照本程序附录7《生物风险评估报告（内容与格式）》的要求，编制的风险评估报告初稿及相关资料交实验室负责人组织初审，形成生物风险评估报告（初审稿）。

4.7　机构实验室安全委员会秘书处（生物安全管理部门）接到项目负责人提交的《风险评估申请表》及生物风险评估报告（初审稿）和相关资料后，应立即向机构生物安全负责人汇报。机构生物安全负责人在接报后，应适时组织机构实验室安全委员会进行审查。

4.8　项目负责人按照机构实验室安全委员会的审查意见，补充、修改、完善评估报告，形成生物风险评估报告（报批稿）报机构实验室安全委员会秘书处（生物安全管理部门）。

4.9　机构实验室安全委员会秘书处（生物安全管理部门）将生物风险评估报告（报批稿）报机构生物安全负责人审查并报机构负责人批准，并将评估报告以受控文件形式发布实施，具体按《管理体系文件控制程序》执行。

4.10　机构实验室安全委员会负责生物风险评估报告相关技术指导与解释。

4.11　项目负责人应当收集与风险相关的新资料以及来自科学文献的其他相关新信息，及时对风险评估结果进行检查和修订。

4.12　人员培训管理部门根据风险评估报告需求进行人员培训，并保证相关受训人员能准确理解和正确执行。

4.13　机构生物安全负责人组织机构实验室安全委员会秘书处（生物安全管理部门）等相关部门和人员检查风险评估报告提出的预防措施的执行情况，并向机构实验室安全委员会提交检查报告。

4.14　风险评估相关资料由机构实验室安全委员会秘书处（生物安全管理部门）存档保存。

4.15　机构生物安全负责人应由机构文件任命，机构管理层的某个成员担任，通常由机构分管检验检测工作的机构实验室安全负责人或质量负责人兼任。若机构文件任命的机构生物安全负责人不能履行职责时或没有文件任命时，通常由机构实验室安全负责人或质量负责人自动代理并履行其相关职责，确保实验室生物安全。

5.相关文件

《管理体系文件控制程序》（××××/CX ××）

6.记录表格

6.1　《风险评估申请表》

6.2　《实验室活动危害评估表》

6.3　《生物安全实验室工作人员个人素质评价表》

7.附录

《生物风险评估报告（内容与格式）》

生物风险评估报告（格式与内容）

1.报告格式

生物风险评估报告格式采用作业指导书格式，详见作业指导书《作业指导书的封面、刊头格式及编号办法》（××××/ZY ××××）。

2.封面

2.1　文件编号

生物风险评估报告文件编号按《管理体系文件控制程序》（××××/CX ××）中关于记录编号的规定执行，即：××××/JL 部门代码+类别代码+流水号+年代号。

2.2　文件名称

病原微生物名称+风险评估报告。

2.3　编制人、审核人、批准人、批准日期、总页数、受控状态、受控编号、持有人、编制人、审核人、批准人按照本程序文件的规定执行；批准日期、总页数、受控状态、受控编号、持有人等按照《作业指导书的封面、刊头格式及编号办法》（××××/ZY ××××）的规定执行。

3.修订页

按照《管理体系文件控制程序》（××××/CX ××）和《作业指导书的封面、刊头格式及编号办法》（××××/ZY ××××）的规定执行。

4.前言

前言应说明任务来源、评估依据、评估时间、参加评估的人员等基本情况。再次评估时，应说明原因、评估时间、参加评估的人员等相关情况。

5.目录

对评估报告的章节进行编目，章节到×.×为止。

6.正文

6.1 病原微生物的危害程度分类（名录规定）

6.1.1 病原微生物分类等级

6.1.2 实验室及实验活动（操作）分级

6.2 背景资料

6.2.1 病原微生物的生物学特性

同一种病原微生物，由于来源不一样，会出现致病性、免疫原性、药物敏感性、宿主动物等多方面的差异，如果不能明确其生物学特性，可能会导致实验活动生物安全防护的误导，因此，病原微生物生物学特性的描述主要是明确实验室从事的病原微生物的真实生物学特性。病原微生物生物学特性的描述上主要包括以下几个方面：

6.2.1.1 形态特征

6.2.1.2 培养特征

6.2.1.3 免疫学特性（特异性抗原）

6.2.1.4 遗传特性（基因组及编码产物）

6.2.1.5 变异性（包括基因重配的特性）

6.2.1.6 毒力和致病性：包括从动物研究获得致病信息、是否产生毒素以及不同类型菌毒株的毒力，如：狂犬病毒的固定毒株与街毒株；结核杆菌H37Ra弱毒株、H37Rv强毒株、临床分离敏感菌、耐药菌、多耐药菌、广泛性耐药菌等。

6.2.1.7 种（型）鉴别特征

6.2.2 在环境中的稳定性

6.2.2.1 在自然界中的存活能力

温度、对日光与紫外线的抵抗力（用于发生实验室泄露后安全性评估）等

6.2.2.2 与其生物和环境的交互作用

该病原微生物与其他微生物和生物之间彼此联系与相互影响，可能形成的共生、互生、寄生和拮抗四类关系，如甲型H1N1流感病毒的基因重配现象。

6.2.3 对理化因子的敏感性

6.2.3.1 对温度作用时间、紫外线等物理因素的敏感性

6.2.3.2 对不同消毒剂的敏感性。（用于实验室消毒方式的选择）

6.2.4 自然宿主和易感人群（适宜宿主）

6.2.4.1 自然宿主

6.2.4.2 易感人群

群体发病率、病死率、新发病例数的高低，人群易感性、区域局限性等。

6.2.5 感染途径

6.2.5.1 自然感染途径

包括呼吸道、消化道、血液和媒介等途径。

6.2.5.2 自然宿主和感染人群的相关性

是否在动物与动物，动物与人，人与动物，人与人之间传播等。

6.2.5.3 非自然感染途径

实验室和临床感染（气溶胶、锐器伤害、皮肤感染、接触病原等途径）。

6.2.6 致病性

6.2.6.1 临床表现

临床症状、潜伏期、发病时间、疾病进程快慢（急性与慢性）、感染剂量、入侵部位、并发症（含合并症）。

6.2.6.2 愈后

免疫、治愈、致残、致死。

6.2.7 实验室感染或院内感染信息

从国内外已发表的论文中，寻找将要开展的病原微生物已发生的实验室感染或院内感染信息，分析导致这些实验室感染事故的原因、感染后果、事故应急处理等信息，并结合即将开展的实验活动，有针对性地进行生物危害评估，并制定防护措施和应急预案。

6.2.8 基因技术操作导致风险分析

分析重组病毒、重组细菌以及其他所有基因技术是否可能导致扩大微生物的宿主范围，毒力变化或改变微生物对于已知有效治疗药物敏感性。哪些操作或针对哪些基因的操作可能导致致病性和传染性改变。

6.2.9 诊断、治疗与预防

6.2.9.1 诊断

6.2.9.1.1 临床诊断方法与指南

可用于日常实验室感染检测项目选择与标准方法。

6.2.9.1.2 实验室诊断方法

诊断方法种类，不同方法的敏感性、特异性，用于实验室操作人员感染监测的检测方法的选择和建立。

6.2.9.2 治疗的可获性

6.2.9.2.1 主要治疗药物的有效性

被动免疫、暴露后接种疫苗以及使用抗生素、抗病毒药物和化学治疗药物，还应考虑出现耐药菌株的可能性，用于应急救治方法与实验室急救药物的选择依据。

6.2.9.2.2　当地所具备的有效治疗措施以及定点医院的能力。

6.2.9.3　预防

6.2.9.3.1　疫苗

如果有疫苗：疫苗的种类，疫苗的安全性与有效性，接种或不接种疫苗的理由。如果没有疫苗：疫苗研究的相关资料与研究进展。

6.2.9.3.2　药物或抗血清的预防

药物或抗血清的预防的安全性与有效性分析。

6.3　微生物实验室活动的风险评估和控制

6.3.1　实验室活动

6.3.1.1　实验室活动背景资料

6.3.1.1.1　实验活动内容、计划进行的实验室操作

实验室操作是指超声处理、气溶胶化、离心等。

6.3.1.1.2　涉及的菌毒种背景资料

种类、来源、现况。

6.3.1.1.3　感染动物情况

6.3.1.1.4　所操作病原微生物的量

所操作病原微生物的量是指浓度（是指单位体积中感染性微生物的剂量）和体积。

（1）一般操作的浓度和剂量

实验室可能进行固体组织、黏性血液、痰液，或者液体介质等临床样本体积与含量及样品数量分析。

（2）标本浓缩操作的浓度和剂量

实验室可能使用纯培养物、病原体扩增，浓缩等体积与含量及样品数量分析。

（3）操作超常规量

如大量抗原提取制备或从事特殊活动的专门实验室的生物安全风险评估。

6.3.1.1.5　培养物最高存量

6.3.1.2　实验操作过程

含微生物与动物实验，具体危险步骤逐一按以下内容分析：实验活动内容，哪一步骤存在危险（危险识别），该危险发生的概率、范围、性质和时

限，可能产生的危害及后果分析，拟采用消除、减少或控制风险的管理措施和技术措施，及采取措施后残余风险。

根据上述解释，实验室活动可能造成的不良后果的因素与预防措施：

（1）样本的采集：血清样本、未经灭活组织样本、病理观察用组织样本；

（2）样本的接收与开启；

（3）样本的前处理：研磨、动物器官分离样本的制备；

（4）病毒无感染性材料的操作；

（5）病毒灭活性材料的操作；

（6）病毒未经培养的感染性材料的操作；

（7）病毒动物感染实验：感染动物的饲养、解剖；

（8）病毒培养；

（9）细菌类非感染性材料的操作；

（10）细菌类样本检测：涂片、接种培养；

（11）细菌类动物感染实验：感染动物的饲养、解剖；

（12）细菌类大量活菌的操作；

（13）实验动物的病原微生物的潜伏感染；

（14）实验仪器设备；

（15）培养物与实验废弃物销毁；

（16）室内空气、实验用品以及操作台面污染；

（17）菌毒种及培养物保藏；

（18）其他。

6.3.2 实验室设施设备

6.3.2.1 仪器设备

实验活动过程中使用哪些设备，仪器使用哪一步骤存在危险（危险识别），该危险发生的概率、范围、性质和时限，可能产生的危害及后果分析，拟采用消除、减少或控制风险的管理措施和技术措施，及采取措施后残余风险。

6.3.2.2 实验室设施

6.3.2.2.1 实验室设施设备设计与实际状态是否可满足上述实验活动防护与周边环境保护要求。

6.3.2.2.2 实验室在常规运行中对设施设备进行维修过程中的风险与预防措施评估。

6.3.2.2.3 实验室对设施设备进行清洁、维护或关停期间发生暴露的风险。

6.3.2.2.4 外部人员活动、使用外部提供的物品或服务所带来的风险。

6.3.3 感染性材料使用、管理的风险分析

被误用和恶意使用的风险与防范措施评估，特别是应评估生物材料、样本、药品、化学品和机密资料等被误用、被偷盗和被不正当使用的风险；运输中可能出现的风险等。

6.3.4 个人防护用品评估

6.3.4.1 个人防护用品选择与储备依据。

6.3.4.2 个人呼吸道防护用品佩戴防护效果测试方法评估。

6.3.4.3 个人防护用品人员穿戴正确性评估。

6.3.5 消毒方法选择与感染性废弃物处理评估

6.3.5.1 实验活动清场消毒和终末消毒方法的选择，以及是否满足要求的评估。

6.3.5.2 感染性材料、动物实验尸体、粪便等废弃物以及实验室锐器处理措施安全性评估。

6.3.5.3 评估和避免危险废物处理和处置方法本身的风险与预防措施。

6.3.6 小结

本实验室有××项实验活动可能存在××个可能潜在危险，在实验操作实施过程中在无控制措施情况下可能产生的高危害度××项，中度××项，低度××项；对危害发生的可能性分析，实验危害较大可能发生的有××项，可能发生的××项，较少可能发生的××项；这些危害造成高度严重后果的××项，后果严重性中度的××项，后果严重性低度的××项。根据拟采取的预防控制措施后依然存在的残留风险为高度××项，中度××项，低度危害××项。（列表说明）

注：危害程度表述为不重要、轻度、中度、高度、灾难性；发生可能性表述为少发生、不大可能、可能、很可能、几乎确定发生；固有风险造成的后果严重性表述为低度、中度、高度；措施合理性表述为很好、合理、不足；残留风险表述为低度、中度、高度。

6.4 人员素质与要求评价

6.4.1 实验室工作人员的种类与数量

管理人员、实验人员、辅助人员、维修人员等；专业背景，如微生物学、免疫学、分子生物学、实验动物等。

6.4.2 对不同岗位人员相关的风险评估

如身体状况、能力、可能影响工作的压力以及日工作时限等要求的可行性评估。

6.4.3 个人素质与健康状况

拟进入实验室工作人员应逐一进行个人素质与健康评估，评估内容至少应包括：

（1）资质和培训

教育背景，实际工作经验，实验技能与培训包括：生物安全知识培训和操作技能，一般和高等级生物安全实验室相关内容；微生物学专业知识和操作技能，一般和高致病性病原微生物相关知识；设施设备了解和操作技能；各类标准操作程序执行状况和能力。

（2）健康状况评估

含心理素质、精神状况、健康状况和健康历史、耐药和过敏等。

（3）健康监测情况

人员进入实验室前，进入实验室后与暴露后的健康监测情况。

（4）相关疫苗免疫接种情况

是否接种疫苗，疫苗接种后阳转情况。

（5）事故和其他应急处理能力

6.4.4 小结

本实验室共有技术人员××名，其中申请进入BSL-2实验室××名。××名技术人员中博士学位××名，硕士学位××名，学士学位××名，××名曾经从事×××菌等微生物学实验，××名曾经从事×××菌等感染动物学实验，××名有×××菌等实验室活动经历。所有技术人员均学习过生物安全手册并签署知情同意书，经体检无×××病及其他传染性疾病，健康状态良好。（实验室工作人员个人素质评价表）

6.5 风险评估结论

6.5.1 根据病原体特性设定的实验室风险控制水平（容许的风险水平）

6.5.2 满足上述要求所需的条件和措施（硬件、软件、人员）

实验室设施设备，个人防护用品，感染性材料采集、运输、使用、保藏容器与包装的选择及管理措施，消毒方法选择与感染性废弃物处理，实验室意外事故处置方法，生物安全实验室需求人数，不同岗位符合要求允许上岗人数等。

6.5.3 现有措施、条件或拟采用消除或控制风险的管理措施和技术措施是否满足生物安全要求，存在哪些不足（如：实验室设施设备，个人防护用品，感染性材料采集、运输、使用、保藏容器与包装的选择及管理措施，消毒方法选择与感染性废弃物处理，实验室意外事故处置方法，生物安全实验室需求人数，不同岗位符合要求允许上岗人数等）。

6.5.4 小结

根据危险度评估过程中所明确的上述信息，可以确定所计划开展的研究工作的微生物安全水平级别，选择合适的个体防护装备，并结合其他安全措施制订标准作业指导书（标准操作规程），以确保在最安全的水平下来开展工作。

6.6 注意事项

6.6.1 在对相关信息了解较少时进行危险度评估的情况（如对于一些现场收集的临床样本或流行病学样本），应当谨慎地采取一些较为保守的样本处理方法。包括：①只要样本取自病人，均应当遵循标准防护方法，并采用隔离防护措施（如手套、防护服、眼睛保护）；②基础防护——处理此类样本时最低需要二级微生物安全水平；③样本的运送应当遵循国家和/或国际的规章和规定。

6.6.2 充分利用下面的资料评估样本的危险度：①病人的医学资料；②流行病学资料（发病率和死亡率资料、可疑的传播途径、其他有关暴发的调查资料）；③有关样本来源地的信息；④在暴发病因不明的疾病时，可能应由国家主管部门和/或WHO制订并在万维网上公布的专门指南，指导样本应如何运输以及在样本分析时应按何种微生物安全水平执行。

6.7 结论与建议

是否具备开展拟从事实验活动的能力？如何改进？（硬件、软件、人员等）

7.附录

8.附件

9.编辑要求

9.1 风险评估报告编制时使用的基本术语应参照有关国家标准、行业标准、国际标准以及国际、国内的惯用术语。除此之外，对理解报告有重要影响的术语，应作出必要的定义。

9.2 风险评估报告中的词汇宜使用汉语，必要时可在汉语词汇后加注相应的外文词汇并放在圆括号内。在确需使用无相应汉语词汇的外文词汇时，应在第一次出现时加以说明。若使用的外文词汇较多，应集中汇集为词汇表。

9.3 风险评估报告中使用缩略词汇或简称时，应在第一次出现的地方在圆括号内注明非缩略词汇或全称。

第二节 记录控制程序

1.目的

为证明满足安全管理的程度或为生物安全管理体系运行的有效性提供客观证据，必须对开展的各项技术活动和安全活动进行记录，并规定有关质量记录和技术记录的格式设计、审定、填写、标识、收集、归档、查阅、贮存、维护和处置等要求。确保所有记录均清晰明确，便于检索，符合相关法律、法规、规章、标准、规范的要求，满足客户、法定管理机构和认证认可机构的需求。

2.范围

适用于质量记录和技术记录的实施与管理。

3.职责

3.1 生物安全负责人负责生物安全管理记录格式的批准。

3.2 机构负责人负责记录销毁的批准。

3.3 实验室生物安全管理部门负责生物安全管理记录的控制。

3.4 人员培训管理部门负责人员培训考核记录的存档管理。

3.5 人事管理部门负责个人技术档案、个人健康档案的存档管理。

3.6 各相关部门负责本部门记录存档管理，记录销毁申请的提出和审核，以及存档记录修改申请的审核。

3.7 生物安全监督员负责记录执行情况的监督。

4.程序

4.1 记录的分类

4.1.1 检测等技术运作形成的记录为技术记录，主要包括：

（1）采样记录、抽样记录；

（2）检测原始记录；

（3）试剂配制记录；

（4）检测物品（样品）制备记录；

（5）检验流程卡；

（6）自校准方法验证记录；

（7）检定证书、校准证书、计量测试报告；

（8）自校准报告；

（9）检测等技术运作形成的其他技术记录。

4.1.2 生物安全体系运行中形成的记录为质量记录，主要包括：

（1）内部审核和管理评审记录；

（2）不符合项及其纠正、预防措施记录；

（3）人员技术档案、人员健康档案以及人员培训、考核记录；

（4）安全检查记录；

（5）废弃物处置记录；

（6）设施设备使用、检查、维修、保养、监控记录；

（7）监督检查记录。

4.2 记录格式的设计与审核

4.2.1 技术记录格式由使用部门负责设计，经部门负责人组织审核后，报技术负责人批准后实施。

4.2.2 生物安全管理记录由实验室生物安全管理部门负责设计，经实验室生物安全委员会审核后，报生物安全负责人批准后实施。

4.2.4 原始记录的信息量应能满足要求，至少应包括：

（1）检测物品（样品）名称；

（2）检测物品（样品）编号；

（3）检测地点；

（4）检测日期（必要时应包含检测开始日期和检测完成日期）；

（5）环境条件（温度、湿度等）；

（6）检测方法和所依据的技术标准、规范名称及其编号与年代号；

（7）所用的主要计量检测仪器设备名称与编号；

（8）原始观察数据（观察现象）记录及其数据处理记录；

（9）检测人员、复核人员、部门负责人的签名。

实验原始记录特别强调原始性，不得事后誊抄，应务必确保记录档案中原始记录的可追溯性。

4.2.5 原始记录中数值的单位必须采用法定计量单位，当出现非法定计量单位时，应如实记录，并换算成法定计量单位；记录中的有效数字位数应与检测方法和所用仪器设备的精度相一致，数值修约应符合国家相关法规、标准、规范的要求。

4.2.6 记录中所记的数据不得涂改、擦改和粘贴覆盖，但可杠改（即在错误之处画一横线，并将正确值填写在其上方并由更改人签名或盖章），并注明修改日期。杠改后必须确保仍能分辨清楚更改前后的数值。

4.2.7 复核人员在复核原始记录的过程中，不得更改原始数据。如发现有错，应通知检测人员改正后再重新复核，必要时可要求检测人员重新检测。检测人员和复核人员不得为同一人员。

4.3 记录的唯一性标识

所有的技术记录和生物安全管理记录由生物安全管理部门和各部门按《管理体系文件控制程序》（××××/CX 04）执行。

4.4 记录的填写

各种记录的填写应真实、完整、清晰、明了，做到内容真实，项目完整；即时记录，不得追记；字迹清晰，符合档案管理的要求，应用钢笔或签字笔填写（当某些领域有特殊规定时，按其规定执行）。

4.5 记录的收集与归档

4.5.1 投诉及其处理记录、文件控制记录、纠正措施记录、预防措施记录、分包方名录、管理评审、内部审核的相关记录由质量管理部门负责收集和归档，保存期为6年，实验室间比对和能力验证记录与报告、新方法验证记录应长期保存。

4.5.2 人员的培训、考核等记录和人员技术档案、人员健康档案由人事管理部门负责收集和归档，培训和考核等记录保存期为6年，人员技术档案、人员健康档案则应长期保存。

4.5.3 合同及其评审记录、检测原始记录与现场检测记录、检测物品（样品）流程卡及其处置记录、报告/证书底稿与副本等由编制报告/证书的各相关部门负责收集和归档，保存期限由各部门根据各自的要求和记录的性质确定，原则上不得低于6年。

4.5.4 服务和供应品的采购记录由负责采购的责任部门负责收集和归档，保存期为6年。

4.5.5 仪器设备期间核查记录、仪器设备维护记录、仪器设备使用记录，记录周期为1年，第2年重新记录，周期内由检测部门负责记录和保存，每年12月31日期满后，于第2年元月15日前交设备管理部门并入仪器设备档案存档。仪器设备档案长期保存，由设备管理部门存档保管。

4.5.6 实验室的环境监控记录由使用部门负责收集和归档，保存期一般为6年。

4.5.7 实验室的设施和环境条件监控记录（如环境的温度、湿度或冰箱的温度监控记录），记录周期为1年，周期内由检测部门使用人员负责记录和保存，每年12月31日期满后，于第2年元月15前交本部门档案管理员存档，保存期限由各部门根据各自的要求和记录的性质确定，原则上不得低于6年。

4.5.8 高致病性病原微生物相关实验活动的实验档案保存期，不得低于20年。

4.6 记录的保密和安全措施

4.6.1 记录应存放在指定场所妥善保管，必须具备防盗、防潮、防火、防虫蛀鼠咬，存取方便，室内严禁吸烟、存放易燃易爆物品，并采取安全和保密措施；外来人员未经许可不得进入。同时保证以电子方式留存和备份的记录（包括计算机和工作站及服务器中的记录）的安全与保密，防止未经授权的侵入和修改。

4.6.2 借阅人员未经许可不得复制、摘抄或将记录带离指定场所，不得查阅其他无关记录。

4.6.3 档案管理员应及时将存档记录登记存档，以方便检索查阅。

4.7 记录的借阅和复制

4.7.1 本机构员工因工作需要借阅记录须经档案存放部门负责人批准，复制记录须经质量负责人批准。

4.7.2 外单位人员一般不得借阅和复制记录，确因需要须经机构负责人批准。

4.7.3 借阅、复制记录应办理登记手续，填写《文件借阅登记表》，借阅人不得泄密和转移借阅，不得在记录上涂改、划线等，阅后及时交还档案管理员，并办理注销手续。

4.8 记录的销毁

各部门保存的各种记录保存期满须进行识别，经识别后认为无保存价值的记录由档案管理员提出销毁申请，并制作《文件销毁记录》，经部门负责人审核，报机构负责人批准后，由部门负责人或其指定人员会同档案管理员执行销毁，同时做好销毁记录，销毁记录应由原保管部门长期保存。

4.9 涉及到检验档案资料的管理同时执行《检验资料档案管理制度》。

4.10 对于生物安全检测领域的质量记录和技术记录，各相关实验室应在满足《管理手册》4.13章节和本程序的前提下，根据生物安全相关法律法规、标准规范和其他要求并结合本实验室的实际情况，编制相应的作业指导书，对这部分记录的管理予以规范。

5.支持性文件

《管理体系文件控制程序》（××××/CX ××）

6.质量记录

6.1 《文件借阅登记表》

6.2 《文件销毁记录》

第三节 实验室标识维护程序

1.目的

为了使生物安全实验室标识的使用规范化、标准化，提高实验室工作人员的防范能力，减少或避免事故的发生。

2.范围

用于生物安全实验室所有可能有安全隐患需提醒注意的部位。

3.职责

3.1 实验室负责人对实验室标识的使用负责，负责实验室危险和危险材料识别结果的审核，负责禁止、警告、指令和提示标识的审核。

3.2 安全员负责实验室危险和危险材料的识别，负责依据所识别的危险和危险材料选择所需要的禁止、警告、指令和提示标识，负责标识的安装、维护、更新等。

3.3 实验室工作人员发现任何标识使用不当、欠缺、标识不清等问题，应及时向实验室负责人报告。

3.4 生物安全管理部门对生物安全实验室标识的使用进行指导和监督。

4.程序

4.1 生物安全员依据风险评估中所识别出的危险和危险材料，确定实验室不同区域需使用的标识类型，安装部位，提交实验室负责人审核。在选择标识时只要可行应使用国家、国际规定的通用标识。实验室负责人需对生物安全员提交的不同区域需使用的标识类型，安装部位审核确认，确认后安排生物安全员实施。

4.2 标识应能具体地标识出相应区域的具体危险和危险材料，如：生物危险、有毒、有害、辐射、刺伤、电击、易燃、易爆、高温、低温、强光、振动、噪声、动物咬伤等。

4.3 标识牌设置的高度，应尽量与人眼的视线高度相一致。悬挂式和柱式的环境信息标识牌的下缘距地面的高度不宜小于2米；局部信息标识的设置高度应视具体情况确定。

4.4 应在实验室设备明显位置注明设备的状态、验证周期、下次验证或校准的时间等信息。具体见《仪器设备管理程序》。

4.5 标志牌应设在与安全有关的醒目地方，并使大家看见后，有足够的时间来注意它所表示的内容。环境信息标志宜设在有关场所的入口处和醒目处；局部信息标志应设在所涉及的相应危险地点或设备（部件）附近的醒目处。

4.6　标志牌不应设在门、窗、架等可移动的物体上，以免这些物体位置移动后，看不见安全标志。标志牌前不得放置妨碍识读的障碍物。

4.7　标志牌的平面与视线夹角应接近90°角，观察者位于最大观察距离时，最小夹角不低于75°。

4.8　标志牌应设置在明亮的环境中。

4.9　多个标志牌在一起设置时，应按禁止、警告、指令、提示类型的顺序，先左后右、先上后下地排列。

4.10　标志牌的固定方式分附着式、悬挂式和柱式3种。悬挂式和附着式的固定应稳固不倾斜，柱式的标志牌和支架应牢固地连接在一起。

4.11　其他要求应符合《安全标志及其使用导则》（GB 2894）、《消防安全标志》（GB 13495）和《病原微生物实验室生物安全标识标准》（WS 589）的规定。

4.12　安全标志牌每半年至少检查一次，如发现有破损、变形、褪色等不符合要求时，应及时修整或更换。

4.13　生物安全负责人应组织人员对实验室所使用的标识进行汇总，并编入《实验室安全手册》。

5.支持文件

5.1　《安全标志及其使用导则》（GB 2894）

5.2　《消防安全标志》（GB 13495）

5.3　《病原微生物实验室生物安全标识》（WS 589）

5.4　《实验室安全手册》

第四节　管理体系文件控制程序

1.目的

对与生物安全管理体系运行有关的文件进行控制，确保各部门和检测现场使用的文件为授权有效版本。

2.范围

适用于生物安全管理体系文件的编制、审批、发放、修改和归档管理等环节，包括本机构已批准发布的受控文件和外来文件（如法律、法规、规章、规范性以及技术标准、规范、规程、资料等）的控制。

3.职责

3.1 机构负责人负责生物安全管理手册和程序文件批准。

3.2 技术负责人负责作业指导书等技术性文件和技术记录格式的批准。

3.3 生物安全负责人负责组织生物安全管理手册、程序文件的编制及审核,并批准生物安全管理记录格式。

3.4 各部门负责人负责本部门技术性文件和记录格式的编制、审核以及与本部门相关的外来文件的跟踪、更新。

3.5 实验室生物安全管理部门负责生物安全记录编制、审核和生物安全管理体系文件及外来文件的控制。

4.程序

4.1 受控文件

4.1.1 受控文件来源

4.1.1.1 内部制定文件:指生物安全管理手册、质量计划、安全计划、程序文件、作业指导书、生物安全记录与技术记录以及检测工作所要求的所有文件、软件、图纸等,包括内部审核报告和管理评审报告。

4.1.1.2 外来文件:指与检测工作和生物安全管理有关的法律、法规、行政规章、标准、规范、标准操作程序和规范性文件等。

4.1.2 受控文件类型

受控文件类型分为:法律、法规、行政规章、标准规范、规范性文件、生物安全管理手册、程序文件、作业指导书、记录(包括质量记录、技术记录、生物安全记录)、图纸、软件(含所有文件软件)。

4.2 文件编号

4.2.1 内部文件

4.2.1.1 文件代号

××××/SC:质量手册

××××/BM:生物安全管理手册

××××/SM:生物安全手册

××××/AM:安全管理手册

××××/AQ:安全手册

××××/LS:后勤服务手册

××××/CX:程序文件

××××/ZY:作业指导书

××××/JL:记录格式

4.2.1.2 文件编号规则

生物安全手册、安全手册、后勤服务手册取4位，前2位为部门代码，后两位为顺序号；程序文件取2位，均为顺序号，无部门代码；质量记录格式取4位，前2位为对应程序文件顺序编号，后2位为顺序号；作业指导书和技术记录取6位，前2位为部门代码，第3位为类别代码，后3位为顺序号；均在其后标注年代号。

（1）部门代码

01：办公室

02：人事管理部门

03：财务管理部门

04：采购管理部门

05：实验室生物安全管理部门

06：突发事件与应急管理部门

07：培训管理部门

08：安全保卫部门

09：后勤保障部门

10：BSL3实验室

11：生物安全实验室

（2）类别代码

A：作业指导书编写导则，编号办法，编写要求等；

B：检验设备操作规程；

C：检测实施细则；

D：周期检定、校准计划；

E：仪器设备一览表；

F：检验项目一览表；

G：比对、验证计划；

H：检验项目仪器设备配置表；

J：技术记录（检测原始记录）；

P：风险评估报告。

（3）年代号

为该文件批准实施的年份。

4.2.2　外来文件

4.2.2.1　文件代号

WL/FL：法律

WL/FG：法规

WL/GZ：规章

WL/GB：国家标准

WL/HB：行业标准

WL/GF：技术规范

WL/WJ：规范性文件

WL/DB：地方标准

WL/GJ：国际标准

WL/QY：区域标准

WL/QT：其他文件

4.2.2.2　文件编号规则

外来文件取7位，前4位为外来文件顺序代码，后3位为受控顺序号；均在其后标注批准受控时的年代号。

4.3　文件的编制

4.3.1　生物安全管理手册和程序文件由生物安全负责人组织编制。

4.3.2　作业指导书和技术记录格式由各部门负责人组织编制。

4.3.3　生物安全记录格式由实验室生物安全管理部门负责组织编制。

4.4　文件的审批

4.4.1　生物安全管理手册和程序文件由生物安全负责人审核，机构负责人批准。

4.4.2　作业指导书和技术记录格式由部门负责人审核，技术负责人批准。

4.4.3　生物安全记录格式由实验室生物安全管理部门负责审核，生物安全负责人批准。

4.3.4　所有生物安全管理体系文件批准后均由实验室生物安全管理部门档案管理员负责编号登记。

4.3.5　本机构编制的文件均应制作《文件审批表》进行报批。

4.5　文件的发放

4.5.1　由实验室生物安全管理部门档案管理员及时将批准后的生物安全管理体系文件发放至各部门档案管理员（其中质量手册和程序文件直接发放到持有人），由各部门档案管理员再将批准后的生物安全管理体系文件发放到位，保证有关人员使用现行有效的文件。

4.5.2　文件的发放范围由实验室生物安全管理部门根据工作需要确定，报生物安全负责人批准。特殊情况下需要向上级有关部门、认证认可机构或客户等外单位提供有关文件时，必须经机构负责人批准，仅提供非受控的副本。

4.5.3 文件发放时要注明分发号和文件受控状态，并记录于《文件发放回收登记表》由领用人签收。

4.6 文件的修改

4.6.1 文件修改的申请、编制、审核和批准与文件的编制、审核、批准的程序相同；一般由原编制部门负责办理，填写《文件修改申请表》，批准后，将修改情况记入《文件修订情况与发布登记表》。

4.6.2 文件修改后，应将修改的文件或《文件修订情况与发布登记表》，按原发放范围及时发放到位，并收回所有被修改的作废文件，对于非受控文本不作修改。

4.6.3 文件修改单页不超过30字的，可由文件持有人根据文件修改通知用碳素墨水笔画改相应部分。文件作重大修改、单页2次以上或超过30字的修改，应重新印发。

4.6.4 实验室生物安全管理部门应定期对文件修改情况进行核对，更新《文件修改与发布登记表》，防止误用作废文件。

4.7 文件的保存

4.7.1 与生物安全管理体系相关文件必须妥善保管，内部审核时应对各部门文件保管和受控情况进行检查。

4.7.2 各部门应编制本部门的《受控文件目录》，交生物安全管理体系相关文件汇总编制《受控文件目录》，以便于检索。

4.7.3 任何人不得在受控文件上乱涂画改，不准私自外借或复制，确保文件的清晰、易于识别。

4.7.4 文件编制、审核、批准、发放、修改等形成的记录由生物安全管理部门整理归档。

4.7.5 作废的各版次生物安全管理体系文件由实验室生物安全管理部门登记归档。

4.7.6 当受控文件因破损等原因需要领取新的受控文件时，应重新办理领取手续。破损文件收回、销毁。

4.7.7 当受控文件丢失需要补发时，应说明原因，经部门负责人核实、批准后方可补发，《生物安全管理手册》和《程序文件》应报生物安全负责人批准后方可补发。

4.8 文件的作废和销毁

4.8.1 所有作废文件由实验室生物安全管理部门档案管理员和各部门档案管理员按原发放登记情况负责及时从所有使用场所收回，对特殊需要所保留的任何已作废文件，都应进行醒目的标记，防止误用。

4.8.2 对要销毁的作废文件，由申请销毁的部门填写《文件销毁记录》，经生物安全负责人批准后，授权相关各部门或人员销毁。

4.9 文件的借阅、复制

4.9.1 文件正本不外借，本机构人员借阅与生物安全管理体系有关的文件，经生物安全负责人同意后，同时填写《文件借阅登记表》，借阅者应在规定期限内归还。

4.9.2 生物安全管理体系文件不准复制，不得向外单位提供。标准规范类的受控技术标准的复制应向保管部门提出申请，经部门负责人批准，由部门档案管理员办理。

4.10 外来文件的控制

4.10.1 外来文件如与检测工作有关的法律法规经技术负责人组织确认后可直接引用。

4.10.2 外来文件如与检测工作有关的标准、规范等由实验室生物安全管理部门负责组织各相关部门收集，实验室生物安全管理部门负责管理、登记、加盖受控章，通过各部门档案管理员发放到本部门使用。

4.10.3 各部门对外来文件应定期检索，及时更换有效版本。适用时，对于食品安全国家标准（尤其是检验方法）的查新，至少每2个月应登陆国家标准委、卫生健康委网站查新一次，对于其他检验方法标准查新的间隔不得超过3个月。

4.11 特殊情况下的文件控制

对于特殊情况下，对其处于特殊环境（如负压二级生物安全防护实验室、二级生物安全防护实验室等）时，对其现场文件的控制管理应考虑生物安全（适用时），如受控后的文件只能带入不能带出，或需换版修订，原文件就地销毁或按照该实验室的废弃物管理要求进行处置。必要时，为确保实验室生物安全，涉及生物安全的相关实验室可依据本程序和相关生物安全法律法规、标准规范的规定以及实验室自身的特点与实际情况，编制相应的作业指导书予以规范。

4.12 文件的评审

生物安全负责人应适时组织内审员对现有生物安全管理体系文件进行评审，生物安全负责人适时组织人员对生物安全管理体系文件进行评审，各部门结合平时使用情况进行适时评审，必要时予以修改，具体修改执行本节4.6条款规定。

5.相关文件

《记录控制程序》（××××/CX ××）

6.质量记录

6.1 《文件审批表》

6.2 《文件发放回收登记表》

6.3 《文件修改申请表》

6.4 《文件修订情况与发布登记表》

6.5 《部门受控文件目录》

6.6 《文件销毁记录》

6.7 《文件借阅登记表》

第五节　安全计划的制定、审核及安全检查程序

1.目的

规定机构生物安全实验室安全计划的制定、审核与批准程序，规范实验室安全计划的制定、审核及批准的过程，确保安全计划的制定、审核与批准责任明确，内容有效。

2.范围

机构生物安全实验室的安全计划制定、审核与批准所涉及的相关部门、相关人员和相关活动。

3.职责

3.1 实验室负责人根据每年实验室安全工作情况制定、实施实验室安全计划。计划包括年度工作安排、安全与健康管理目标、风险评估与控制计划、体系文件评审计划、人员管理计划、实验室管理计划和演习计划；实验室安全负责人起草实验活动计划；实验室技术负责人起草消毒灭菌计划；设施设备员负责起草各自设施设备的管理计划；试剂样品管理员起草材料管理计划。

3.2 机构实验室安全委员会对安全计划进行审议。负责审核安全计划及安全计划的执行情况报告。

3.3 机构生物安全负责人审核批准后发布实施。

3.4 生物安全管理部门负责安全计划实施情况的跟踪及监督检查。

3.5 实验室全体人员要遵守安全计划的有关要求，积极配合实施。机构负责人负责批准每年安全计划。

4.程序

4.1 安全计划制定、审核、批准的流程。

4.1.1 实验室负责人每年11月组织实验室安全负责人、技术负责人、设备管理员、样品管理员、档案管理员和生物安全员按《实验室生物安全通用要求》（GB 19489）要求编制完成安全计划。

4.1.2 实验室安全委员会每年12月对各实验室提交的安全计划进行审议，提出修改意见。

4.1.3 实验室负责人依照实验室安全委员会提出修改意见，完善安全计划。

4.1.4 生物安全管理部门汇总各实验室安全计划，提交机构生物安全负责人审核。机构负责人批准后实施。

4.1.5 实验室实施过程中，可根据实验室具体工作情况（如工作任务或安排发生重大变化）和实验室运行情况（如设施设备出现重大故障或实验室出现事故），实验室负责人组织人员对安全计划调整，调整后的安全计划报机构负责人批准后实施。

4.2 年度工作安排

4.2.1 年度工作安排由各实验室负责人负责组织起草。各实验组负责人提供根据本年度实验室工作任务和下年度实验室工作计划，列出下年度实验室工作任务清单。

4.2.2 生物安全管理部门根据年度各实验室工作任务汇总机构年度工作安排，主要包括检测工作、科研工作、管理工作、检查评审工作等。

4.3 安全与健康管理计划

4.3.1 安全与健康管理目标由实验室主任负责起草。

4.3.2 根据实验室管理方针和目标，结合本年度实验室运行实际情况和下年度工作计划，确定下年度的安全与健康管理目标。每年的安全与健康管理目标不得与实验室长期的管理方针和目标相冲突。

4.3.3 安全与健康管理目标具体应包括（但不限于）安全事故发生率、安全事件发生率、实验室暴露发生率、实验室感染发生率、设施设备故障率等。

4.4 实验室活动计划

4.4.1 实验室活动计划由实验室负责人组织起草。

4.4.2 实验室负责根据本年度实验室工作情况、下年度实验室工作任务和安排、下年度实验室工作计划列出下年度实验室工作任务清单。

4.4.3 必要时，实验室负责人与实验室技术负责人研究确定实验活动时间、实验室使用等具体事宜。

4.4.4　实验室负责人根据实验室工作任务清单和相关责任方的时间安排，拟定实验室活动计划。实验室活动计划的工作量设计不能超过实验室年度工作量负荷的80%。

4.4.5　实验室活动计划要考虑临时性任务的需求。

4.4.6　实验室活动计划内容与《病原微生物实验室活动管理程序》应不相冲突。

4.5　风险评估与控制计划

4.5.1　风险评估与控制计划由各实验室负责人或实验组负责人负责起草。

4.5.2　实验室负责人根据风险评估与风险控制报告的要求，结合本年度实验室运行实际情况和下年度工作计划，制定下年度的风险评估与控制计划。

4.5.3　风险评估与风险控制计划应明确风险评估的项目，各风险评估项目的责任人和评估完成时间。

4.5.4　风险评估与控制计划首先应概述本年度实验室工作概况、安全事故和事件、可能存在的风险，外部条件（政策、法规、标准）及内部情况的变化，以及下年度工作安排，以明确风险评估的需求。

4.5.5　所有发生的事故和事件均应进行风险评估。

4.5.6　所有新开展实验室活动均应进行风险评估（包括相关的设施、设备、人员、动物、活动范围、管理等方面）。

4.5.7　已评估过的实验室活动发生变化时（包括相关的设施、设备、人员、动物、活动范围、管理等的变化），均应进行风险评估。

4.5.8　当相关政策、法规、标准等发生改变时应重新进行风险评估。

4.5.9　每5年应对风险评估与风险控制报告进行一次全面的复审。

4.5.10　风险评估与控制计划的内容与风险评估、风险控制报告应不相冲突。

4.6　体系文件评审计划

4.6.1　体系文件评审计划由实验室安全负责人负责组织起草。

4.6.2　实验室主任根据相关政策、法规、标准的变化情况，以及本年度实验室运行实际情况和下年度工作计划提出体系文件评审的范围建议。

4.6.3　体系文件评审计划应明确评审的项目，各评审项目的责任人和评审时间。

4.6.4　对于下年度拟新增或改变的体系文件，应纳入评审计划。

4.6.5 对于本年度新增或改变的体系文件，应纳入评审计划，在新增或改变的体系文件运行满一年后进行回顾性评审。

4.6.7 体系文件评审可以安排在管理评审或内审时进行，也可以根据需要单独安排时间进行。

4.7 人员管理计划

4.7.1 人员管理计划应涵盖人员的教育培训、健康监督以及能力评估。

4.7.2 人员管理计划由实验室负责人负责组织起草。

4.7.3 人员教育培训包括上岗前教育培训和岗位教育培训。所有人员上岗前必须接受实验室系统的教育培训。所有人员每年均必须接受岗位教育培训。年度计划应根据实际需要确定实验室组织的或由实验室委托组织的上岗前教育培训和岗位教育培训的时间和项目。

4.7.4 人员健康监督计划包括：

1）工作人员的年度体检和免疫预防计划，明确具体的时间、对象和项目；

2）负责健康监督人员的能力培养计划，明确具体的人员、项目和时间（可能时）；

3）《员工健康监护程序》《实验室生物安全应急处置程序》和《生物安全事故（事件）报告与调查程序》所涉及相关条件的实施计划，明确项目、实施期限及相关责任人。

4.7.5 人员能力评估包括上岗前人员能力评估、培训考核和年度工作考核。应明确评估或考核的时间及要求。

4.7.6 人员管理计划的内容应与相关规定不相冲突。

4.8 设施设备管理计划

4.8.1 设施、设备管理计划由各实验室、后勤管理部门、国有资产管理部门负责起草。

4.8.2 设施、设备管理的内容包括设施设备的完好性监控指标、巡检计划、使用前核查、安全操作、使用限制、授权操作、消毒灭菌、禁止事项、定期校准或检定、定期维护、安全处置、运输、存放等，相关计划要涵盖上述内容的全部。

4.8.3 根据设施设备在本年度及以往的运行、使用情况，按照相关程序明确是否有必要对实验室现有设施设备及其维护商进行评估。如有必要，则制定相应的评估计划，明确参与评估的相关人员、评估时间及评估项目。

4.8.4 根据设施设备定期校准或检定的相关程序，制定实验室设施设备定期校准或检定清单，包括项目、时间、校准或检定单位。

4.8.5　根据设施设备定期维护的相关程序，制定实验室设施设备定期维护清单，包括项目、时间和责任人。

4.8.6　根据实验室设施设备使用情况、下年度工作计划和实验室长期工作的需要，制定设施设备的淘汰、购置、更新计划及机械安全检查。要列出废止设施设备的清单以及处理时间、方式和相关责任人。对于计划采购的设施设备，要根据《仪器设备管理程序》的要求制定采购至安装验收全过程的计划。

4.8.7　设施设备管理计划的内容与相关规定不相冲突。

4.9　材料管理计划

4.9.1　材料管理计划由各实验室、后勤管理部门、国有资产管理部门负责起草。

4.9.2　材料管理包括对实验室材料的选择、购买、采集、接收、查验、使用、存储和处置等内容，相关计划要涵盖上述内容的全部。

4.9.3　根据实验室材料在本年度及以往的使用情况，按照相关程序明确是否有必要对实验室所使用材料及其供应商进行评估。如有必要，则制定相应的评估计划，明确参与评估的相关人员、评估时间及评估项目。

4.9.4　根据实验室材料的使用量、材料的有效期等资料，并结合下年度工作计划，制定材料采购计划。计划应与相关规定不相冲突。

4.10　消毒灭菌计划

4.10.1　消毒灭菌计划由各实验室负责人负责组织起草。

4.10.2　根据实验室工作安排、实验室重大活动（如外部监督检查）、实验室定期终末消毒的要求，制定实验室终末消毒计划。明确时间、范围、责任人。

4.10.2　制定与危险废物处理机构签署垃圾处理合同的计划。明确时间、责任人。

4.11　实验室管理计划

4.11.1　实验室管理计划由生物安全管理部门负责组织起草。

4.11.2　根据实验活动情况制定实验室安全监督和安全检查计划，明确监督检查的时间、范围、内容、涉及对象及组织实施人员。组织实施人员提前一周做好监督检查的相关准备。

4.11.3　根据《内部审核程序》制定内部审核计划，明确内部审核的时间、范围、内容、涉及对象及组织实施人员。组织实施人员提前一周做好内部审核的相关准备。

4.11.4　根据《管理评审程序》制定管理评审计划，明确管理评审的时间、范围、内容、涉及对象及组织实施人员。组织实施人员提前一周做好管理评审的相关准备。

4.11.5　根据《管理评审程序》以及实验室下年度预期进行的外部监督、评审要求，制定外部监督、评审计划，明确外部监督、评审的时间、范围、内容、涉及对象及相关负责人。相关负责人提前半个月做好相关准备。

4.11.6　根据实验室承担的任务，以本年度和以往对外服务的工作量为基础，结合实验室具备的承受能力，按持续发展的态势制定社会需要的、实验室可完成的外部供应与服务计划，明确相应项目和责任人，以及需要配备的条件。

4.11.7　根据实验室安全委员会职责和实验室全面开展工作的需要出发，制定实验室安全委员会相关活动计划，明确具体活动的时间、内容和任务。

4.12　演练计划

4.12.1　演练计划各实验室负责人负责组织起草。

4.12.2　根据实验室实际工作需要、实验室可能发生意外、实验室人员状况等，确定在泄漏处理、人员意外伤害、设施设备失效、消防、应急预案等方面的演习项目，并明确演习时间、参加人员、负责人。

4.12.3　相关演练项目，应由各实验组负责人提前一个月根据相关程序制定该项目的演练方案，经生物安全管理部门审核报实验室安全委员会批准。每年应至少组织所有实验室人员进行一次应急演练和消防演习。

5.支持文件

5.1　《生物风险评估及风险控制程序》(××××/CX ××)

5.2　《仪器设备管理程序》(××××/CX ××)

5.3　《内部审核程序》(××××/CX ××)

5.4　《管理评审程序》(××××/CX ××)

5.5　《人员管理程序》(××××/CX ××)

5.6　《外部提供产品和服务控制程序》(××××/CX ××)

5.7　《病原微生物实验活动管理程序》(××××/CX ××)

5.8　《废弃物的处理和处置程序》(××××/CX ××)

5.9　《实验室生物安全应急处置程序》(××××/CX ××)

第六节　生物安全检查管理程序

1.目的

　　确保机构病原微生物检测工作科学严谨，过程安全有序，实施持续有效的生物安全检查和管理。

2.范围

　　适用于机构开展病原微生物检测全部过程的监督和管理。

3.职责

　　3.1　机构管理层负责安全检查的组织实施。

　　3.2　生物安全负责人负责组织制定监督及安全检查计划；监督生物安全检查工作，决定生物安全检查和管理的重要事项；

　　3.2　生物安全管理部门负责制定年度生物安全检查计划，开展生物安全检查的日常管理，识别并分析生物安全检查过程中发现的问题，跟踪纠正措施和预防措施的落实；

　　3.3　生物安全检查员行使日常生物安全检查工作；

4.工作程序

　　4.1　生物安全负责人负责组织机构生物安全管理部门制定监督及安全检查计划。

　　4.2　机构生物安全管理部门负责组织机构相关部门及生物安全委员会起草年度安全检查计划，生物安全检查内容至少包括：

　　（1）大批量感染性样本的检验；

　　（2）新仪器投入使用；

　　（3）开展新项目和使用新方法；

　　（4）新人员上岗；

　　（5）不明原因但曾导致受感染人员发生较严重疾病或出现明显临床症状或体征的样本检测。

　　（6）设施设备的功能和状态；

　　（7）警报系统的功能和状态；

　　（8）应急装备的功能及状态；

　　（9）消防装备的功能及状态；

　　（10）危险物品的使用及存放；

　　（11）废物处理及处置；

（12）人员能力及健康状态；

（13）安全计划实施正常；

（14）实验室活动的运行状态正常；

（15）符合规定的工作及时得到纠正；

（16）所需资源满足工作要求。

4.2.1 生物安全监督员按照工作分工，根据计划开展日常或专项生物安全检查。

4.2.2 生物安全检查应包括感染性样本的采集流转及检测过程、个人防护、废弃物处置、菌（毒）种的管理等。

4.2.3 生物安全监督员及时填写《实验室生物安全检查记录》，年底汇总并交所在部门保管。

4.2.4 生物安全监督员在生物安全检查工作中，对违反生物安全管理规定的不符合工作按照《不符合检测工作的控制程序》执行，必要时上报生物安全委员会处理。

4.2.5 当生物安全监督员发现检测人员使用了不正确的标准、操作不当、环境条件不符合要求或检测数据可疑时，有权暂停检测工作并要求有关人员进行纠正。

4.2.6 生物安全委员会成员应参与生物安全检查工作。

4.2.7 部门负责人应支持生物安全检查员开展生物安全检查工作，为其提供必要的工作条件。

4.2.8 生物安全管理部门及时将生物安全检查中发现的问题汇总，并上报至机构生物安全负责人。如有必要，经生物安全负责人批准，对相关领域进行附加审核。

4.2.9 生物安全检查工作每年应至少系统地检查一次。对关键控制点根据风险评估报告适当增加检查频率。

4.3 生物安全检查记录保存

BSL-3实验室生物安全检查记录保存20年，其他实验室保存5年。

5. 支持文件

5.1 《记录控制程序》（××××/CX ××）

5.2 《不符合检测工作的控制程序》（××××/CX ××）

5.3 《纠正措施程序》（××××/CX ××）

5.4 《内部审核程序》（××××/CX ××）

6. 质量记录

6.1 《质量监督记录表》

6.2 《纠正措施记录表》

6.3 《实验室生物安全检查记录》

6.4 《生物安全实验室安全检查记录》

第七节　不符合工作的控制程序

1.目的

对本机构生物安全管理体系运行和检验检测活动中的不符合工作进行控制，及时发现、识别来源于生物安全管理体系运行和检验检测活动中发生的不符合，有效评估不符合对检验检测工作质量的影响，通过采取必要的纠正措施，消除不符合工作因素，保证管理体系的有效运行。

2.范围

适用于本机构检验检测管理体系、生物安全管理体系运行和检验检测活动中任何方面出现的不符合工作的识别、评价和控制。

3.职责

3.1 生物安全管理体系各环节工作人员负责识别、评价不符合工作。

3.2 生物安全管理部门全面负责组织生物安全管理体系运行和检验检测活动中对不符合工作的提出并监督纠正或纠正措施的实施。

3.3 不符合工作责任部门负责按照要求进行纠正或纠正措施的实施。

3.4 生物安全负责人负责批准停止/恢复检测工作。

4.程序

4.1 不符合工作的识别

不符合工作可出现在不同方面，可用不同方式识别，可以从以下几个方面考虑：

（1）客户的投诉；

（2）外部提供产品和服务的供应方的失误；

（3）工作过程中存在的改进意见；

（4）监督员对员工的监督记录和对报告的核查；

（5）人员的差错；

（6）仪器设备的差错；

（7）消耗性材料、试剂的差错；

（8）方法上的问题；

（9）环境条件的失控；

（10）检定、校准或溯源的失控；

（11）原始记录的差错（包括抽样记录、采样记录、检验流程卡等）；

（12）包括自动设备运算输入在内的数据处理差错；

（13）样品检验检测和评价信息系统（处理、传输）的差错；

（14）报告/证书的差错；

（15）内部审核中发现的差错；

（16）管理评审中发现的差错；

（17）外部评审发现的差错；

（18）能力验证、实验室间比对中发现的差错；

（19）抽样、采样、制样的差错；

（20）样品传递、保管出现的差错；

（21）生物安全检查过程发现的问题；

（22）其他可能出现的差错。

4.2 不符合工作的判定与记录

4.2.1 监督员通过应编制《年度日常监督计划表》，通过对本部门开展的检验检测工作的过程进行定期和/或不定期的监督，从人、机、料、法、环、测（包括抽样及样品处置及结果报告）等方面对检验检测人员及其工作情况进行核查（重点是新进人员、转岗人员、使用新设备新设施的人员、使用新方法新技术开展检验检测活动的人员等），及时填写《质量监督记录》，发现不符合工作后填写《不符合工作识别及纠正记录表》，并报告部门负责人和生物安全管理部门。监督员应在内部审核实施之后，对本人所开展的监督活动进行总结（包括原因分析和工作建议等），于管理评审实施前一个月，将工作总结交质量管理部门进行汇总，以便输入管理评审。

4.2.2 内审员在内部审核中发现不符合工作时，按《内部审核程序》执行。

4.2.3 管理评审和外部审核时发现不符合工作时以及通过能力验证、实验室间比对和内部质量控制等发现不符合工作时，由质量管理部门填写《不符合工作识别及纠正记录表》。

4.2.4 客户的有效投诉为不符合工作时，由质量管理部门通知不符合工作责任部门填写《不符合工作识别及纠正记录表》。

4.2.5 授权签字人和审核人员通过对检验报告的格式、信息量和结果表示等进行审核时，发现不符合要求的检验报告应及时填写《不符合工作识别及纠正记录表》，并通知生物安全管理部门。

4.3 不符合工作的评价

4.3.1 各个环节出现的不符合工作，相关人员应对不符合工作的严重性和类型进行评价，并作出判断。

4.3.2 按严重程度分为一般不符合和严重不符合。

4.3.3 按类型分为体系性不符合、实施性不符合和效果性不符合。

4.3.4 当纠正措施涉及到生物安全管理体系文件的修改时，按《管理体系文件控制程序》的规定执行。

4.4 不符合工作的处置

4.4.1 纠正要求的提出

4.4.1.1 生物安全管理体系各环节的人员发现不符合工作时，有权暂停相关的检验检测工作。

4.4.1.2 生物安全管理部门和相关人员协同责任部门根据不符合工作的严重性和可接受程度进行讨论，提出相应纠正要求。

4.4.2 纠正要求的实施

4.4.2.1 生物安全管理部门负责将纠正要求通知责任部门，责任部门负责按照要求实施并记录，生物安全管理部门负责对纠正要求的实施过程进行监督，并组织相关人员对纠正结果进行验证。

4.4.2.2 生物安全管理部门负责将验证结果上报生物安全负责人。需要恢复检验检测工作的由生物安全负责人签字确定批准后方可恢复。

4.4.2.3 各责任部门负责人负责组织相关人员启动《应对风险和机遇的控制程序》，必要时（如不符合工作有可能再次发生）还应执行《纠正措施控制程序》。生物安全管理部门负责对此项活动进行监督。

4.4.2.4 当纠正要求涉及到管理体系文件的修改时，按《管理体系文件控制程序》执行。

4.4.3 应急处置

机构已建立并实施了《不符合工作的控制程序》《应对风险和机遇的控制程序》《纠正措施控制程序》，同时各相关检验检测部门还应结合本部门的特点建立和实施相应的实验室安全事故（包括危险物质溢洒）处理程序，这个程序可以是作业指导书，也可以是应急预案，这个程序包括但不限于：

（1）微生物实验室的生物安全事故（包括生物危险物质溢洒）处理程序；

（2）化学实验室的危险化学品安全事故（包括危险化学品溢洒）处理程序；

（3）核物理和放射化学实验室的核辐射和/或放射性安全事故（包括放射性物质溢洒/扩散）处理程序；

（4）其他必要的安全事故处理程序。

通过建立上述安全事故处理程序，以便当检验检测工作的任何方面或该工作的结果不符合其程序或与客户达成一致的要求时，应立即予以启动并实施。上述程序应确保对安全事故的处理能满足《生物安全管理手册》第7.21章的要求和本程序4.4.2的要求。

4.5 各相关责任部门应将收集的相关记录资料等文件交生物安全管理部门归档保存备查。

5.相关文件

5.1《记录控制程序》（××××/CX ××）

5.2《管理体系文件控制程序》（××××/CX ××）

5.3《不符合工作的控制程序》（××××/CX ××）

5.4《纠正措施控制程序》（××××/CX ××）

5.5《应对风险和机遇的控制程序》（××××/CX ××）

5.6《内部审核程序》（××××/CX ××）

5.7《管理评审程序》（××××/CX ××）

6.记录表格

6.1《年度日常监督计划表》

6.2《质量监督记录》

6.3《不符合工作识别及纠正记录表》

第八节 纠正措施控制程序

1.目的

通过执行本程序消除已发生的不符合工作、偏离管理体系或技术运作中的政策和程序的活动，采取有效的纠正措施，防止不符合的再次发生，确保生物安全管理体系有效运行。

2.范围

适用于本机构管理体系或技术活动中出现的所有不符合工作的纠正措施。

3.职责

3.1 生物安全管理部门负责组织相关人员对不符合项进行确认，并对纠正措施的实施进行监督与验证。

3.2 不符合工作责任部门负责制定和实施纠正措施。

3.3生物安全负责人负责批准各项纠正措施。

4.程序

4.1 管理体系或技术运作中不符合项的识别

生物安全管理体系或技术运作中的不符合项可以通过以下环节进行识别：

(1) 检验检测质量出现重大问题或超过本机构质量控制的规定值；

(2) 外部审核；

(3) 内部审核；

(4) 管理评审；

(5) 客户投诉；

(6) 对检验检测人员的考核或监督；

(7) 生物安全检查；

(8) 其他不符合管理体系文件要求的情况等。

4.2 原因分析

4.2.1 生物安全管理部门组织人员对不符合工作的根本原因进行仔细认真地分析，这些潜在的原因可能为：

(1) 客户要求不明确；

(2) 样品及样品制备不规范；

(3) 作业指导书不合理；

(4) 使用非有效文件；

(5) 过程控制不当，操作不符合程序规定；

(6) 引用的参考数据不准确；

(7) 操作人员不具备相应的技能、缺乏培训；

(8) 仪器设备缺乏检定/校准及日常维护保养；

(9) 环境条件不能满足要求；

(10) 消耗品、试剂、培养基未经验收而投入使用；

(11) 管理不当等。

4.2.2 当各个环节出现不符合工作时，相关人员应对不符合工作的情况进行描述，填写《不符合工作识别及纠正记录表》，并对不符合项的严重程度进行评价，做出体系性不符合、实施性不符合、效果性不符合的判断，同时确定是一般不符合项还是严重不符合项，详见《不符合工作的控制程序》。

4.3 纠正措施的选择和实施

4.3.1 日常工作中需要采取纠正措施时，由监督员填写《不符合工作识别及纠正记录表》；内部审核需要采取纠正措施时，由内审员填写《不符合工作识别及纠正记录表》；外部审核或管理评审需要采取纠正措施时，由生物安全负责人填写《不符合工作识别及纠正记录表》；客户投诉需要采取纠正措施时，由生物安全管理部门通知不符合工作责任部门填写《不符合工作识别及纠正记录表》。

4.3.2　根据问题产生的原因，由不符合工作责任部门负责制定纠正措施计划并以书面形式上报生物安全管理部门。在有多种解决方案的情况下，由生物安全管理部门组织相关人员，对提出的不符合工作纠正方案进行具体的分析论证，选择能最佳消除问题和防止问题再次发生的纠正措施，应全面考虑方案的成本、有效性和可行性，生物安全管理部门确定纠正措施后报生物安全负责人批准。

4.3.3　不符合工作责任部门负责执行纠正措施，在规定的期限内实施。

4.3.4　若纠正措施有涉及到管理体系文件的修改，应由生物安全管理部门上报生物安全负责人，经批准后按照《管理体系文件控制程序》规定进行修改，修改完成后进行贯彻实施。

4.4　纠正措施的监控

4.4.1　生物安全管理部门组织相关人员负责对纠正措施实施的全过程进行跟踪监控，发现问题讨论后作相应的调整。

4.4.2　纠正措施实施后，由生物安全管理部门组织人员对完成情况进行验证。验证的内容应包括：

（1）是否在规定期限内完成；

（2）完成的效果如何；

（3）实施过程是否有记录；

（4）记录内容是否规范、齐全，且信息量能否满足要求；

（5）记录是否按照档案管理的规定进行编号并存档。

4.5　附加审核

4.5.1　当不符合工作或偏离引起实验室与其政策和程序符合性或与《病原微生物实验室生物安全管理条例》、《生物安全实验室建筑技术规范》（GB 50346）、《实验室生物安全通用要求》（GB 19489）、《病原微生物实验室生物安全通用准则》（WS 233）以及《检测实验室安全》（GB/T 27476）系列标准的符合性产生怀疑时，可能影响本中心的安全和技术活动，由生物安全管理部门报请生物安全负责人批准对相应区域进行附加审核，以评价纠正措施的有效性。

4.5.2　附加审核按《内部审核程序》的要求进行。

4.5.3　附加审核结果表明纠正措施有效则上报生物安全负责人之后结束

工作任务；若纠正措施无效则由生物安全管理部门会同责任部门从重新调查原因入手，调整纠正措施。

4.6 生物安全管理部门负责做好相关记录的收集和保存，还应将纠正措施输入管理评审并记录其评审意见，相关记录的管理按照《记录控制程序》执行。

5. 相关文件

5.1 《记录控制程序》（××××/CX ××）

5.2 《管理体系文件控制程序》（××××/CX ××）

5.3 《不符合工作的控制程序》（××××/CX ××）

5.4 《内部审核程序》（××××/CX ××）

5.5 《病原微生物实验室生物安全管理条例》（国务院令第424号）

5.6 《生物安全实验室建筑技术规范》（GB 50346）

5.7 《实验室生物安全通用要求》（GB 19489）

5.8 《病原微生物实验室生物安全通用准则》（WS 233）

5.9 《检测实验室安全　第1部分：总则》（GB/T 27476.1）

5.10 《检测实验室安全　第2部分：电气因素》（GB/T 27476.2）

5.11 《检测实验室安全　第3部分：机械因素》（GB/T 27476.3）

5.12 《检测实验室安全　第4部分：非电离辐射因素》（GB/T 27476.4）

5.13 《检测实验室安全　第5部分：化学因素》（GB/T 27476.5）

6. 记录表格

6.1 《不符合工作识别及纠正记录表》

6.2 《纠正措施要求及实施情况表》

第九节　应对风险和机遇的控制程序

1. 目的

根据实验室管理的特点，将风险管理的要求和理念融入机构检验检测活动和实验室生物安全管理中，从人、机、料、法、环、测等诸方面提出具体管理要求与技术要求。通过建立、实施和保持本程序，通过对风险和机遇进行持续识别、评估和实施必要的控制措施，从而消除风险或将风险降至可允许程度，增加机构提高管理水平和抓住机遇加快发展的能力，保持机构检验检测活动和实验室生物安全管理的公正性。

2. 范围

适用于本机构开展的检验检测活动和实验室生物安全管理所涉及的风险和机遇的控制工作的所有岗位与全部过程。

不完全适用于本机构开展的实验室安全（不含生物安全）危险源辨识、风险评估及风险控制工作。

本机构开展的生物风险评估及风险控制工作按《生物风险评估及风险控制程序》执行。

3. 职责

3.1　机构检验检测人员负责识别本工作岗位在检测工作中可能存在的各类风险和机遇；以及应对这些风险和机遇的控制措施的实施。

3.2　检验检测部门负责人/（检验检测领域）技术主管/质量主管负责本部门/本领域识别出的各类风险和机遇分析与评估的组织，负责组织制定、审核和实施应对这些风险和机遇的控制措施，并对实施情况的跟踪验证与评估进行监督，负责审核。

3.3　机构实验室安全领导小组和/或机构实验室安全委员会或受其委托的机构质量负责人负责组织对"风险识别、风险评估与风险控制报告"的评审与再评估管理工作。

3.4　机构实验室安全领导小组和机构实验室安全委员会通过机构生物安全负责人组织好对"风险识别、风险评估与风险控制报告"的评审。

3.5　机构负责人负责批准"风险识别、风险评估与风险控制报告"，确保所有检验检测活动和实验室生物安全管理均已开展了风险识别、风险评估与风险控制工作。

3.6　机构实验室安全委员会秘书处负责组织对"风险识别、风险评估与风险控制报告"及其所有相关记录资料的归档管理，并在机构生物安全负责人的领导下协助其开展工作。

4. 术语与定义

《风险管理术语》（GB/T 23694）中规定的术语和定义适用于本程序。

5. 程序

5.1　总则

风险识别和风险评估总体要求，机构各检验检测部门应考虑与其检验检测活动和实验室生物安全管理相关的风险和机遇，以：

1）确保管理体系能够实现其预期结果；

2）增强实现机构和/或本部门目的和目标的机遇；

3）预防和减少检验检测活动和实验室生物安全管理中的不利影响和可

能的失败；

4）实现改进。

因此，应先识别分析和机遇的存在并确定其特性，对已识别的风险评估其风险等级，如果对风险的现有控制措施不充分或未采取控制措施，宜按控制措施的有效性顺序选择和实施最有效的控制措施。

5.2 风险识别和风险评估过程如图1。

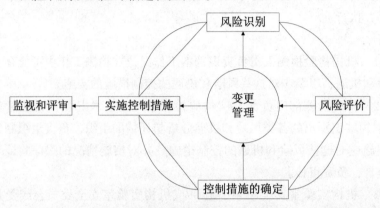

图1 风险识别和风险评估过程

5.2.1 检验检测活动和实验室生物安全管理可能涉及的风险控制点，包括但不限于：

（1）公正诚信方面，例如：当检验检测人员需要回避时、是否按照回避制度执行，是否能够严守职业道德、规范自身行为，有无涉及任何可能会降低对其能力、公正性、判断力或诚实性信任的活动等；

（2）人员能力方面，例如：人员的专业水平、人员的职业道德与诚信、检验检测人员资质不足、人员操作的风险；

（3）设施和环境条件方面，例如：环境合规的风险，环境条件对检验检测结果影响的风险，未经处理或处理不符合要求的废弃物直接排入外环境、造成环境污染等方面的风险；

（4）仪器设备方面，例如：仪器的故障的风险、使用未经确认符合要求的仪器的风险；

（5）计量溯源方面，例如：仪器设备未定期检定/校准/核查并确认；

（6）外部提供的产品方面，例如：试剂耗材验收、试剂纯度的风险、使用无证标准物质；

（7）合同评审方面，例如：检验检测方法不适用于检验检测样品、合同存在缺陷的风险、履行合同期限的风险；

（8）检验检测方法方面，例如：检验检测方法选择的风险、检验检测方

法偏离的风险、未识别样品基质对检验检测方法带来的干扰等风险;

（9）抽样和采样方面,例如:抽样和采样合规的风险;

（10）样品风险,例如:检验检测样品信息与检验检测委托单不符的风险,样品存储和处理在过程中发生样品丢失、被污染、被损坏的风险;

（11）记录数据方面,例如:记录的信息是否齐全、是否规范,数据控制是否规范、有无人为更改或伪造检验检测数据的现象;

（12）信息管理方面,例如:工作站所用计算机系统是否稳定、有无因操作系统崩溃、导致工作站不能正常工作的现象,实验室信息管理系统（LIMS）是否稳定可靠、满足要求;

（13）结果报告方面,例如:检验检测数据与检验报告是否一致,报告审核的风险,检验报告未审核签字、错误使用认证认可标识、报告中数据的风险;

（14）信息保密风险,例如:在与客户沟通时泄露其他客户检验检测过程中提供的样品的风险,在文件及传递过程中和日常工作过程中由于疏忽导致客户报告和数据信息泄露的风险;

（15）沟通风险,例如:未能将客户的检验检测需求有效地传递给相关人员风险、未能将相关的允许偏离及时通知相关人员的风险;

（16）其他方面。

机构和/或相关部门应对上述风险控制点进行风险识别和风险评估,提出风险控制措施。

5.2.2 可以根据所列出的内容进行识别在检验检测前、检验检测中、检验检测后过程中的可能存在的风险。

5.2.3 机构各岗位人员尤其是检验检测人员都有责任和义务发现和识别整个体系运行过程中可能存在的风险,并告知本部门负责人,必要时通知机构生物安全负责人或机构实验室安全委员会秘书处或机构管理层。

5.3 风险评估

5.3.1 部门负责人在接到识别出可能存在的风险情况报告后,根据实际情况,按照风险的严重程度,立刻组织或随后组织本部门相关人员（适用时,可会同相关部门和人员;必要时经机构负责人批准同意可从外部聘请专家）对识别出来的风险进行分析、评估。

5.3.2 风险分级

风险分级可按照风险的严重度和发生频次两个标准进行划分。

5.3.2.1 定性判断的风险评估见表1。

表1　风险评估表

危害的可能性 危害的严重性		频繁 A	经常 B	偶尔 C	极少 D	不可能 E
严重(无法做出决定的风险)	Ⅰ	极高风险	极高风险	高风险	高风险	中等风险
一般(控制不当的风险)	Ⅱ	极高风险	高风险	高风险	中等风险	低风险
轻微(得到合理控制的风险)	Ⅲ	高风险	中等风险	中等风险	低风险	低风险
可忽略(极低风险)	Ⅳ	中等风险	低风险	低风险	低风险	低风险

注:颜色相同,风险等级相同

5.3.2.2　失信风险评估方法

如表2所示,风险等级在8级以内的,确定为重大风险。

表2　风险分级表

危害的可能性 危害的严重性		频繁 A	经常 B	偶尔 C	极少 D	不可能 E
严重(无法做出决定的风险)	Ⅰ	1	2	6	8	12
一般(控制不当的风险)	Ⅱ	3	4	7	11	15
轻微(得到合理控制的风险)	Ⅲ	5	9	10	14	16
可忽略(极低风险)	Ⅳ	13	17	18	19	20

注:数字越小,风险等级越高

5.3.3　风险评估的结果是机构和/或机构相关部门在对识别出的风险在充分分析的基础上,通过对所制定可选方案加以比较和选择,实施最有效、最合理的资源配置管理解决方案。确定控制措施时,应考虑风险评估结果,采取有针对性的风险控制措施,这些措施应与其对检验检测机构出具检验检测结果有效性及实验室生物安全的潜在影响相适应。

5.3.4　机构和/或机构相关部门应将风险识别、风险评估和确定的控制措施的结果形成文件"风险识别、风险评估与风险控制报告",并予以保存,以便于审查。应记录和保存的信息包括以下几类(但不限于):

(1)识别的风险和机遇的清单;

(2)与已识别的风险控制点相关的风险的确定;

(3)与风险相关的风险水平的标示;

（4）控制风险所采取措施的描述或引用；

（5）实施控制措施的能力要求的确定；

（6）其他应该予以记录和保存的信息。

现有的控制措施应明确形成文件，以便在后续评审时评估依据依然清晰。

5.3.3 再评估

5.3.3.1 机构和/或机构相关部门应适时变更管理，当出现下列（但不限于）情况时应启动再评估，及时更换相关文件：

（1）5.3.1中所述的内容发生了变化时；

（2）发生风险事件后；

（3）机构生物安全负责人或机构实验室安全委员会秘书处，根据机构所开展检验检测活动和实验室生物安全管理的实际情况和/或国家法律法规、标准规范的变化而提出要求时；

（4）机构管理层提出要求时。

5.3.3.2 再评估由检验检测部门负责人/（检验检测领域）技术主管/质量主管负责组织实施，必要时（指涉及到多部门的风险或该风险已导致不良后果/严重后果造成机构损失的情况），可由机构实验室安全领导小组或机构实验室安全委员会或由其委托机构机构生物安全负责人在机构实验室安全委员会秘书处配合下负责组织实施。

5.3.3.3 再评估流程同初次评估流程。

5.4 风险识别和风险评估的方法

风险识别和风险评估的方法和根据很多，每一种方法和/或工具均有其特点和目的性，也有其适用的范围和各自的局限性。各专业实验室应根据其自身管理和运行的特点，选择或开发（必要时）适用于其范围、性质和规模的风险识别和风险评估的方法，并能在其可靠数据的详尽性、复杂性、及时性、成本和可利用性等方面满足其要求。

5.5 风险评估报告

5.5.1 风险评估报告包括（但不限于）以下内容：

（1）确定风险评估小组成员；

（2）本次风险评估的目的；

（3）本次风险评估的内容；

（4）评估原则；

（5）风险的识别和分析过程；

（6）具体分析风险发生结果严重性；

（7）根据风险发生后果的可能性采取的预防措施；

（8）如发生不可控的情况所采取的补救和控制措施；

（9）其他，例如评估方法等。

5.5.2　风险评估报告由部门负责人/（检验检测领域）技术主管/质量主管负责组织编制和审核。

5.5.3　风险评估报告由机构实验室安全委员会或由其委托机构生物安全负责人负责组织评审，实验室安全委员会秘书处负责协助。

5.5.4　风险评估报告由机构负责人负责批准。

5.6　风险控制

5.6.1　风险控制的原则

5.6.1.1　在风险评估的基础上，根据风险评估结果采取有针对性的风险控制措施，将风险降低或减少至可容许程度。可允许程度是指经过检验检测机构的努力将原来危害程度较大的风险变成危害程度较小的、可被接受的风险。

5.6.1.2　在控制风险时，通过可获得的最有效的措施来消除、降低风险，当无法将风险降至可接受水平时，应停止工作。

5.6.2　风险控制措施

5.6.2.1　风险评估结果对照现有措施，其输出可能有如下（图2）：

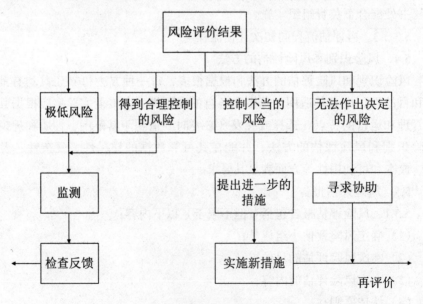

图2　风险控制措施输出

（1）对极低风险和得到合理控制的风险，转入程序控制，其有效性靠日常的监测保证；

（2）对现有控制不当的风险，对照要求，提出进一步控制措施，必要时重新评估；

（3）对极高风险，应立即禁止工作；

（4）对高风险，在新的控制措施完成前，有必要停止或限制该项工作；

（5）对于可能会因由于目前掌握的信息不足而无法作出决定的情况，应及时寻求外部协助。

5.6.2.2 按照评估报告中列出针对风险评估结果的控制措施表，包含针对风险评估结果应该采取的风险控制措施、现在已有的控制措施，以及需要进行改进的措施。

5.6.3 风险控制措施的评审和实施

5.6.3.1 风险控制措施应在实施前予以评审，评审包括以下内容：

（1）控制措施是否使风险降低到容许水平；

（2）是否产生新的风险；

（3）是否已选定了最有效的解决方案；

（4）针对受到的影响，如何评估所采取的控制措施的必要性和可行性；

（5）计划的控制措施是否会被应用于实际工作中。

5.6.3.2 风险控制措施的评审由机构实验室安全委员会或由其委托机构生物安全负责人负责组织，机构负责人负责批准。

5.6.3.3 经过评审批准的风险控制措施由相关检验检测部门予以实施，机构相关部门应根据该措施的要求及时提供技术支持和保障。

5.6.4 各部门负责人对本部门控制措施执行情况实施监控和验证，并组织本部门相关人员完成跟踪验证，形成跟踪验证报告。

5.6.5 必要时，由部门负责人根据风险评估报告涉及到的实施控制措施的内容及其规模大小和涉及到的部门多少，提出申请分别由部门负责人和/或机构实验室安全委员会或由其委托机构生物安全负责人和/或机构负责人负责组织对风险产生后补救和控制措施进行演练。

5.7 风险识别评估的时机

（1）"风险识别、风险评估与风险控制报告"应输入管理评审，亦即风险识别、风险评估与风险控制宜每年至少开展一次；

（2）本程序5.2.1所述诸方面的内容、条件等发生了较大变化或变化可能导致产生风险时，亦应随时开展；

（3）当引进新技术、新方法、新设备或环境设施进行了改进时，亦应随时开展；

（4）内外部审核时发现需要进行识别评估时，亦应随时开展；

（5）其他需要进行识别评估时，亦应随时开展。

5.8 当机构所开展的检验检测活动和实验室生物安全管理涉及实验室安全（不含生物安全）时，在执行本程序的同时，还应执行相关法规标准。

5.9 当机构所开展的检验检测活动和实验室生物安全管理涉及实验室生物安全时，在执行本程序和相关法规标准的同时，还应执行《生物风险评估及风险控制程序》。

5.10 风险识别、风险评估和风险控制记录资料的归档保管由机构实验室安全委员会秘书处负责，具体按《记录控制程序》《资料档案管理制度》执行。

6.相关文件

6.1 《风险管理术语》（GB/T 23694）

6.2 《生物风险评估及风险控制程序》（××××/CX ××）

6.3 《记录控制程序》（××××/CX ××）

6.4 《资料档案管理制度》（××××/CX ××）

7.记录表格

《风险识别汇总表》

第十节 持续改进控制程序

1.目的

定期对管理体系的运行情况进行评审，识别任何潜在的不符合项的来源，及时制订和实施全面有效的改进措施，确保管理体系得到持续有效的改进。

2.范围

适用于管理体系各个方面的持续改进。

3.职责

3.1 中心管理层全面负责管理体系的持续改进工作。

3.2 生物安全负责人负责策划、批准和验证生物安全管理体系中生物安全管理要素的持续改进工作。

3.3 相关责任部门负责制定相应的措施并实施管理体系的持续改进工作。

3.4 生物安全管理部门负责协助中心管理层策划、实施和验证管理体系的持续改进工作。

　　3.5　机构负责人负责批准改进计划和重大改进措施。

4.程序

　　4.1　生物安全管理部门应随时通过互联网在内的各种媒体和工作中的各种工作简报、往来文件等方式，追踪国内外相关政策、法律、法规和管理体系规范，及时提出本中心的管理体系与国家的政策、法律、法规的适应性和有效性的意见，并编制《改进措施要求与实施情况表》上报生物安全负责人审核后，提请机构负责人决策改进本中心的管理体系。

　　4.2　生物安全负责人应及时审核管理体系各类管理文件内容的实施效果，包括内部审核和外部审核结果的有效性、检验检测人员的培训计划、设备更新对检验检测环境质量的发展要求、检验检测流程与服务客户的满意程度等提出对管理体系的改进意见，记入《改进措施要求与实施情况表》，提请机构负责人批准。

　　4.3　部门负责人应组织与检验检测相关的技术人员对新标准、新检验检测方法、新设备等进行技术研究和方法验证确认，并通过对检验检测结果的审核，方法比对、数据分析，保证采用的技术方法现行有效，符合标准更新或客户提出的持续改进的需要，必要时编制《改进措施要求与实施情况表》，提请机构负责人批准。

　　4.4　生物安全负责人组织人员通过对过程的监督，发现不符合工作，采取纠正措施和/或应对风险和机遇的控制措施，检查防止不符合再度发生的有效性，促进管理体系能够持续改进。必要时编制《改进措施要求与实施情况表》上报生物安全负责人审核后，提请机构负责人批准。

　　4.5　通过实施《管理评审程序》，机构负责人充分了解本中心方针和目标的执行情况，根据本中心的发展规划与计划对目标提出持续改进意见，并责成生物安全负责人据此编制《改进措施要求与实施情况表》，提请机构负责人批准。

　　4.6　生物安全管理部门及相关部门应将持续改进的相关记录与证明文件、资料归档保存。

5.相关文件

　　《管理评审程序》（××××/CX ××）

6.记录表格

　　《改进措施要求与实施情况表》

第十一节　内部审核程序

1. 目的

通过定期开展管理体系内部审核，确保管理体系有效运行和持续改进。

2. 范围

适用于管理体系涉及到的所有部门、全部要素和所有活动的内部审核。

3. 职责

3.1　机构负责人负责批准年度内部审核计划。

3.2　生物安全负责人全面负责机构生物安全管理体系内部审核工作，制定年度内部审核计划，委派内审员，批准纠正措施和审核报告。

3.3　生物安全管理部门协助生物安全负责人组织开展生物安全管理体系内部审核工作，提出纠正要求，对纠正措施的实施进行跟踪验证。

3.4　受委派的内审员负责按照《管理体系内部审核核查表》实施审核，编制内部审核报告并对纠正措施进行跟踪验证。

3.5　不符合工作责任部门负责人负责纠正措施的制定和组织实施。

4. 程序

4.1　内部审核计划的编制

4.1.1　每年年初，生物安全负责人负责组织编制本年度的《年度管理体系内部审核计划》。各部门或各要素的审核频次应取决于其现状和重要性，并考虑前几次审核所发现的问题。审核计划一般包括审核要素、审核日期等，审核计划由机构负责人批准。若遇特殊情况，可按一定的程序修改审核计划，修改后的计划仍需经机构负责人批准。

4.1.2　内部审核每12个月进行一次，要求覆盖管理体系的全部要素、所有部门和所有活动，另外出现下列情况时质量负责人应及时组织附加内部审核：

（1）出现生物安全事件（事故），或客户对某一环节连续投诉；

（2）内部监督连续发现质量问题；

（3）在接受第二方、第三方审核之前。

4.1.3　每次审核可根据需要审核管理体系覆盖的全部要素、所有部门和所有活动，也可以专门针对某几项要素或某些部门进行重点审核。

4.2　内部审核前的准备

4.2.1　生物安全负责人根据被审核部门和要素指定审核组长，组长协助生物安全负责人选定并委派具有内审员资格且与被审核部门无直接责任关系的内审员或技术专家（必要时）组成内部审核组。必要时还可以从外部聘请专家参加机构的内部审核活动。

4.2.2 审核组长组织受委派的内审员在实施审核前研究有关的体系文件（如管理手册、程序文件、作业指导书等），并应：

（1）明确内部审核分工，制定内部审核实施计划；

（2）决定是否需要取得其他文件；

（3）编制《管理体系内部审核核查表》；

（4）通知受审核部门负责人所需的特殊要求。

4.2.3 审核组长通知有关部门和人员，明确审核时间和要求，做好协调工作。

4.3 内部审核的实施

4.3.1 内审员按照《管理体系内部审核核查表》进行现场审核，如实记录被审核的情况。审核必须依据客观证据，不应加入个人的主观分析、推测等感情因素。

4.3.2 如发现问题，应及时指出，如有误解亦应及时沟通、尽早解决。

4.3.3 审核组应分析所有的观察结果，确定不符合项。

4.3.4 内审员应就不符合项的事实、类型、结论等内容填写不符合项报告。

4.3.5 审核组应根据审核情况写出审核意见，并对审核发现的不符合项及需要整改的问题，提出整改意见。

4.3.6 不符合项的处置与跟踪验证按《不符合工作的控制程序》和《纠正措施控制程序》执行。

4.3.7 责任部门接到审核组整改意见后，应针对不符合项和存在的问题提出整改方案，并组织实施，生物安全负责人及监督员负责监督跟踪。内审员对纠正措施实施的有效性进行验证，并做好记录。

4.4 内部审核报告的编制

4.5.1 内审结束一周内，审核组长根据审核结果对管理体系运行情况和存在的主要问题编制《管理体系内部审核不符合项汇总表》和《管理体系内部审核报告》，交生物安全管理部门汇总编制机构的《管理体系内部审核不符合项汇总表》和《管理体系内部审核报告》，生物安全负责人负责批准《管理体系内部审核报告》。

4.5.2 审核报告内容：

（1）审核目的、范围、方法和依据；

（2）审核组成员、受审部门；

（3）管理体系运行状况评价；

（4）存在的主要问题分析。

4.5.3　将审核报告提交管理评审。

4.6　记录的保存

4.6.1　审核中形成的各种文件和记录的原件由生物安全管理部门保存，保存期至少6年，具体要求见《记录控制程序》（××××/CX ××）。

5.相关文件

5.1　《管理体系文件控制程序》（××××/CX ××）

5.2　《纠正措施控制程序》（××××/CX ××）

5.3　《管理评审程序》（××××/CX ××）

5.4　《记录控制程序》（××××/CX ××）

5.5　《不符合工作的控制程序》（××××/CX ××）

6.记录表格

6.1　《年度管理体系内部审核计划》

6.2　《内部审核组会议签到记录表》

6.3　《管理体系内部审核核查表》

6.4　《内部审核首（末）次会议记录表》

6.5　《管理体系内部审核不符合项报告》

6.6　《管理体系内部审核不符合项汇总表》

6.7　《管理体系内部审核报告》

第十二节　管理评审程序

1.目的

机构管理层根据预定的日程，通过实施管理评审，不断改进完善管理体系，确保本机构管理体系的适宜性、充分性和有效性以及方针、目标与承诺的实现，满足安全的需求。

2.范围

适用于本机构开展的管理评审活动。

3.职责

3.1　机构管理层主持管理评审活动，机构负责人批准评审计划和评审报告。

3.2 生物安全负责人负责审核生物安全管理体系评审计划和评审报告，组织评审结论的实施。

3.3 机构管理层和各部门负责人参加管理评审，必要时可邀请相关人员或外部有经验的评审人员参加。

3.3 各相关部门负责准备、提供与本部门工作有关的评审资料，负责实施管理评审中提出的相关纠正、预防措施。

3.4 生物安全管理部门负责协助机构管理层制定评审计划，负责协助机构管理层做好管理评审的准备工作，负责编制评审报告，并对评审后的纠正措施进行跟踪和验证以及管理评审资料的收集与归档保存。

4.程序

4.1 管理评审计划

4.1.1 管理评审每12个月进行一次，特殊情况可根据需要安排。

4.1.2 生物安全管理部门于每次管理评审前两周编制评审实施计划，报生物安全负责人审核，经机构负责人批准后实施。评审计划主要内容包括：

（1）评审目的；

（2）评审范围及评审重点；

（3）参加评审人员

（4）评审时间；

（5）评审依据；

（6）评审内容。

4.1.3 当出现下列情况之一时，机构负责人可根据具体情况增加管理评审频次：

（1）机构的组织结构、资源和体制发生重大变化时；

（2）发生重大生物安全事故或客户关于质量有严重投诉或投诉连续发生时；

（3）当法律、法规、标准及其他要求变化时；

（4）市场需求发生重大变化时；

（5）内部审核中发现严重不符合项时；

（6）发生其他有必要进行管理评审的情况。

4.2 管理评审的输入

4.2.1 生物安全管理评审的输入应包括（但不限于）以下相关信息：

（1）前次管理评审输出的落实情况；

（2）所采取纠正措施的状态和所需的预防措施；

（3）管理或监督人员的报告；

（4）近期内部审核的结果；

（5）安全检查报告；

（6）适用时，外部机构的评价报告；

（7）任何变化、变更情况的报告；

（8）设施设备的状态报告；

（9）管理职责的落实情况；

（10）人员状态、培训、能力评估报告；

（11）员工健康状况报告；

（12）不符合项、事件、事故及其调查报告；

（13）实验室工作报告；

（14）风险评估报告；

（15）持续改进情况报告；

（16）对服务供应商的评价报告；

（17）国际、国家和地方相关规定和技术标准的更新与维持情况；

（18）安全管理方针及目标；

（19）管理体系的更新与维持；

（20）安全计划的落实情况、年度安全计划及所需资源。

4.3　管理评审准备

4.3.1　生物安全管理部门对内外部审核报告进行汇总分析，形成书面管理体系运行情况报告，并制定管理评审实施计划，报生物安全负责人审核，机构负责人批准。

4.3.2　生物安全管理部门根据管理评审输入的要求，组织收集评审信息资料。

4.3.3　生物安全管理部门向参加评审人员发放评审计划和有关资料。

4.4　管理评审会议

4.4.1　机构管理层主持管理评审会议，生物安全负责人报告生物安全管理体系审核结果和管理体系运行情况，生物安全管理部门和相关部门分别报告相关输入的信息资料。

4.4.2　参加评审人员对评审输入的信息资料做出评价，对存在不符合项提出纠正措施、对存在的风险与机遇或可能存在的风险与机遇进行风险与机遇的识别和控制管理，确定责任人和完成期限。

4.4.3　机构管理层对所涉及的评审内容做出结论，包括进一步调查、验证等。

4.5　管理评审输出

4.5.1　管理评审的输出至少应记录与下列事项相关的决定和措施：

（1）管理体系及其过程的有效性；

（2）履行下列标准规范要求的改进：

①《中华人民共和国生物安全法》

②《病原微生物实验室生物安全管理条例》

③《医疗废物管理条例》

④《医疗卫生机构医疗废物管理办法》

⑤《实验室生物安全通用要求》（GB 19489）

⑥《病原微生物实验室生物安全通用准则》（WS 233）

⑦《实验室生物安全认可准则》（CNAS-CL05）

（3）适用时，还应包括履行下列标准规范要求的检验检测活动的改进：

①《生物安全实验室建筑技术规范》（GB 50346）

②《检测实验室安全》（GB/T 27476）系列标准等；

③《医学实验室质量和能力认可准则》（CNAS-CL02）

（4）提供所需的资源；

（5）所需的变更；

（6）其他需要输出的内容。

4.5.2　会议结束后，生物安全管理部门根据管理评审输出的要求，编制管理评审报告，经生物安全负责人审核，机构负责人批准后监控执行。本次管理评审的输出可以输入本机构计划系统，作为制定下年度工作目标、编制活动计划依据之一，同时作为下次评审的输入。

4.6　纠正措施的实施和验证

生物安全负责人根据《不符合工作的控制程序》《纠正措施控制程序》《应对风险和机遇的控制程序》组织责任部门实施纠正措施，并对其有效性和适应性进行验证。

4.7　如果管理评审结果引起文件更改，应执行《管理体系文件控制程序》。

5.相关文件

5.1　《中华人民共和国生物安全法》

5.2　《病原微生物实验室生物安全管理条例》

5.3　《医疗废物管理条例》

5.4　《医疗卫生机构医疗废物管理办法》

5.5　《生物安全实验室建筑技术规范》（GB 50346）

5.6　《实验室生物安全通用要求》（GB 19489）

5.7　《病原微生物实验室生物安全通用准则》（WS 233）

5.8 《检测实验室安全 第1部分：总则》（GB/T 27476.1）

5.9 《检测实验室安全 第2部分：电气因素》（GB/T 27476.2）

5.10 《检测实验室安全 第3部分：机械因素》（GB/T 27476.3）

5.11 《检测实验室安全 第4部分：非电离辐射因素》（GB/T 27476.4）

5.12 《检测实验室安全 第5部分：化学因素》（GB/T 27476.5）

5.13 《记录控制程序》（××××/CX ××）

5.14 《管理体系文件控制程序》（××××/CX ××）

5.15 《不符合工作的控制程序》（××××/CX ××）

5.16 《纠正措施控制程序》（××××/CX ××）

5.17 《应对风险和机遇的控制程序》（××××/CX ××）

6.记录表格

6.1 《管理评审计划表》

6.2 《管理评审报告》

第十三节 人员管理程序

1.目的

对本机构人力资源进行合理配置、开发和管理，科学、有目的、有计划地通过采取技术培训、业务学习、岗位技术考核，以及对检测、生物安全进行评估等一系列手段，确保受训人员满足本岗位工作的规定要求。

2.范围

适用于机构管理体系涉及到的所有岗位与人员的配置、培训、考核和监督。

3.职责

3.1 机构负责人负责机构各技术工作岗位的策划，并根据各工作岗位的需求以及目前与预期的工作业务发展情况，对人力资源进行合理的配置、开发与管理，批准对检测人员的授权和能力确认。批准本机构人员培训计划、体检计划和拟采取的预防性措施（如疫苗的预防接种、预防性服药等）。

3.2 生物安全负责人负责机构的技术管理工作，主持对检测人员操作仪器设备和开展检验检测的能力进行考核，审核对检测人员的授权和能力确认。

3.3 人员培训管理部门负责编制全机构工作人员的培训计划并组织实施，对培训质量进行评估，及时做好培训活动的有效性评价。

3.4 人力资源管理部门和/或人员培训管理部门负责对检测人员操作仪器设备和开展检验检测的能力进行考核，并报请机构管理层批准后，以机构文件形式发布对检测人员的授权和能力确认。负责建立、管理和更新《个人健康档案》《个人技术档案》。

3.5 各部门按照机构工作人员的培训计划，负责本部门员工的技术培训与考核工作。负责本部门员工的培训效果的评估。负责对本部门员工工作岗位危害因素组织人员进行识别。

4.程序

4.1 人力资源配置

机构管理层应根据机构可持续发展的战略目标，对机构人力资源的总体情况进行科学规划、合理配置，并确定开展检验检测活动所需人员的资格和责任。

4.2 确定人员能力的要求

4.2.1 人力资源管理部门会同各部门，确定各部门职能、各岗位职责和任职要求等能力要求，经机构管理层审阅后，由生物安全管理部门编入《管理手册》。

4.2.2 机构管理层通过对《管理手册》的批准，确定机构各部门职能、各岗位职责和任职要求等能力要求。必要时，可通过《管理手册》的换版修订，来更改机构各部门职能、各岗位职责和任职要求等能力要求，以满足机构相关部门开展检验检测活动的实际需求。

4.2.3 机构各部门职能见《管理手册》规定。

4.2.4 机构各岗位职责和任职要求等能力要求见《管理手册》规定。

4.3 人员选择

4.3.1 机构各部门根据本部门所承担的工作和人员结构，向机构人力资源管理部门提出人员需求申请。

4.3.2 人力资源管理部门汇总机构各部门的用人需求，提交机构管理层研究决定。

4.3.3 人力资源管理部门负责按照机构批准的招聘计划，组织开展招聘工作。

4.3.4 招聘进入机构的人员必须满足相关岗位的任职要求，并按规定由人力资源管理部门办理入职手续，试用期满并通过考核方可正式录用。

4.3.5 机构在职人员应确保能够胜任岗位职责要求并接受监控，当其工作能力无法满足工作需要时，机构管理层应考虑：

（1）对员工进行再培训，使其能力重新满足工作需要；

（2）经过培训还无法满足需要的，应根据其实际能力降低授权和/或调整工作范围；

（3）停产待岗培训，或调离工作岗位。

4.4 人员培训

4.4.1 培训原则

机构必须保证每个员工上岗前经过专业培训，考核合格后方能上岗。对各类人员（管理人员、技术人员）培训、考核应有所侧重，管理人员侧重于对法律、法规、规章、实验室管理标准方面的培训与考核。技术人员侧重于对检测方法、检测标准、实验室操作技能、生物安全防护技能，识别和评估偏离重要程度的能力等方面的培训、考核。监督人员侧重于对管理体系、标准规范、实验室操作技能、生物安全防护技能等方面的培训、考核。

4.4.2 培训方式

机构员工的培训分为内部培训和外部培训。

4.4.2.1 内部培训

可以根据机构检测活动、技术运作和环境设备条件的变化内容展开相应的培训活动，包括管理体系文件修订后宣贯培训、检测技术与标准变更后的技术培训、针对监督检查发现的薄弱环节的培训、新进工作人员的岗前培训等。

4.4.2.2 外部培训

参加各类与本机构工作发展需要相关的管理与技术方面的培训。

4.4.3 培训内容

4.4.3.1 岗前培训

对新分配、新调入及转岗人员由人员培训管理部门负责组织各部门对其进行上岗培训。培训内容为本机构管理体系文件、国家相关的法律法规及技术规范、机构内部有关的规章制度、实验室生物安全操作知识与技能、消毒灭菌知识与技能、有关化学与电离辐射安全、防护救治知识、应急措施和拟从事岗位所需的专业知识技能。培训方式为人员培训管理部门组织专门人员授课，人员培训管理部门负责记录和考核。

4.4.3.2 岗位培训

4.4.3.2.1 根据机构管理体系运行需要，所有技术人员的知识应不断更新、技能应不断提高，应及时了解本专业最新动态。各部门负责定期组织技术交流会、座谈会，标准、规程、安全知识技能应用研讨会等多种方式的业务学习，确保各岗位人员具备相应的技术能力。

4.4.3.3 待岗培训

对在管理体系内部审核、实验室间比对、能力验证、实验操作等过程中发现严重不合格项发生生物安全事件事故的人员，或者在实际工作中发现其不适应本岗位工作需要的人员，由所在部门建议，人力资源管理部门会同人员培训管理部门组织其脱产待岗培训一定时间，培训后经考核达到规定要求，方可从事与其技能有关的工作。

4.4.3.4 实验室管理体系培训

4.4.3.5 安全知识及技能培训

4.4.3.6 实验室设施设备（含个体防护装备）的安全使用培训

4.4.3.7 应急措施与现场救治

4.4.3.8 适时培训

（1）当本机构管理体系或工作程序发生变更时，由生物安全负责人组织相关人员进行学习；

（2）当新颁布的法律、法规、规章、标准、规范涉及到机构工作时，机构原则上将派业务骨干参加上级有关部门组织的宣贯会或技术交流会；

（3）参加上级组织的培训班学习人员，负责对其他从事该项工作人员的培训。

4.4.4 培训实施

4.4.4.1 人员培训管理部门应根据本机构年度工作计划制定明确的《年度人员培训计划》。对临时需要的培训可根据岗位需求等实际情况及时安排。

4.4.4.2 对未列入年度培训计划表而要求培训的特殊情况，应由需要培训的人员或部门负责人提出书面申请并填写《培训需求申请表》，经生物安全负责人审核、报机构负责人批准后实施。

4.4.4.3 人员培训管理部门负责按照《外部提供产品和服务控制程序》对培训机构进行资质审核，具体审核标准由人员培训管理部门负责确定并实施。

4.4.4.4 由于检验检测工作性质的改变或由于检验检测方法的更新，应增加临时或换岗人员的再上岗培训，部门负责人根据具体情况提出培训要求，经生物安全负责人审核批准后，由人员培训管理部门委托相关专业人员增加临时培训。

4.4.4.5 凡参加外部培训、继续教育和学历教育的人员，培训结束后应将培训资料交部门档案管理员签收存档，应填写《外出培训学习登记表》，内容包括：培训内容、培训地点、培训时间、组织单位、考核成绩等，交人力资源管理部门，同时应将培训合格证或再教育学分证等有效证明按照人员培训管理部门的要求交其勘验，并将证书复印件交人力资源管理部门归入

《人员培训效果汇总表》。

4.5 人员考核、授权与确认

4.5.1 各部门应根据本部门实际情况，适时组织对本部门检测人员进行仪器设备操作使用和检验检测能力等相关理论知识、实际操作能力以及解决相关问题能力的等诸方面进行培训和考核（由技术管理层负责组织，技术主管或生物安全负责人委托的其他专业技术人员负责实施，应确保考核人员的职称或学历不低于被考核人员），并将考核结果及时记入《人员能力评价记录》，同时编制本部门的《检验人员仪器设备操作授权名录》和《检验人员获得批准的检验能力名录》报人力资源管理部门汇总。

人力资源管理部门汇总各部门上报的《检验人员仪器设备操作授权名录》和《检验人员获得批准的检验能力名录》，制作《检验人员仪器设备操作授权审批表》和《检验人员获得批准的检验能力审批表》，报请机构管理层批准后，以机构文件形式发布《检验人员仪器设备操作授权名录》和《检验人员获得批准的检验能力名录》。

4.5.2 技术人员的上岗前考核与上岗后的岗位考核分为基础理论与实际操作两部分。实际操作考核的内容一般应包括比对实验、平行样品测试和盲样测试等。考核结果记入《人员能力评价记录》。

4.5.3 生物安全管理人员的考核应根据所承担的职责，由生物安全负责人组织生物安全管理考核组对其进行管理体系执行情况考核，并确认岗位资格。

4.5.4 考核不合格不得对其检验检测能力进行确认和能操作的仪器设备予以授权，未获得检验检测能力确认和操作仪器设备授权的管理和技术人员不得从事相关工作。对其应按照体系的规定，进行强制培训直至考核合格，获得检验检测能力确认和操作仪器设备授权。

4.5.5 各部门对上岗人员还应加强日常考核，每年对在岗所有人员至少进行一次能力考核评价。对在岗人员考核不合格者，经人力资源管理部门会同人员培训管理部门和生物安全管理部门核对，对该类人员的培训应按《不符合工作的控制程序》执行，必要时，由部门负责人报请机构负责人同意，停止其在岗工作，并对与其有关的工作结果做验证性核查。

4.6 人员监督

4.4.1 监督员通过应编制《年度日常监督计划表》，通过对本部门开展的检测工作的过程进行定期和/或不定期的监督，从而确保机构管理体系运行和技术运作的质量与安全。

4.4.2 以下几个方面应在实施监督时予以重点关注：

（1）具备初始能力人员的监督，初始能力是指新上岗检测人员根据岗位要求由有经验的检测人员对其进行培训和指导，按本程序4.5经考核并对其检验检测能力进行确认后的上岗人员。

（2）新被确认能力人员的监督，新被确认能力是指在岗检测人员应工作需要扩大其检测范围，由生物安全负责人安排对其进行培训和指导，按本程序4.5经考核并对其新增检测能力进行确认后在岗人员和/或转岗人员。

（3）开展新项目人员的监督，开展新项目人员是指机构为提高自身的检测能力，在开展新项目前，安排在岗检测人员通过内部/外部培训，按本程序4.5经考核并对其新增检测项目能力进行确认后在岗人员。必要时，对这部分人员需通过本程序4.6.2中所述的一种或几种方法的组合进行考核监督。

（4）操作新设备人员的监督，操作新仪器设备人员是指在岗检测人员操作新仪器设备（包括原有仪器设备升级改造后的仪器设备）由生物安全负责人组织进行培训，按本程序4.5经考核并对其操作的新仪器设备批准授权后在岗人员。必要时，对这部分人员需通过本程序4.6.2中所述的一种或几种方法的组合进行考核监督。

4.4.3　对人员的监督均应记入《监督记录》。

4.7　人员授权

4.7.1　机构对所有可能影响检测活动与生物安全的人员如特定类型的采样人员、检测人员、监督员、内审员、设备管理员、档案管理员等人员，分析检测结果的人员、安全员等专门人员进行授权。

4.7.2　由生物安全负责人组织对以上专门人员按照岗位职责和任职要求，对其所具备的能力进行考核和评估，考核或评估合格报送机构管理层审核批准后予以授权。

4.7.3　机构管理层按照职责范围对获得授权的人员传达其具体的职责要求和权限。

4.8　人员能力监控

4.8.1　实验室负责人定期（每年至少1次）依据岗位职责，任职要求，检测工作中的表现，出具的结果报告质量和生物安全技能，进行能力分析和评价，填写《人员能力评价记录》。如果发现有人员能力降低，达不到已授权项目的能力要求，要采取措施并进行监控。

4.8.2　监控的方式监控应包括但不限于以下方式：

1）人员培训与考核情况；

2）见证试验或模拟实验、菌（毒）种和生物样本操作演示；

3）应急演练；

4）核查报告和原始记录；

5）安全检查情况；

6）盲样考核、能力验证和实验室间比对情况；

7）医疗废弃物处理演示、

8）其他适宜的方式等。

4.8.3　机构管理层依据《人员能力评价记录》的评价结果，按照4.3.5条款处理。

4.9　人员健康监护

人力资源管理部门依据各部门根据工作岗位危害因素的识别结果和风险评估结果，制定员工体检计划和拟采取的措施（如疫苗的预防接种、预防性服药等），报机构负责人批准后，组织实施。

人力资源管理部门应将工作岗位危害因素的识别结果、风险评估结果、体检结果和所采取的措施（如疫苗的预防接种、预防性服药等）况等相关信息随时记入《个人健康档案》。

4.10　评估

4.10.1　生物安全负责人组织对专门人员按照岗位职责和任职要求，对其所具备的能力进行考核和评估，

4.10.2　人员培训管理部门负责对培训质量进行评估，并填写《人员培训效果汇总表》。

4.11　档案管理

4.11.1　《员工档案》由人力资源管理部门负责实施，机构为加强员工健康监护，确保员工身体健康，科学管理人力资源，合理进行人力资源的整合配置，建立并保持机构所有员工的《员工档案》，其内容应包括下列材料（复印件）：

（1）个人简历；

（2）工作岗位风险说明及员工知情同意书；

（3）教育背景和专业资格证明；

（4）培训记录，应有员工与培训者的签字及日期；

（5）员工的免疫、健康检查、职业禁忌症等资料；

（6）内部和外部继续教育记录及成绩；

（7）与工作安全相关的意外事件及成绩；

（8）有关确认员工能力的证据，应用能力评价的日期和承认该员工能力的日期或期限；

（9）员工表现评价。

4.11.2 人员培训管理部门负责培训档案管理的实施，各相关部门协助，档案必须符合有关部门的归档要求，其内容应包括：

（1）培训计划；

（2）培训签到；

（3）内容资料；

（4）授课人；

（5）试卷；

（6）考核人；

（7）内容记录；

（8）结果记录；

（9）培训效果评估材料；

（10）其他需要归档的资料。

4.11.3 只有经过授权的人员才可以查看《员工档案》，注意保护个人隐私。

5. 相关文件

5.1 《不符合检验检测工作的控制程序》（××××/CX ××）

5.2 《外部提供产品和服务控制程序》（××××/CX ××）

6. 记录表格

6.1 《年度人员培训计划》

6.2 《培训需求申请表》

6.3 《外出培训学习登记表》

6.4 《人员培训效果汇总表》

6.5 《人员能力评价记录》

6.6 《检验人员仪器设备操作授权名录》

6.7 《检验人员获得批准的检验能力名录》

6.8 《检验人员仪器设备操作授权审批表》

6.9 《检验人员获得批准的检验能力审批表》

6.10 《年度日常监督计划表》

6.11 《质量监督记录》

6.12 《员工档案》

6.13 《生物安全实验室工作人员知情同意书》

第十四节 外部提供产品和服务控制程序

1.目的

规范并有效控制对检验检测质量和实验室安全有影响的产品和服务的采购，使所采购的产品和服务符合相关规定的要求，确保检验检测质量和实验室安全。

2.范围

2.1 适用于对检验检测质量和实验室安全有影响的产品和服务的采购、验收、存储和发放要求。

2.2 本程序所指的采购对象见本程序4.2。

2.3 本程序不完全适用于仪器设备、标准物质（包括标准菌株）、危险化学品与易制毒化学品、放射源的采购管理。

3.职责

3.1 各相关部门负责本部门产品和服务需求的申请，并参与对拟购产品和服务的询价、选择、论证、采购、验收工作。负责组织相关人员对所采购产品和服务进行符合性检查，确保其符合相关检验检测方法中规定的要求后方可投入使用。负责本部门采购的产品和服务供应商的评价和反馈信息的汇总分析。

3.2 物资采购部门负责产品和服务需求申请的审核、编制采购计划和购买。

3.3 信息管理部门负责对分管工作范围内通用设备维修供应商的评价和反馈信息的汇总分析。

3.4 后勤管理部门负责对分管工作范围内服务供应商进行评价和反馈信息的汇总分析。

3.5 人员培训管理部门负责对培训机构进行资格确认、评价和反馈信息的汇总分析。

3.6 设备管理部门负责组织对所采购产品和服务的验收、存储、发放；负责机构所采购的产品和服务供应商的评价和反馈信息的汇总分析、存档。

3.7 财务管理部门负责经费管理，参与对拟采购实验耗材和试剂进行询价论证。

3.8 机构负责人负责采购计划的批准。

4.程序

4.1 基本原则

4.1.1 本机构外部提供产品和服务管理应符合国家相关法律、法规、规章、标准规范和规范性文件的规定要求。

4.1.2 本机构外部提供产品和服务的采购按照相关法规和机构规定执行。

4.1.3 本机构外部提供产品的管理按照相关法规和机构规定执行。

4.1.4 本机构外部提供产品和服务的采购与管理在符合本程序4.1.2和4.1.3的前提下,还应满足本程序4.2~4.18的要求。

4.2 外部提供的产品和服务的识别

4.2.1 外部提供的产品

本程序中所称的"外部提供的产品"是指对检验检测质量和实验室安全有影响的化学试剂,以及包括实验用水、实验用气体、培养基和个人防护用品在内的检验检测用消耗性材料;

4.2.2 外部提供的服务

本程序中所称的"外部提供的服务"是指:

(1)仪器设备、环境设施设备的维修、升级(包括扩展)及维护服务;

(2)检定/校准/测试服务;

(3)能力验证、实验室间比对服务;

(4)人员培训;

(5)审核/评审服务;

(6)其他必需的服务。

4.3 外部提供的产品和服务的采购需求

4.3.1 产品的技术要求

各部门根据检验检测方法的标准规范或是作业指导书中规定的检验检测要求,提出产品(包括试剂和实验耗材)的技术要求,技术要求的内容至少应包括产品名称、规格型号、数量、质量要求、验收方法等。

4.3.2 服务的技术要求

各部门提出对提供服务的机构资质要求,提供服务的人员资格和能力水平要求。

4.3.3 特殊要求

仪器设备、标准物质(包括标准菌株)、危险化学品与易制毒化学品、放射源的采购管理和检验检测分包服务的采购管理按本程序4.15~4.18执行。

4.4 外部提供的产品和服务技术要求的技术评审

4.4.1　各部门负责人组织对外部提供的产品（不含仪器设备）技术要求进行评审或确认。

4.4.2　仪器设备技术要求的评审按照《仪器设备管理程序》执行。

4.4.3　物资采购部门负责组织对外部提供的服务（不含检验检测分包服务）技术要求进行评审或确认。

4.4.4　检验检测分包服务技术要求的评审按照《分包控制程序》执行。

4.5　外部提供的产品和服务的申请

各部门根据本部门检验检测工作的需要，在物资采购部门规定的时限内提出采购申请，填写《采购申请表》，部门负责人确认签字，经本部门机构分管领导审核签字后，送物资采购部门。

4.6　外部提供的产品和服务的采购计划与审批

物资采购部门根据各部门的申请，进行综合分析汇总编制机构《采购计划表》，物资采购部门负责人确认签字，交财务管理部门审核并落实经费来源，经物资采购部门机构分管领导审核签字后，报机构负责人批准后，交物资采购部门执行。

4.7　供应商的选择与评价

4.7.1　外部提供的产品供应商的选择原则包括（但不限于）以下内容：

（1）供应商的可靠程度如何；

（2）供应商是否有能力提供所需合格的供应品；

（3）所报的价格和交付期是否可以接受；

（4）是否已建立相应的管理体系并经过认证，如质量管理体系认证和/或环境管理体系认证等；

（5）以往是否与之有过成功的合作；

（6）是否具有良好的商业信誉和资信；

（7）是否具有合法的资质证书；

（8）其他需要具备的条件。

4.7.2　外部提供的服务供应商的选择原则包括（但不限于）以下内容：

（1）能力验证服务供应商应是满足《合格评定能力验证通用要求》（ISO/IEC 17043要求，并取得相应资质的能力验证提供者；

（2）检定服务供应商应是获得省级及以上计量行政主管部门承认的法定计量检定机构；

（3）校准服务供应商应是取得资质认定主管部门承认和/或CNAS承认的计量校准机构；

（4）计量测试服务提供商应是本条款（2）和/或（3）规定的计量机构；

（5）标准物质供应商应是省级（部级）及以上标准计量行政主管部门和/或CNAS承认标准物质提供者；

（6）人员培训供应商应是取得CNAS和/或省级（部级）及以上行政主管部门承认的专业培训机构；

（7）其他服务供应商（如电力、通信、供水、供暖、污物处理）等按相应的规定执行；

（8）检验检测的分包服务供应商的选择按照《分包控制程序》执行；

（9）其他需要具备的条件。

4.7.3 物资采购部门负责组织提出采购申请的各相关部门，向提供产品和服务的供应商索取符合性证明材料（如机构的资质证书复印件及经营范围），填写《供应商评价表》，并组织相关人员对供应商进行评价，并根据评审结果编制《合格供应商名录》。

4.7.4 对经评价不符合要求的供应商，物资采购部门不得将其列入《合格供应商名录》。必要时，物资采购部门应组织相关部门按照本程序4.6.1～4.6.3规定重新选择和评价。

4.7.5 经评价合格的供应商，物资采购部门应将其列入《合格供应商名录》，报技术负责人批准后，供采购时选择使用。

4.7.6 物资采购部门负责组织各相关部门根据产品和服务验收、评价记录等相关资料，每年对合格供应商进行一次评价，评价内容包括（但不限于）：

（1）上一次评价的情况是否持续符合；

（2）供应商表现的监控记录情况；

（3）是否符合检验检测机构资质认定部门和/或CNAS最新政策的要求；

（4）其他需要列入的评价内容。

评价合格的供应商继续保留，评价不合格的将从机构的《合格供应商名录》剔除，后续评价应有记录。

4.8 产品和服务的采购

4.8.1 物资采购部门根据评审结果，在《合格供应商名录》中选择适宜的供应商，向其发送《采购询价单》进行询价采购，根据供应商反馈的《采购询价单》，编制《询价汇总表》。

4.8.2 属于政府采购的产品和服务按政府采购的相关规定执行，物资采购部门负责人应会同申请部门对所购产品和服务的技术要求等进行论证。

4.8.3 对非现货的产品和服务，所签订采购合同至少应包括（但不限于）以下内容：

（1）供方名称、地址、联系方式；

（2）采购产品和服务名称、规格、型号、数量、单价、金额；

（3）交货、完成日期、运输方式等。

4.9 采购产品和服务的验证

4.9.1 验证依据

（1）采购计划标定的质量技术要求；

（2）采购合同标定的质量技术要求；

（3）国家行业相关产品服务的技术标准；

（4）与供方签订的其他相关技术要求。

4.9.2 服务的验证

（1）由设备管理部门组织相关部门及技术人员在服务现场验证；

（2）根据有关验证依据逐项验收，合格后由验收人员与设备管理部门和相关部门负责人在验收单上签字；

（3）验收中发现不合格，应注明项目、依据，提出处理意见与供方协调一致后报物资采购部门机构分管主任审批执行。

4.9.3 产品的验证

（1）按政府采购规定执行；

（2）产品到货后，由设备管理部门组织相关部门根据进货发票及检验依据组织相关部门对所购产品的外观、资料的完整性等内容进行验收，根据验收记录制作《产品验收单》并由参加验收的人员签名后办理入库，填写《材料入库单》；

（3）申请采购的相关部门负责人应组织相关人员对所购置的产品逐项验收，认真做好验收记录，并由验收人员填写《产品符合性检查记录表》并签名，将产品认证证书、质量管理体系认证证书、环境管理体系认证证书、产品出口许可证、质量控制样品的检验检测结果以及与以往的检验检测技术指标的比较等验收检查记录交设备管理部门；

（4）验收过程中若发现不合格，应注明项目、依据，验收部门应及时通知物资采购部门，由物资采购部门提出处理意见，报机构分管主任审批后，物资采购部门负责及时与供应商联系，进行妥善处理。

4.10 产品的贮存

验收合格的产品需要贮存时，由设备管理部门或相关部门的设备管理员/保管员根据产品的贮存条件进行贮存。

4.11 产品的领用

4.11.1 产品使用部门填写《材料领用单》经部门负责人签字后领取。

4.11.2 设备管理部门机构设备管理员按《材料领用单》发放产品。

4.12 产品和服务的采购在微生物检验检测领域的要求

4.12.1 微生物检验检测领域的各相关部门在认真贯彻执行《管理手册》要求的基础上，还应对本部门自制的培养基即实验室制备各别成分培养基制定、实施和保持培养基质量控制实施细则（作业指导书）。该细则应包括培养基的性能测试、实验室内部的配制规范等，以监控基础材料的质量，目的是保证培养基验收合格，确保不同时期制备的培养基性能的一致性和符合检验检测的要求。

4.12.2 相关检验检测部门应有关键培养基（试剂）的批号、入库日期、开启日期等的记录。

4.12.3 针对自制的培养基除有性能测试记录外，要求各种自制培养基（试剂）的准备细节都要有记录，内容可包括（但不限于）：

（1）培养基名称；

（2）培养基表观特性；

（3）配制日期和配制人员的标识；

（4）培养基/溶液的类型、体积；

（5）分装的体积（作为稀释液或其他原因要对体积进行控制）；

（6）灭菌后体积（作为稀释液或其他原因要对体积进行控制）；

（7）成分名称、每个成分物质的含量、制造商、批号；

（8）pH（最初和最终）值；

（9）灭菌措施，包括方式、设备、时间和温度等。

4.12.4 为确保检验检测人员的健康，检验检测部门应有在培养基的配制过程中避免接触性和吸入性危害的措施。

4.13 产品和服务的采购在化学检验检测领域的要求

4.13.1 试剂和标准物质的储存

对于试剂和标准物质在其制备、储存和使用过程中，应对下列（但不限于）特定要求予以特别关注：

（1）试剂和标准物质的毒性；

（2）试剂和标准物质对热、光和空气的稳定性；

（3）试剂和标准物质与其他化学试剂的反应；

（4）试剂和标准物质的其他物理和化学特性；

（5）试剂和标准物质所需的储存环境；

（6）其他必需的相关内容。

4.14 产品报废

产品由于超过有效期或其他客观原因导致变质时，使用部门需填写《物品报废申请单》，并提出处理意见，经设备管理部门签署意见，报机构分管领导审核，机构负责人批准后执行。

4.15 仪器设备的采购管理除满足本程序外，还应执行《仪器设备管理程序》。

4.16 标准菌株的采购管理除满足本程序外，还应执行《菌种、毒种（株）和阳性标本管理程序》。

4.17 危险化学品、易制毒化学品和放射源的采购管理除满足本程序外，还应执行《危险化学品安全管理程序》；必要时，放射源使用管理部门还应编制相应的作业指导书予以规范并确保安全。

4.18 记录资料归档

4.18.1 物资采购部门应建立合格供应商档案，内容为：供方调查、评价记录、每批供货量、服务质量、交货期、检验报告等。

4.18.2 采购过程中的所有的记录资料，如符合性检查记录、采购合同或协议等均应归档保存。

4.18.3 本程序执行过程中所产生记录档案资料的管理均按《记录控制程序》执行。

5. 相关文件

5.1 《记录控制程序》（××××/CX ××）

5.2 《人员管理程序》（××××/CX ××）

5.3 《标准物质和标准溶液管理程序》（××××/CX ××）

5.4 《仪器设备管理程序》（××××/CX ××）

5.5 《菌种、毒种（株）和阳性标本管理程序》（××××/CX ××）

5.6 《危险化学品安全管理程序》（××××/CX ××）

6. 记录表格

6.1 《采购申请表》

6.2 《采购计划表》

6.3 《供应商评价表》

6.4 《合格供应商名录》

6.5 《产品验收单》

6.6 《材料入库单》

6.7 《材料领用单》

6.8 《产品符合性检查记录表》

6.9 《采购询价单》

6.10 《询价汇总表》

第十五节 病原微生物实验活动管理程序

1. 目的

规范病原微生物实验活动，确保实验室实验活动符合国家相关规定和实验室生物安全要求。

2. 范围

适用于本机构生物安全实验室实验活动计划、申请、批准、实施、监督和评估管理。

3. 职责

3.1 实验室负责人负责汇总、审核本实验室病原微生物实验室活动计划和病原微生物实验活动管理工作，指定每项病原微生物实验室活动的项目负责人。

3.2 病原微生物实验室活动的项目负责人负责本实验室实验活动日常管理工作，《病原微生物实验活动计划》的制定。

3.3 生物安全管理部门负责汇总各生物安全实验室《病原微生物实验活动计划》。

3.4 生物安全负责人负责《病原微生物实验活动计划》的审核与监督检查。

3.5 机构负责人负责病原微生物实验活动计划的批准。

3.6 实验室生物安全委员会负责对病原微生物实验室活动进行评估和监督检查。

4. 工作程序

4.1 病原微生物实验室活动计划制定和申请

4.1.1 每项实验室活动的项目负责人负责制定所负责项目的实验活动计划。

4.1.2 实验室负责人负责制定本实验室活动计划审核汇总，并向生物安全管理部管理层提交活动申请。

4.1.3 在制定本实验室活动计划和开展活动前，实验室负责人应详细了解实验室活动涉及的任何危险。按照《生物风险评估及风险控制程序》要求完成所操作病原微生物风险评估，并通过实验室生物安全委员会审核，确认实验设施、设备满足相关标准及规范要求，满足生物安全要求。实验室正确配备个体防护装备。实验人员能够正确使用个体防护装备。实验人员能够依照检测标准和/或作业指导书完成检测。

4.2 病原微生物实验室活动计划批准

4.2.1 生物安全管理部门负责汇总各生物安全实验室《病原微生物实验活动计划》。

4.2.2 生物安全负责人负责《病原微生物实验活动计划》的审核

4.2.3 机构负责人负责病原微生物实验室活动计划的批准。

4.3 病原微生物实验室活动的实施

4.3.1 实验室负责人确保实验设施、设备满足相关标准及规范要求，满足生物安全要求，运行正常。实验室正确配备个体防护装备。实验人员能够正确使用个体防护装备。实验人员能够依照检测标准和/或作业指导书完成检测。

4.3.2 实验室负责人为实验人员提供如何在风险最小情况下进行工作的详细指导。

4.3.3 实验室负责人指定每项实验室活动的项目负责人，项目负责人负责所负责病原微生物实验活动日常管理工作。

4.4 病原微生物实验室活动的监督

4.4.1 实验室生物安全委员会定期/不定期组织人员对各生物安全实验室实验活动进行监督。

实验室生物安全委员会发现实验室设施、设备不能满足相关标准、规范和生物安全要求；实验室未正确配备个体防护装备；实验人员不能正确使用个体防护装备，可以依据问题的严重性要求被监督实验室停止该项实验活动或该实验室实验活动，将原因报生物安全管理部门，并向生物安全负责人汇报。

4.4.2 生物安全负责人负责组织对单位生物安全实验室实验活动进行监督。

生物安全负责人发现实验室设施、设备不能满足相关标准、规范和生物安全要求；实验室未正确配备个体防护装备；实验人员不能正确使用个体防护装备，生物安全负责人可以依据问题的严重性责令要求被监督实验室停止该项实验活动或该实验室实验活动，将原因通报生物安全管理部门。

4.4.3 实验室负责人定期对本实验室实验活动进行监督。

实验室负责人发现实验室设施、设备不能满足相关标准、规范和生物安全要求；实验室未正确配备个体防护装备；实验人员不能正确使用个体防护装备，应依据问题的严重性立即采取停止该项实验活动或该实验室实验活动，将原因报生物安全管理部门，并向生物安全负责人汇报。

4.4.4 实验室生物安全监督员定期对所在实验室实验活动开展监督。

实验室生物安全监督员发现实验室设施、设备不能满足相关标准、规范和生物安全要求；实验室未正确配备个体防护装备；实验人员不能正确使用个体防护装备，实验室生物安全监督员有权应依据问题的严重性要求停止该项实验活动或该实验室实验活动，将原因报实验室负责人、生物安全管理部门，并向生物安全负责人汇报。

4.5 病原微生物实验室活动的停止与恢复

4.5.1 实验室生物安全委员会、生物安全负责人、实验室负责人和实验室生物安全监督员发现实验室设施、设备不能满足相关标准、规范和生物安全要求；实验室未正确配备个体防护装备；实验人员不能正确使用个体防护装备，可以依据问题的严重性有均权采取停止该项实病原微生物验活动或该实验室病原微生物实验活动，将原因报生物安全管理部门，并向生物安全负责人汇报。

4.5.2 相关停止病原微生物实验活动的生物安全实验室组织人员依照《纠正措施控制程序》对停止活动的原因进行分析，制定纠正措施，确保整改措施能有效解决识别出的问题并能防止问题再次发生，将整改措施提交生物安全委员会审核，并填写《不符合工作识别及纠正记录表》，生物安全负责人负责纠正措施的批准，生物安全管理部门负责对整改措施的落实情况进行跟踪验证。

4.5.3 生物安全管理部门确认整改措施得到有效落实并能防止问题再次发生，完成整改措施记录并交实验室复印存档。

4.5.4 实验室向生物安全管理部门提交整改《不符合工作识别及纠正记录表》和《病原微生物实验活动恢复申请》，实验室管理层依据所提交的材料，决定是否恢复该项病原微生物实验活动或该实验室病原微生物实验活动。

5.支持文件

5.1 《生物风险评估及风险控制程序》（××××/CX ××）

5.2 《纠正措施控制程序》（××××/ CX ××）

5.3 《设施设备管理程序》（××××/CX ××）

6.质量记录

6.1 《病原微生物实验活动计划》

6.2 《病原微生物实验活动审批表》

6.3 《病原微生物实验活动恢复申请》

6.4 《不符合工作识别及纠正记录表》

第十六节　实验室内务管理程序

1.目的

加强机构对实验室内务管理、实验室安全和职业健康防护以及环境的控制，使机构开展的检验检测活动满足相关法律、法规、规章、标准规范和规范性文件的规定。

2.范围

适用于机构从事检验检测活动的各相关部门所开展检验检测活动的所有场所。

3.职责

3.1　机构负责人负责建立机构的实验室安全管理制度和内务管理制度以及对人员、设备、设施和检验检测物品（样品）的各项安全措施，并逐一落实。

3.2　各部门负责建立本部门的实验室安全管理制度和内务管理制度，并贯彻落实。

3.3　工作人员应加强实验室人身安全和自我保护意识，及时上报已发生的职业暴露。

3.4　生物安全负责人负责批准外来人员的进入病原微生物检验检测区域的申请。

3.5　生物安全三级实验室主任负责批准外来人员进入生物安全三级实验室区域的申请。

3.6　生物安全管理部门负责对内务管理的执行情况和生物安全管理要求的执行情况进行监督检查。

3.7　后勤管理部门负责对实验室环境保护与卫生管理的执行情况进行监督检查。

3.8　各部门负责人负责批准机构非本部门员工进入本部门检验检测区域的申请。

4.程序

4.1　安全管理

4.1.1　各相关部门根据本部门各实验室的专业、功能和工作内容，制定相应的安全管理规定，重点是生物安全、化学安全、核与放射安全、水电安全等，防止意外事故的发生。

4.1.2 实验室安全必须贯彻"预防为主"的方针，各实验室应配备一名安全员，严格执行有关安全管理制度。

4.1.3 实验室每栋楼的楼层应配备一定数量满足相关要求的消防器材，特别是液化气体贮藏室、药品器械库、化学实验室等更应添置足够的消防器材。各相关实验室应配备相应的急救器材与药品。应对实验室人员（尤其是新进人员）进行相应的知识、技能培训，定期组织演练。

4.1.4 对各种易燃易爆物品必须妥善存放，专人保管，远离火种。剧毒、麻醉药品应指定专人（双人）、分类、专柜严加保管，做好使用记录。

4.1.5 在使用消毒灭菌器、电炉、电热板、烘箱、高温炉、易燃气体钢瓶等设备时，应有专人看管。电炉、电热板等实验用电加热装置只能用于实验需要，且使用时不能离人，使用完毕应立即切断电源，不得它用。

4.1.6 进入实验室必须穿工作服，进入无菌室、生物安全实验室必须根据风险评估后确定的防护要求穿戴隔离服/防护服、工作鞋、工作帽等个人防护用品。

4.1.7 非本实验室人员因工作需要，需要进入实验室时，按《设施和环境条件控制程序》执行，并如实做好相关记录。

4.1.8 离开实验室前要检查水、电、暖通设施和门窗，做好安全、防火防盗工作，防止意外事故的发生。

4.1.9 特殊要求的实验室如病原微生物实验室应按其特殊规定执行。

4.1.10 病原微生物实验室安全管理要求

1）各实验室生物安全员，负责实验室的内务行为的监督、检查与纠正。

2）各实验室、实验组所有工作人员都必须按照有关规定规范各自的内务行为，一旦有违反该规范的行为必须及时纠正。对于实验室日常工作中所出现的不良内务行为，实验室安全员有权制止。

3）实验组工作人员应按要求搞好内务管理，使实验室时刻保持清洁、整齐、安全的良好受控状态。不得在实验区域内进行与业务无关的活动。禁止过量存放实验材料以及与实验工作无关的其他物品。

4）所有用于处理污染性材料的设备和工作台面应在每次工作结束后予以及时的消毒和清洁，以保持设备和台面的正常工作状态。

5）不应混用不同风险区的内务程序和装备。

6）应在安全处置后对被污染的区域和可能被污染的区域进行内务工作。

7）实验室负责制定日常清洁（包括消毒灭菌）计划和清场消毒灭菌计划，包括对实验室设备和工作表面的消毒灭菌和清洁。

8）内务清洁人员进行实验室内务整理工作时，应遵守下列安全守则：

①在进入生物安全实验室工作时按防护要求从始至终穿着防护服；

②离开实验室必须脱去防护服；

③在离开实验室前要洗手；

④不许在实验室内饮食或化妆；

⑤未经实验室人员许可不得掸灰尘或清扫工作台；

⑥发生了任何意外事件，如玻璃器材或仪器零件的损坏、破裂等，都应立即报告生物安全员以便及时采取有效地处理措施；

⑦未经许可不要去清理任何意外事故现场；

⑧未经授权不许进入任何门上有"禁止入内"标志的房间（如生物危险标志）；

⑨仪器维修后的测试应在生物安全员陪同下由专业技术人员进行；

⑩未经生物安全三级实验室主任批准，不得进入生物安全三级实验室。在生物安全二级及以上实验室，保洁人员必须经过生物安全培训，取得岗位资格并获受权后，方可开展工作。后勤保障人员的健康监护同实验室人员。

9）实验室的内务规程和所用材料发生改变时应通知实验室负责人。

10）未经批准的非实验工作人员不得进入生物安全三级实验室。

11）发生危险样本漏出时，应启用《实验室生物安全应急处置程序》。

4.2 卫生管理

4.2.1 后勤管理部门负责建立本机构的卫生管理制度，并对机构各部门的卫生管理进行监督检查。各部门及其专用实验室根据机构的卫生管理制度，结合部门及其专用实验室的特点建立相应的卫生管理制度，后勤管理部门负责对实验室内务卫生管理进行监督检查。

4.2.2 各部门负责人应协助后勤管理部门做好本部门所辖范围的卫生管理。实验室应保持桌、凳、门窗洁净，墙壁、天花板、悬挂物无蜘蛛网，地面干净无纸屑、痰迹等垃圾。

4.2.3 本机构禁止一切与检验检测无关的物品进入实验区域使用、摆放和储存。

4.3 内务档案管理

4.3.1 各部门负责按照实验流程对本部门实验区域进行识别、标识以及实验流程图的标识（必要时），并应以明显标识区分实验区域内的实验器具。

4.3.2 对各种检验检测物品（样品）检验检测方法的国家标准，暂无国家标准的应收集行业标准、地方标准、国际标准、区域标准或全国协定检验方法乃至企业标准检验方法进行归档。

4.3.3 从事检验检测活动的各相关部门应结合本部门实际情况建立科

学、规范的检验检测物品（样品）标识系统，做好检验检测物品（样品）登记编号。

4.3.4 检验检测人员应严格按照操作规程开展检验检测工作，做好原始记录，认真核对检验检测结果，及时编制检验检测报告（底稿）并归档。

4.3.5 所有影响检验检测和校准的仪器设备的使用、保管、定期检定/校准和检修保养情况应及时记录，并妥善归档保存。

4.4 员工健康防护

4.4.1 本机构应对本程序执行的废液、废物、废气等有可能造成环境污染或影响员工健康、安全的因素实施排放控制。

4.4.2 检验检测人员在从事检验检测活动时务必做好个人防护。

4.4.3 在有可能危及检验检测人员人身安全及健康的作业场所，应设置必要的安全隔离区和紧急处理设备（如洗眼器、应急喷淋等）、急救药品等，并保证这些设施与物品处于正常有效状态。

4.5 环境保护的要求

4.5.1 应保持整洁、安静、有序，并每天在实验前后进行打扫；不得在实验室内进食、吸烟（本机构所有楼宇内部区域全面禁烟）、会客；试剂应贴有清晰的标签，标明配制日期、有效日期、名称、配制人等内容，并定期进行检查和更换。

4.5.2 实验室产生的废液、废物、废气等实验废弃物按相关规定执行。

4.5.3 实验完毕后，应及时清洗用过的实验器皿，整理实验室内务环境。所有的微生物标本、培养物及污染的玻璃器皿等均应高压灭菌、煮沸消毒或消毒液浸泡后方可进一步处置或洗涤，严防污染环境或造成人员感染。

4.6 意外事故的处置

4.6.1 当检验检测人员在检验检测工作中发生意外人身伤亡事故时，实验室的任何人员应根据伤亡程度立即采取救助措施。必要时可拨打"120"紧急救助电话。采取救助的同时，应通知本部门负责人或机构领导做好善后处理。

4.6.2 当出现诸如火灾、水灾、化学品或燃油泄漏、环境污染等蔓延性灾害时，实验室的任何人员都有责任、有义务、有权利采取防止灾害蔓延的一切措施。同时应呼救其他人员帮助救助。必要时可拨打"119"火警紧急救助电话求助。在采取救助的同时，应及时通知本部门负责人或机构领导做好善后处理。

4.6.3 当出现仪器设备或设施损坏时，当事人应立即采取措施防止损害继续蔓延，保护现场并及时报告本部门负责人或机构领导，做好现场记录。

4.6.4 当出现或发现被检验检测物品（样品）损坏或丢失时，当事人应立即向本部门负责人或机构领导报告，采取必要的补救措施，防止其他物品（样品）再次出现类似情况，并做好损害/丢失的现场记录。

4.6.5 当检验检测中出现停电、停水、停气等影响检测的故障时，检验检测人员应首先对仪器设备和被检测物品（样品）实施保护措施，防止仪器设备和被检验检测物品（样品）损坏，同时做好现场记录，向本部门负责人或机构领导报告。有关实验室设施和环境条件的要求按《设施和环境条件控制程序》执行。

4.6.6 实验室生物安全事故（事件）的报告、调查和处置依照《生物安全事故（事件）报告与调查程序》和《实验室生物安全应急处置程序》执行。

5. 相关文件

5.1 《设施和环境条件的控制程序》（××××/CX ××）

5.2 《实验室生物安全应急处置程序》（××××/CX ××）

5.3 《生物安全事故（事件）报告与调查程序》（××××/CX ××）

6. 质量记录

《进入检验检测区域申请登记表》

第十七节　设施和环境条件控制程序

1. 目的

对开展检验检测和实验室安全活动所必需的设施和环境条件进行控制，使其能满足仪器设备的使用要求、检验检测和实验室安全活动所需的各种要求，确保工作的顺利开展和检验检测结果的准确有效，保护实验室内外环境和检验检测人员的安全。

2. 范围

本程序适用于生物安全实验室环境、环境设施及安全、卫生等内务管理。

3. 职责

3.1 实验室安全管理部门负责组织和监督本程序的实施。

3.2 实验室仪器设备使用人员需定期对仪器设备进行维护保养、清洁和去污染，并做好使用和维护保养记录。

3.3 实验室仪器设备使用人员应在设施设备明显位置标示出其唯一编

号、校准或验证日期、下次校准或验证日期、准用或停用等信息。

3.4 设施设备管理员制定在发生事故或溢洒包括生物、化学或放射性危险材料时，对设施设备去污染、清洁和消毒灭菌的操作规程。

3.5 设备管理员在维护、修理、报废或被移出实验室前应先去污染、清洁和消毒灭菌；应意识到，可能仍然需要要求维护人员穿戴适当的个体防护装备。

3.6 实验室仪器设备使用人员应明确标示出设施设备中存在危险的部位。

3.7 仪器设备管理员应熟悉该仪器的正确操作方法，并有责任指导和监督他人正确使用该仪器，对于不熟悉该仪器设备的使用者应该由仪器设备管理员演示使用方法。

3.8 各部门仪器设备管理员应维持设施设备的档案，后勤保障部设施设备管理员负责总的仪器设备档案汇总及统计等管理工作、设施设备统一检定、校准、维护保养协调工作。

3.9 各实验室负责人负责组织在制定本实验室设施设备去污染、清洁和消毒灭菌方案。

3.10 各部门设备管理员不在时由实验室负责人代理职责，后勤保障部设备管理员不在时由科室主任代理职责。

4.程序

4.1 环境要求

4.1.1 应保证经常性、持久性及稳定性的实验室的光源、电源、水源和气源等设施满足实验室工作的需求；

4.1.2 实验室防毒、消防、安全卫生防护等设施应满足实验室工作安全的需要，不致对人员健康、安全构成危害；

4.1.3 噪声、震动、电磁屏蔽、电源稳定性、接地电阻等条件满足试验设备和试验方法的需求，不会对检测结果及实验室安全产生影响；

4.1.4 实验室关键区域配备对温度及其他相关特殊要求进行控制、检测的设施；

4.1.5 对不相容的区域进行有效隔离，防止交叉污染。实验室污染区和清洁区严格分开，不同类型的实验室尽可能各成独立区域，互不影响；

4.1.6 应系统而清晰地标识出危险区，且适用于相关的危险。在某些情况下，宜同时使用标记和物质屏障标识出危险区。应清楚地标识在实验室或实验室设备上使用的具体危险材料。通向工作区的所有进出口都应标明存在其中的危险。尤其应注意火险以及易燃、有毒、放射性、有害和生物危险材料；

4.1.7 办公区域和实验室分开，不在各自区域内从事不相称的活动，确保环境整洁卫生，设施陈列整齐、合理；

4.1.8 文件、档案等保存设施必须满足安全、完整、保密的要求；

4.1.9 保存样品的环境和设施必须满足保持样品完整性和安全等要求；

4.1.10 设施与环境需满足保存的试剂、药品不相互污染、不变质以及安全等要求；

4.1.11 其他保证生物安全的环境要求。

设施环境的配备：实验室有环境改造、设施配备需求时，由实验室负责人向生物安全管理部门提出，生物安全管理部门汇总并报中心领导批准后，由生物安全管理部门负责监督实施，技术要求由实验室负责人监督。

4.2 环境管理

4.2.1 生物安全管理部门负责实验室环境、卫生和安全的监督工作，制定相应管理规则；

4.2.2 各实验室严格控制和管理生物安全实验室，防止污染环境；

4.2.3 在投入使用前应核查并确认设施设备的性能满足实验室的安全要求和相关标准。

4.2.4 工作人员应在每次工作开始之前检查环境条件，确认环境条件、设施设备的性能满足监控指标要求，必要时在工作过程中根据有关规定对环境条件进行控制、检测和记录，确保在满足要求的环境中进行检验工作。不具备环境条件或当环境条件危及生物安全时，工作人员应立即停止工作，妥善处理污染材料，再撤离实验室；

4.2.5 实验室负责人应对外来人员进入实验室的资质进行审查，具备条件者应在指定人员陪同下进入，并做好环境维护和保密工作；

4.2.6 实验室内不允许带入与工作无关的物品，不允许进行与工作无关的活动，并禁止在实验室内会客和吃东西、喝水；禁止在工作区内使用化妆品和处理隐形眼镜；长发应束在脑后。在工作区内不应配戴戒指、耳环、腕表、手镯、项链和其他珠宝。也不允许在办公室内从事样品接受和检测活动；

4.2.7 实验室环境卫生和安全采用包干负责制，每间实验室设安全负责人，负责包干区域的环境卫生、设备的日常清洁及安全工作，以保证良好的内务管理；

4.2.8 实验人员按有关安全规定使用仪器设备和进行实验操作，做完实验工作后，应及时整理现场，设备复位；

4.2.9 工作区应时刻保持整洁有序；

4.2.10 实验室设施设备应由经过授权的人员操作和维护，使用和维护时应依据制造商的建议使用和维护相关设施设备。

4.2.11 当设施设备安全性能出现缺陷或超出规定的限度时应停止使用，并进行停用标识，必要时将设备移除工作区域。

4.2.12 实验室废弃物应严格按照《废弃物的处理和处置程序》处理；

4.2.13 对漏出的样本、化学品或培养物应依照《实验室生物安全事件应急处置程序》进行处置。清除时应使用经核准的安全预防措施、安全方法和个人防护装备；

4.2.14 应制定在发生事故或漏出导致生物、化学污染时，设备保养或修理之前对每件设备去污染、净化和消毒的专用规程。

4.2.15 如果使用个体呼吸保护装置，应做个体适配性测试，每次使用前实验人员应核查并确认符合佩戴要求。

5.相关文件

5.1 《废弃物的处理和处置程序》（××××/CX ××）

5.2 《实验室生物安全事件应急处置程序》（××××/CX ××）

5.3 《菌种、毒种（株）和阳性标本管理程序》（××××/CX ××）

6.记录表格

6.1 《恒温恒湿机房运行监控记录》

6.2 《恒温恒湿设备运行监控记录》

6.3 《恒温设备运行监控记录》

6.4 《冷冻冷藏设备运行监控记录》

6.5 《实验室设施和环境检查及处理记录》

6.6 《进入检验检测区域申请登记表》

6.7 《实验室消毒记录》

6.8 《生物安全柜消毒记录》

第十八节 仪器设备管理程序

1.目的

规范仪器设备的管理和维护，保证检验检测用仪器设备合理配置，性能与技术指标能满足使用要求，确保能正常使用。

2. 范围

适用于机构所有固定场所、现场检测场所、租借和分包实验室使用的检测仪器设备和对检验检测数据有影响的辅助设备的购置、验收、标识、检定/校准、使用、维护、修理、报废及仪器设备档案的管理与控制。

3. 职责

3.1 相关部门负责仪器设备的购置申请和新购用仪器设备的建档工作，以及在用仪器设备的检定/校准申请、标识、使用、维护、维修申请和仪器设备档案的更新等项工作，并协助设备管理部门完成仪器设备的采购与验收。

3.2 设备管理部门负责组织对已购仪器设备和/或调拨入机构的仪器设备的验收，对在用仪器设备实施监督管理；负责组织制定检定/校准计划，并组织实施；负责新购进仪器设备建档的监督管理，负责仪器设备档案的存档管理，负责仪器设备维修工作的组织管理，协助财务管理部门建立固定资产台账。

3.3 物资采购部门负责组织对拟购仪器设备的论证、采购。

3.4 财务管理部门负责对拟购仪器设备安排购置资金和设备验收后建立固定资产台账。

3.5 质量负责人负责组织有关人员对仪器设备的故障进行分析，同时检查这些缺陷或偏离规定极限对先前的经验检测工作是否有影响的活动。

3.6 技术负责人负责审核仪器设备调整、修理方案及仪器设备报废申请与购置计划，必要时组织论证。

3.7 机构负责人负责批准检定/校准计划、仪器设备调整、修理方案及仪器设备报废申请与购置计划。

3.8 机构设备管理员（设在设备管理部门）负责仪器设备的计量溯源性管理。

3.9 部门设备管理员负责仪器设备的标识管理，检定/校准计划、期间核查计划的制订和组织实施。

3.10 操作人员负责编写包括仪器设备操作、维护保养、期间核查等相关内容在内的作业指导书并对仪器设备进行日常维护保养和期间核查。

4. 程序

4.1 基本原则

4.1.1 本机构的仪器设备管理应符合国家相关法律、法规、规章、标准规范和规范性文件的规定要求。

4.1.2 本机构仪器设备的采购按照《机构采购管理办法及实施细则》执行。

4.1.3　本机构仪器设备的管理按照《机构国有资产管理办法》执行。

4.1.4　本机构仪器设备的采购与管理在符合本程序4.1.2和4.1.3的前提下，还应满足本程序4.2～4.13的要求。

4.2　仪器设备的配置

4.2.1　相关部门根据检验检测等工作的需要、技术条件和实际工作量等要素，结合需扩项和/或将来需扩项的检验检测项目实施要求，对照检验检测方法的原理、检验检测范围、检验检测灵敏度、方法的测量不确定度等技术指标要求识别并拟定需配置的能正确进行检验检测活动（包括抽采样、样品制备、检验检测和数据处理）所需的所有抽采样、测量和检验检测仪器设备及其软件，包括实施检验检测和质量控制所需的标准物质与参考标准。

4.2.2　在满足《管理手册》要求的前提下，对本程序4.2.1拟定仪器设备应满足检验检测活动所需的准确度/测量不确定度、测量范围/量程，并符合相应技术标准/规范基础上，提出所需配置仪器设备的技术指标，填写《仪器设备购置申请表》，经本部门负责人审核签字后交物资采购部门。

4.2.3　物资采购部门应根据各部门提出的仪器设备配置要求和购置计划，负责组织专家对拟购仪器设备（包括检验检测仪器设备、辅助设备、标准物质/参考标准）的先进性（技术指标/性能）、可靠性、符合性进行论证，提出具体参考意见，完善仪器设备配置要求和购置计划，并提交可行性报告审查资料。

论证的内容包括（但不限于）：仪器设备的名称、型号、测量范围、测量不确定度或准确度等级、是否能满足预期目的、是否满足相应技术标准/规范的要求以及相应的辅助设备、使用过程的验证用标准物质/参考标准等。

4.2.4　对于10万元以上（含10万）的检验检测用的大型仪器设备，必须由使用部门负责人填写《购置仪器设备论证表》，对拟配置的仪器设备提交可行性报告，其内容包括（但不限于）：

（1）购置该仪器设备的目的；

（2）拟购仪器设备的先进性；

（3）现有技术力量是否能够使用该仪器设备；

（4）现有设施和环境条件能否满足该仪器设备的使用；

（5）该仪器设备购置后的工作量（工作质量）及效益分析；

（6）仪器设备配置的技术要求；

（7）本机构有无同类仪器设备或更高档的仪器设备；

（8）其他应予以说明的问题等。

4.2.5　对于10万元以上（含10万）的检验检测用的高精度设备或大型

设备，由机构技术负责人组织相关技术人员对拟购仪器设备按照本程序4.2.3规定的内容进行论证。

4.2.6 最终完善后仪器设备配置要求和购置计划，由物资采购部门确认，经机构分管物资采购部门领导和机构技术负责人审核，报机构负责人批准或机构会议研究决定由机构负责人批准，批准后由物资采购部门组织实施。

4.2.7 物资采购部门根据批准仪器设备配置计划，组织相关人员根据仪器设备技术指标满足程度、质量保证、价格控制、售后服务等内容制作标书和合格供应商名录，经使用部门和物资采购部门签字确认，报机构负责人批准后实施。

4.3 仪器设备的采购

4.3.1 物资采购部门负责按照政府采购的有关规定办理仪器设备采购相关事宜，使用部门负责人或其指定的专业技术人员负责协助物资采购部门对所采购仪器设备的技术要求进行审核、论证。

4.3.2 检验检测仪器设备的采购需与供应商签订包括质量保证、技术培训和售后服务等内容的合同。仪器设备自签订合同之日起，使用部门即应确定操作人员，必要时可提前进行培训，并安排好安装场地及其相关的设施和环境条件，提前做好技术验收的准备等工作。

4.4 仪器设备验收

4.4.1 仪器设备（包括单位采购的仪器设备和其他部门调拨的仪器设备）到货后，由设备管理部门组织使用部门对其外包装和数量（到货件数）进行核查，若与合同或发货通知一致时，则转入验收过程，否则，应及时与供货商联系解决，并保留所有的相关证明材料。

4.4.2 仪器设备验收由设备管理部门组织机构设备管理员、使用部门设备管理员、仪器设备使用责任人等相关人员共同按采购合同进行验收（必要时可邀请第三方参加验收），验收内容包括：

（1）对照合同（这里指包括招标文件在内的全套合同）和装箱单检查仪器设备及其附件、配件（若有的话）的完整性，并查有无缺件或损坏，以及关键量或关键值的检定/校准/测试的验收；

（2）仪器设备的安装、调试、技术性能指标的符合性验收；

（3）仪器设备的识别、配置、审查、采购、验收等过程中产生的所有原始技术资料的完整性登记验收；

（4）上述过程宜有供应商和/或生产商的代表参加，并由仪器设备使用部门记入《仪器设备检查验收报告》，所有参加人员均须在验收记录上签字确认。

4.4.3 通过验收的仪器设备由设备管理部门办理入库,编制《固定资产卡片》和《固定资产入库单》,使用部门出具《领用单》,设备管理部门办理领用手续。

4.5 仪器设备档案的建立

经验收(检定/校准)合格的仪器设备,由设备管理部门牵头会同使用部门建立《仪器设备档案》一式两份(一份由设备管理部门留存,一份由使用部门设备管理员留存),仪器设备档案内容至少应包括(但不限于):

(1)仪器设备档案目录;

(2)仪器设备配置申请、可行性报告及其论证意见;

(3)招标文件及购置计划批准文件;

(4)仪器设备采购合同书及相应的投标文件;

(5)仪器设备基本信息:如名称、规格型号、零配件名称及数量、出厂编号或批号、生产国别/产地以及生产商、出厂日期、到货日期、验收日期、启用日期、建档日期以及到货时的状态(如新、旧或改装过);

(6)开箱原始资料(如装箱单、合格证、说明书或操作手册等相关技术资料)及其登记清单;

(7)验收报告(至少应包括验收记录、检定/校准证书、测试报告以及符合性评审资料等);

(8)购货发票或调拨单(文件)复印件;

(9)仪器设备的识别,包括软件和固件版本;

(10)制造商的名称、型号、系列号或其他唯一性标识;

(11)仪器设备符合规定要求的验证证据,例如对于灭菌设备应定期使用生物指示物检查灭菌设备的效果并记录,指示物应放在不易达到灭菌的部位。日常监控可以采用物理或化学方式进行;

(12)当前的放置位置;

(13)操作人员编制的仪器设备作业指导书;

(14)历年来开展的周期检定/校准/检测报告和期间核查等符合性评审表(包括检定/校准/检测日期、检定/校准/检测结果及其确认记录、设备调整、验收准则、下次检定/校准/检测的预定日期或检定/校准周期);

(15)标准物质的文件、结果、验收准则、相关日期和有效期;

(16)历年的使用记录资料;

(17)与设备性能相关的维护计划和已进行的维护记录资料;

(18)设备的损坏、故障、调整或维修的详细信息及其相关记录资料

（19）仪器设备性能的更新、改造的技术资料；

（20）承载了内容的仪器设备质量记录；

（21）其他相关资料

（22）备考表。

仪器设备档案应建立唯一性标识，具体按《管理体系文件控制程序》执行。

4.6　仪器设备的使用管理

4.6.1　检验检测部门使用的仪器设备管理应按照"专管共用"的原则，实行专人保管、养护和维护，做到责任到人。操作人员须经培训，在详细了解使用说明书内容，熟练掌握仪器设备的性能、操作程序并经考核合格取得仪器设备操作授权后，方可上机操作。操作人员操作用仪器设备前后均应检查其状态和环境条件，并按规定要求填写《仪器设备使用记录》。

4.6.2　操作人员应严格遵守操作规程，建立维护、保养、交接等相关规章制度，编制《仪器设备维护/核查计划表》，经部门负责人批准后，按计划实施，并记入《仪器设备维护记录》和《仪器设备使用记录》。应保持仪器设备的完整性和成套性，不得拆散使用。对仪器设备性能的更新、改造，应详细记录改造后仪器设备的使用范围、仪器设备的工作状态、检定/校准的合格程度、仪器设备关键指标控制等技术资料。必要时，应附详细的改造后操作说明书。

4.6.3　仪器设备操作人员应按照仪器设备供应商提供的最新有效版本的说明书等相关资料和检验检测方法要求的内容编写该仪器设备的作业指导书（其内容应涵盖仪器设备操作规程、期间核查规程、维护保养规程、对容易引起误操作或对测量结果可能产生影响的操作过程以及相关注意事项），经相关领域技术主管或部门负责人审核（必要时，应组织相关检验检测人员进行实际操作验证），报机构技术负责人批准后实施，并报质量管理部门备案。

4.6.4　对于进口仪器设备，其随机所附包括仪器设备使用说明书在内的外文原版资料至少应将仪器设备使用部分和维护保养规程准确译成中文版本（若所有操作人员均能熟练阅读和使用外文原版资料时，可不做要求）。

4.6.5　仪器设备在投入使用前必须进行检定/校准/检测，属于直接给出检验检测数据或直接影响检验检测结果的仪器设备，必须对其能够影响检验检测方法、规范要求的量值范围进行计量溯源性检定/校准，检定/校准合格后方可投入使用。对于需要进行仪器设备功能检测仪器设备，需邀请有资质的机构对功能指标进行检测，合格后方可投入使用。并根据实际情况开展期间核查，编制《仪器设备维护核查计划表》，经部门负责人批准后组织实施。

用于检验检测和抽（采）样的设备及其软件应达到要求的准确度，并符合检验检测和相应的规范要求。对结果有重要影响的仪器的关键量或值，如培养箱温度及其均匀性和稳定性等指标要求，应纳入设备的校准/检定计划。应对所有的校准/检定证书进行确认，以证实其能够满足实验室的规范要求和相应的标准规范，并将其记入《检定/校准/检测设备合格评审表》。

各相关部门及其仪器设备保管人员和使用人员必须保证检定/校准仪器设备的修正因子/误差得到及时更新和正确使用。

4.6.6 仪器设备在每次使用前应按照作业指导书所述工作步骤进行运行状态检查，使用中和使用结束后对仪器设备工作过程的状态（包括仪器设备在使用前后运行状态描述）及时记入《仪器设备使用记录》，当使用计算机或自动化设备采集、处理、记录、报告、储存检测数据时，应对其运行有效控制。

现场检验检测仪器设备在使用前，应仔细检查仪器设备的功能和成套性是否满足检验检测方法的要求，并按规定进行运输和保管。必要时，应在使用前后用有证标准物质进行校验，使用中应及时做好记录，实验完成后应及时按照作业指导书进行维护和保养。

如果温度直接影响分析结果或对设备的正确性能来说是至关重要的，实验室应监控这类设备（如培养箱）的运行温度，并保存记录。

4.6.7 仪器设备应做好日常维护和保养，其基本要求为：

（1）保持仪器设备的清洁；

（2）每天工作完毕，应对仪器设备的易污点进行清洁；

（3）定期对仪器设备的外表和仪器设备说明书提示的可拆卸部件进行清洁；

（4）仪器设备安放场所应保持通风干燥、整洁，注意防潮、防腐蚀（仪器室内不得存放酸、碱及挥发性化学药品）、防日光照射；

（5）对仪器设备的维护要考虑生物安全，避免生物危害和交叉污染。

（6）大型精密仪器设备要根据对使用环境条件的要求安装恒温等装置，对于不经常使用的仪器设备要定期保养，并填写《仪器设备维护记录》和《仪器设备使用记录》。

4.6.8 检验检测过程中要严格按照规定程序进行，避免误操作和使用超检定/校准周期的仪器设备。一旦发生设备故障等异常现象时，应立即停止使用，关闭电源，严禁自行拆修。设备使用人员应及时通知本部门设备管理员加贴"停用证"进行标识，以防他人误用，并由设备保管人提出申请，经部门负责人签字同意后，报信息管理部门和/或设备管理部门进行分析处置，需外送维修的报质量负责人审核经机构负责人批准实施，仪器设备修理应由专业维修人员实施，必要时可采用招标的形式签订协议书。修复后必须经过检定/校准或功能检查，达到规定的技术要求后方可投入使用，并将所有资料存档。故障排除后根据对检测结果的影响程度通过校准或检验检测表明能正常工作后方可继续使用，同时追溯仪器设备故障前所进行的检验检测工作是否受到影响。仪器设备的检修情况应记入《仪器设备检修记录表》和《仪器设备使用记录》。

4.6.9 微生物检验检测领域的各相关实验室对需要使用的无菌工具、器具和器皿应能正确实施灭菌措施，无菌工具、器具和器皿应有明显标识以与非无菌工具、器具和器皿加以区别。

4.6.10 实验室配制的所有试剂（包括纯水）应加贴标签，并根据适用情况标识成分、浓度、溶剂（除水外）、制备日期和有效期等必要信息。特别是化学检验检测实验室，应制定标准溶液和其他内部标准物质的制备、标定、比较、验证、有效期限及其标识的文件化程序（在这里程序是指作业指导书、标准操作程序、标准操作规程等），并保存详细记录。

4.6.11 设备管理部门作为仪器设备归口管理部门，每半年至少安排一次对各部门的仪器设备的存放、保管及使用情况进行监督检查。

4.6.12 仪器设备保管人应经常对其保管的仪器设备进行维护保养和期间核查，按照检定/校准结果及时更换状态标识。

4.6.13 外来人员（包括实习、进修人员）需要上机操作，必须经机构技术负责人批准，由仪器设备保管人员负责培训后，在检验检测部门相关技术人员的监督下方可使用。

4.6.14 仪器设备的借用

4.6.14.1 本机构部门之间借用仪器设备时，由借用人写借用申请，部门负责人批准；借出部门仪器设备保管人对借用人的资格、能否正确操作进行审核，经借出部门负责人批准后方可办理借用手续。

4.6.14.2 为确保机构的仪器设备的性能准确、稳定、可靠，原则上机构不主张将仪器设备借予外单位。

4.6.14.3 由于种种原因需向外单位出借仪器设备时须经部门负责人审核，报机构技术负责人批准后方可办理借用手续，在借出和返还时须进行状态验收，必要时按《期间核查程序》进行核查或请计量机构进行检定/校准/测试，以确认所借出的仪器设备的性能没有发生不希望出现的改变。

4.6.14.4 借出的仪器设备由借出仪器设备的部门负责按照约定的借用合同予以收回，并对其性能状态进行检查、确认、评估。

4.6.14.5 以上借用合同须在设备管理科备案；以上借用前后所产生的相关记录资料须存入在设备管理部门管理的仪器设备档案。

4.6.15 仪器设备的移交

4.6.15.1 本机构部门内部和部门之间因仪器设备保管人员发生变动，仪器设备原保管人应填写《仪器设备移交登记表》，经仪器设备原保管人和现保管人签字办理移交手续，并记入《仪器设备档案》，部门负责人签字确认。

4.6.15.2 本机构部门之间仪器设备调拨时，应由仪器设备调出部门设备管理员填写《仪器设备移交登记表》，经批准后实施，仪器设备原保管人和现保管人办理移交手续，并记入《仪器设备档案》，部门负责人签字确认。

4.6.15.3 以上变动前后所产生的相关记录资料须存入在设备管理部门管理的仪器设备档案。

4.6.16 携带便携式仪器设备和/或抽（采）样设备到现场检验检测和/或抽（采）样时，按《现场检验检测工作程序》执行。

4.6.17 未经定型的检验检测专用仪器设备需提供相关技术单位的验证证明，经机构技术负责人批准，报设备管理部门备案后方可投入使用，并应在检验检测活动中给予高度关注。必要时，应定期予以评估其准确性、可靠性、稳定性。

4.7 仪器设备的故障、停用、降级、报废

4.7.1 一旦发现仪器设备过载、误用、损坏、超出规定限度等故障以及发现给出结果可疑或已经显示出缺陷应立即停止使用，由该部门仪器设备管理员贴上"停用证"标识，并尽可能给予隔离以防误用，同时检查这些故障对先前的检验检测活动是否有影响，具体按《不符合工作的控制程序》执行。同时，由该仪器设备所属部门填写《仪器设备维修/升级申请表》提出设备维修申请，交设备管理部门审核报经机构管理层批准后，由设备管理部门会同物资采购部门和该仪器设备所属部门负责联系有关维修机构或制造商进行维修。

修复的仪器设备在投入使用前，必须经检定/校准/测试，确认工作正常并满足要求后，方可投入使用。

4.7.2 凡符合下列情况之一的仪器设备可停用：

（1）检验检测用仪器设备损伤者；

（2）经检定/校准不合格者；

（3）故障未修复前的；

（4）暂不使用者；

（5）超过检定/校准周期者；

（6）其他应予以停用的情况。

4.7.3　凡符合下列情况之一的仪器设备可降级使用或限制使用：

（1）仪器设备尚能使用，但性能变差或因部分零件不能正常运行，经证明不影响检验检测结果；

（2）仪器设备超过使用寿命周期，经常出现故障，但还未达到报废条件，或修理费用一次超过其修复后价值的60%者，经证明不影响检验检测结果；

（3）仪器设备由于长时间使用，各项性能指标严重降低，经维修后检定/校准仍不能达到检验检测要求，可以根据仪器设备运行的范围降级使用，降级使用也必须经过检定/校准，并清晰列出降级使用的范围；

（4）多功能检验检测仪器设备，某些功能丧失，但检验检测工作所用功能（或量程）正常，应限制使用。

4.7.4　凡符合下列情况之一的仪器设备应予以作废：

（1）仪器设备未达到国家的计量标准，严重影响使用安全，会造成严重后果而又不能维修改造者；

（2）超过使用年限、结构陈旧、性能明显落后、严重丧失精度、主要部件损坏，无法修复；

（3）原产品粗制滥造，质量低劣，不能正常运转而又无法改造者；

（4）仪器设备的成套性已遭破坏，又无法配齐者；

（5）维修成本接近于市场上同类购仪器设备的价格者。

4.7.5　仪器设备的停用、降级和报废，由使用部门填写《仪器设备停用/降级/报废申请处理表》，机构设备管理员核实，经机构技术负责人审核，确定停用、降级使用。停用的仪器设备由部门设备管理员在仪器设备上做好标识；降级使用的仪器设备由部门设备管理员在仪器设备上标识，并注明限制范围；报废仪器设备还必须经过机构负责人批准，由设备管理部门的机构设备管理员对报废仪器设备统一收回，并注销该仪器设备的仪器设备档案另行管理，按照仪器设备管理权限将相关设备交设备管理部门按上级部门规定做报废处理，处理结果（包括仪器设备的残值）记入另行管理的该仪器设备的仪器设备档案。

4.8　仪器设备检定/校准/测试与期间核查的管理

4.8.1　根据国家计量法律、法规、规章、标准规范和规范性文件的要求，计量仪器设备应进行检定或校准，若无法实施检定/校准的仪器设备，确保计量溯源性应进行测试或检测以确保其计量溯源性。

4.8.2　计量仪器设备应经法定计量机构检定/校准/测试，若法定计量机构无法满足要求时，可由取得检定/校准资质的计量检定/校准机构提供检定/校准/测试服务，检定/校准/测试结果应经过仪器设备使用范围符合性评审，符合要求者方可投入检验检测工作。

4.8.3 检定/校准必须符合《计量溯源性程序》的要求，保证仪器设备在运行工作状态中的关键量和值始终能够溯源到国家基准。

4.8.3.1 强制性检定/校准的仪器设备等按下述步骤进行：

（1）对于周期性检定/校准的仪器设备，机构设备管理员负责根据各部门的设备管理员上报本部门相关仪器设备的《周期检定/校准计划、实施记录》，编制机构的年度《周期检定/校准计划、实施记录》，与检定/校准机构联系，确定检定/校准时间，并通知相关部门做好检定/校准仪器设备的检定/校准准备工作；

（2）对检定/校准不合格的或经修理和调试后仍达不到计量精度要求的仪器设备，应及时办理停用手续并报告机构设备管理员；

（3）对于实在无法进行检定/校准的仪器设备，方可由计量机构进行测试。

4.8.3.2 非强制性检定/校准的检测仪器设备或本地计量机构无法进行计量检定/校准、或送检可能造成损坏的仪器设备以及计量部门只能出具测试报告的仪器设备，按下列步骤进行校准、测试：

（1）机构设备管理员负责组织具有技术经验或经培训考核合格的专业技术人员，根据国家计量检定规程、国家计量校准规范、仪器设备供应商提供的方法以及其他相应的资料编制该仪器设备的内部校准规范，经批准备案后实施内部校准；

（2）内部校准结果必须经过由机构技术负责人组织的专家组进行符合性评审；

（3）对无法进行内部校准的仪器设备，应采用比对试验或验证试验的方法来进行校准，并给出试验结果报告。

4.8.3.3 现场检验检测仪器由机构设备管理员对其分类进行检定/校准的管理。

4.8.3.4 功能检查的设备由使用部门做好功能检查记录，检查结果统一报部门设备管理员登记。

4.8.4 仪器设备在检定/校准/测试后，根据检定/校准/测试结果的符合性评审结论对仪器设备作符合性检查，作出合格、准用（或限用）、停用决定，并由部门设备管理员在仪器设备明显位置贴上相应的标识，检定/校准/测试结果及符合性评审资料列入历年使用记录资料归入设备档案保存。

4.8.5　部门设备管理员应在年初制定本部门相关仪器设备的《仪器设备维护/核查计划表》，经部门负责人批准后，由相关仪器设备保管人员会同操作人员按计划进行维护和期间核查，并将维护和期间核查情况分别记入《仪器设备维护记录》《期间核查记录》和《仪器设备使用记录》。

4.9　仪器设备的标识管理

4.9.1　仪器设备的唯一性管理标识

4.9.1.1　设备管理部门负责编制机构的仪器设备唯一性标识编制规则作业指导书。

4.9.1.2　仪器设备所有部门应根据设备管理部门负责编制和发布的仪器设备唯一性标识编制规则作业指导书，对本部门的仪器设备（包括计算机软件）进行唯一性编号并制作仪器设备管理标识，同时将其张贴在仪器设备的醒目处。

4.9.2　仪器设备的状态标识

所有在用仪器设备应用状态识别标签表明其受控及校准状态，标识上注明仪器设备编号、校准日期、有效期、校准单位。其作用为：

（1）绿色标签，合格证，适用于下列情况：

①仪器设备经检定/校准合格者；

②仪器设备无法检定，但经采用比对或验证等方法证明适用者并处于正常使用状态者；

（2）黄色标签，准用证，适用于下列情况：

①多功能检测仪器设备，某些功能已丧失，但检验检测所用功能正常，且经检定/校准合格者；

②或是仪器设备某一量程不合格，但检验检测所用量程精度符合要求，且经检定/校准合格者；

③或是允许降级使用，且降级后经检定/校准合格者；

（3）红色标签，停用证，适用于下列情况：

①检验检测仪器设备损伤者；

②经检定/校准不合格者；

③故障损坏且无法修复者；

④暂时不使用者；

⑤超过检定/校准/测试周期者。

（4）白色标签，准用证（用于不需计量检定/校准/测试，仅需进行功能性检查的仪器设备），适用于下列情况：

①仪器设备经检查其功能正常；

②处于正常使用状态的非强制性检定/校准的仪器设备；

③不需要或无法进行量值溯源的仪器设备；

（5）蓝色标签，准用证（用于不出具检验检测报告/证书的仪器设备），适用于仪器设备经检查其功能正常（或经实验室间对比符合规定要求）、处于正常使用状态的用于科研、教学、培训等用途的仪器设备。

4.10　脱离实验室直接控制的仪器设备的管理

4.10.1　仪器设备在送往计量部门进行检定/校准后回到实验室，由操作人员和质量监督员共同核查评审该设备的运行状况是否正常，对关键量或值进行回顾性试验比对，确认结果吻合或差别符合不确定度要求的设备才能投入使用，核查评审情况记入《检定/校准/检测设备合格评审表》，评审合格后方可投入使用。

4.10.2　对外租借或其他原因使设备脱离了实验室的直接控制，在该设备返回后操作人员（尤其是仪器设备保管人）必须对该设备作校准状态的核查，检定/校准状态的核查按照本程序文件4.6.5相关条款执行。

4.11　仪器设备自动控制硬件和软件

实验室使用的可以自动控制设备的硬件和软件必须给予保护，部门设备管理员应在其使用前主动将原始控制部件及工作软件加以严格的专项保护，操作人员在使用中发现检验检测数据出现紊乱情况应及时向部门设备管理员报告，由其对自动控制硬件按照校正功能限值要求进行必要的校正，或重新安装原始软件确认其自动控制功能的完整性。操作人员在使用中应及时将自动生成的原始数据、图谱等文件定期备份，必要时，可定期打印成书面资料存档，以免工作软件出现故障造成数据丢失。自动设备在周期性检定/校准中产生一组校准因子，应在设备工作软件上及时更新并备份。

4.12　仪器设备的保护

对于已经安装、调试、检定/校准/测试、检查、确认后的仪器设备（包括硬件与软件），应采取有效的保护措施，以防止发生可能影响到检验检测结果的"未经授权的调整"。

4.13　永久控制以外仪器设备的控制

4.13.1　为确保机构所开展的检验检测工作的稳定可靠，机构原则上不主张以租用或借用的方式使用永久控制以外的仪器设备。

4.13.2　确应工作需要，需使用机构永久控制范围以外的仪器设备时，该仪器设备应纳入本机构管理体系进行管理，无论是承包方的仪器设备、使用现场客户的仪器设备还是租用/借用的仪器设备，均必须满足本机构管理体系关于检定/校准、使用前后检查、标识、安全处置、运输、储存、使用、期间核查和计划维护等诸方面的规定。

5.相关文件

《外部提供的服务和供应品控制程序》（××××/CX ××）

6.记录表格

6.1 《仪器设备购置申请表》

6.2 《购置仪器设备论证表》

6.3 《仪器设备检查验收报告》

6.4 《仪器设备档案》

6.5 《仪器设备使用记录》

6.6 《仪器设备停用/降级/报废申请表》

6.7 《仪器设备维修/升级申请表》

6.8 《仪器设备移交登记表》

6.9 《仪器设备检修记录表》

6.10 《检定/校准/检测设备合格评审表》

6.11 《仪器设备维护/核查计划表》

6.12 《仪器设备维护记录》

6.13 《固定资产卡片》

6.14 《固定资产入库单》

6.15 《领用单》

6.16 《期间核查记录》

6.17 《周期检定/校准计划、实施记录》

第十九节 废弃物的处理和处置程序

1.目的

规范机构危险废物处理和处置的安全管理，保护环境，保障人体健康。

2.范围

适用于机构危险废物处理和处置活动管理。

3.职责

3.1 机构实行医疗废物管理责任制。机构负责人为第一责任人。各所所长为本所第一责任人，各实验室主任为本实验室第一责任人，相关科室负责人为本科室第一责任人，负责本所、本科室医疗废物管理工作。

3.2 实验室负责本实验室产生的医疗废物分类、收集、消毒灭菌和机构内转运工作。

3.3 后勤管理部门负责机构医疗废物暂存点的日常管理，及与危险废物处置机构的交接工作。

3.4 培训部门负责对机构从事医疗废物收集、运送、贮存、处置等工作人员和管理人员进行相关法律和专业技术、安全防护以及紧急处理等知识的培训。

3.5 实验室安全管理部门负责机构医疗废物管理的日常监督工作。

4. 工作程序

4.1 医疗废弃物安全处置

4.1.1 医疗废物分类收集和包装

4.1.1.1 根据医疗废物的类别，将感染性废物和损伤性废物分别用有警示标识的黄色包装袋或容器物盛装封闭，病理性废物必须经防腐处理后用黄色包装物盛装封闭。

4.1.1.2 感染性废物、损伤性废物、病理性废物、药物性废物及化学性废物不得混合收集。少量的药物性废物可以混入感染性废物，但应当在标签上注明。

4.1.1.3 在盛装医疗废物前，应当对医疗废物包装物或者容器进行认真检查，确保无破损、渗漏和其他缺陷。

4.1.1.4 医疗废物中病原体培养基、标本和菌种、毒种保存液等高危险性废物，必须首先在实验室进行压力蒸汽灭菌或化学消毒处理，然后按感染性废物收集处理。

4.1.1.5 放入包装物或容器内的感染性废物、病理性废物、损伤性废物不得取出。

4.1.1.6 盛装医疗废物不得超过包装物或容器的3/4。盛装医疗废物达到包装物或容器的3/4时，必须进行紧实严密的封口。

4.1.1.7 必须使用有警示标识的包装物或容器。如果其外表面被感染性废物污染时，应当对被污染包装或容器进行消毒并增加一层包装。

4.1.1.8 禁止在非收集、非暂时储存地点倾倒、存放医疗废物，禁止将医疗废物混入其他废物或生活垃圾。

4.1.2 医疗废物转运

4.1.2.1 各实验室转运人员负责本实验室医疗废物的转运工作，并按照类别分别置于防渗漏、防锐器穿透的有警示标识的黄色包装袋或容器物盛装。

4.1.2.2 转运人员对转运的医疗废物进行详细登记，登记的内容包括：

医疗废物产生地点、日期、废物数量、废物类别及需要说明的事项。登记材料保存3年。

4.1.2.3 转运人员从医疗废物产生地点将分类包装的医疗废物按照规定的时间和路线运送至内部指定的暂时储存地点。

4.1.2.4 转运人员在运送医疗废物前，应当检查包装物或容器的标识，标签及封口是否符合要求。不得将不符合要求的医疗废物运送至暂时储存地点。

4.1.2.5 转运人员在运送医疗废物时，必须防止造成医疗废物盛装容器破损或医疗废物的流失，泄漏和扩散，并防止医疗废物直接接触身体，一律使用转运箱封闭运送。

4.1.2.6 医疗废物暂存点管理人员在接受医疗废物时检查包装物或容器的标识，标签及封口是否符合要求。对不符合要求的进行记录，并在交接登记记录上签字。

4.1.2.7 转运人员在完成运送工作后，应及时对运送工具进行清洁消毒。

4.1.2.8 医疗废物转交出后，应当对暂时储存地点、容器及时进行清洁和消毒处理。

4.1.3 医疗废物交接

4.1.3.1 医疗废物转运人员应当对收集的医疗废物进行登记，登记的内容应包括医疗废物的来源、种类、重量或数量、交接时间、最终去向以及经办人签名等项目。登记资料保存3年以上。

4.1.3.2 医疗废物暂存点管理人员在接收医疗废物时，应检查医疗废物的包装与标识，并盛装于转运箱内，不得打开包装袋取出医疗废物。对包装破损、包装外表污染时应当重新包装。对拒不按规定对医疗废物进行包装的，转运人员应当立即向实验室安全管理部门报告。

4.1.3.3 医疗废物暂存点管理人员在与危险废物处置机构进行医疗废物交接时按相关规定填写好相关移交单据（医疗废物转移联单），做好交接工作。

4.1.4 医疗废物卫生安全防护

4.1.4.1 认真执行国家法律、法规、规章制度和相关规范性文件的要求，熟悉机构制定的医疗废物管理的规章制度、工作流程、各项工作要求及安全防护知识。

4.1.4.2 严格按照医疗废物分类收集、运送、暂时贮存的正确方法和操作程序执行。收集、运送医疗废物人员严格执行防护措施，穿工作服、戴手套、工作帽、口罩，防止医疗废物直接接触身体。每次收集、转运结束后立即进行清洗和消毒。

4.1.4.3 转运人员及管理人员要掌握在医疗废物分类收集、运送、暂时贮存及处置过程中预防被医疗废物刺伤、擦伤等伤害的措施及发生后的应急处置措施。

4.1.4.4 医疗废物暂存点禁止吸烟及饮食,做好安全管理工作,防止非工作人员接触医疗废物。

4.1.4.5 定期对运送设备及设施进行清洗消毒,对暂存点进行清洁和消毒处理,并做好相关记录。

4.1.4.6 在收集、运送、暂存医疗废物过程中,需防止医疗废物流失、泄漏、扩散和意外事故情况的发生。掌握发生医疗废物流失、泄漏、扩散和意外事故情况时的紧急处置措施。

4.1.4.7 为从事医疗废物分类收集、运送、暂时贮存和处置等工作的人员和管理人员配备必要的防护用品,定期进行健康检查,必要时对有关人员进行免疫接种,防止其受到健康损害。

4.1.4.8 机构实验室安全管理部门对制度的执行情况进行监督检查。

4.1.5 医疗废物暂时储存

4.1.5.1 机构应设立暂存点。

4.1.5.2 医疗废物必须装入有警示标识的黄色包装袋或容器物盛装,并临时存储时需装入转运箱内,不得露天存放。

4.1.5.3 医疗废物暂时储存时间不得超过2天。

4.1.5.4 暂存点应有严密的封闭措施,专人管理,非工作人员不得接触医疗废物。

4.1.5.5 暂存点应设有防鼠、防蚊蝇、防蟑螂的安全措施。

4.1.5.6 转运箱必须防渗漏和防雨水冲刷。避免阳光直射。

4.1.5.7 室外应设有明显的医疗废物警示标识和室内禁止吸烟饮食的警示标识。

4.1.5.8 病理性废物暂时储存时,应由病理性废物产生部门进行防腐处理。

4.1.5.9 室内需定期清洁和消毒,可用过氧乙酸或含氯消毒剂喷雾、擦拭。

4.1.6 医疗废物事故报告

4.1.6.1 一旦发生医疗废物流失、泄漏、扩散时,相关科室工作人员特别是负责医疗废物收集、运送、暂时贮存的工作人员有责任和义务立即报分管领导、实验室安全管理部门和应急管理部门,应急管理部门在48小时内向区卫生行政部门、环保部门、机构应急事故小组报告。调查处理结束后，必须将调查处理结果向市卫生行政部门、环保部门、机构应急事故小组书面报告，报告内容包括：

1）事故发生的时间、地点、原因及其简要经过；

2）泄露、散落医疗废物的类别和数量、受污染的原因及医疗废物产生的科室：

3）医疗废物流失、泄漏、扩散已造成的危害和潜在影响；

4）已采取的应急处理措施和处理结果。

4.1.6.2　发生医疗废物导致传染病传播或者有证据证明传染病传播的事故有可能发生时，应当按照《传染病防治法》及有关规定报告，并采取相应措施。

4.1.6.3　当发生因医疗废物管理不当导致人员伤亡或健康损害，需要对致病人员提供医疗救护和现场救援的重大事故时应当立即报分管领导、实验室安全管理部门和应急管理部门，由应急管理部门在2小时内向区政府、卫生行政部门报告，并采取相应紧急处理措施。

4.1.6.4　工作人员在工作中被医疗废物污染或损伤时，应立即采取应急处理措施，同时立即报分管领导、实验室安全管理部门和应急管理部门。

4.1.7　医疗废物突发应急事件处置

4.1.7.1　当发生医疗废物泄漏、溢出、散落时转运人员立即通知科室负责人，科室负责人组织本科室有关人员对发生医疗废物泄漏扩散的现场进行处理。

4.1.7.2　确定流失、泄漏、扩散的医疗废物的类别、数量、发生时间、影响范围及程度。转运人员对泄漏、溢出、散落的医疗废物迅速进行收集、清理和消毒处理。对于液体溢出物采用木屑等吸附材料吸收处理。并对受污染的区域、物品进行无害化处理，必要时封锁污染区，以防扩大污染。

4.1.7.3　处置人员在进行清理时必须穿防护服、戴手套和口罩、穿靴子等防护用品，清理工作结束后，用具和防护用品均须进行消毒处理。

4.1.7.4　如果处置操作中处理人员的身体（皮肤）不慎受到伤害，应及时采取处理措施，更换防护用品，受污染皮肤部位用0.5%碘伏消毒液或75%的酒精擦拭1～3分钟。必要时接受医护的救治。

4.1.7.5　处理人员必须对污染的现场地面用0.1%～0.2%的含氯消毒液进行喷洒、擦地消毒和清洁处理，消毒工作从污染最轻区域向污染最严重区域进行，对可能被污染的所有使用过的工具也应当进行消毒。

4.1.7.6　工作人员在工作中不慎被医疗废物污染或刺伤时，立即向机构实验室安全管理部门及应急管理部门报告，根据不同的处理方法进行相应的处理，必要时接受医护救治，进行体格检查，防止传染疾病。

4.1.7.7　相关责任科室在应急事件或事故处理完毕后，写出书面报告，报机构实验室安全管理部门及应急管理部门。报告的内容包括：

1）事故发生的时间、地点、原因及其简要经过；

2）泄露散落医疗废物的类别和数量、受污染的原因及医疗废物产生科室；

3）医疗废物泄漏、散露已造成的危害和潜在影响；

4）已采取的应急处理措施和处理结果。

4.1.8　医疗废物相关消毒

4.1.8.1　严格执行消毒隔离制度。

4.1.8.2　暂存点及区域每周用 0.1%～0.2% 的含氯消毒剂对墙壁、地面或物体表面喷洒或拖地消毒，每周一次。

4.1.8.3　防护用品在每次工作结束后要用 0.25% 的含氯消毒剂浸泡消毒。

4.1.8.4　医疗废物转移后对其区域及用品用 0.1% 的含氯消毒剂进行擦拭消毒。

4.1.8.5　医疗废物转运容器每次使用后用 0.1% 的含氯消毒剂擦拭消毒。

4.1.8.6　当医疗废物包装物表面被污染时要立即采用 0.2% 的含氯消毒剂喷洒消毒。

4.1.8.7　每次收集或转运医疗废物后立即进行手清洗和消毒。手消毒用 0.5% 碘伏消毒液或 75% 的酒精擦拭 1～3 分钟。

4.1.8.8　医疗废物中病原体的培养基和菌种、毒种保存液等高危险性废物在交医疗废物集中处置前必须就地进行压力蒸汽灭菌或用 0.2% 的含氯消毒剂浸泡 30 分钟。

4.1.8.9　一旦发生医疗废物溢出、散落时，立即进行收集、消毒处理。

4.1.8.10　严禁任何科室及其个人转让、买卖医疗废物。

4.2　危险化学品

4.2.1　危险化学品处置依照《危险化学品安全管理程序》规定处置。

5　支持文件

5.1　《医疗废物管理条例》

5.2　《医疗卫生机构医疗废物管理办法》

5.3　《风险评估和风险控制程序》（××××/CX ××）

5.4　《纠正措施控制程序》（××××/CX ××）

5.5　《设施和环境条件控制程序》（××××/CX ××）

5.6 《设施设备管理程序》（××××/CX ××）

5.7 《危险化学品安全管理程序》（××××/CX ××）

6. 质量记录

《医疗废物交接记录表》

第二十节 危险材料运输程序

1. 目的

为了确保感染性样本、菌（毒）种等危险材料运输的安全，规范机构危险材料在实验室内部、机构内部及机构外部的运输行为。

2. 范围

适用于危险材料在机构实验室内、机构及机构外部的运输。

3. 职责

3.1 机构负责人负责《高致病性病原微生物菌（毒）种或样本运输申请》的批准。

3.2 生物安全负责人负责《高致病性病原微生物菌（毒）种或样本运输申请》的审核。负责危险材料机构内部的审批。

3.3 实验室负责人负责《高致病性病原微生物菌（毒）种或样本运输申请》的填写，负责申请相关材料的准备与审批。负责危险材料实验室内运输的安全管理。

3.4 生物安全监督员定期对实验室内、实验室间和机构间危险材料运输情况进行监督。

4. 术语与定义

4.1 危险材料：本程序中危险材料指病原微生物菌（毒）种或样本。

5. 工作程序

5.1 危险材料的实验室内运输

5.1.1 实验室内不同实验室进行原微生物菌（毒）种或样本运输时需使用专用运输箱。运输箱应符合相关标准的要求。

5.2 危险材料的单位内部运输

5.2.1 危险材料的单位内部运输指不同实验室间危险材料运输。

5.2.2 运出实验室应填写《危险材料运输单》，经运出科室负责人审核批准，由双人使用专用运输包装运输。

5.2.3 接收科室由双人接收危险材料，认真对危险物品与《危险材料运输单》进行核对，确认接收危险物品与《危险材料运输单》一致并签字。

5.3 危险材料的机构间运输

5.3.1 《人间传染的病原微生物名录》中规定的第一类、第二类病原微生物菌（毒）种或样本、第三类病原微生物运输包装分类为A类的病原微生物菌（毒）种或样本，以及疑似高致病性病原微生物菌（毒）种或样本的运输。

5.3.1.1 运输《人间传染的病原微生物名录》中规定的第一类、第二类病原微生物菌（毒）种或样本。第三类病原微生物运输包装分类为A类的病原微生物菌（毒）种或样本，以及疑似高致病性病原微生物菌（毒）种或样本，应经省级以上卫生行政部门批准。未经批准，不得运输。

5.3.1.2 机构相关科室申请运输高致病性病原微生物菌（毒）种或样本的，在运输前应由运输科室填写《高致病性病原微生物菌（毒）种或样本运输申请》并确认接收单位符合以下条件：（一）具有法人资格；（二）具备从事高致病性病原微生物实验活动资格的实验室；（三）取得有关政府主管部门核发的从事高致病性病原微生物实验活动、菌（毒）种或样本保藏、生物制品生产等的批准文件，经机构生物安全负责人审核，机构负责人批准。向省卫生行政部门提出申请，并提按《可感染人类的高致病性原微生物菌（毒）种或样本运输管理规定》要求交申请材料（原件1份，复印件3份）。

5.3.1.3 申请在省、自治区、直辖市行政区域内运输高致病性病原微生物菌（毒）种或样本的，由省、自治区、直辖市卫生行政部门批准。未获批准的不得在省、自治区、直辖市行政区域内运输。

5.3.1.4 申请跨省、自治区、直辖市运输高致病性病原微生物菌（毒）种或样本的，应当将申请材料提交运输出发地省级卫生行政部门进行初审；并获国家卫生行政部门批准。未获批准的不得跨省、自治区、直辖市运输。

5.3.1.5 根据疾病控制工作的需要，向中国疾病预防控制机构运送高致病性病原微生物菌（毒）种或样本的，向中国疾病预防控制机构直接提出申请，由中国疾病预防控制机构批准。未获批准的不得向中国疾病预防控制机构运输。

5.3.1.6 运输高致病性病原微生物菌（毒）种或样本的容器或包装材料应当达到国际民航组织《危险物品航空安全运输技术细则》（Doc9284包装说明PI602）规定的A类包装标准，符合防水、防破损、防外泄、耐高温、耐高压的要求，并应当印有国家卫生行政部门规定的生物危险标签、标识、运输登记表、警告用语和提示用语。

5.3.1.7 运输高致病性病原微生物菌（毒）种或样本，由专人护送，护送人员不得少于两人。护送人员需经过相关的生物安全知识培训，并在护送过程中采取相应的防护措施。

5.4 危险化学品

危险化学品运输依照《危险化学品安全管理程序》规定运输。

6. 支持文件

6.1 《病原微生物实验室生物安全管理条例》

6.2 《可感染人类的高致病性原微生物菌（毒）种或样本运输管理规定》

6.3 《实验室生物安全通用要求》（GB 19489）

7. 质量记录

7.1 《危险材料运输单》

7.2 《高致病性病原微生物菌（毒）种或样本运输申请》

第二十一节 实验室生物安全应急处置程序

1. 目的

有效预防、及时控制和处置实验室生物安全事故，增强机构应对实验室生物安全事故的应急反应和救援能力，确保机构各项工作的正常运行，保障实验室工作人员健康与生命安全，保护环境，最大限度地减轻其危害和损失。

2. 范围

适用于机构实验室安全事件、事故预防和处置。

3. 职责

3.1 机构负责人负责实验室安全事件、事故预防和处置管理协调。

3.2 生物安全责任人负责对事件、事故处置进行指导和监督。

3.3 实验室安全委员会负责对事件、事故和处置措施进行评估；实验室生物安全事件、事故应急处置作业指导书审核。

3.4 实验室生物安全管理部门负责实验室生物安全事件、事故应急处置作业指导书备案；

3.5 应急管理部门负责组织实验室生物安全事件、事故应急处置作业指导书编写；实验室生物安全事件、事故报告管理；事件、事故处置监督，事件、事故报告和处置记录的存档。

3.6 国有资产管理部门负责事件、事故应急处置物资的采购。

3.7　安全保卫部门负责消防设施设备的日常检查与维护，实验室人员消防培训与演练，火灾时人员疏散演练。

3.8　后勤服务管理部门负责实验室水、电日常检查维护，与应急处置。

3.9　实验室负责人负责组织本实验室生物安全事件、事故的现场处置，并按《实验室安全事件和事故报告程序》要求进行报告。

3.10　实验室工作人员按实验室负责安排，按相关作业指导书要求进行实验室生物安全事件、事故的现场处置，并做好处置记录。

4.名词解释

4.1　事件（inciden）：导致或可能导致事故的情况。

4.2　事故（acciden）：造成死亡、疾病、伤害、损害以及其他损失的意外情况。

4.3　责任报告人：机构全体职工。

5.工作程序

5.1　报告

5.1.1　责任报告人发现实验室安全事件和事故1小时内向机构负责人、分管领导、实验室安全管理部门、机构应急管理部门报告。

机构全体职工均为责任报告人，责任报告人有向机构领导、实验室安全管理部门、机构应急管理部门和实验室安全领导小组办公室和机构实验室安全领导小组告实验室安全事件、事故及其隐患的责任和权利。

5.1.2　报告内容

5.1.2.1　事件信息

事件信息实验室名称、涉及病原体类别、发生时间、地点、涉及的区域范围、感染或暴露人数、主要症状与体征、可能的原因、已经采取的措施、事件的发展趋势、下步工作计划等。

5.1.2.2　事件发生、发展、控制过程信息

（1）初次报告：事件名称、发生地点、发生时间、涉及人员、涉及病原体、可能原因、已采取的措施等。

（2）进程报告：报告事件的发展与变化、处置进程、势态评估、控制措施等内容。同时，对初次报告内容进行补充和修正。重大实验室生物安全事件至少按日进行进程报告。

（3）结案报告：事件处置结束后，应进行结案信息报告。在领导小组确认事件终止后2周内，对事件的发生和处理情况进行总结，分析其原因和影响因素，并提出今后对类似事件的防范和处置建议。

5.1.3　实验室安全管理部门、机构应急管理部门在收到实验室安全事

件和事故报告后应对实验室安全事件和事故进行核实，核实确认发生所报告的实验室安全事件和事故并填写《实验室安全事件和事故报告记录》后应立即向机构负责人、责任科室分管领导进行报告，并向相关科室进行通报。

5.1.4 机构应急管理部门依据实验室安全事件和事故的性质（如原微生物菌（毒）种或者样本在运输、储存中被盗、被抢、丢失、泄漏等）经机构负责人批准，向所在地卫生主管部门报告。发生被盗、被抢、丢失的还应向公安机关进行报告。

5.2 应急处置

5.2.1 自然灾害

5.2.1.1 火灾

发生火灾时，实验人员停止实验，并拨打火警报警电话119，要讲清着火点所在区及街道门牌号码；要说清是什么东西着火和火势的大小；要说清楚报警人的姓名和电话号码；要注意听清楚消防队员的询问，正确简洁地予以回答。待对方明确说明可以挂断电话时方可挂断电话。

实验人员向实验室负责人汇报，实验室负责人按5.1.1的要求进行报告，同时向机构安全保卫部门报告。实验室负责人组织实验室人员按机构要求撤离。

在火灾初级阶段实验室负责人可组织科室人员使用消防器材和设施在做好个人防护的情况下进行灭火。

5.2.1.2 水灾

实验人员停止实验，对样品、实验材料进行妥善处理，封闭实验室后撤离。撤离人员按照离开实验室的程序脱去个体防护装备，必要时用适当的消毒灭菌剂和水清洗所暴露皮肤。

实验室负责人组织人员撤离，人员到机构规定集合地点集合。

实验室负责人按5.1.1的要求进行报告。

5.2.2 实验室意外

5.2.2.1 实验室意外处理原则

1.菌（毒）种、样品外溢

A.撤离房间

（1）发生生物危险物质溢洒时，立即通知房间内的无关人员迅速离开，在撤离房间的过程中注意防护气溶胶。关门并张贴"禁止进入"、"溢洒处理"的警告标识，至少30分钟方可进入现场处理溢洒物。

（2）撤离人员按照离开实验室的程序脱去个体防护装备，用适当的消毒灭菌剂和水清洗所暴露皮肤。

（3）立即通知实验室负责人。必要时，由生物安全责任人安排专人清除溢洒物。

B.溢洒区域的处理

（1）准备清洁工具和物品，在穿着适当的个体防护装备（如：鞋、防护服、口罩、双层手套、护目镜、呼吸保护装置等）后进入实验室。需要两人共同处理溢洒物，必要时，还需要配备一名现场指导人员。

（2）判断污染程度，用消毒灭菌剂浸湿的纸巾（或替他吸收材料）覆盖溢洒物，小心从周围向机构倾倒适量的消毒灭菌剂，使其与溢洒物混合作用一定的时间。应注意按消毒灭菌剂的说明确定使用浓度和作用时间，或风险评估报告提供的浓度和作用时间。

（3）消毒灭菌到作用时间后，小心将吸收了溢洒物的纸巾（或其他吸收材料）连同溢洒物收集到专用的收集袋或容器中，并反复用新的纸巾（或其他吸收材料）将剩余物质吸收干净。破碎的玻璃或其他锐器要用镊子或钳子处理。用清洁剂或消毒灭菌剂清洁被污染的表面。所处理的溢洒物以及处理工具（包括收集锐器的镊子或钳子等）全部置于专用的收集袋或容器中并封好。

（4）用消毒剂擦拭可能被污染的区域。

（5）按程序脱去个体防护装备，将暴露部位向内折叠，置于专用的收集袋或容器中并封好。

（6）按程序洗手。

（7）按程序处理清楚溢洒物过程中形成的所有废物。

（8）接触人员必要时进行隔离。

C.生物安全柜内的溢洒处理

（1）处理溢洒物时不要将头伸入安全柜内，也不要将脸直接面对前操作口，应处于前视面板的后方。选择消毒剂时需考虑其对生物安全柜的腐蚀性。

（2）如溢洒的量不足 1 mL 时，可直接用消毒灭菌剂浸湿的纸巾（或替他吸收材料）擦拭。

D.生物安全柜内如溢洒量大或容器破碎，需按如下操作：

（1）使生物安全柜保持开启状态；

（2）在溢洒物上覆盖浸有消毒灭菌剂的吸收材料，作用一定时间以发挥消毒灭菌作用。必要时，用消毒灭菌剂浸泡工作表面以及排水沟和接液槽；

（3）在安全柜内对所戴手套消毒灭菌后，脱下手套。如果防护服已被污染，脱掉所污染的防护服后，用适当的消毒灭菌剂清洗暴露部位；

（4）穿好适当的个体防护装备，如双层手套、防护服、护目镜和呼吸保护装置等；

（5）小心将吸收了溢洒物的纸巾（或替他吸收材料）连同溢洒物收集到专用的收集袋或容器中，并反复用新的纸巾（或替他吸收材料）将剩余物质洗净；破碎的玻璃或其他锐器要用镊子或钳子处理；

（6）用消毒灭菌剂擦拭或喷洒安全柜内壁、工作表面及前视窗的内侧；作用一定时间后，用洁净水擦干净消毒灭菌剂；

（7）如果需要浸泡接液槽，在清理接液槽前要报告主管人员；可能需要用其他方式消毒灭菌后进行处理；

（9）接触人员必要时进行隔离。

（10）如果溢洒物流入生物安全柜内部，需要评估后采取适用的措施。

E.离心机内的溢洒处理

（1）在离心感染物质时，要使用密封管以及密封的转子或安全桶。每次使用前，检查并确认所有密封圈都在位并状态良好。

（2）离心结束后，至少等候5分钟打开离心机盖。

（3）如果打开盖子后发现离心机已经被污染，立即小心关闭盖子，关闭离心机。如果离心期间发生离心管破碎，立即关机，禁止打开盖子，切断离心机电源，至少30分钟后开始清理工作。

（4）穿着适当的个体防护装备，准备好清理工具。必要时，清理人员需要佩戴呼吸保护装置。

（5）消毒灭菌后小心将转子移到生物安全柜内，浸泡在适当的非腐蚀性消毒灭菌剂内，建议浸泡60分钟以上。

（6）小心将离心管转移到专用的收集容器中。一定要用镊子夹取破碎物，可以用镊子夹着棉花收集细小破碎物。

（7）通过适当的消毒灭菌剂擦拭和喷雾的方式消毒灭菌离心转子舱室和其他可能被污染的部位，空气晾干。

（8）如果溢洒物流入离心机内部，需要评估后采取适用的措施。

（9）接触人员必要时进行隔离。

2.皮肤刺伤

（1）发生了针刺或扎伤，暂停或停止实验。

（2）受伤人员按照离开实验室的程序脱去个体防护装备，用适当的消毒灭菌剂和水清洗所暴露皮肤。

（3）在针刺或扎伤，可以用消毒灭菌剂和水清洗受伤区域，挤压伤处周围以促使血往伤口处流；如果发生黏膜暴露，至少用水冲洗暴露区域15分钟。立即向科室负责人报告。

（4）受伤人员必要时进行隔离。

5.2.3　各实验室负责人依据实验室所操作病原微生物、病原微生物生物风险评估报告和实验室意外处理原则制定本实验室"生物安全应急处置作业指导书"。

5.3　评估

5.3.1　事件发生实验室负责人对事件或事故处置形成报告，报告内容至少包括：事件名称、发生地点、发生时间、涉及人员、涉及病原体、已采取的措施、处置过程、势态评估、控制措施、人员隔离和救治、污染源隔离和消毒灭菌、现场隔离和可能原因等内容。报告报机构实验室安全领导小组办公室。

5.3.2　机构实验室安全领导小组办公室将事件或事故处置告报，提交机构实验室安全委员会，机构实验室安全委员会对事件或事故处置进行评估。

5.4　整改

5.5　应急处置技术文件编写

5.6　机构培训部门定期组织实验室人员进行实验室应急处置培训，使实验室所有人员（包括来访者）熟悉应急行动计划、撤离路线和紧急撤离的集合地点。

5.7　机构应急管理部门负责每年应至少组织实验室人员进行一次演习。

6.支持文件

6.1　《病原微生物实验室生物安全管理条例》

6.2　《实验室生物安全通用要求》（GB19489）

6.3　《实验室生物安全事故应急预案》

7.质量记录

《实验室安全事件和事故报告记录》

8.附录

8.1　实验室生物危害物质溢洒处理程序（格式与内容）

8.1.1　目的

规范机构实验室生物危害物质溢洒的处置。减少或消除因生物危害物质溢洒处置造成的风险。

8.1.2　适用范围

适用于机构实验室生物危害物质溢洒的规范处置。

8.1.3 职责

8.1.4 程序

8.1.4.1 撤离房间

（1）发生生物危险物质溢洒时，立即通知房间内的无关人员迅速离开，在撤离房间的过程中注意防护气溶胶。关门并张贴"禁止进入"、"溢洒处理"的警告标识，至少30分钟方可进入现场处理溢洒物。

（2）撤离人员按照离开实验室的程序脱去个体防护装备，用适当的消毒灭菌剂和水清洗所暴露皮肤。

（3）如果同时发生了针刺或扎伤，可以用消毒灭菌剂和水清洗受伤区域，挤压伤处周围以促使血往伤口处流；如果发生黏膜暴露，至少用水冲洗暴露区域15分钟。立即向科室负责人报告。

（4）立即通知实验室负责人。必要时，由生物安全责任人安排专人清除溢洒物。

8.1.4.2 溢洒区域的处理

（1）准备清洁工具和物品，在穿着适当的个体防护装备（如：鞋、防护服、口罩、双层手套、护目镜、呼吸保护装置等）后进入实验室。需要两人共同处理溢洒物，必要时，还需要配备一名现场指导人员。

（2）判断污染程度，用消毒灭菌剂浸湿的纸巾（或替他吸收材料）覆盖溢洒物，小心从周围向中心倾倒适量的消毒灭菌剂，使其与溢洒物混合作用一定的时间。应注意按消毒灭菌剂的说明确定使用浓度和作用时间，或风险评估报告提供的浓度和作用时间。

（3）到作用时间后，小心将吸收了溢洒物的纸巾（或其他吸收材料）连同溢洒物收集到专用的收集袋或容器中，并反复用新的纸巾（或其他吸收材料）将剩余物质吸收干净。破碎的玻璃或其他锐器要用镊子或钳子处理。用清洁剂或消毒灭菌剂清洁被污染的表面。所处理的溢洒物以及处理工具（包括收集锐器的镊子或钳子等）全部置于专用的收集袋或容器中并封好。

（4）用消毒剂擦拭可能被污染的区域。

（5）按程序脱去个体防护装备，将暴露部位向内折叠，置于专用的收集袋或容器中并封好。

（6）按程序洗手。

（7）按程序处理清楚溢洒物过程中形成的所有废物。

8.1.4.3 生物安全柜内的溢洒处理

（1）处理溢洒物时不要将头伸入安全柜内，也不要将脸直接面对前操作口，应处于前视面板的后方。选择消毒剂时需考虑其对生物安全柜的腐蚀性。

（2）如溢洒的量不足1mL时，可直接用消毒灭菌剂浸湿的纸巾（或替他吸收材料）擦拭。

（3）如溢洒量大或容器破碎，需按如下操作；

①使生物安全柜保持开启状态；

②在溢洒物上覆盖浸有消毒灭菌剂的吸收材料，作用一定时间以发挥消毒灭菌作用。必要时，用消毒灭菌剂浸泡工作表面以及排水沟和接液槽；

③在安全柜内对所戴手套消毒灭菌后，脱下手套。如果防护服已被污染，脱掉所污染的防护服后，用适当的消毒灭菌剂清洗暴露部位；

④穿好适当的个体防护装备，如双层手套、防护服、护目镜和呼吸保护装置等；

⑤小心将吸收了溢洒物的纸巾（或替他吸收材料）连同溢洒物收集到专用的收集袋或容器中，并反复用新的纸巾（或替他吸收材料）将剩余物质洗净；破碎的玻璃或其他锐器要用镊子或钳子处理；

⑥用消毒灭菌剂擦拭或喷洒安全柜内壁、工作表面及前视窗的内侧；作用一定时间后，用洁净水擦干净消毒灭菌剂；

⑦如果需要浸泡接液槽，在清理接液槽前要报告主管人员；可能需要用其他方式消毒灭菌后进行处理

（4）如果溢洒物流入生物安全柜内部，需要评估后采取适用的措施。

8.1.4.4 离心机内的溢洒处理

（1）在离心感染物质时，要使用密封管以及密封的转子或安全桶。每次使用前，检查并确认所有密封圈都在位并状态良好。

（2）离心结束后，至少等候5分钟打开离心机盖。

（3）如果打开盖子后发现离心机已经被污染，立即小心关闭盖子，关闭离心机。如果离心期间发生离心管破碎，立即关机，禁止打开盖子，切断离心机电源，至少30分钟后开始清理工作。

（3）穿着适当的个体防护装备，准备好清理工具。必要时，清理人员需要佩戴呼吸保护装置。

（5）消毒灭菌后小心将转子移到生物安全柜内，浸泡在适当的非腐蚀性消毒灭菌剂内，建议浸泡60分钟以上。

（6）小心将离心管转移到专用的收集容器中。一定要用镊子夹取破碎物，可以用镊子夹着棉花收集细小破碎物。

（7）通过适当的消毒灭菌剂擦拭和喷雾的方式消毒灭菌离心转子舱室和其他可能被污染的部位，空气晾干。

（8）如果溢洒物流入离心机内部，需要评估后采取适用的措施。

8.1.4.5　评估与报告

（1）对溢洒处理过程和效果进行评估，必要时对实验室进行彻底的消毒灭菌处理和对暴露人员进行医学评估。

（2）按程序记录相关过程和报告。

8.1.5　支持性文件

8.2　溢洒处理工具包

基础溢洒处理工具包至少包括：

（1）对感染性物质有效的消毒灭菌液，消毒灭菌液需要按使用要求定期配制；

（2）消毒灭菌液盛放容器；

（3）镊子或钳子、一次性刷子、可高压的扫帚和簸箕或其他处理锐器装置；

（4）足够的布巾、纸巾或其他适宜的吸收材料；

（5）用于盛放感染性溢洒物以及清理物品的专用收集袋或容器；

（6）橡胶手套；

（7）面部防护装备，如面罩、护目镜、一次性口罩等；

（8）溢洒处理警示标识，如"禁止进入""生物危害"等；

（9）其他专用工具。

第二十二节　消防安全管理程序

1. 目的

为满足各项检测工作需要对实验的消防安全工作进行控制，以保证检测工作的正常运行。

2. 范围

适用于本机构病原微生物实验室的消防安全管理工作。

3. 职责

3.1　生物安全负责人负责年度消防计划的批准。

3.2　安全保卫部门负责年度消防计划的编制；消防设备的配备与维护；负责机构的安保工作。

3.3　后勤管理部门负责水、电、气的供应管理，负责水、电、气等相关设施设备的维护。

3.4 实验室负责本实验室安全保卫工作及消防设施使用、防火工作的监督检查。

3.5 BSL-3实验室负责人负责监督实验人员执行实验室安全与内务要求，

3.6 实验室安全员负责实验室内消防设施设备日常巡检，及时发现火灾隐患。

3.7 实验室监督员负责监督检查。

4. 程序

4.1 消防计划的制定与批准

4.1.1 安全保卫部门负责年度消防安全计划的编制。
年度消防计划内容至少包括（不限于）：

1）对实验室人员的消防指导和培训，内容至少包括火险的识别和判断、减少火险的良好操作规程、失火时采取的全部行动；

2）实验室消防设施设备和报警系统状态的检查；

3）消防安全定期检查计划；

4）消防演习（每年至少一次）。

4.1.2 生物安全负责人负责年度消防计划的批准。安全保卫部门负责年度消防安全计划的组织与实施。

4.1.3 生物安全管理部门负责对年度消防计划实施情况进行监督。

4.2 实验室火灾的常见因素

4.2.1 超负荷用电。

4.2.2 电器保养不良，例如电缆的绝缘层破旧或损坏。

4.2.3 电线过长。

4.2.4 仪器设备在不使用时未关闭电源。

4.2.5 使用的仪器设备不是专为实验室环境设计。

4.2.6 易燃、易爆品处理、保存不当。

4.2.7 不相容化学品没有正确隔离。

4.2.8 在易燃物品和蒸气附近有能产生火花的设备。

4.2.9 通风系统不当或不充分。

4.3 实验室防火要求

4.3.1 每个房间的显著位置和走廊里都应该有火灾警告、说明和逃脱线路的指示。

4.3.2 应定期检测消防报警系统，确保其功能正常并使所有人员熟知其运行。

4.3.3 工作场所应配备相应的消防设施，并放置于醒目易取的地点。消防设施应当包括水龙带、水，干粉或泡沫等。

4.3.4 提高实验室工作人员的防火意识，培训火灾后的应急反应以及防火设备的使用。

4.3.5 应对实验室工作人员及建筑物内所有人员进行消防指导和培训。包括火险的识别及评估；制定减少火险的计划；失火时应采取的全部行动。

4.3.6 当火灾发生时，赶快报警。现场的实验室人员应立即判断是否有能力和措施扑灭火情。如果有能力可以扑灭则尽快扑灭。如果无能力即安全有序地撤离。

4.3.7 所有出口都有合适的黑暗中可辨方向的标识。

4.3.8 当出现紧急状况时，实验室所有出口门的锁都应处于开启状态。

4.3.9 出口的设计保证在不经过高危险区域就能逃脱。

4.3.10 所有出口都能通向一个开放安全的空间。

4.3.11 走廊、流通区域不得放置障碍物，且不受人员流动和灭火设备移动的影响。

4.3.12 所有的防火设备都有固定的颜色便于识别。

4.3.13 消防器材应放置在靠近实验室的门边，以及走廊和过道的适当位置。这些器材应包括软管以及灭火器。灭火器要定期进行检查和维护，确保在其有效期内使用。

4.3 灭火器的类型和用途

种类	可应用于	不能应用于
水	纸、木质纤维	电路和电器火灾、易燃液体、金属燃烧
CO_2 气体灭火器	易燃液体和气体、电火灾	碱金属、纸
干粉	易燃液体和气体、碱金属、电路和电器火灾	可重复使用的仪器和设备,因为其残渣难以清除干净
泡沫	易燃液体	电火灾

4.4 灭火器的使用

4.4.1 先将开启把上的保险销拔下。

4.4.2 握住喷射软管前端喷嘴部，另一只手将开启压把压下，打开灭火器，对准着火处进行灭火。

4.5 灭火的方法

4.5.1 如扑救固体可燃物火灾时，应对准燃烧最猛烈处喷射，并上下、左右扫射。如条件许可，使用者可提着灭火器沿着燃烧物的四周边走边喷，使干粉灭火剂均匀地喷在燃烧物的表面，直至将火焰全部扑灭。

4.5.2 扑救可燃、易燃液体火灾时，应对准火焰腰部扫射，如果被扑救的液体火灾呈流淌燃烧时，应对准火焰根部由近而远，并左右扫射，直至把火焰全部扑灭。

4.5.3 扑灭容器内燃烧的可燃液体，使用者应对准火焰根部左右晃动扫射，使喷射出的干粉流覆盖整个容器开口表面；当火焰被赶出容器时，使用者仍应继续喷射，直至将火焰全部扑灭。

4.5.4 在扑救容器内可燃液体火灾时，应注意不能将喷嘴直接对准液面喷射，防止喷流的冲击力使可燃液体溅出而扩大火势，造成灭火困难。

4.5.5 如果当可燃液体在金属容器中燃烧时间过长，容器的壁温已高于扑救可燃液体的自燃点，此时极易造成灭火后再复燃的现象。

4.6 灭火器的维护和保养

4.6.1 每隔一段时间，对灭火器进行清洁保养一次，用温湿软布擦灭火器的外表面，并检查其有效使用性。

4.6.2 污脏严重时，可先用0.5%次氯酸钠消毒剂进行擦拭，然后再用洗净的软布擦净水渍。

4.7 火灾时遵循的原则

4.7.1 当发生火灾时，工作人员实验人员应保持清醒的头脑，在判断火势不会蔓延时，尽可能地扑灭或控制火灾。

4.7.2 如火势不能控制，应立即考虑人员的紧急撤离。

4.7.3 如感染性材料发生火灾，工作人员应先用浸有消毒液的湿巾覆盖住失火点，再用灭火器进行灭火。

4.8 可燃气体和液体的管理

4.8.1 实验室内应尽量减少可燃气体和液体的存放量。

4.8.2 实验室存放挥发、有毒、易腐蚀和易燃物品的试剂存储柜、化学品存储间应有足够的通风能力。

4.8.3 可燃气体或液体放置应远离热源或打火源之处，避免阳光直射。

4.8.4 需冷藏的可燃液体应存放在防暴（无火花）的冰箱中。

4.8.5 实验室应配备控制可燃物少量泄露的工具包。如果发生明显泄露，应立即寻求消防部门的援助。

4.9 消防应急演练

4.9.1 安全保卫部门负责每年至少组织一次消防演练。消防演练的内容应包括：灭活器材的使用，人员撤离，火灾报警。

4.9.2　实验室负责人组织实验室人员参加机构每年组织的消防演练。

5. 相关文件

《中华人民共和国消防法》

第二十三节　安全事故（事件）报告与调查程序

1. 目的

规范实验室安全事件、事故、伤害、职业相关疾病以及潜在危险的报告和调查，使其符合国家和地方对事故报告的规定和要求。

2. 范围

适用于实验室安全事件、事故、伤害、职业相关疾病以及潜在危险的报告和调查。

3. 职责

3.1　机构负责人负责实验室安全事故的报告的管理协调。

3.2　安全责任人负责对事件、事故处置进行指导和监督。

3.3　实验室安全委员会负责对事件、事故和处置措施进行评估；实验室生物安全事件、事故应急处置作业指导书审核。

3.4　生物安全负责人分管操作病原微生物实验室事件、事故处置的指导和监督。

3.5　生物安全管理部门负责实验室生物安全事件、事故应急处置作业指导书备案。

3.6　应急管理部门负责组织实验室生物安全事件、事故应急处置作业指导书编写；实验室生物安全事件、事故报告管理；事件、事故处置监督，事件、事故报告和处置记录的存档。

3.7　安全保卫部门、后勤服务管理部门、实验室主任负责本部门事件、事故处置监督，事件、事故报告。

3.8　责任报告人在发生实验室生物安全事件、事故时负责报告。

4. 工作程序

4.1　报告

4.1.1　责任报告人发现实验室安全事件、事故、伤害、职业相关疾病以及潜在危险时应立即向机构负责人、分管领导、实验室安全管理部门、机构应急管理部门报告。

责任报告人有向机构领导、实验室安全管理部门、机构应急管理部门和实验室安全领导小组办公室和机构实验室安全领导小组告实验室安全事件、事故及其隐患责任和权利。

4.1.2 实验室安全管理部门、机构应急管理部门在收到实验室安全事件和事故报告后应对实验室安全事件和事故进行核实，核实确认发生所报告的实验室安全事件和事故并填写《实验室安全事件和事故报告记录》后应立即向机构负责人、责任科室分管领导进行报告，并相关科室进行通报。

4.1.3 机构应急管理部门依据实验室安全事件和事故的性质（如原微生物菌（毒）种或者样本在运输、储存中被盗、被抢、丢失、泄漏等）经机构负责人批准，向省所在地卫生主管部门报告。发生被盗、被抢、丢失的还应向公安机关进行报告。

4.2 评估

4.2.1 实验室安全事件、事故、伤害、职业相关疾病以及潜在危险所在实验室负责相关报告的撰写。报告内容至少包括事件事实的详细描述、原因分析、影响范围、后果评估、采取的措施、所采取措施有效性的追踪、预防类似事件发生的建议及改进措施等信息。将上述材料报实验室安全管理部门。

1）初次报告：事件名称、发生地点、发生时间、发病人数、死亡人数、密切接触者人数、主要的临床症状、涉及病原体、可能原因、已采取的措施、初步判定的事件级别、报告部门、报告人员及通信方式等。

2）进程报告：报告事件的发展与变化、处置进程、势态评估、控制措施等内容。同时，对初次报告内容进行补充和修正。重大实验室生物安全事件至少按日进行进程报告。

3）结案报告：事件处置结束后，应进行结案信息报告。在领导小组确认事件终止后2周内，对事件的发生和处理情况进行总结，分析其原因和影响因素，并提出今后对类似事件的防范和处置建议。

4.2.2 实验室安全管理部门对提交的材料确认后，提交至实验室安全委员会进行审核。

4.2.3 实验室安全委员会对相关实验室安全事件、事故、伤害、职业相关疾病以及潜在危险，事实的详细描述、原因分析、影响范围、后果评估、采取的措施、所采取措施有效性的追踪、预防类似事件发生的建议及改进措施等进行评审。

5.支持文件

5.1 《记录控制程序》（××××/CX ××）

5.2 《实验室生物安全应急处置程序》（××××/CX ××）

6.质量记录

《实验室安全事件和事故报告记录》

第二十四节　员工健康监护程序

1.目的

通过健康监护，密切注意实验室感染的发生，确保全体工作人员的身体健康。

2.范围

适用于进入生物安全实验室所有工作人员。

3.职责

3.1　实验室/项目组负责人负责本实验室/项目组人员的健康监护管理。负责组织实验室/项目组人员留存本底血清

3.2　实验室/项目组安全员负责实验人员的健康监护实施。实验室/项目组生物安全监督员负责监控实验组工作人员日常的工作行为，负责建立实验活动健康档案并每年更新。当实验室人员发现暴露或感染时，先报告实验室/项目组负责人，实验室/项目组负责人分管副主任/生物安全三级实验室主任，并安排实验人员隔离。

3.3　生物安全管理部门负责对实验人员健康监护实施监督。

3.4　人力资源管理部门安排实验活动人员的体检。

4.程序

4.1　健康培训

实验室负责人和实验组负责人组织相关人员参加由培训管理部门开展的职工健康培训，使实验室人员充分认识到实验室感染控制工作的重要性，掌握实验室感染控制的基本知识和技术，并进行考核，考核合格者方可上岗。将生物安全、消毒、隔离与无菌操作列为本实验室内部培训的重要内容，进行强化训练。

4.2　实验室感染的监测

4.2.1　实验室/项目组安全监督员负责检查监督本实验室日常的安全工作，纠正处理一般违规问题并将其汇报给实验室/项目组负责人。

实验室/项目组负责人定期和不定期检查本实验室/项目组生物安全工作，对违反生物安全规定者实施批评、警告，督促改正。

4.2.2　实验室/项目组安全员应负责每日统计体温和疾病情况。实验室/

项目组负责人或安全员应保存工作人员的疾病和缺勤记录。

4.2.3 对严重违反生物安全规定的事件，屡教不改者上报实验室安全领导小组，由实验室安全领导小组讨论予以处罚。

4.2.4 机构建立实验室工作人员健康档案，并实时更新；实验室保留本底血样；人力资源管理部门组织实验室工作人员参加定期体检，每年不少于一次，体检结果和病史应归入工作人员健康档案。实验室新进职工应当在进入实验室工作前进行健康体检，保留血样。

实验室人员的员工档案应包括：

1）知情同意书；

2）本底血清样本或特定病原的免疫功能相关记录；

3）预防免疫记录（适用时）；

4）健康体检报告；

5）职业感染和职业禁忌症等资料；

6）与实验室安全相关的意外事件、事故报告等。

4.2.5 实验室人员必须在身体状况良好的情况下，方可进入实验室工作。出现下列情况，不应进入BSL-2及以上级别的实验室工作：

1）身体出现开放性损伤；

2）患发热性疾病；

3）感冒、呼吸道感染或其他导致抵抗力下降的情况；

4）正在使用免疫抑制剂或免疫耐受；

5）妊娠；

6）已经在实验室控制区域内连续工作4小时以上，或其他原因造成的疲劳状态。

4.2.6 实验人员在进入实验室开展工作前，实验室安全负责人应履行告知义务，即将所从事的病原微生物实验操作的风险性、可能出现的不良后果以及实验室的安全规定进行告知，并与实验人员签署知情同意书，本人和实验室各保存一份。

4.3 在开展工作前，若有疫苗且从未接种过疫苗的，原则上应接种。因工作需要而接受疫苗接种者，事先应被告知预防接种的不良反应。对于接种情况应载入本人健康档案。对特定病原微生物预防接种反应不良或有职业禁忌症者，不宜从事与该病原微生物有关的研究和疾病预防控制工作。

4.4 育龄期妇女应当被告知操作某些微生物、致癌物、致突变物和致畸物的后果。如果怀孕或有可能怀孕时，应当向科室安全负责人报告，以便必要时为她们安排其他工作。

4.5 从事高致病性病原微生物工作的人员出现与实验室病原微生物感染相关的临床症状或者体征时，依照《实验室生物安全应急处置程序》进行处置，依照《生物安全事故（事件）报告与调查程序》报告。

4.6 当出现与实验室病原微生物感染相关的临床症状或者体征时，实验室和项目组负责人安排专人专车陪同及时到指定医疗机构，在定点医疗机构就诊，发生感染或者疑似感染的实验室工作人员应当将近期所接触的病原微生物的种类和危险程度如实告知定点诊治医疗机构。

4.7 有下列情形之一的，实验室和项目组负责人需立即上报机构负责人，由机构报省卫生健康委，并立即采取控制措施，对有关人员进行医学观察或者隔离治疗，封闭实验室，防止扩散：

4.7.1 从事高致病性微生物工作的人员出现与实验室病原微生物相关的临床症状、体征或者疾病的；

4.7.2 实验室操作人员出现的临床症状、体征或者疾病尚不能排除实验室感染的；

4.7.3 实验操作不当或者其他原因造成实验室病原微生物泄漏的。

实验室工作人员的健康档案和本底血清由实验室和实验组保存，实验室人员的健康档案和本底血清至少保存到其退休或离职后1年。进修人员健康档案和血样至少保存到其离开机构后1年。对于工作中接触了某些潜伏期长的特殊病原体的工作人员的健康档案和血样，应至少保存到该病原体所导致疾病的最长潜伏期之后。

5.相关文件

5.1 《实验室生物安全应急处置程序》（××××/CX ××）

5.2 《生物安全事故（事件）报告与调查程序》（××××/CX ××）

6.记录表格

6.1 《实验室人员本底血清留样登记表》

6.2 《实验室人员免疫接种登记表》

6.3 《实验室人员健康异常情况处理登记表》

第二十五节　保密管理程序

1.目的

保护客户的合法权益不受侵害，维护本机构的公正形象，防止泄密给第三方。

2. 范围

适用于本机构员工接触客户机密信息和所有权时所进行的活动。

3. 职责

3.1 机构负责人负责落实保密管理的各项措施所需的资源和责任人。

3.2 生物安全负责人负责本程序实施的有效性，负责批准借阅保密资料，负责向机构负责人及时报告监督检查中所发现的问题。

3.3 与客户服务有关的部门负责了解和掌握客户对机密信息和所有权的要求，负责收集合同约定的保密要求；负责检验检测报告发送中的保密工作；负责对机构的保密设施进行监督检查，并提出改进意见和监督实施。

3.4 合同评审员和样品管理员负责做好客户的委托工作，记录客户对样品及相关资料的保密要求，做好样品和相关资料的传递交接过程中的保密工作。

3.5 档案管理员按照本程序的要求做好文件的受控和保管，防止保密文件丢失、损坏和随意借阅。

3.6 监督员负责对检验检测活动中的保密工作进行日常监督，并向生物安全负责人和生物安全管理部门报告。

3.7 本机构其他有关人员应自觉遵守本机构的保密规定，做好本机构的保密工作，从事检验检测工作的人员应对检验检测活动中的数据和结果进行保密。

3.8 生物安全管理部门负责接受监督员的监督报告，负责泄密事件处理记录资料的备案存档管理。

4. 程序

4.1 保密信息的识别与管理

4.1.1 本机构在检验检测活动中可能涉及到的保密信息包括但不限于：

1）国家法律、法规、规章、标准规范、规范性文件等要求予以保密的国家机密；

2）客户的样品信息和相关技术资料；

3）客户的专利权；

4）客户委托时书面要求保密的内容；

5）对客户样品检验检测数据和结果的所有权；

6）检验检测原始记录（含抽（采）样记录、原始图谱资料、导出记录、数据处理记录等）；

7）检验检测过程中发现的问题及获得的信息；

8）对参加能力验证和实验室间比对的反馈结果等相关信息；

9）从客户以外渠道（如投诉人、监管机构）获取的有关客户的信息；

10）其他应该予以保密的信息。

4.1.2　获得性信息的识别与管理

在检验检测活动开始前及过程中，本机构所收到的客户委托的、产品标示的、资料查询的以及从其他渠道获取的信息均被视为客户的专有信息，应为之进行保密管理。与客户有关的任何资料信息未经客户书面同意，不得外借或被无关人员复制。

4.2　具有法律效力的声明

机构负责人代表机构做出具有法律效力的公开承诺，本机构承诺对实施检验检测活动中获得或产生的所有信息对国家秘密和客户信息承担保密责任。机构全体检验检测人员及其相关人员均须承诺遵守国家相关法律法规，保护国家安全和利益，保守国家秘密、保护客户机密信息和所有权不受侵犯。

4.3　检验检测记录信息安全和保密的控制

4.3.1　有关在检测活动中形成的记录以及记录存储与销毁过程中的安全和保密规定，详见《记录控制程序》。

4.3.2　本机构以检验报告/证书的形式发布检验检测结果，检验报告发送时，应注意：

（1）纸质检验报告，由客户或其代表持领取证明领取；也可根据合同的约定采用快递方式邮寄纸质检验报告，此时应由指定人员办理，将快递号记入《检验报告领取登记表》并签字确认。

（2）当按客户要求，根据合同的约定采用传真或其他电子方式传送检验报告时，必须在核实客户真实身份的前提下，方可传送，否则拒绝传送。

具体按照《检验报告管理程序》执行。检验报告发出后，相关部门应将所有检测资料整理并装订成册后归档，无关人员不得查阅，如需查阅，按照《管理体系文件控制程序》的相关规定执行。

4.3.3　检验资料的归档管理按照《检验资料档案管理制度》执行。

4.4　保护客户的专利权和所有权

4.4.1　本机构承诺保护客户的专利权和所有权。对客户提交的技术资料未经客户的书面允许不得对技术资料进行复印、拍照、录像或带离工作区域。

4.4.2　本机构出具的检验报告/证书的所有权属客户，未经客户书面同意，本机构承诺不公开和复制检验检测结果，不引用检验检测数据，不用于本机构和其他用途。

4.4.3　本机构向客户出具的检验报告/证书的著作权属本机构。员工根据需要可借阅，借阅时必须向质量负责人提出申请，经批准后，方可在本机构阅读，不允许将资料私自带离本机构。

4.4.4 客户在使用本机构的检验报告/证书，或引用检验检测数据和结果时，为避免产生歧义，必须全文复制检验报告/证书，或全文引用检验检测数据和结果。未经本机构书面许可，客户不得部分复制检验报告/证书和部分引用检验检测数据或结果，否则本机构将视为客户侵害了本机构检验报告/证书的著作权。

4.5 保密监督和泄密的处置

4.5.1 全体员工必须自觉执行本程序文件制定的全部规定和要求。

4.5.2 质量监督员负责对保密工作进行不定期监督，并将监督情况记入《质量监督记录》，发现有违反保密规定的现象应予以及时地纠正和制止，防止事态进一步蔓延和恶化。

4.5.3 根据机构质量负责人的指示安排，质量管理部门负责对本程序的执行情况进行检查，检查情况记入《保护客户机密信息和所有权程序执行情况检查记录表》。发现有泄密行为，及时报告质量负责人组织人员进行调查处理，视其情节轻重及造成的后果，对当事人提出处理意见，报机构负责人批准执行。调查处理情况记入《违反保护客户机密信息和所有权规定的调查及处理记录表》。由泄密对客户所造成的损失，由机构负责与客户协商后进行赔偿。

4.5.4 对泄密情况的调查、处理记录，由质量管理部门负责存档。

5. 相关文件

5.1 《记录控制程序》（××××/CX ××）

5.2 《实验室内务管理程序》（××××/CX ××）

5.3 《资料档案管理制度》（××××/CX ××）

6. 记录表格

6.1 《保护客户机密信息和所有权程序执行情况检查记录表》

6.2 《违反保护客户机密信息和所有权规定的调查及处理记录表》

第二十六节　实验室准入程序

1. 目的

加强实验室区域进入管理，特别是BSL-3实验室区域的进入管理，确保人员健康和实验室安全。

2.范围

适用于本机构所有进入生物安全二级、生物安全三级实验室的工作人员。

3.职责

3.1 拟进入生物安全二级、生物安全三级实验室工作人员负责提出申请。

3.2 生物安全三级实验室项目组负责人负责申请的审核。

3.3 生物安全管理部门负责人员进入审批的备案。

3.4 生物安全三级实验室负责人负责进入生物安全三级实验室工作的人员申请的批准。

3.5 生物安全二级实验室负责人负责进入生物安全二级实验室工作的人员申请的批准。

4.程序

4.1 人员要求

4.1.1 安全管理人员

1) 具备专业教育背景;

2) 熟悉国家相关政策、法规、标准;

3) 熟悉所负责的工作,有相关的工作经历或专业培训;

4) 熟悉实验室安全管理工作;

5) 定期参加相关的培训或继续教育。

4.1.2 实验人员

1) 具备与从事岗位相应的教育背景及工作经验;

2) 熟悉生物安全相关法律法规和标准;

3) 掌握实验室通用和专业操作规程,有独立承担所从事的实验操作的能力;

4) 经生物安全培训、应急演练及技术培训合格并获岗位资格证书;

5) 了解所从事实验操作的全部风险并有预防风险发生的能力;

6) 身体健康,同意签订知情同意书,进行过必要的免疫接种;

4.1.3 外来人员(协作人员、进修生、研究生、实习生、参观人员等)

1) 经生物安全培训合格;

2) 必须有各科室负责人或其委托人员陪同。

4.1.4 维修、维护、检测人员

1) 在各项目组安全员指导下采取适当的防护措施;

2) 必须有各科室负责人或其委托人员陪同。

4.2 培训与考核

4.2.1 进入实验室的工作人员必须接受生物安全培训，考核合格获得批准，方可从事相关工作；

4.2.2 实验室负责人组织技术培训及考核，科研培训部门组织负责生物安全法律法规规范培训及生物安全管理体系培训及考核，并办理授权。

4.3 生物安全三级实验室人员的准入

4.3.1 拟进入生物安全三级实验室工作的人员提出申请，生物安全三级实验室项目组负责人负责申请的审核，经生物安全三级实验室负责人批准，生物安全管理部门负责人员进入审批的备案后方可进入生物安全三级实验室工作；

4.3.2 人员进入生物安全三级实验室工作时应规定其可以操作的微生物种类以及具体的实验名称；

4.3.3 实验室安全负责人应对实验室工作人员的行为进行监督，对于严重违反操作规程屡教不改或造成严重后果的，可取消其进入相应实验室工作的资格；

4.3.4 项目组负责人每年应对进入生物安全三级实验室的工作人员工作情况进行考核及评价，不合格者应重新培训；

4.3.5 外来人员（协作人员、进修生、研究生、实习生、参观人员等）必须经过生物安全培训，并考核，生物安全三级实验室项目组负责人负责申请的审核，经生物安全三级实验室负责人批准，方可进入BSL-3实验室工作，上述人员必须有项目组负责人或委托人员陪同；

4.3.6 维修、维护人员应在实验室安全员的指导下，采取个人防护后方可进入实验室，必须有各科室安全负责人或委托人员陪同；

4.3.7 来访者进入实验大楼必须进行登记，经相关实验室主任批准后，在实验室安全员的监督和指引下进入实验室办公区（清洁区），不得进入实验区（污染区）。

4.4 项目组根据实验室工作内容以及具体情况，进行风险评估，制定生物安全保障规划，进行安全保障培训；调查并纠正实验室生物安全保障工作中的违规情况。

4.5 从事高致病性病原微生物相关实验活动的实验室应向当地公安机关备案，接受公安机关对实验室安全保卫工作的监督指导。

5.相关文件

5.1 《人员管理程序》（××××/CX ××）

5.2 《员工健康监护程序》（××××/CX ××）

5.3 《个人防护装备的选择、使用、维护程序》（××××/CX ××）

6.记录表格

6.1 《生物安全二级、三级实验室工作人员进入申请》

6.2 《进入检验检测区域申请登记表》

第二十七节 个人防护装备选择、使用和维护程序

1.目的

进入生物安全实验室的人员应配备必要的个人防护装备，以保证人员安全。

2.范围

本程序适用于个人防护装备的购入、使用和维护。个人防护装备所涉及的防护部位主要包括眼睛、头面部、躯体、手、足、耳以及呼吸道，其装备包括眼镜（安全眼镜、护目镜）、口罩、面罩、防毒面具、帽子、防护衣（实验服、隔离衣、连体衣、围裙）、手套、鞋套以及听力保护器等。

3.职责

3.1 实验室负责人负责组织人员制定实验室试剂耗材和防护用品的采购计划。负责确认所有与安全相关的实验室材料在经检查或证实其符合有关规定的要求之后投入使用，应保存相关活动的记录。

3.2 实验室/项目组应该对实验所用试剂耗材和个人防护用品的质量进行监控。

3.3 生物安全实验室负责人组织各项目组制定实验室的实验用耗材、防护用品的采购计划。

3.4 生物安全实验室项目组安全员负责防护用品维护。

3.5 物资采购部门负责个人防护及实验耗材采购。

4.程序

4.1 个人防护装备的总体要求

实验室所用的任何个人防护装备均应符合国家有关标准的要求。在生物危害评估的基础上，按不同级别的防护要求选择适当的个人防护装备，并有相应的程序控制个人防护装备的选择、使用、维护等。

4.2 实验室防护服

实验室应确保具备足够的有适当防护水平的清洁防护服可供使用。不用时，应将清洁的防护服置于专用存放处。污染的防护服应于适当标记的防漏袋中放置并搬运。每隔适当的时间应更换防护服以确保清洁，当知道防护服已被

危害材料污染应立即更换。离开实验室区域之前应脱去防护服。当具有潜在危险的物质有可能溅到工作人员时，应使用塑料围裙或防液体的长罩服。

4.3 面部及身体保护

在处理危险材料时应有许可使用的安全眼镜、面部防护罩或其他的眼部面部保护装置可供使用。

4.4 手套

手套应在实验室工作时可供使用，以防生物危险、化学品污染、冷和热、产品污染、刺伤、擦伤和动物抓咬伤等。

手套应按所从事操作的性质符合舒适、灵活等要求，并应对所涉及的危险提供足够的防护。应对实验室工作人员进行手套选择，使用前及使用后的配戴及摘除等培训。每次戴手套时应保证所戴手套无漏损；戴好手套后应可完全遮住手及腕部，如必要，可覆盖实验室长罩服或外衣的袖子。在撕破、损坏或怀疑受污染时更换手套。手套为实验室工作专用。在工作完成或中止后应消毒、摘掉并安全处置。

4.5 鞋

不得使用拖鞋，而且实验用鞋应舒适，鞋底防滑，必要时可加穿一次性鞋套。

4.6 呼吸防护

当要求使用呼吸防护装备（如面具、个人呼吸器、正压服等）时，其使用和维护的作业指导书应包括在相应活动的安全操作程序中。呼吸器应只能按照作业指导书及培训的要求使用。当实验室人员使用防护口罩、防护面罩等个体呼吸防护装备时，应做个体适配性测试。进行容易产生高危害气溶胶的操作时，要求同时使用适当的个人防护装备、生物安全柜（或）其他物理防护设备。

4.7 个人防护装备采购、验收按照《外部提供产品和服务控制程序》执行。

5.相关文件

《外部提供产品和服务控制程序》（××××/CX ××）

第二十八节 检验资料档案管理制度

1.目的

为进一步加强机构检验检测数据文件管理工作，使各类数据便于借阅使用，为符合法律法规、标准、客户、法定机构、认证/认可等组织的要求提供客观证据，根据机构规章制度和管理体系文件的要求，制定本制度。

2.范围

适用于检验检测活动中产生的包括质量记录和技术记录等在内的各种资料档案的归档管理。

3.职责

3.1 部门档案管理员负责本部门资料档案的收集、立卷、登记、归档、移交、销毁等管理工作。

3.2 机构档案管理员负责本部门管理的机构资料档案的收集、立卷、登记、归档、移交、销毁等管理工作。

3.3 部门负责人负责审批本部门保存资料档案的借阅，审核资料档案的复制申请。

3.4 机构领导负责审批分管部门审核后的资料档案的复制申请和销毁申请。

4.程序

4.1 资料档案的存档范围

检验报告、检验检测原始记录（采/抽样记录、收样记录、内部质控数据、合同、工作单、样品准备、原始观测记录、计算和导出资料等）、参加外部能力验证和实验室间比对活动数据、检验检测标准或操作规程、检验检测结果登记、仪器运行状况记录、环境设施运行监控记录和安全监督记录等。

4.2 资料档案的交管期限

4.2.1 参加外部能力验证和实验室间比对活动数据资料由参加人在检验检测工作完成后3个工作日内交质量管理部门档案管理员归档。

4.2.2 检验报告、检验检测原始记录由报告编制人，在报告签章后3个工作日内交本部门档案管理员收集整理，于次年1季度完成组卷登记工作。

4.2.3 其他数据资料由检验检测人员在检验检测工作完成后3个工作日内交本部门档案管理员整理归档。

4.2.4 生物安全管理相关记录由部门档案管理员负责整理归档。

4.3 资料档案的保管期限：

4.3.1 各种法律、法规、规程及方法的保存期等同该法律、法规有效期限。

4.3.2 各种监测、检验的统计资料，包括采（送）样单、评价报告、原始记录等保存期原则上不得低于6年。

4.3.3 检验检测事件/事故的分析处理材料及其责任追究的相关材料、对检验检测结果提出异议时的处理意见等相关资料，保存期原则上不得低于6年，宜长期保存。

4.3.4 检定证书、校准证书等仪器资料保存至仪器报废后原则上不得低于六年。

4.3.5 检验报告、检验检测原始记录等保存期原则上不得低于6年。

4.3.6 高致病性病原微生物相关实验活动的实验档案保存期，不得少于20年。

4.3.7 若相关法律法规和标准规范等对检验报告、检验检测原始记录保存期限有规定时，从其规定。

4.3.8 若相关法律法规和标准规范等对记录有规定的，从其规定。

4.4 资料档案的收集与归档

4.4.1 本机构的记录、档案实行分级管理，即由机构和部门分别存档。

4.4.2 记录要定期收集、归档。原始记录随存档检验报告归档。年度办理完毕的文件、记录资料由部门兼职档案管理员收集、立卷，部门负责人审定签字；档案卷宗上应有该记录的标识、记录的名称及代码、归档日期、保存期限等内容。

4.4.3 各部门的质量记录由本部门人员收集，本部门档案管理员负责收集汇总，按记录内容分类编目，年末进行立卷归档；凡需要移交机构归档保管的资料档案组卷完成后，于规定时间交机构相关部门归档，双方在卷内目录签字确认，该卷内目录一式两份，双方各执一份备查。

4.4.4 档案数据应清晰明了，并注意完整、规范、保密；不得用圆珠笔书写，不宜用铅笔书写（若必须用铅笔书写的实验原始记录，应同时附复印件）；不得用热敏打印纸和光敏打印纸（热敏打印纸和光敏打印纸产生的实验原始记录应同时提交复印件）；不得损毁、丢失、涂改、伪造、擅自抄录、销毁、出卖、转让、赠送检验数据；数据利用者必须注意保守机密，不得向无关人员泄密档案的内容，未经同意，不得将档案带出。

4.5 资料档案的保存和管理

4.5.1 档案管理员注意对各类记录进行分类编目、装订保存，按"年度–部门–保存期限分类法"进行排列和编制目录（如：全引目录、案卷目录和收发文本等）。由档案管理员及有关部门负责人根据档案内容确定保管期限。记录、档案的保存期原则上不少于6年，特殊情况需长期保存的另立册存档（如仪器档案）等；超过保存期限的记录、档案，由保管人提出，部门负责人组织相关人员进行鉴别，对需要销毁的资料档案进行造册，列出销毁清单，部门负责人审核，报机构领导批准后销毁，并记入《文件销毁记录》。

4.5.2 档案保存室的环境要适宜，能防盗、防火、防潮、防虫、防鼠、防光、防尘等。对损失或变质的档案资料应及时修复或复制。

4.5.3 档案管理员对各类报告、记录进行分类编目，存放有序，便于存取、检索和借阅。严格遵守保密纪律和制度，执行相应的保密和保护所有权的程序。

4.5.4 电子媒体的记录应确保软盘、硬盘、光盘不受损坏，确保记录完整，并采取有效措施，避免原始信息或数据的丢失或改动。

4.5.5 档案管理员要及时对档案的收进、移出、整理、鉴定、保管数量和利用情况进行统计，按相关规定填写档案统计登记表报上级部门。

4.6 资料档案的借阅

4.6.1 对一般档案，人员对记录（档案）的检索和借阅需经相应档案管理部门负责人同意，填写《文件借阅登记表》，和借阅本专业范围的业务档案，受控文件资料借阅按《管理体系文件控制程序》执行。

4.6.2 外部人员查阅或拷贝记录（档案），质量档案须经质量管理科负责人批准，其他档案经相关管理部门批准。所有记录（档案）只可就地查阅，不予外借。

4.6.3 工作人员借阅档案资料应先提出申请，经相关部门负责人批准后借阅与本人目前从事专业有关的资料。借阅人必须妥善保管好档案资料，发现有损、撕、涂改或泄露档案内容者，档案管理者必须及时向有关领导汇报，采取适当的纠正措施。

4.7 保密措施

4.7.1 保密内容：有关单位报送新产品申请及有关审批的技术资料，包括配方、工艺、新产品质量标准、实验资料及数据；国家卫生健康委员会等部委及省下达的科研项目的全部资料；检验报告的实验数据，包括原始记录，检验结论尚未完全确定之前的检验检测数据；疫情统计资料，以及其他需要保密的事项。

4.7.2 确系工作需要的保密资料，经机构负责人同意后可按手续办理借阅，用毕立即归还，不准复印抄录。

4.7.3 除此之外，保密管理还应执行《保密管理程序》。

5.相关文件

5.1 《记录控制程序》（××××/CX ××）

5.2 《管理体系文件控制程序》（××××/CX ××）

5.3 《仪器设备管理程序》（××××/CX ××）

5.4 《保密管理程序》（××××/CX ××）

6.记录表格

6.1 《文件销毁记录》

6.2 《文件借阅登记表》

第二十九节 菌种、毒种（株）和阳性标本管理程序

1.目的

加强机构的菌种、毒种（株）和阳性标本的管理，确保菌种、毒种（株）和阳性标本的收集、保管、领用及销毁活动符合相关生物安全管理的规定，保证检测工作安全有序，保障实验室人员的人身安全和实验室安全。

2.范围

适用于机构检验检测活动中涉及到的一类至四类菌种、毒种（株）及其阳性标本的收集、保管、领用及销毁等活动。

3.职责

3.1 从事微生物检验检测活动的相关部门负责菌种、毒种（株）的采购和验收。

3.2 负责菌库管理的责任部门负责菌种、毒种（株）和相关阳性标本的集中存储保管。

3.3 使用部门负责使用中的菌种、毒种（株）和相关阳性标本的保管。

3.4 保管菌种、毒种（株）和相关阳性标本的相关部门负责人及相关人员负责保管范围内的菌种、毒种（株）和相关阳性标本的销毁。

3.5 机构负责人和分管领导负责菌种、毒种（株）和相关阳性标本领用的审批。

4.分类与定义

根据《病原微生物实验室生物安全管理条例》（中华人民共和国国务院令第424号）和《人间传染的病原微生物菌（毒）种保藏机构管理办法》（卫生部令第68号）的规定，将菌种、毒种（株）分为一类、二类、三类、四类，具体分类按照《卫生部关于印发<人间传染的病原微生物名录>的通知》（卫科教发［2006］15号）以及其他相关规定执行。

5.程序

5.1 菌种、毒种（株）和阳性标本的收集

5.1.1 须移交机构菌库集中保存的菌种、毒种（株）和阳性标本包括：

（1）在常规检验检测、监测活动中和科学研究工作中分离获得的一类、

二类菌种、毒种（株）和相应的阳性标本；

（2）外部购买的菌种、毒种（株）标准株；

（3）有关单位送来鉴定的有保存价值的菌种、毒种（株）；

（4）其他需要移交机构菌库集中保存的菌种、毒种（株）。

5.1.2　在常规检验检测、监测活动中和科学研究工作中分离获得的三类、四类菌种、毒种（株）和相应的阳性标本由相关检验检测部门保管。

5.1.3　在常规检验检测、监测活动中和科学研究工作中使用的菌种、毒种（株）标准株的传代菌种、毒种（株）由相关检验检测部门保管。

5.2　菌种、毒种（株）的保管

5.2.1　所保管的菌种、毒种（株），必须具有该菌种、毒种（株）的相关信息资料，经复核或鉴定后进入机构菌库，并建立菌种、毒种（株）档案，予以保存。

5.2.2　根据所保管的菌种、毒种（株）的特性，采取妥善可靠的方法（如冷冻干燥/室温、半固体/15 ℃±1 ℃、细胞培养液/冷冻）保管，防止菌种、毒种（株）失活或变异，并配置有足够安全的防范措施。在保存过程中定期检查，保管人员如发现菌种、毒种（株）失活或变异，应及时上报部门负责人及生物安全管理部门，并说明原因。

5.2.3　机构菌库的管理部门应制定严密的安全保管制度，对不同类的菌种、毒种（株）进行分类保存，所有菌种、毒种（株）及相应的阳性标本应实行专柜（冰箱/冰柜）单独保存，并有专人负责，双人双锁保管。

5.2.4　保管人员在保管工作中应认真、及时做好各类保管记录。

5.3　菌种、毒种（株）的领用审批

5.3.1　本单位领取

5.3.1.1　一类菌种、毒种（株）的领取

由使用人填写《一、二类菌种、毒种（株）内部领用审批表》，经使用部门负责人审核，机构菌库保管部门核实，机构负责人批准后到相应的机构菌库领取。

5.3.1.2　二类菌种、毒种（株）的领取

由使用人填写《一、二类菌种、毒种（株）内部领用审批表》，经使用部门负责人审核，机构菌库保管部门核实，机构生物安全负责人或使用部门的机构分管主任批准后到相应的机构菌库领取。

5.3.1.3　三类、四类菌种、毒种（株）的领取

由使用人填写《三、四类菌种、毒种（株）内部领用单》，经使用部门负责人批准后到相应的菌库领取。

5.3.2 外单位领取

5.3.2.1一类、二类菌种、毒种（株）的领取

由领取单位持单位正式公函（公函中应说明菌种、毒种（株）的名称、型属、数量及用途）向本机构申请，经生物安全管理部门、安全保卫部门和菌种、毒种（株）保管部门初审，机构负责人审核，报省卫生健康委员会科技教育处批准（必要时，应经分管主任批准）后到相应的菌库领取。

5.3.2.2 三类、四类菌种、毒种（株）的领取

由领取单位持单位正式公函（公函中应说明菌种、毒种（株）的名称、型属、数量及用途）向本机构申请，经生物安全管理部门、安全保卫部门初审，菌种、毒种（株）保管部门审核，机构负责人批准后到相应的菌库领取（必要时，报省卫生健康委员会科技教育处备案）。

5.3.3 所有领用记录应予以妥善保存备查。

5.4 菌种、毒种（株）及相应的阳性标本的运输

菌种、毒种（株）及相应的阳性标本在进行包装和运输时必须遵循国家和/或国际的相关规定。

5.4.1 单位内部运输

5.4.1.1 同一建筑物内运输

在保证安全的前提下，可适当简化包装，由检验检测人员负责运输。

5.4.1.2 不同建筑物之间的运输

不宜简化包装，在保证安全的前提下，至少应由2名检验检测人员负责运输（必要时，使用专车运输）。

5.4.2 单位外部运输

5.4.2.1 在省内运输高致病性病原微生物菌种、毒种（株）及相应的阳性标本时，须经省人民政府卫生行政主管部门或者兽医行政主管部门批准后，方可进行运输。

5.4.2.2 当高致病性病原微生物菌种、毒种（株）及相应的阳性标本需要跨省运输或运往国外时，须经省人民政府卫生行政主管部门或者兽医行政主管部门初审，分别报请国务院卫生行政主管部门或者兽医行政主管部门批准后，方可进行运输。

5.5 菌种、毒种（株）及相应的阳性标本的销毁

5.5.1 销毁范围为无保留价值的、不符合实验要求的菌种、毒种（株）及相应的阳性标本。

5.5.2 当一类、二类菌种、毒种（株）及相应的阳性标本需要销毁时，由保管人员或使用人员提出销毁申请，经保管部门或使用部门负责人审核，

报请机构负责人批准后，在安全保卫部门和生物安全管理部门有关人员的共同监督下进行销毁，并填写《一、二类菌种、毒种（株）及相应的阳性标本销毁申请与销毁记录表》，由销毁人员和监督人员签字确认后交各责任部门备案。

5.5.3　当三类、四类菌种、毒种（株）及相应的阳性标本需要销毁时，由保管人员或使用人员提出销毁申请，经保管部门或使用部门负责人批准（必要时，如首次从本省疫情处理中分离得到的三类、四类菌种、毒种（株）及相应的阳性标本需要销毁时，应报机构分管主任批准）后，在部门质量监督员的监督下进行销毁，并填写《三、四类菌种、毒种（株）及相应的阳性标本销毁记录表》，由销毁人员和监督人员签字确认后交各责任部门备案。

6.相关文件

6.1　《中华人民共和国生物安全法》

6.2　《病原微生物实验室生物安全管理条例》

6.3　《人间传染的病原微生物菌（毒）种保藏机构管理办法》

6.4　《卫生部关于印发<人间传染的病原微生物名录>的通知》

7.记录表格

7.1　《菌种、毒种（株）及相应的阳性标本目录表》

7.2　《菌种、毒种（株）及相应的阳性标本登记表》

7.3　《一、二类菌种、毒种（株）内部领用审批表》

7.4　《三、四类菌种、毒种（株）内部领用单》

7.5　《一、二类菌种、毒种（株）外单位购用申请表》

7.6　《三、四类菌种、毒种（株）外单位购用申请表》

7.7　《一、二类菌种、毒种（株）及相应的阳性标本销毁申请与销毁记录表》

7.8　《三、四类菌种、毒种（株）及相应的阳性标本销毁记录表》

第三十节　实验室终末消毒程序

1.目的

保证生物安全实验室无污染和实验室工作人员的安全。

2.范围

适用于生物安全实验室工作区。

3. 职责

3.1 生物安全管理部门负责生物安全实验室消毒监督。

3.2 实验室和生物安全三级实验室项目组负责人负责实验室终末消毒的组织，组织对消毒效果开展监测。

3.3 实验室工作人员负责实验室终末消毒的具体实施。

3.4 微生物实验室负责实验室消毒效果年度监测。

4. 程序

4.1 消毒试剂：采用对病原敏感的消毒试剂进行消毒。双人操作，注意个体防护。

4.2 消毒时间：

4.2.1 实验室更换操作病原微生物之前；

4.2.2 实验室进行维修维护前，包括：更换核心区高效过滤单元、实验室内主体结构进行维护、实验室送、排风管道进行维修；

4.2.3 实验室发生较为严重的事故，进行紧急处理后；

4.2.4 实验室阶段性工作完成后，间隔1个月以上不使用实验室；

4.2.5 根据实际工作情况，各实验室、项目组负责人认为需要进行消毒时。

4.3 消毒方法：

4.3.1 实验室负责人组织制定相关生物安全实验室终末消毒作业指导书，作业指导书需明确：消毒剂类型、消毒剂浓度、作用时间、消毒方法、注意事项等，建议使用过氧化氢消毒灭菌蒸汽发生器进行消毒。

4.3.2 实验室工作人员严格依照所制定的相关生物安全实验室终末消毒作业指导书开展实验室终末消毒工作，并做好记录，终末消毒后应开展消毒效果验证。

4.3.3 实验室和生物安全三级实验室项目组要定期进行消毒方法的效果监测，做好记录，并对消毒效果开展评价。

4.3.4 微生物实验室每年对实验室消毒效果开展年度监测。

4.3.5 生物安全管理部门，不定期对生物安全实验室消毒情况进行监督检查。

5. 相关文件

5.1 《实验室安全手册》（××××/AQ ××）

5.2 《医院消毒卫生标准》（GB 15982）

6. 记录

《实验室终末消毒记录》

第三十一节　危险化学品安全管理程序

1.目的

加强对实验室危险品化学品的管理，通过强化各种安全措施的落实，保证危险品化学品的采购、验收、使用和储运等各个环节安全、可靠，避免发生差错失误事件，保障实验室人员的人身安全和实验室安全。

2.范围

适用于机构所有危险化学品的管理。

3.职责

3.1　机构负责人负责危险化学品管理工作的领导。

3.2　安全保卫部门负责经常性的安全管理工作。

3.3　采购管理部门、使用部门负责具体的申购、采购、仓储等工作。

3.4　实验室安全管理部门负责监督检查工作。

4.定义

本程序文件所称危险化学品，包括爆炸品、压缩气体和液化气体、易燃液体、易燃固体、自燃物品和遇湿易燃物品、氧化剂和有机过氧化物、有毒品和腐蚀品等。

5.程序

5.1　组织领导

5.1.1　机构负责人负责危险化学品管理工作的领导，定期组织安全检查和布置安全生产防范工作。

5.1.2　安全保卫部门负责危险化学品的经常性安全管理工作。组织相关部门学习有关法规，培训业余消防队伍，定期检查消防设施、器材。加强对采购、储运、使用、保管危险化学品的有关人员进行安全生产业务技术指导。组织安全检查和负责制定各项安全防范措施，定期向机构负责人或机构分管安全的领导汇报有关制度的执行情况。

5.1.3　采购管理部门和使用部门负责危险化学品仓库及其相关安全配套设施的管理，并做好危险化学品仓库周边的杂物、易燃物品的清理和消防器材的管理以及相关设施（如保险柜）的管理维护等工作，并做好危险化学品出库领用登记，如实记入《危险化学品领用登记表》。

5.1.4　采购管理部门负责危险化学品的采购、运输、验收、入库等工作。

5.1.5 检测部门使用危险化学品类的化学试剂必须专人负责计划申请和领用保管，并建立领用消耗登记，如实填写《危险化学品采购计划和验收记录表》和《危险化学品领用记录单》。

5.1.6 实验室安全管理部门负责对本程序执行情况的进行监督检查。

5.2 管理措施

5.2.1 危险化学品的采购必须指定熟悉业务的专人负责。依法办理准购手续，采购凭证或批件不得借与他人使用。

5.2.2 坚持按照实际需要的品种、数量进行采购，防止过量库存和积压，因工作需要确需大量储备时，应经机构主任批准。常用易燃类、腐蚀类的化学试剂为便于运输等应酌情整箱进货。为便于在万一发生意外事故时，可将事故局限在小范围内而易于清除，有毒品、易爆品必须按数量允许的最小包装进货。

5.2.3 危险化学品运输应由供应商送货上门。

5.2.4 装卸人员必须注意自身防护和穿戴必要的防护用品（如耐酸衣、工作衣、口罩、手套等），用后及时洗消。装卸搬运时应轻装轻卸，防止撞击、重压和摩擦，严禁抛甩等野蛮装卸作业。入库摆放时应安全堆放，并注意保持标志完整。

5.2.5 加强验收入库管理，由采购人员或提货人员（必要时，可请使用部门派专业人员参加）当面点清品种、规格、数量，对照合同点验实物，准确无误后方可出具验收凭证。对标签脱落的危险品要认证查明，及时补救和安全养护，严禁标志不明的货物入库。对搬运过程中发生包装损坏遗留在地面上的危险品必须及时清除，妥善处理。

5.2.6 危险化学品的存储管理应严格执行双人管理、双人发放、双人运输、双锁控制、双人使用的制度，并如实记入《危险化学品消耗记录表》。

5.2.7 危险化学品库房内部及周边环境应经常保持清洁整齐，库内不准办公、休息、住人；不准使用可燃材料制作的货架、橱柜。库内应张挂"严禁烟火""库房重地闲人免入"等警示标识。用后的包装物品应及时清理，妥善存放或清仓出库。沾过油污的棉纱、抹布、手套、工作衣等必须放置在安全地点，进行保管或及时处理。

5.2.8 库内危险化学品试剂应科学分类存放。基本原则是：有毒品、易爆品在保险柜内分隔放置；易燃品及性质相互抵触或灭火方法不同的试剂应分库分类堆放或上货架放置；货架下层放置液态试剂，中层放置固态试剂，上层放置小包装试剂，放置情况记入《危险化学品放置分类目录》，并及时更新。

5.2.9 高压气体钢瓶应符合《气瓶安全监察规定》的要求，设专用库房按种类分开整齐排列安放，并定期进行安全检验，逾期不得使用。实验用气瓶必须放在室内并安全固定，严禁放置在露天或走廊。严禁远距离输气。

5.2.10 受光照易变质的试剂必须放置在库房内阴暗处，必要时应采取避光措施。

5.2.11 放射性同位素、放射源标准品不得放置在危险化学品库房内，应另外妥善保管。

5.2.12 危险化学品包装容器在危险状态未解除前不得用作其他用途，避免对环境产生污染危害、剧毒品的包装容器报废前必须交有关部门作技术处理，以防止污染环境（尤其是水源、土壤）造成人、畜中毒事故的发生。具体按《实验室内务管理程序》执行。

5.2.13 库房和部门的危险品、有毒品出入量应准确，要按月进行盘点，如有差错应立即查清并上报机构实验室安全领导小组、实验室安全管理委员会及采购管理部门、安全保卫部门，危险品、剧毒品的领用单应至少保存3年以上备查。

5.2.14 危险化学品库房管理人员调动工作时，必须报采购管理部门和安全保卫部门，在其监督下办理交接手续。

5.2.15 对菌种、毒种（株）的管理按《菌种、毒种（株）和阳性标本管理程序》执行。

5.2.16 放射性同位素、放射源标准品的管理由使用部门制定相应的作业指导书，予以规范。

6. 支持性文件

6.1 《危险化学品安全管理条例》

6.2 《危险化学品登记管理办法》

6.3 《气瓶安全监察规定》

6.4 《外部提供产品和服务控制程序》（××××/CX ××）

6.5 《实验室内务管理程序》（××××/CX ××）

6.6 《菌种、毒种（株）和阳性标本管理程序》（××××/CX ××）

7. 质量记录

7.1 《危险化学品领用登记表》

7.2 《危险化学品采购计划和验收记录表》

7.3 《危险化学品领用记录单》

7.4 《危险化学品消耗记录表》

7.5 《危险化学品放置分类目录》

第三章 生物安全管理手册实例

生物安全管理手册

批 准 人：

批准日期：

总页数：

副本控制：　　　受控□ 非受控□

受控编号：

持有人：

目 录

1.概述

1.1 机构概述

描述机构法律地位、内部机构设施、人员结构、实验室设置、检测能力情况、生物安全管理体系文件编制依据及情况等。

1.2 实验室识别

名称：

地址：

邮编：

电话：

传真：

网址：

E-mail：

2.术语和定义

2.1 术语和定义

下列术语和定义仅适用于本手册

2.1.1 气溶胶 aerosols

悬浮于气体介质中的粒径一般为 0.001 μm～100 μm 的固态或液态微小粒子形成的相对稳定的分散体系。

2.1.2 事故 accident

造成死亡、疾病、伤害、损坏以及其他损失的意外情况。

2.1.3 气锁 air lock

具备机械送排风系统、整体消毒灭菌条件、化学喷淋（适用时）和压力可监控的气密室，其门具有互锁功能，不能同时处于开启状态。

2.1.4 生物因子 biological agents

微生物和生物活性物质。

2.1.5 生物安全柜 biological safety cabinet，BSC

具备气流控制及高效空气过滤装置的操作柜，可有效降低实验过程中产生的有害气溶胶对操作者和环境的危害。

2.1.6 缓冲间 buffer room

设置在被污染概率不同的实验室区域间的密闭室，需要时，设置机械通风系统，其门具有互锁功能，不能同时处于开启状态。

2.1.7 定向气流 directional airflow

特指从污染概率小区域流向污染概率大区域的受控制的气流。

2.1.8 危险 hazard

可能导致死亡、伤害或疾病、财产损失、工作环境破坏或这些情况组合的根源或状态。

2.1.9 危险识别 hazard identification

识别存在的危险并确定其特性的过程。

2.1.10 高效空气过滤器（HEPA 过滤器）high efficiency particulate air filter

通常以 0.3 μm 微粒为测试物，在规定的条件下滤除效率高于 99.97% 的空气过滤器。

2.1.11 事件 incident

导致或可能导致事故的情况。

2.1.12 实验室 laboratory

涉及生物因子操作的实验室。

2.1.13 实验室生物安全 laboratory biosafety

实验室的生物安全条件和状态不低于容许水平，可避免实验室人员、来访人员、社区及环境受到不可接受的损害，符合相关法规、标准等对实验室生物安全责任的要求。

2.1.14 实验室防护区 laboratory containment area

实验室的物理分区，该区域内生物风险相对较大，需对实验室的平面设计、围护结构的密闭性、气流，以及人员进入、个体防护等进行控制的区域。

2.1.15 材料安全数据单 material safety data sheet，MSDS

详细提供某材料的危险性和使用注意事项等信息的技术通报。

2.1.16 个体防护装备 personal protective equipment，PPE

防止人员个体受到生物性、化学性或物理性等危险因子伤害的器材和用品。

2.1.17 风险 risk

危险发生的概率及其后果严重性的综合。

2.1.18 风险评估 risk assessment

评估风险大小以及确定是否可接受的全过程。

2.1.19 风险控制 risk control

为降低风险而采取的综合措施。

2.1.20 专业实验室

指机构 BSL-2、BSL-3 实验室。

2.2 缩略语

2.2.1 内审员：内部审核员

2.2.2 CNAS：中国合格评定国家认可委员会

2.3 引用法规和标准

2.3.1 《中华人民共和国生物安全法》

2.3.2 《病原微生物实验室生物安全管理条例》

2.3.3 《实验室生物安全通用要求》（GB19489）

2.3.4 《实验室生物安全认可准则》（CNAS-CL05）

3.风险评估和风险控制

3.1 总则

风险评估及风险控制是实验室生物安全的重要手段。通过对所操作病原微生物及实验活动进行风险评估，使从事实验活动的人员了解相关致病因子的危害程度，选择正确的生物安全防护方式，采取相应的生物安全防护措施，以达到控制和减少生物危害。

在生物风险评估的基础上，确定所操作病原微生物实验活动应采取生物安全防护等级，制定相关操作规程、管理制度和紧急事故处理办法，形成书面文件，经批准后严格遵照执行。

3.2 职责

3.2.1 相关病原微生物检测实验室负责人或项目负责人负责组织编写实验所涉及病原微生物的风险评估报告。

3.2.2 生物安全委员会对风险评估报告进行审核论证，提出修改意见。

3.2.3 机构负责人负责风险评估报告的批准。

3.3 要求

3.3.1 所有生物安全实验室必须开展实验前进行风险评估。当实验室活动涉及传染或潜在传染性的致病生物因子时，实验室主任或项目负责人应组织相关专业人员事先对所有拟从事活动的风险进行评估，包括对化学、物理、辐射、电气、水灾、火灾、自然灾害等的风险进行评估，评估报告报生物安全委员会，生物安全委员会组织专家进行审核，生物安全委员会审核通过后，报机构负责人批准风险评估报告。批准后的评估报告报生物安全管理部门备案。

3.3.2 风险评估按照中心建立的《风险评估及风险控制程序》（××××/CX××）进行，以持续进行危险识别、风险评估和实施必要的控制措施。风险评估应考虑（但不限于）下列内容：

（1）生物因子已知或未知的特性，如生物因子的种类、来源、传染性、传播途径、易感性、潜伏期、剂量-效应（反应）关系、致病性（包括急性与远期效应）、变异性、在环境中的稳定性、与其他生物和环境的交互作用、相关实验数据、流行病学资料、预防和治疗方案等；

（2）适用时，实验室本身或相关实验室已发生的事故分析；

（3）实验室常规活动和非常规活动过程中的风险（不限于生物因素），包括所有进入工作场所的人员和可能涉及的人员（如：合同方人员）的活动；

（4）设施、设备等相关的风险；

（5）适用时，实验动物相关的风险；

（6）人员相关的风险，如身体状况、能力、可能影响工作的压力等；

（7）意外事件、事故带来的风险；

（8）被误用和恶意使用的风险；

（9）风险的范围、性质和时限性；

（10）危险发生的概率评估；

（11）可能产生的危害及后果分析；

（12）确定可接受的风险；

（13）适用时，消除、减少或控制风险的管理措施和技术措施，及采取措施后残余风险或新带来风险的评估；

（14）适用时，运行经验和所采取的风险控制措施的适应程度评估；

（15）适用时，应急措施及预期效果评估；

（16）适用时，为确定设施设备要求、识别培训需求、开展运行控制提供的输入信息；

（17）适用时，降低风险和控制危害所需资料、资源（包括外部资源）的评估；

（18）对风险、需求、资源、可行性、适用性等的综合评估。

3.3.3　风险评估应由具有经验的专业人员（不限于本机构内部的人员）进行，具备以下条件：

（1）熟悉所要操作的微生物的特性；

（2）熟悉所要进行的实验工作特性、实验程序和所需使用的防护设备；

（3）理解相关法规和政策。

3.3.4　应记录风险评估过程，风险评估报告应注明评估时间、编审人员和所依据的法规、标准、研究报告、权威资料、数据等。

3.3.5　应定期进行风险评估或对风险评估报告复审，评估的周期应根据实验室活动和风险特征而确定。风险评估一旦进行，还应当考虑收集与危险程度相关的新资料以及来自科学文献的其他相关的新信息，以便必要时对风险评估结果进行定期检查和修订。

3.3.6　开展新的实验室活动或欲改变经评估过的实验室活动（包括相关的设施、设备、人员、活动范围、管理等），应事先或重新进行风险评估。

3.3.7　操作超常规量或从事特殊活动时，实验室应进行风险评估，以确定其生物安全防护要求，经实验室主任的批准。

3.3.8　当发生事件、事故等时，应重新进行风险评估。

3.3.9　当相关政策、法规、标准等发生改变时，应重新进行风险评估。

3.3.10　风险评估所依据的数据及拟采取的风险控制措施、安全操作规程等应以国家主管部门和世界卫生组织、世界动物卫生组织、国际标准化组织等机构或行业权威机构发布的指南、标准等为依据；任何新技术在使用前应经过充分验证，适用时，应得到相关主管部门的批准。

3.3.11　风险评估报告应得到机构负责人批准；对未列入国家相关主管部门发布的病原微生物名录的生物因子的风险评估报告，适用时，应得到相关主管部门的批准。

3.3.12　除考虑实验室自身活动的风险外，还应考虑外部人员活动、使用外部提供的物品或服务所带来的风险。

3.3.13　实验室风险评估和风险控制活动的复杂程度决定于实验室所存在危险的特性，适用时，实验室不一定需要复杂的风险评估和风险控制活动。

3.4　风险控制与风险评估结果的应用

3.4.1　各实验室应依据病原微生物风险评估结果，正确选择、配备生物安全防护水平所需的设施、设备和个体防护装置。

3.4.2　采取风险控制措施时宜首先考虑消除危险源（如果可行），然后再考虑降低风险（降低潜在伤害发生的可能性或严重程度），最后考虑采用个体防护装备。

3.4.3　危险识别、风险评估和风险控制的过程不仅适用于实验室、设施设备的常规运行，而且适用于对实验室、设施设备进行清洁、维护或关停期间。

3.4.4　实验室应有机制监控其所要求的活动，以确保相关要求及时并有效地得以实施。

3.4.5　风险评估报告应是实验室采取风险控制措施、建立安全管理体系和制定安全操作规程的依据。实验室应依据微生物风险评估结果，制定相应的操作程序和管理规程。

3.4.6　当风险评估结果提示，拟检测或研究的特定致病生物因子，实验室现有的环境设施条件不能满足时，实验室主任应及时向机构生物安全办公室报告，以便采取进一步的安全防范措施。

3.5 相关支持性文件

3.5.1 《病原微生物实验室生物安全管理条例》（国务院令424号）

3.5.2 《实验室生物安全通用要求》（GB 19489）

3.5.3 《病原微生物实验室生物安全通用准则》（WS 233）

3.5.4 《实验室生物安全手册》（世界卫生组织 第三版）

3.5.5 《风险评估及风险控制程序》（××××/CX ××）

4.实验室生物安全水平分级

4.1 总则

4.1.1 生物安全实验室通过配置生物安全柜、个人防护装备及实验室设施结构和通风系统等构成的防护屏障，保护实验室工作人员、实验样品及实验室外界环境不受污染。

4.1.2 实验活动前必须根据风险评估结果选择适合的生物安全水平分级的实验场所，以提供必要的相应的防护条件。

4.1.3 生物安全实验室根据对所操作生物因子采取的防护措施，依据国家法规及标准将实验室生物安全防护水平分为一级、二级、三级、四级。

4.1.4 一级、二级生物安全实验室由各所各科负责管理，三级生物安全（BSL-3）实验室由单位统一管理。

4.2 防护屏障

4.2.1 一级防护屏障：为BSL-2和BSL-3实验室配备Ⅱ级生物安全柜，根据实际需要，可以配备Ⅲ级生物安全柜；为不同等级实验室工作人员提供合适的个人防护装备，包括手套、防护服、鞋套、靴子、防护口罩、防护面罩、护目镜等。生物安全柜和个人防护装备等构成一级防护屏障。

4.2.2 二级防护屏障：为实验室提供适当的设施结构和通风系统等，构成实验室的二级防护屏障。

4.3 标准操作规程

针对每一不同等级特定的实验室，制定有关生物安全防护综合措施，编写有关的标准操作规程。

4.4 生物安全水平分级

4.4.1 生物安全实验室按国家有关规定，对实验室实行分级管理。

4.4.2 根据防护屏障和标准操作规程的不同，生物安全防护水平分为4个等级，1级防护水平最低，4级防护水平最高。以BSL-1、BSL-2、BSL-3、BSL-4表示实验室的相应生物安全防护水平。以ABSL-1、ABSL-2、ABSL-

3、ABSL-4表示包括从事动物活体操作的实验室的相应生物安全防护水平。

4.4.2.1　生物安全防护水平为一级的实验室适用于操作在通常情况下不会引起人类或者动物疾病的微生物；

4.4.2.2　生物安全防护水平为二级的实验室适用于操作能够引起人类或者动物疾病，但一般情况下对人、动物或者环境不构成严重危害，传播风险有限，实验室感染后很少引起严重疾病，并且具备有效治疗和预防措施的微生物；

4.4.2.3　生物安全防护水平为三级的实验室适用于操作能够引起人类或者动物严重疾病，比较容易直接或者间接在人与人、动物与人、动物与动物间传播的微生物；

4.4.2.4　生物安全防护水平为四级的实验室适用于操作能够引起人类或者动物非常严重疾病的微生物，以及我国尚未发现或者已经宣布消灭的微生物。

4.4.3　根据实验活动的差异、采用的个体防护装备和基础隔离设施的不同，生物安全实验室分以下情况：

4.4.3.1　操作通常认为非经空气传播致病性生物因子的实验室。

4.4.3.2　可有效利用安全隔离装置（如：生物安全柜）操作常规量经空气传播致病性生物因子的实验室。

4.4.3.3　不能有效利用安全隔离装置操作常规量经空气传播致病性生物因子的实验室。

4.4.3.4　利用具有生命支持系统的正压服操作常规量经空气传播致病性生物因子的实验室。

4.4.4　应依据国家相关主管部门发布的病原微生物分类名录，在风险评估的基础上，确定实验室的生物安全防护水平。

本机构目前拥有BSL-1、BSL-2和加强型BSL-2实验室。

4.4.5　机构新建、改建或者扩建BSL-1和BSL-2实验室，应当在机构所在地人民政府卫生主管部门备案。

4.5　三级生物安全实验室相关规定

4.5.1　新建、改建、扩建三级实验室应当遵守下列规定：

A.符合国家生物安全实验室体系规划并依法履行有关审批手续；

B.经国务院科技主管部门审查同意；

C.符合《生物安全实验室建筑技术规范》（GB 50346）；

D.生物安全防护级别与其拟从事的实验活动相适应。

4.5.2　三级实验室应通过实验室国家认可。

4.5.3 生物安全三级实验室通过实验室国家认可后，应当向单位所在地人民政府环境保护主管部门和当地公安机关备案。

4.5.4 一级、二级实验室不得从事高致病性病原微生物实验活动。三级实验室从事高致病性病原微生物实验活动，应当具备下列条件：

A.实验目的和拟从事的实验活动符合国务院卫生主管部门的规定；

B.通过实验室国家认可；

C.具有与拟从事的实验活动相适应的工作人员；

D.工程质量经建筑主管部门依法检测验收合格。

E.获得国务院卫生主管部门颁发的从事高致病性病原微生物实验活动的资格证书。

4.5.5 生物安全三级实验室取得从事高致病性病原微生物实验活动资格证书，需要从事某种高致病性病原微生物或者疑似高致病性病原微生物实验活动时，应当依照国务院卫生主管部门的规定报请当地省级卫生主管部门或国家卫生主管部门批准。实验活动结果以及工作情况应当向原批准部门报告。

4.5.6 实验室申报或者接受与高致病性病原微生物有关的科研项目，应当符合科研需要和生物安全要求，具有相应的生物安全防护水平，并经国务院卫生主管部门同意。

4.5.7 需要在动物体上从事高致病性病原微生物相关实验活动的，应当在符合动物实验室生物安全国家标准的三级以上实验室进行。

4.5.8 生物安全三级实验室相关实验活动应有2名以上的工作人员共同进行，另有工作人员在监控区监控。

4.5.9 进入生物安全三级实验室的工作人员或者其他有关人员，应当按照《实验人员准入程序》（××××/CX ××）经实验室负责人批准。实验室应当为其提供符合防护要求的防护用品并采取其他职业防护措施。

4.5.10 禁止在生物安全三级实验室同时从事一种以上高致病性病原微生物的相关实验活动。

4.5.11 实验室开展检测工作时，发现高致病性病原微生物或者疑似高致病性病原微生物，需要进一步从事这类高致病性病原微生物相关实验活动的，应当依照病原微生物实验室生物安全管理条例规定经批准同意，并在取得相应资格证书的实验室中进行。应当严格依照国务院卫生主管部门或者兽医主管部门的规定，建立健全规章制度，保证实验室生物安全。

4.6 相关支持性文件

4.6.1 《生物安全实验室建筑技术规范》（GB50346）

4.6.2 《设施和环境条件控制程序》（××××/CX ××）

4.6.3 《实验人员准入程序》（××××/CX ××）

5.实验室设计原则及基本要求

5.1 实验室选址、设计和建造应符合国家和地方环境保护和建设主管部门等的规定和要求。

5.2 实验室的防火和安全通道设置应符合国家的消防规定和要求，同时应考虑生物安全的特殊要求；必要时，应事先征询消防主管部门的建议。

5.3 实验室安全保卫应符合国家相关部门对该类设施的安全管理规定和要求。

5.4 实验室建筑材料和设备等应符合国家相关部门对该类产品生产、销售和使用的规定和要求。

5.5 实验室设计应保证对生物、化学、辐射和物理等危险源的防护水平控制在经过评估的可接受程度，为关联的办公区和邻近的公共空间提供安全的工作环境，及防止危害环境。

5.6 实验室走廊和通道应不妨碍人员和物品通过。

5.7 应设计紧急撤离路线，紧急出口应有明显的标识。

5.8 房间门根据需要安装门锁，门锁应便于内部快速打开。

5.9 需要时（如：正当操作危险材料时），房间的入口处应有警示和进入限制。

5.10 应评估生物材料、样本、药品、化学品和机密资料等被误用、被偷盗和被不正当使用的风险，并采取相应的物理防范措施。

5.11 应有专门设计以确保存储、转运、收集、处理和处置危险物料的安全。

5.12 实验室内温度、湿度、照度、噪声和洁净度等室内环境参数应符合工作要求和卫生等相关要求。

5.13 实验室设计还应考虑节能、环保及舒适性要求，应符合职业卫生要求和人机工效学要求。

5.14 实验室应有防止节肢动物和啮齿动物进入的措施。

6.实验室设施和设备要求

6.1 总则

设施和设备直接影响实验室生物安全，各级实验室的设施、设备和材料（包括防护屏障）都必须满足《实验室生物安全通用要求》和《生物安全实验室建筑技术规范》等标准的要求。符合国家相关生物安全水平等级的要求。

6.2 要求

生物安全实验室目前包括BSL-1、BSL-2、BSL-3实验室，依据《实验室生物安全通用要求》和《生物安全实验室建筑技术规范》，实验室建设以及设施和设备应符合以下设计原则，满足以下基本要求。

6.2.1 BSL-1实验室

6.2.1.1 实验室的门应有可视窗并可锁闭，门锁及门的开启方向应不妨碍室内人员逃生。

6.2.1.2 应设洗手池，宜设置在靠近实验室的出口处。

6.2.1.3 在实验室门口处应设存衣或挂衣装置，可将个人服装与实验室工作服分开放置。

6.2.1.4 实验室的墙壁、天花板和地面应易清洁、不渗水、耐化学品和消毒灭菌剂的腐蚀。地面应平整、防滑，不应铺设地毯。

6.2.1.5 实验室台柜和座椅等应稳固，边角应圆滑。

6.2.1.6 实验室台柜等和其摆放应便于清洁，实验台面应防水、耐腐蚀、耐热和坚固。

6.2.1.7 实验室应有足够的空间和台柜等摆放实验室设备和物品。

6.2.1.8 应根据工作性质和流程合理摆放实验室设备、台柜、物品等，避免相互干扰、交叉污染，并应不妨碍逃生和急救。

8.2.1.9 实验室可以利用自然通风。如果采用机械通风，应避免交叉污染。

6.2.1.10 如果有可开启的窗户，应安装可防蚊虫的纱窗。

6.2.1.11 实验室内应避免不必要的反光和强光。

6.2.1.12 若操作刺激或腐蚀性物质，应在30 m内设洗眼装置，必要时应设紧急喷淋装置。

6.2.1.13 若操作有毒、刺激性、放射性挥发物质，应在风险评估的基础上，配备适当的负压排风柜。

6.2.1.14 若使用高毒性、放射性等物质，应配备相应的安全设施、设备和个体防护装备，应符合国家、地方的相关规定和要求。

6.2.1.15 若使用高压气体和可燃气体，应有安全措施，应符合国家、地方的相关规定和要求。

6.2.1.16 应设应急照明装置。

6.2.1.17 应有足够的电力供应。

6.2.1.18 应有足够的固定电源插座，避免多台设备使用共同的电源插座。应有可靠的接地系统，应在关键节点安装漏电保护装置或监测报警装置。

6.2.1.19 供水和排水管道系统应不渗漏，下水应有防回流设计。

6.2.1.20 应配备适用的应急器材，如消防器材、意外事故处理器材、急救器材等。

6.2.1.21 应配备适用的通信设备。

6.2.1.22 必要时，应配备适当的消毒灭菌设备。

6.2.2 BSL-2实验室

6.2.2.1 BSL—2实验室位于本机构实验楼内，应满足6.2.1的全部要求。

6.2.2.2 实验室主入口的门、放置生物安全柜实验间的门应可自动关闭；实验室主入口的门应有进入控制措施。

6.2.2.3 实验室工作区域外应有存放备用物品的条件。

6.2.2.4 应在实验室工作区配备洗眼装置。

6.2.2.5 应在实验室或其所在的建筑内配备高压蒸汽灭菌器或其他适当的消毒灭菌设备，所配备的消毒灭菌设备应以风险评估为依据。

6.2.2.6 应在操作病原微生物样本的实验间内配备生物安全柜。

6.2.2.7 应按产品的设计要求安装和使用生物安全柜。如果生物安全柜的排风在室内循环，室内应具备通风换气的条件；如果使用需要管道排风的生物安全柜，应通过独立于建筑物其他公共通风系统的管道排出。

6.2.2.8 应有可靠的电力供应。必要时，重要设备（如：培养箱、生物安全柜、冰箱等）应配置备用电源。

6.2.3 BSL—3实验室

6.2.3.1 平面布局

（1）实验室应明确区分辅助工作区和防护区，应在建筑物中自成隔离区或为独立建筑物，应有出入控制。

（2）防护区中直接从事高风险操作的工作间为核心工作间，人员应通过缓冲间进入核心工作间。

（3）适用于操作通常认为非经空气传播致病性生物因子的实验室辅助工作区应至少包括监控室和清洁衣物更换间；防护区应至少包括缓冲间（可兼作脱防护服间）及核心工作间。

（4）适用于可有效利用安全隔离装置（如：生物安全柜）操作常规量经空气传播致病性生物因子的实验室辅助工作区应至少包括监控室、清洁衣物更换间和淋浴间；防护区应至少包括防护服更换间、缓冲间及核心工作间。

（5）适用于可有效利用安全隔离装置（如：生物安全柜）操作常规量经空气传播致病性生物因子的实验室核心工作间不宜直接与其他公共区域

相邻。

（6）如果安装传递窗，其结构承压力及密闭性应符合所在区域的要求，并具备对传递窗内物品进行消毒灭菌的条件。必要时，应设置具备送排风或自净化功能的传递窗，排风应经HEPA过滤器过滤后排出。

6.2.3.2 围护结构

（1）围护结构（包括墙体）应符合国家对该类建筑的抗震要求和防火要求。

（2）天花板、地板、墙间的交角应易清洁和消毒灭菌。

（3）实验室防护区内围护结构的所有缝隙和贯穿处的接缝都应可靠密封。

（4）实验室防护区内围护结构的内表面应光滑、耐腐蚀、防水，以易于清洁和消毒灭菌。

（5）实验室防护区内的地面应防渗漏、完整、光洁、防滑、耐腐蚀、不起尘。

（6）实验室内所有的门应可自动关闭，需要时，应设观察窗；门的开启方向不应妨碍逃生。

（7）实验室内所有窗户应为密闭窗，玻璃应耐撞击、防破碎。

（8）实验室及设备间的高度应满足设备的安装要求，应有维修和清洁空间。

（9）在通风空调系统正常运行状态下，采用烟雾测试等目视方法检查实验室防护区内围护结构的严密性时，所有缝隙应无可见泄漏。

6.2.3.3 通风空调系统

（1）应安装独立的实验室送排风系统，应确保在实验室运行时气流由低风险区向高风险区流动，同时确保实验室空气只能通过HEPA过滤器过滤后经专用的排风管道排出。

（2）实验室防护区房间内送风口和排风口的布置应符合定向气流的原则，利于减少房间内的涡流和气流死角；送排风应不影响其他设备（如：Ⅱ级生物安全柜）的正常功能。

（3）不得循环使用实验室防护区排出的空气。

（4）应按产品的设计要求安装生物安全柜和其排风管道，可以将生物安全柜排出的空气排入实验室的排风管道系统。

（5）实验室的送风应经过HEPA过滤器过滤，宜同时安装初效和中效过滤器。

（6）实验室的外部排风口应设置在主导风的下风向（相对于送风口），

与送风口的直线距离应大于12 m，应至少高出本实验室所在建筑的顶部2 m，应有防风、防雨、防鼠、防虫设计，但不应影响气体向上空排放。

（7）HEPA过滤器的安装位置应尽可能靠近送风管道在实验室内的送风口端和排风管道在实验室内的排风口端。

（8）应可以在原位对排风HEPA过滤器进行消毒灭菌和检漏。

（9）如在实验室防护区外使用高效过滤器单元，其结构应牢固，应能承受2500 Pa的压力；高效过滤器单元的整体密封性应达到在关闭所有通路并维持腔室内的温度在设计范围上限的条件下，若使空气压力维持在1000 Pa时，腔室内每分钟泄漏的空气量应不超过腔室净容积的0.1%。

（10）应在实验室防护区送风和排风管道的关键节点安装生物型密闭阀，必要时，可完全关闭。应在实验室送风和排风总管道的关键节点安装生物型密闭阀，必要时，可完全关闭。

（11）生物型密闭阀与实验室防护区相通的送风管道和排风管道应牢固、易消毒灭菌、耐腐蚀、抗老化，宜使用不锈钢管道；管道的密封性应达到在关闭所有通路并维持管道内的温度在设计范围上限的条件下，若使空气压力维持在500 Pa时，管道内每分钟泄漏的空气量应不超过管道内净容积的0.2%。

（12）应有备用排风机。应尽可能减少排风机后排风管道正压段的长度，该段管道不应穿过其他房间。

（13）不应在实验室防护区内安装分体空调。

6.2.3.4　供水与供气系统

（1）应在实验室防护区内的实验间的靠近出口处设置非手动洗手设施；如果实验室不具备供水条件，则应设非手动手消毒灭菌装置。

（2）应在实验室的给水与市政给水系统之间设防回流装置。

（3）进出实验室的液体和气体管道系统应牢固、不渗漏、防锈、耐压、耐温（冷或热）、耐腐蚀。应有足够的空间清洁、维护和维修实验室内暴露的管道，应在关键节点安装截止阀、防回流装置或HEPA过滤器等。

（4）如果有供气（液）罐等，应放在实验室防护区外易更换和维护的位置，安装牢固，不应将不相容的气体或液体放在一起。

（5）如果有真空装置，应有防止真空装置的内部被污染的措施；不应将真空装置安装在实验场所之外。

6.2.3.5　污物处理及消毒灭菌系统

（1）应在实验室防护区内设置生物安全型高压蒸汽灭菌器。宜安装专用的双扉高压灭菌器，其主体应安装在易维护的位置，与围护结构的连接之处应可靠密封。

（2）对实验室防护区内不能高压灭菌的物品应有其他消毒灭菌措施。

（3）高压蒸汽灭菌器的安装位置不应影响生物安全柜等安全隔离装置的气流。

（4）如果设置传递物品的渡槽，应使用强度符合要求的耐腐蚀性材料，并方便更换消毒灭菌液。

（5）淋浴间或缓冲间的地面液体收集系统应有防液体回流的装置。

（6）实验室防护区内如果有下水系统，应与建筑物的下水系统完全隔离；下水应直接通向本实验室专用的消毒灭菌系统。

（7）所有下水管道应有足够的倾斜度和排量，确保管道内不存水；管道的关键节点应按需要安装防回流装置、存水弯（深度应适用于空气压差的变化）或密闭阀门等；下水系统应符合相应的耐压、耐热、耐化学腐蚀的要求，安装牢固，无泄漏，便于维护、清洁和检查。

（8）应使用可靠的方式处理处置污水（包括污物），并应对消毒灭菌效果进行监测，以确保达到排放要求。

（9）应在风险评估的基础上，适当处理实验室辅助区的污水，并应监测，以确保排放到市政管网之前达到排放要求。

（10）可以在实验室内安装紫外线消毒灯或其他适用的消毒灭菌装置。

（11）应具备对实验室防护区及与其直接相通的管道进行消毒灭菌的条件。

（12）应具备对实验室设备和安全隔离装置（包括与其直接相通的管道）进行消毒灭菌的条件。

（13）应在实验室防护区内的关键部位配备便携的局部消毒灭菌装置（如：消毒喷雾器等），并备有足够的适用消毒灭菌剂。

6.2.3.6 电力供应系统

（1）电力供应应满足实验室的所有用电要求，并应有冗余。

（2）生物安全柜、送风机和排风机、照明、自控系统、监视和报警系统等应配备不间断备用电源，电力供应应至少维持 30 min。

（3）应在安全的位置设置专用配电箱。

6.2.3.7 照明系统

（1）实验室核心工作间的照度应不低于 350 lx，其他区域的照度应不低于 200 lx，宜采用吸顶式防水洁净照明灯。

（2）应避免过强的光线和光反射。

（3）应设不少于 30 min 的应急照明系统。

6.2.3.8 自控、监视与报警系统

（1）进入实验室的门应有门禁系统，应保证只有获得授权的人员才能进入实验室。

（2）需要时，应可立即解除实验室门的互锁；应在互锁门的附近设置紧急手动解除互锁开关。

（3）核心工作间的缓冲间的入口处应有指示核心工作间工作状态的装置（如：文字显示或指示灯），必要时，应同时设置限制进入核心工作间的连锁机制。

（4）启动实验室通风系统时，应先启动实验室排风，后启动实验室送风；关停时，应先关闭生物安全柜等安全隔离装置和排风支管密闭阀，再关实验室送风及密闭阀，后关实验室排风及密闭阀。

（5）当排风系统出现故障时，应有机制避免实验室出现正压和影响定向气流。

（6）当送风系统出现故障时，应有机制避免实验室内的负压影响实验室人员的安全、影响生物安全柜等安全隔离装置的正常功能和围护结构的完整性。

（7）应通过对可能造成实验室压力波动的设备和装置实行连锁控制等措施，确保生物安全柜、负压排风柜（罩）等局部排风设备与实验室送排风系统之间的压力关系和必要的稳定性，并应在启动、运行和关停过程中保持有序的压力梯度。

（8）应设装置连续监测送排风系统HEPA过滤器的阻力，需要时，及时更换HEPA过滤器。

（9）应在有负压控制要求的房间入口的显著位置，安装显示房间负压状况的压力显示装置和控制区间提示。

（10）中央控制系统应可以实时监控、记录和存储实验室防护区内有控制要求的参数、关键设施设备的运行状态；应能监控、记录和存储故障的现象、发生时间和持续时间；应可以随时查看历史记录。

（11）中央控制系统的信号采集间隔时间应不超过1 min，各参数应易于区分和识别。

（12）中央控制系统应能对所有故障和控制指标进行报警，报警应区分一般报警和紧急报警。

（13）紧急报警应为声光同时报警，应可以向实验室内外人员同时发出紧急警报；应在实验室核心工作间内设置紧急报警按钮。

（14）应在实验室的关键部位设置监视器，需要时，可实时监视并录制实验室活动情况和实验室周围情况。监视设备应有足够的分辨率，影像存储介质应有足够的数据存储容量。

6.2.3.9 实验室通信系统

(1) 实验室防护区内应设置向外部传输资料和数据的传真机或其他电子设备。

(2) 监控室和实验室内应安装语音通信系统。如果安装对讲系统，宜采用向内通话受控、向外通话非受控的选择性通话方式。

(3) 通信系统的复杂性应与实验室的规模和复杂程度相适应。

6.2.3.10 参数要求

(1) 实验室的围护结构应能承受送风机或排风机异常时导致的空气压力载荷。

(2) 适用于操作通常认为非经空气传播致病性生物因子的实验室核心工作间的气压（负压）与室外大气压的压差值应不小于 30 Pa，与相邻区域的压差（负压）应不小于 10 Pa；适用于可有效利用安全隔离装置（如：生物安全柜）操作常规量经空气传播致病性生物因子的实验室的核心工作间的气压（负压）与室外大气压的压差值应不小于 40 Pa，与相邻区域的压差（负压）应不小于 15 Pa。

(3) 实验室防护区各房间的最小换气次数应不小于 12 次/h

(4) 实验室的温度宜控制在 18 ℃～26 ℃ 范围内。

(5) 正常情况下，实验室的相对湿度宜控制在 30%～70% 范围内；消毒状态下，实验室的相对湿度应能满足消毒灭菌的技术要求。

(6) 在安全柜开启情况下，核心工作间的噪声应不大于 68 dB（A）。

(7) 实验室防护区的静态洁净度应不低于 8 级水平。

6.3 设施和设备的维修和维护保养

6.3.1 保障支持人员进行设施、设备维修和维护保养应在实验室人员陪同下进行，采取可靠的防护措施，确保人员安全。

6.3.2 生物安全三级实验室在维修和维保由专业公司定期或随时进行，维修和维保前应彻底消毒。

6.4 相关支持性文件

6.4.1 《实验室生物安全通用要求》（GB 19489）

6.4.2 《生物安全实验室建筑技术规范》（GB 50346）

6.4.3 《病原微生物实验室生物安全通用准则》（WS 233）

6.4.4 《设施和环境条件的控制程序》（××××/CX ××）

6.4.5 《检测仪器设备管理程序》（××××/CX ××）

7.管理要求

7.1 组织和管理

7.1.1 总则

为保障实验室生物安全，保证生物安全管理体系有效运行，按照《病原微生物实验室生物安全管理条例》、《实验室生物安全认可准则》（CNAS-CL 05）、《实验室 生物安全通用要求》（GB 19489）和《病原微生物实验室生物安全通用准则》（WS 233）要求，结合机构实验室生物安全工作的特点，配备相应管理资源，建立并保持合理、稳定、责权分明和有效运转的组织结构。

7.1.2 组织机构

7.1.2.1 法定代表人

7.1.2.2 最高管理者

7.1.2.3 实验室生物安全委员会

设立生物安全委员会，由机构领导和相应专业领域的技术专家组成，至少应包括病原微生物、化学、放射化学、核物理、实验室管理、公共卫生、临床医学等专业领域的专家。

委员会设秘书处。

7.1.2.4 组织机构图（见附图一）

7.1.2.5 生物安全管理体系组织结构图（见附图二）。

7.1.2.6 任命书（见附件一）。

7.1.3 法律地位

本机构是根据×××组建，行政管理上隶属于×××，业务上受×××指导，具有独立法人资格（法人登记证事法登字×××号；中华人民共和国组织机构代码证×××号）。

7.1.4 法律责任

本机构生物安全实验室依照法律法规、国家和行业标准、客户要求与合同约定及其国际惯例进行与疾病预防控制相关的病原微生物实验活动，确保各类实验活动的生物安全。机构法人对全机构生物安全工作负法律责任，机构各实验室主任是其所在实验室安全第一责任人。依照相关条例的规定制定科学、严格的管理制度，并定期对有关生物安全规定的落实情况进行检查，定期对实验室设施、设备、材料等进行检查、维护和更新，以确保其符合国家标准。违反有关法律法规的人员，承担相应法律责任。对情节严重、造成重大生物安全事故的责任人将依据有关法律法规规定，由司法部门追究其刑事责任。

7.1.5 职责

7.1.5.1 法定代表人

（1）批准发布实验室生物安全体系文件。

（2）负责对机构各级生物安全负责人、管理人员等关键岗位人员的任命和授权；

（3）负责批准本机构实验室生物安全管理体系、制定生物安全方针、目标，并对方针和目标作出解释；

（4）负责安全计划的批准；

（5）负责主持生物安全体系管理评审，确保生物安全方针、目标的实现和生物安全管理体系的有效运行和持续改进；

（6）建立机制以避免管理层和实验室人员受任何不利于其工作质量的压力或影响（如：财务、人事、身体健康或其他方面的），或卷入任何可能降低其公正性、判断力和能力的活动。

7.1.5.1 最高管理者职责

（1）负责机构生物安全管理体系运行中的资源保障，落实与其体系和服务能力相适应的组织机构和资源。组织并授权机构实验室生物安全委员会负责机构实验室生物安全管理工作；

（2）负责活动计划、风险评估报告、安全及应急措施、项目组人员培训及健康监督计划、安全保障及资源要求的批准；

（3）负责审批本机构生物安全年度计划；

（4）负责提供可以确保满足实验室规定的安全要求和技术要求的资源；

（5）负责组织召开机构实验室生物安全委员会全体会议；

（6）本人不在时，授权机构实验室生物安全委员会副主任委员代理其履行生物安全管理职责。

7.1.5.2 机构实验室生物安全委员会

7.1.5.2.1 机构实验室生物安全委员会职责

（1）审议机构实验室生物安全管理规章制度；

（2）审议机构实验室生物风险程度评估报告；

（3）审议机构实验室拟开展的病原微生物实验活动；

（4）审查机构涉及实验室生物安全的病原微生物实验活动相关操作程序，监督和检查相关制度和操作规程的执行情况；

（5）审议和评价机构病原微生物实验活动安全防护措施，指导安全防护措施的实施；

（6）负责生物安全事故评估，提出处理和改进意见；

（7）审议机构的实验室安全计划，监督和检查实验室安全计划执行情况；

（8）参与机构的实验室安全检查；

（9）审议机构实验室工作人员安全教育、培训目标和计划，参与机构实验室工作人员培训考核；

（10）审议机构实验室安全突发事件应急预案（包含火灾、水灾、地震以及其他自然灾害和人为破坏等）和实验室安全突发事件应急物资储备目录，指导实验室安全应急处置演练；

（11）审议机构的实验室消防安全政策，指导实验室消防安全演练；

（12）审议机构的实验室安全政策与规章制度；

（13）审议机构的实验室安全计划，监督和检查实验室安全计划执行情况；

（14）参与机构的实验室安全检查。

7.1.5.2.2　秘书处职责

（1）负责机构实验室安全相关议题的收集与整理；

（2）负责机构实验室安全相关议题的函审与函审意见的收集整理；

（3）负责生物安全委员会会议的记录；

（4）负责机构实验室安全相关决议的整理归档。

7.1.5.3　机构管理层职责

（1）负责安全管理体系的设计、实施、维持和改进；

（2）负责建立机制以避免管理层和员工受任何不利于其工作质量的压力或影响（如财务、人事或其他方面的），或卷入任何可能降低其公正性、判断力和能力的活动；

（3）指定一名安全负责人，赋予其监督所有活动的职责和权力，包括制定、维持、监督实验室安全计划的责任，阻止不安全行为或活动的权力，直接向决定实验室政策和资源的管理层报告的权力；

（4）指定负责技术运作的技术管理层，并提供可以确保满足实验室规定的安全要求和技术要求的资源；

（5）负责活动计划、风险评估报告、安全及应急措施、项目组人员培训及健康监督计划、安全保障及资源要求的批准；

（6）应保证政策、过程、计划、程序和指导书等文件化并传达至所有相关人员。这些文件易于理解并可以实施；

（7）对所有员工、来访者、合同方、社区和环境的安全负责；

（8）应至少每年对安全手册评审和更新；

（9）负责定期（至少每年一次）评审实验室标识系统，需要时及时更新，以确保其适用现有的危险；

（10）负责实施安全检查，每年应至少根据管理体系的要求系统性地检查一次，对关键控制点可根据风险评估报告适当增加检查频率，当发现有任何不符合实验室所制定的安全管理体系的要求时，实验室管理层应按需要采取措施；

（11）实验室管理层应按规定的周期评审不符合项报告，以发现趋势并采取预防措施；

（12）将因纠正措施所致的管理体系的任何变化文件化并实施；

（13）实验室管理层应负责监督和检查所采取纠正措施的效果，以确保这些措施已有效解决了识别出的问题；

（14）定期系统地评审管理体系，以识别所有潜在的不符合项来源、识别对管理体系或技术的改进机会。适用时，应及时改进识别出的需改进之处，应制定改进方案，文件化、实施并监督；

（15）设置可以系统地监测、评价实验室活动风险的客观指标；

（16）实验室如果采取措施，实验室管理层还应通过重点评审或审核相关范围的方式评价其效果。及时将因改进措施所致的管理体系的任何改变文件化并实施；

（17）有机制保证所有员工积极参加改进活动，并提供相关的教育和培训机会；

（18）对实验室安全管理体系及其全部活动进行评审，包括设施设备的状态、人员状态、实验室相关的活动、变更、事件、事故等；

（19）将评审发现和作为评审输出的决定列入含目的、目标和措施的工作计划中，并告知实验室人员，确保管理评审的发现及所提出的措施在规定的时间内完成

7.1.5.4 机构生物安全负责人职责

（1）负责实施和维持生物安全管理体系，维持生物安全管理体系的有效性；

（2）负责组织生物安全体系内部审核，验证各相关科室生物安全管理活动是否持续符合相关标准和机构生物安全管理体系文件要求；包括设施设备的状态、人员状态、实验室相关的活动、变更、事件、事故等；

（3）负责组织制定和监督实验室安全计划，包括定岗及培训、审核及评估、促进实验室安全行为的程序；

（4）负责组织每年对安全手册评审和更新；

（5）负责定期（至少每年一次）评审实验室标识系统，需要时及时更新，以确保其适用现有的危险；

（6）负责组织生物安全防护知识和有关法规、制度、规程的宣贯；

（7）参与实验室方针、资源决策和技术管理活动；

（8）本人不在时，授权×××代理其履行生物安全管理职责。

7.1.5.5　机构技术管理层职责

（1）负责各专业实验室技术管理和生物安全管理工作；

（2）负责各专业实验室资源配置管理工作；

（3）负责各专业实验室标准方法验证，负责非标检测方法制修订的有关管理工作；

（4）掌握生物安全领域的发展方向，全面负责制定和修改标准操作技术规范等各项技术工作；

（5）负责组织进行对各专业实验室开展新工作的审查和实验室检测结果的验证评估工作。

7.1.5.6　办公室

（1）协助机构领导组织协调本机构的各项工作，组织制（修）订各项规章制度；负责编制全机构工作计划、总结，审核各室（科、所）起草的文件；

（2）负责机构来往文书的处理和各类文件与科技资料的档案管理工作；

（3）协助机构管理层检查、考核年度业务、质量管理和实验室生物安全管理工作；

（4）负责对外协调，接待来访和协助处理生物安全相关事宜。

7.1.5.7　人事管理部门

（1）负责承办机构聘任人员的政审、考核、聘免、奖惩等工作，负责办理职工的上岗、转岗、调配；

（2）负责人员业绩档案的收集、归档、更新、保管和保密等工作；

（3）负责组织实施机构综合目标责任制完成情况的考核。

7.1.5.8　财务管理部门

（1）负责编制机构财务管理制度和预算方案，并对实施情况进行检查；

（2）拟定机构各项财务制度，指导合理使用资金；

（3）办理现金收付和银行结算任务，负责保管库存现金和有关印章支票、票据；

（4）按国家统一的会计制度进行会计核算；

（5）管好各项财产物资账，认真记录和计算财产物资的增减变动和结存情况，及时填制凭证，登记账簿，按期进行清理盘点，做到存底清楚；

（6）负责财务档案管理。

7.1.5.9 采购管理部门

（1）负责机构资产的管理工作；

（2）建立健全机构仪器设备管理规章制度，规范仪器设备管理工作，并对各部门的仪器设备的管理进行监督检查；

（3）组织协调有关部门编制机构仪器设备装备规划和年度购置计划，对其可行性组织相关人员进行研究、立项评审，并组织实施；

（4）检查指导机构仪器设备规范化管理和稳定性考核工作；

（5）负责机构财政经费、项目经费、自筹经费等仪器设备和物资器材的招标采购工作；

（6）组织协调进口仪器设备和物资器材的进口、报关工作；

（7）组织协调上级部门采购或调拨仪器设备和物资器材的到货、验收、安装、调试等项工作；

（8）负责机构仪器设备的固定资产管理工作；

（9）负责机构的仪器设备、玻璃量器计量检定、校准工作的组织管理；

（10）负责机构仪器设备档案的存档管理；

（11）负责监督检查仪器设备的期间核查和设备维护工作；

（12）负责机构仪器设备、办公耗材和仪器设备维修服务的供应商的评价管理工作；

（13）负责危险、剧毒化学品的采购的管理和各专业实验室使用易燃、易爆、剧毒品等危险品的监督管理。

7.1.5.10 实验室生物安全管理部门

（1）协助生物安全负责人确保生物安全管理体系正常运行；

（2）协助生物安全负责人组织编写生物安全管理体系文件，负责体系文件的控制；

（3）负责组织生物安全管理体系运行记录格式的编制、审核；

（4）生物安全管理体系文件及外来文件的控制；

（5）行使机构实验室安全专家委员会秘书职责；

（6）承担机构生物安全管理办公室日常工作，履行其职责。

7.1.5.11 突发事件与应急管理部门

（1）负责组织、协调机构各相关部门处理突发公共卫生事件与重大传染病疫情；拟定机构应急工作计划和相关技术方案，并组织实施；

（2）负责突发公共卫生事件应对管理，组织协调对重大事件的评估以及现场调查处理工作；

（3）负责组织协调开展突发公共卫生事件应急演练和相关技能培训，拟定各类突发公共卫生事件的应急预案或实施方案；

（4）负责机构应对突发公共卫生事件的通用应急物资储备；

（5）协调组织开展机构生物安全事件（事故）应急演练。

7.1.5.12 培训管理部门

（1）负责各实验室人员生物安全知识岗前培训、定期培训的组织工作；

（2）负责组织制订人员培训计划并组织实施，组织承办机构内部职工培训班或讲座；

（3）负责新技术、新方法的引进，科技成果的推广和应用，参加国内外学术活动的推荐等工作。

7.1.5.13 安全保卫部门

（1）负责保障机构的安全及社会治安综合管理；

（2）负责在重点部门配备消防器材和灭火设备，组织机构职工的防火技能培训。负责机构消防设备、消防器材的定期检查、维护、保养；

（3）负责积极配合辖区公安、街道，坚持群防群治方针，发动群众。预防失盗案件发生。如发生案件，要保护好现场，及时报案，并协助侦破；

（4）加强巡防巡查和来访登记制度；

（5）建立完善安全保卫管理制度，提高值班人员安全意识，坚守岗位，尽职尽责；

（6）完成机构交办的其他工作。

7.1.5.14 后勤保障部门

（1）修订完善后勤管理的各项规章制度，建立完善后勤管理有关工作程序，制定后勤突发事件紧急预案；

（2）为机构业务工作做好后勤保障，对重点区域应配置停电、停水等应急的安全设施；

（3）做好水、电、暖（包括配电室、水泵设施、上下水管道、暖管道、房屋门窗等）的维修及维护；

（4）负责机构卫生管理，落实机构爱卫会卫生督查工作，定期检查，保持机构环境整洁；

（5）负责机构房屋维修改建、水电维修工程、零星工程的管理工作：项目报告的受理，现场勘察论证，办理报批手续，工程预算及招标、合同的起草及办理签订的手续，下达施工许可证并批准施工，工程质量的监管、计量及验收，办理工程结算、资料的收集及归档；

（6）档案信息管理：档案资料（专业类及非专业类）的收集、整理、装订、移交及归档备案工作。

7.1.5.15 BSL-3实验室主任职责

（1）负责实验室生物安全监督管理组织工作，参与生物安全管理体系内部审核，检查和考核生物安全体系各项要求和执行情况；

（2）向机构生物安全管理委员会汇报生物安全体系运行情况，以供管理评审和生物安全管理体系的改进；

（3）负责BSL-3实验室的技术管理及科研开发工作审核；实验方法的生物安全审核；

（4）负责BSL-3实验室人员业务技术和生物安全知识培训和考核；

（5）定期组织对BSL-3实验室的生物安全设施、设备进行检查，了解使用、维护和保养情况，并确保所用设施、设备不低于其设计性能；

（6）本人不在时，指定BSL-3实验室副主任履行其职责。

7.1.5.16 BSL-3实验室副主任职责

（1）协助实验室主任完成各项业务工作，对实验室主任负责；

（2）负责实验室生物安全管理体系运行管理；

（3）组织协调实验室人员、设备、实验条件等资源调配；

（4）审查批准仪器设备等物资的购置、降级和报废；

（5）受实验室主任委托代行实验室主任职责。

7.1.5.17 病原微生物实验室主任职责

（1）为所负责实验室安全管理第一责任人，全面负责本实验室安全管理工作；

（2）组织人员起草"风险评估报告"和"实验微生物操作规程"，提交机构实验室生物安全委员会审议；

（3）负责监督实验人员按有关法规和操作规程执行；

（4）负责实验室出入管理；

（5）落实实验室安全计划。

7.1.5.18 病原微生物实验室生物安全责任人职责

（1）负责监督、验证本实验室生物安全管理活动是否持续符合相关标准和机构生物安全管理体系文件要求；

（2）组织制定、维持和监督实验室安全计划，包括定岗及培训、审核及评估、促进实验室安全行为的程序；

（3）组织生物安全防护知识和有关法规、制度、规程的宣贯；

（4）参与实验室方针、资源的决策和技术管理活动；

（5）本人不在时，授权生物安全监督员代理其履行生物安全管理职责。

7.1.5.19　病原微生物实验室工作人员职责

（1）熟悉所有相关实验的检测方法和安全操作规程，了解实验室安全原理，严格执行操作规程和检测程序并认真做好检测记录；

（2）正确使用生物安全相关设备，做好个人防护及维护仪器、设备的正常运行和日常保养；

（3）具有较强的个人及周围环境安全防护意识，并接受有关的潜在危险知识培训，掌握预防暴露以及暴露后的处理程序，考核合格后方可上岗。每年要接受一次培训；

（4）实验室人员必须在身体状况良好的情况下，才能进入实验室的控制区域工作。身体状况不符合实验室准入规定时，应及时向实验室主任报告；

（5）实验室人员所处理的实验对象含有致病的微生物及毒素时，必须使用个体防护装置，严格遵从标准工作及操作程序和规程；

（6）有权拒绝执行来自任何级别的不符合安全操作规程的指令。

7.1.5.20　生物安全内审员职责

生物安全内审员由各专业实验室提名，经培训合格后由机构负责人认命。

（1）认真学习生物安全体系文件，了解掌握国家有关生物安全的法律、法规和机构的有关规定；

（2）参加生物安全内部审核；

（3）协助各专业实验室生物安全管理工作，贯彻生物安全体系文件。

7.1.5.12　生物安全监督员职责

（1）在采样、检测至检测报告形成的全过程中，负责对实验室生物安全各个环节实施充分、有效的监督，并作好监督的记录；

（2）检查监督生物安全规章制度的执行情况，发现不符合操作规程、违反实验室制度的行为或安全隐患有权要求相关人员纠正，必要时向各专业实验室主任报告或生物安全管理部门报告；

（3）协助科所进行纠正或采取纠正措施并跟踪验证措施的有效性；

（4）参与调查处理生物安全方面的事故，如本实验室人员患病或缺勤可能与工作有关时，及时向各专业实验室主任汇报，并提出改进的建议。对事故的处理应予以记录并存档；

（5）督促本实验室确保检测完成后所用材料和感染性废弃物的安全处理。

7.1.5.21 菌（毒）种及样品管理员职责

（1）负责本实验室使用的菌（毒）种的接收、登记、发放、销毁等工作；

（2）负责接收样品、确认样品编号，审核送检申请单；

（3）根据实验室生物安全要求，了解样品的有关背景情况、记录样品的状况，如发现破损或外溢时，应立即报告实验室主任并妥善处理；

（4）对保藏设施进行维护和记录，通过妥善的保管确保样本的性质不被改变；

（5）经常检查样品的保存期限及样品质量，定期核查、做到账物相符。对逾期样品按规定及时处置；

（6）做好样本接收、流转过程的安全防护工作。

7.1.5.22 实验室档案管理员职责

（1）做好文件资料的收集，分发及资料归档管理工作；

（2）做好受控文件资料的控制，确保技术标准及其他文件资料现行有效。

7.1.5.18 实验室设备管理员职责

（1）负责各专业实验室所使用仪器设备的台账、标识，检查督促日常维护管理、使用记录；

（2）编制计量器具周期校准/检定、期间核查和维护保养计划，及时通知计量管理人员送检。

附图一

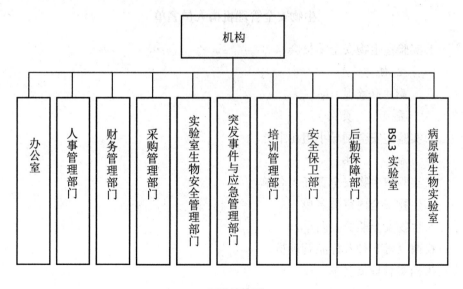

组织结构图

附图二

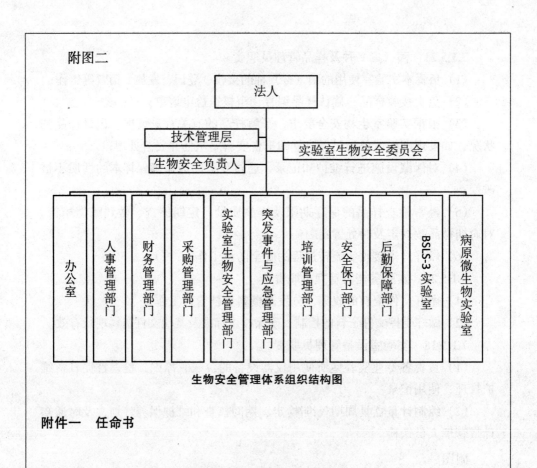

生物安全管理体系组织结构图

附件一　任命书

生物安全管理机构人员名单

1.实验室生物安全委员会

　　主 任 委 员：

　　副主任委员：

　　委　　　员：

2.实验室安全领导小组秘书处

　　秘　　　书：

3.实验室生物安全责任人名单

4.生物安全内审员名单

5.生物安全监督员名单

6.菌（毒）种及样品管理员

7.档案管理员名单

7.2　管理责任

机构法定代表人、生物安全负责人应充分认识实验室检测工作所可能面临的风险，明确应承担的责任并采取有效措施保证实验室生物安全。

7.2.1　要求

7.2.1.1　生物安全负责人对所有员工、来访者、合同方和环境的安全负责，最终责任由生物安全实验室主任承担。

7.2.1.2　主动告知所有员工、来访者、合同方可能面临的风险。

7.2.1.3　尊重员工的个人权利和隐私。

7.2.1.4　为员工提供持续培训及继续教育机会，保证员工可胜任分配给其的工作。

7.2.1.5　为员工提供必须的免疫计划、定期的健康检查和医疗保障。

7.2.1.6　保证实验室设施、设备、个人防护设备、材料等符合国家有关安全要求，并定期检查、维护、更新，确保不降低其设计性能。

7.2.1.7　为员工提供符合要求的适用防护用品、实验用品和器材。

7.2.1.7　保证避免员工疲劳工作和从事风险不可控或国家禁止的工作。

相关支持文件

7.2.2　相关支持文件

7.2.2.1　《仪器设备管理程序》（××××/CX ×××）

7.2.2.2　《风险评估程序》（××××/CX ×××）

7.2.2.3　《设施和环境条件控制程序》（××××/CX ×××）

7.3个人责任

明确实验室个人责任是规范个人行为，从而有效落实生物安全工作要求。

7.3.1　要求

7.3.1.1　实验人员要充分理解所从事工作的风险。

7.3.1.2　自觉遵守实验室的管理规定和要求。

7.3.1.3　在身体状态许可的情况下，接受实验室的免疫计划和其他的健康管理规定。

7.3.1.4　主动报告可能不适于从事特定任务的个人状态。

7.3.1.5　不因人事、经济等任何压力而违反管理规定。

7.3.1.6　有责任和义务避免因个人原因造成生物安全事件或事故，如个人物品只能存放于非实验室工作区域内指定的专用处，不能在实验室工作区内饮食、吸烟、化妆、佩戴饰物等。

7.3.1.7　有责任对意外操作事故和紧急情况及时进行处理、处置，并立即报告。

7.3.1.8 如果怀疑个人受到感染，要立即报告。

7.3.1.9 主动识别任何风险和不符合工作，并立即报告。

7.4 安全管理体系文件

7.4.1 生物安全方针

严格管理，保障安全

7.4.2 生物安全目标

7.4.2.1 人员感染发生率为0%

7.4.2.2 环境污染发生率为0%

7.4.2.3 人员培训合格率100%

7.4.2.4 设施设备检定合格率100%

7.4.2.5 实验方法正确使用率为100%；

7.4.2.6 废弃物处理符合率100%

7.4.2.7 意外事故处置及时率100%

7.4.2 生物安全管理体系文件的结构和内容

实验室生物安全体系是实验室生物安全管理所必须的组织结构、职责、程序、过程和资源。机构按照《病原微生物实验室生物安全管理条例》、《实验室生物安全通用要求》（GB19489）、《实验室生物安全认可准则》（CNAS-CL05）、《病原微生物实验室生物安全通用准则》（WS233）的要求，建立了与机构生物安全实验室的工作类型、工作范围和工作量相适应的实验室生物安全管理体系，并形成文件化的方针政策、体系制度、生物安全管理手册及程序文件、作业指导书（即标准操作规程）、安全计划等。文件化的生物安全管理体系是确保生物安全管理的需要。

机构通过宣贯等一系列措施，确保相关人员理解和掌握生物安全管理体系文件，并组织实施该管理体系。生物安全管理体系文件按手册规定发放至有关部门、有关人员，确保容易获取、查阅和执行。

生物安全管理体系文件由生物安全负责人根据实施、执行结果进行改进，使生物安全管理体系与实验室的活动范围更加适应，维持在一种最佳状态。

本机构的生物安全管理体系文件分四个层次：第一层次为生物安全管理手册；第二层次为程序文件，这两个层次文件为全中心通用的管理文件；第三层次文件为标准操作规程（包括实验操作SOP、设备操作SOP、设施使用SOP和实验室管理SOP）、实验室安全手册、病原微生物风险评估报告，由各实验室制订，经生物安全委员会审核批准后实施，但BSL-3实验室的各种文件由中心生物安全委员会组织制订，中心主任颁布实施；第四层次文件包括病原微安全材料数据单、化学品安全材料数据单和记录表格。

7.4.2.1　生物安全管理手册

生物安全管理手册是生物安全管理体系纲领性文件，描述机构生物安全管理组织结构，明确机构生物安全管理的方针、目标，支持性程序以及在生物安全管理体系中各职能部门、人员的责任和相互关系。生物安全管理手册各章分别描述管理体系需要满足和如何满足《病原微生物实验室生物安全管理条例》、《实验室生物安全通用要求》（GB 19489）、《实验室生物安全认可准则》（CNAS–CL05）和《病原微生物实验室生物安全通用准则》（WS 233）要求。生物安全管理手册由机构法人授权生物安全负责人组织有关科室和人员编写和会审，机构法人批准发布施行。

（1）应对组织结构、人员岗位及职责、安全及安保要求、安全管理体系、体系文件架构等进行规定和描述。安全要求不能低于国家和地方的相关规定及标准的要求。

（2）应明确规定管理人员的权限和责任，包括保证其所管人员遵守安全管理体系要求的责任。

（3）应规定涉及的安全要求和操作规程应以国家主管部门和世界卫生组织、世界动物卫生组织、国际标准化组织等机构或行业权威机构发布的指南或标准等为依据，并符合国家相关法规和标准的要求；任何新技术在使用前应经过充分验证，适用时，应得到国家相关主管部门的批准。

7.4.2.2　程序文件

程序文件是生物安全管理手册的支持性文件。依据认可准则要素对开展生物安全管理活动的方式、方法和实施者的责任做出明确规定，以达到规范生物安全管理的目的，保证生物安全管理体系有效运行和体系文件现时有效性。

程序文件的内容包括：目的、适用范围、职责、定义（如需要）、工作程序、支持性文件、质量记录等。机构制定的与生物安全管理直接相关的程序文件。

程序文件是"法规性"文件，必须强制执行，各实验室必须采取措施，确保程序文件的有效贯彻执行。

（1）应明确规定实施具体安全要求的责任部门、责任范围、工作流程及责任人、任务安排及对操作人员能力的要求、与其他责任部门的关系、应使用的工作文件等。

（2）应满足实验室实施所有的安全要求和管理要求的需要，工作流程清晰，各项职责得到落实。

7.4.2.3 标准操作规程（SOP）

标准操作规程是程序文件的细化，是规范各项技术操作的指令性文件，确保其工作符合标准和规范的要求。

机构有关生物安全管理的标准操作规程包括实验操作、设备操作、设施使用和实验室管理4类。

7.4.2.4 实验室安全手册

实验室安全手册是《生物安全管理手册》和《程序文件》的支持文件，要求所有员工阅读并在工作区随时可供使用，内容包括（但不限于）紧急电话、联系人；实验室平面图、紧急出口、撤离路线；实验室标识系统；生物危险；化学品安全；辐射；机械安全；电气安全；低温、高热；消防；个体防护；危险废物的处理和处置；事件、事故处理的规定和程序；从工作区撤离的规定和程序。

安全手册应简明、易懂、易读，实验室管理层应至少每年对安全手册评审和更新。

7.4.2.5 风险评估报告

《风险评估报告》是《生物安全管理手册》和《程序文件》的支持文件，是确定实验应采用的生物安全防护等级，以及实验标准操作规程的重要依据。

7.4.2.6 材料安全数据单

详细提供某材料的危险性和使用注意事项等信息的技术通报。各实验室应保存和更新所涉及感染因子和化学品的材料安全数据单。

7.4.2.7 记录

记录是生物安全管理体系运行的证实性文件，记载本机构生物安全管理活动全部过程。

（1）应明确规定对实验室活动进行记录的要求，至少应包括：记录的内容、记录的要求、记录的档案管理、记录使用的权限、记录的安全、记录的保存期限等。保存期限应符合国家和地方法规或标准的要求。

（2）实验室应建立对实验室活动记录进行识别、收集、索引、访问、存放、维护及安全处置的程序。

（3）原始记录应真实并可以提供足够的信息，保证可追溯性。

（4）对原始记录的任何更改均不应影响识别被修改的内容，修改人应签字和注明日期。

（5）所有记录应易于阅读，便于检索。

（6）记录可存储于任何适当的媒介，应符合国家和地方的法规或标准的要求。

（7）应具备适宜的记录存放条件，以防损坏、变质、丢失或未经授权的进入。

7.4.2.8　标识系统

（1）实验室用于标示危险区、警示、指示、证明等的图文标识是管理体系文件的一部分，包括用于特殊情况下的临时标识，如"污染""消毒中""设备检修"等。

（2）标识应明确、醒目和易区分。只要可行，应使用国际、国家规定的通用标识。

（3）应系统而清晰地标示出危险区，且应适用于相关的危险。在某些情况下，宜同时使用标识和物理屏障标示出危险区。

（4）应清楚地标示出具体的危险材料、危险，包括：生物危险、有毒有害、腐蚀性、辐射、刺伤、电击、易燃、易爆、高温、低温、强光、振动、噪声、动物咬伤、砸伤等；需要时，应同时提示必要的防护措施。

（5）应在须验证或校准的实验室设备的明显位置注明设备的可用状态、验证周期、下次验证或校准的时间等信息。

（6）实验室入口处应有标识，明确说明生物防护级别、操作的致病性生物因子、实验室负责人姓名、紧急联络方式和国际通用的生物危险符号；适用时，应同时注明其他危险。

（7）实验室所有房间的出口和紧急撤离路线应有在无照明的情况下也可清楚识别的标识。

（8）实验室的所有管道和线路应有明确、醒目和易区分的标识。

（9）所有操作开关应有明确的功能指示标识，必要时，还应采取防止误操作或恶意操作的措施。

（10）生物安全三级实验室应当在明显位置标示国务院卫生主管部门和兽医主管部门规定的生物危险标识和生物安全实验室级别标志。

（11）实验室管理层应负责定期（至少每年一次）评审实验室标识系统，需要时及时更新，以确保其适用现有的危险。

7.4.3　实验室生物安全体系的运行与维护

7.4.3.1　实验室生物安全体系的日常运行

本机构实验室生物安全体系的日常运行应处在严格控制和规范化管理的条件下进行。具体控制程序有：文件控制、不符合检测工作的控制、设施和环境的控制、人员培训、服务和供应品管理、菌（毒）种管理、生物安全监督管理、感染性样本管理、生物安全记录管理等九个方面的控制和管理环节。

7.4.3.2 实验室生物安全体系的日常维护

实验室生物安全体系的日常维护，主要依靠生物安全活动过程监督和生物安全内部审核来进行。实验室生物安全过程的监督主要由各实验室生物安全监督员实施；生物安全内部审核应由生物安全负责人组织实施。在监督和内审中如发现并经确定的不安全行为、偏离实验室生物安全体系或技术运作中的政策和程序、或出现意外暴露的情况下，必须立即启动纠正、纠正措施和预防措施。

7.4.4 相关支持性文件

7.4.4.1 《文件控制程序》（××××/CX ××）

7.4.4.2 《不符合检测工作的控制程序》（××××/CX ××）

7.4.4.3 《纠正措施程序》（××××/CX ××）

7.4.4.4 《预防措施程序》（××××/CX ××）

7.4.4.5 《内审核程序》（××××/CX ××）

7.5 文件控制

7.5.1 总则

为有效地控制构成生物安全管理体系的所有文件，机构制订和维持《文件控制程序》来控制构成其管理体系的所有文件，对文件的分类、编制、批准、发布、变更和受控范围做出明确规定，保证文件的现行有效、方便获取。机构文件包含内部制定的管理体系文件（质量手册、程序文件、作业指导书或标准操作规程（SOP）、记录）及管理制度、计划、备忘录和来自外部的法律法规、标准、技术规范以及图纸、软件等。这些文件无论其载体是何方式，在机构主任和管理层发布执行即纳入受控范围。

7.5.2 文件的批准和发布

7.5.2.1 凡作为机构管理体系组成部分发给员工的所有文件，在发布之前应由以下人员进行审查批准和发布：

（1）机构主任负责生物安全管理手册的审批。

（2）机构生物安全负责人负责生物安全程序文件、质量记录表格等技术性文件的审批。

（3）专业实验室主任负责作业指导书或SOP和实验原始记录格式的审批。

7.5.2.2 文件的发放与管理

生物安全管理部门负责生物安全管理手册和程序文件的发放与管理；各专业实验室将编写完成后的作业指导书或SOP经生物安全管理部门编号、登记备案后，在本专业实验室内受控发放。应建立体系文件的唯一性标识，包含文件名称、编号、编制人、审核人、批准人、参考文献或编制依据、生效日期、版本号、修订号、受控状态、页码和总页数。应编制包含文件名称、发放编码、保管人等信息的控制清单，并易于查阅，以防使用无效或作废的文件。

7.5.2.3　控制程序应确保：

（1）在对实验室有效运作起重要作用的所有作业场所和关键岗位都能得到相应文件的有效版本。

（2）由生物安全负责人会同生物安全管理部门定期审查文件，必要时组织修订，保证文件的持续适用和满足使用的要求。

（3）及时从所有使用或发布处撤除无效或作废文件。出于法律或知识保存目的而确需保留的作废文件，加盖"作废"章，专人保管，防止误用。

（4）生物安全管理部门对现行有效的生物安全体系文件进行备份、标识。

7.5.3　文件变更

7.5.3.1　文件运行期间，文件制定、使用和管理的部门和人员发现文件需要修订和变更，应报生物安全管理部门，由其进行初步会审并报生物安全总负责人批准后，组织修订和变更工作。

7.5.3.2　文件的修订原则上由原文件编制人负责，其变更由原批准人审查批准，如有特别指定人员，该人员必须具备审查批准所依据的有关能力背景。文件修订变更内容应在文件修订页中予以标明。

7.5.3.3　本机构受控文件允许在文件再版之前由原编制人或特别指定人按7.5.3.2的要求和《文件控制程序》进行手写修改。修改之处应清晰标注、签名并注明日期。修订后的文件应经原文件审批人批准后尽快发布。

7.5.3.4　贮存在计算机系统中的文件的修订和变更按文件控制程序要求进行。

7.5.4　相关支持性文件

《文件控制程序》　（××××/CX ××）

7.6　安全计划

7.6.1　为防止实验室人员感染和病原微生物扩散事件的发生，保证实验室安全有效运行，促进实验室生物安全管理体系持续改进，机构制定并维持《安全计划的制定、审核及安全检查程序》。

7.6.2　各实验室应制定本实验室年度安全计划，实验室生物安全负责人制定机构生物安全实验室年度安全计划。需要时，实验室安全计划应包括

（不限于）：

  （1）实验室年度工作安排的说明和介绍；

  （2）安全和健康管理目标；

  （3）风险评估计划；

  （4）程序文件与标准操作规程的制定与定期评审计划；

  （5）人员教育、培训及能力评估计划；

  （6）实验室活动计划；

  （7）设施设备校准、验证和维护计划；

  （8）危险物品使用计划；

  （9）消毒灭菌计划；

  （10）废物处置计划；

  （11）设备淘汰、购置、更新计划；

  （12）演习计划（包括泄漏处理、人员意外伤害、设施设备失效、消防、应急预案等）；

  （13）监督及安全检查计划（包括核查表）；

  （14）人员健康监督及免疫计划；

  （15）审核与评审计划；

  （16）持续改进计划；

  （17）外部供应与服务计划；

  （18）行业最新进展跟踪计划；

  （19）与实验室安全委员会相关的活动计划。

  7.6.3 实验室安全委员会负责年度安全计划的审核，机构法人负责年度安全计划的审批。

  7.6.4 生物安全负责人负责组织年度安全计划的实施、监督和检查。

  7.6.5 相关支持性文件

  7.6.5.1 《安全计划的制定、审核及安全检查程序》（××××/CX ××）

  7.7 安全检查

  7.7.1 总则

  为保证安全计划各项措施切实有效落实，确保生物安全体系正常运行，机构制定并维持《安全计划的制定、审核及安全检查程序》，对生物安全相关工作采取必要的安全检查，以确保：

  （1）设施设备的功能和状态正常；

  （2）警报系统的功能和状态正常；

  （3）应急装备的功能及状态正常；

（4）消防装备的功能及状态正常；

（5）危险物品的使用及存放安全；

（6）废物处理及处置的安全；

（7）人员能力及健康状态符合工作要求；

（8）安全计划实施正常；

（9）实验室活动的运行状态正常；

（10）不符合规定的工作及时得到纠正；

（11）所需资源满足工作要求。

7.7.2　生物安全负责人按《安全计划的制定、审核及安全检查程序》，每年至少组织一次对实验室进行全面安全检查，对关键控制点可根据风险评估报告适当增加检查频率。

7.7.3　生物安全管理部门每季度一次对生物安全相关工作进行监督检查，并形成书面报告报生物安全负责人。

7.7.4　实验室生物安全监督员负责对本部门生物安全实验室安全防护制度、操作规程执行和实施情况的进行日常监督。

7.7.5　监督检查中发现不符合规定的行为或安全隐患，应按照《不符合检测工作的控制程序》要求，要求有关人员、科室进行纠正和/或采取纠正措施，并进行记录。对发现的严重问题应及时向主管领导报告并报生物安全管理部门，并保存相关记录。

7.7.6　相关支持性文件

《安全计划的制定、审核及安全检查程序》（××××/CX ××）

7.8　不符合项的识别和控制

7.8.1　总则

当生物安全管理体系或其涉及的全部活动不符合相关标准、程序等要求时，应实施机构制订和维持的《不符合检测工作的控制程序》，以进行不符合项的识别、评价和控制，防止不符合工作造成的负面影响，确保满足生物安全工作的要求。

7.8.2　不符合项的识别和评价

7.8.2.1　各实验室人员均有责任和权利从体系运行和技术运作的各个环节去识别存在的不符合项。其来源可能有：原始记录、试剂耗材验收、菌（毒）种保藏和运输、人员技能考核、检验过程监控、方法标准应用、检验报告核查、设备检定校准、设施环境条件、内部质量控制、能力验证活动、内部审核、管理评审及外部评审等环节。

7.8.2.2　当识别出生物安全活动与技术运作中的不符合工作时，发现人应及时向各专业实验室负责人反馈，由实验室负责人组织有关生物安全监督员、内审员或其他相关人员对不符合工作进行调查、分析和评价。评价可从不符合类型（效果性、实施性、体系性）、严重性、再度发生的可能性等方面进行。

7.8.3　不符合项的控制

7.8.3.1　发生不符合项的各实验室负责人应对不符合事实予以确认，并立即进行纠正，同时对不符合工作的可接受性和严重性做出判定。

7.8.3.2　当评价属于一般性不符合，由发生实验室自行处理，经实验室负责人批准后实施；若为严重不符合项时，应上报机构生物安全负责人。适用时，不符合项的处理措施应包括：

（1）将解决问题的责任落实到个人；

（2）明确规定应采取的措施；

（3）只要发现很有可能造成感染事件或其他损害，立即终止实验室活动并报告；

（4）立即评估危害并采取应急措施；

（5）分析产生不符合项的原因和影响范围，只要适用，应及时采取补救措施；

（6）进行新的风险评估；

（7）采取纠正措施并验证有效；

（8）明确规定恢复工作的授权人及责任；

（9）记录每一不符合项及其处理的过程并形成文件。

7.8.3.3　生物安全负责人每年底应对生物安全相关不符合项报告进行评审，以发现趋势并采取预防措施。

7.8.3.4　所有不符合项的控制记录均应归档管理，并输入本年度管理评审。

7.8.4　相关支持性文件

7.8.4.1　《不符合检测工作的控制程序》（××××/CX ××）

7.8.4.2　《纠正措施程序》（××××/CX ××）

7.9　纠正措施

7.9.1　总则

为消除和防止不符合检测工作的再度发生，机构制订和维持《纠正措施程序》，以便在确认了不符合检测工作、偏离管理体系或技术运作中的程序时予以实施，确保管理体系和技术运作的持续有效。

7.9.2　不符合的原因分析

纠正措施应从确认问题根本原因的调查开始。原因分析是实施纠正措施程序中最为关键和重要的环节。所以需要仔细分析产生问题的根本原因，其原因可能分别来自于人、机、料、法、环、采、测、处等环节。从这些原因中找出不符合工作可能再度发生的因素，以便制定行之有效的纠正措施。

7.9.3 纠正措施的选择和实施

针对产生问题的原因，当确认需要采取纠正措施时，由发生不符合工作的各专业实验室负责人会同本专业实验室的质量监督员或相关人员选择和实施最能消除问题和防止问题再度发生的措施（同时应考虑成本因素）。纠正措施要与问题的严重程度以及造成的风险大小相适应。涉及生物安全管理体系运行不符合的纠正措施由生物安全负责人审批；涉及技术运作不符合的纠正措施由技术管理层审批；同时责成相关专业实验室负责人组织实施。实施过程中应将纠正措施调查所要求的任何变更制订成文件加以贯彻。

7.9.4 纠正措施的监控和跟踪验证

各实验室指定相关人员负责对纠正措施实施结果的监控和跟踪验证，对纠正措施的效果进行评价，以确保所采取的纠正措施的有效性。纠正措施活动记录由各实验室收集归档。

7.9.5 结果的输出

各实验室负责对本实验室纠正措施活动的过程和记录进行分析，结果输入年度管理评审。

7.9.6 附加审核

当不符合导致对机构是否符合自身的政策和程序乃至标准和准则的要求产生怀疑，并危及生物安全体系正常运行时，机构生物安全负责人应尽快依据《内部审核程序》，对相关活动的区域组织一次附加审核。附加审核通常在纠正措施实施后进行，以确保纠正措施有效；附加审核的结果应输入年度管理评审。

7.9.7 相关支持性文件

7.9.7.1 《纠正措施程序》（××××/CX ××）

7.9.7.2 《内部审核程序》（××××/CX ××）

7.9.7.3 《管理评审程序》（××××/CX ××）

7.10 预防措施

7.10.1 总则

为主动识别无论是技术还是生物安全管理体系方面的不符合项来源和所需的改进事项和潜在不符合工作，分析潜在不符合的原因，并在相关管理体系或技术运作方面采取预防措施，机构制订和维持《预防措施程序》，以便在监控实施中减少和防止类似不符合情况发生的可能性，并借机适时改进。

7.10.2　潜在不符合工作的识别

日常运行中，各实验室负责人应定期会同生物安全监督员或相关人员通过生物安全活动、技术运作中的趋势分析和风险分析（包括对外部评审的分析）等环节来识别潜在不符合信息，分析其原因，评估其风险性，经确认后启动预防措施。

7.10.3　预防措施的原因分析和实施

启动预防措施前，应仔细分析产生问题的潜在原因。从这些潜在原因中找出潜在不符合工作可能再度发生的因素，以便制定行之有效的预防措施。

预防措施应明确改进的时机、办法和预期要求，由机构生物安全负责人审批后实施。

7.10.4　预防措施的跟踪验证

实验室负责对预防措施实施的情况跟踪验证和效果评价，以确保预防措施实施的有效性。整个预防措施实施过程应作好记录，妥善存留。

7.10.5　相关支持性文件

《预防措施程序》（××××/CX ××）

7.11　持续改进

7.11.1　总则

生物安全管理体系持续改进是机构建设和发展的必然要求，是一项增强实验室能力的循环活动。内外部环境的不断变化要求机构必须持续地保持管理体系运行的有效性和完整性，满足生物安全和相关各方日益增长及变化的需求，保证机构生物安全方针、目标的实现。

机构要经常有计划地对员工进行安全意识和敬业精神的教育，让其充分认识到管理体系的持续改进对生物安全工作的意义，了解参与生物安全管理体系的持续改进的重要性和应承担的责任。

机构各项工作均制定安全作业程序，有计划地进行质量监督、内部审核和管理评审，采取纠正和预防等措施持续改进管理体系，不断提升管理能力和安全意识，并保存安全活动记录。

7.11.2　管理体系持续改进的职责

7.11.2.1　机构法人负责改进的决策，管理层负责组织实施改进，各专业实验室配合。

7.11.2.2　机构法人和管理层应在其职权范围内提供改进所需的资源，需要时，进行必要的协调。

7.11.2.3　各实验室和人员具体实施改进的措施并加以控制，记录改进的过程，及时报告其进展和效果。

7.11.2.4 管理层和生物安全负责人应协助机构主任汇总机构持续改进的情况并输入管理评审。

7.11.3 管理体系持续改进的途径

7.11.3.1 生物安全负责人至少每12个月对生物安全管理体系进行系统地评审，以识别所有潜在的不符合项，改进管理体系或生物安全操作。

7.11.3.2 依据评审结果采取措施后，实验室管理层应通过重点评审或审核相关范围的方式评价所采取措施的成效。

7.11.3.3 生物安全管理部门将改进结果提交生物安全负责人，并组织对生物安全管理体系的修改。

7.11.3.4 生物安全管理部门应通过控制指标系统地监测、评价实验室活动的风险。对识别出的问题，及时着手解决。

7.11.3.5 实验室管理层应确保所有工作人员积极参与改进活动并为实验室所有员工提供教育和培训机会。

7.11.4 管理体系持续改进的基本工作方法

管理体系持续改进的基本工作方法是按计划（Plan）、实施（Do）、检查（Check）、处理（Action）四个阶段顺序进行的 "PDCA" 循环（Plan-Do-Check-Action），适用于整个管理体系运行和持续改进的全过程。

7.11.4.1 P阶段，即计划阶段。就是要适宜生物安全要求，明确生物安全方针和目标，确定达到这些目标的具体措施和方法。这个阶段主要是收集分析信息和评价现状，以识别改进区域；确定实施改进的人员、项目和目的，制定改进的措施。

7.11.4.2 D阶段，即执行阶段。就是要按照已制定的计划内容，认真实施，寻找可能的解决办法，实施选定解决的办法；提供资源以实施改进的措施，实现改进目标。

7.11.4.3 C阶段，即检查阶段。就是对照计划和内容，检查执行的情况，对改进进行监视和测量，以评价其效果，及时发现实施过程中的经验及问题。

7.11.4.4 A阶段，即总结阶段。测量、验证、分析和评价实施的结果（评价改进项目或过程的有效性和效率），以确定这些目的已经达到；将成功的经验或失败的教训加以归纳总结，对新的措施加以规范，以替代老过程，同时确定进一步改进的机会，进入新的PDCA循环。必要时，对管理体系进行评审，对相应的方针和目标进行修订。

7.11.5 相关支持性文件

7.11.5.1 《文件控制程序》（××××/CX ××）

7.11.5.2 《不符合检测工作的控制程序》（××××/CX ××）

7.11.5.3 《纠正措施程序》（××××/CX ××）

7.11.5.4 《预防措施程序》（××××/CX ××）

7.11.5.5 《内部审核程序》（××××/CX ××）

7.11.5.6 《管理评审程序》（××××/CX ××）

7.12 内部审核

7.12.1 总则

机构内部审核周期约为12个月，按预定的日程表和制定的《内部审核程序》定期进行生物安全管理体系内部审核，以验证生物安全活动和技术运作能够持续符合管理体系和准则的要求，保持管理体系的有效性。内部审核应涉及管理体系的全部要素、相关准则、适用的应用说明、体系覆盖的所有专业实验室和全部生物安全活动。审核应由受过培训和具备资格的人员来执行，只要资源允许，内审员应独立于被审核活动。

7.12.2 内部审核计划与实施

内审由生物安全负责人负责策划、组织，生物安全管理部门负责实施，各内审小组负责内审工作的具体实施。

7.12.3 内审发现问题的处理与评价

当内审中发现的问题对安全活动的有效性产生影响时，内审组开具不符合项报告，被审核部门应在规定时间内采取纠正措施。如调查表明实验室的不符合项可能危及安全时，被审核部门应当停止相关活动，直至采取纠正措施取得满意的结果。审核中发现的情况和因此采取的纠正措施的实施按《纠正措施程序》要求进行。内审组负责对审核中不符合项的纠正措施进行跟踪验证和效果评价。

7.12.4 内审记录与报告

内审小组应按要求准确、清晰和完整地记录内审活动全过程，包括符合与不符合的情况，并对本内审小组的审核记录进行整理。生物安全管理部门对各内审小组的记录进行收集，并汇编为机构年度《内部审核报告》。内审结果按《管理评审程序》要求输入年度管理评审。

7.12.5 附加审核

当内、外部发生重大不符合工作或偏离导致本机构对其自身方针和程序与准则的符合性产生怀疑时，生物安全负责人按照相关要求可以决定对有关区域进行附加审核。

7.12.6 相关支持性文件

《内部审核程序》(××××/CX ××)

7.13 管理评审

7.13.1 总则

本机构确定管理评审的周期为12个月,按预定的日程表和制定的《管理评审程序》,由机构法人主持对实验室安全管理体系及其全部活动进行评审,包括设施设备的状态、人员状态、实验室相关的活动、变更、事件、事故等,以确保其持续适用和充分有效,并进行必要的变更或改进。

7.13.2 管理评审需包括以下内容:

(1)前次管理评审输出的落实情况;

(2)所采取纠正措施的状态和所需的预防措施;

(3)管理或监督人员的报告;

(4)近期内部审核的结果;

(5)安全检查报告;

(6)适用时,外部机构的评价报告;

(7)任何变化、变更情况的报告;

(8)设施设备的状态报告;

(9)管理职责的落实情况;

(10)人员状态、培训、能力评估报告;

(11)员工健康状况报告;

(12)不符合项、事件、事故及其调查报告;

(13)实验室工作报告;

(14)风险评估报告;

(15)持续改进情况报告;

(16)对服务供应商的评价报告;

(17)国际、国家和地方相关规定和技术标准的更新与维持情况;

(18)安全管理方针及目标;

(19)管理体系的更新与维持;

(20)安全计划的落实情况、年度安全计划及所需资源。

7.13.3 管理评审的实施

7.13.3.1 机构法人主持管理评审会议。

7.13.3.2 生物安全负责人负责制定管理评审计划,并协助机构法人组织实施。

7.13.3.3 生物安全管理部门、相关部门和各实验室负责人按上述管理评审输入内容收集和准备书面材料,提交管理评审会议评审。

7.13.3.4 机构法人主持管理评审，对管评输入内容进行会议评审，充分讨论、系统分析、达成共识、研究对策。

7.13.3.5 机构法人应对管理体系现状的适宜性、有效性和充分性做出结论和决议，提出改进建议，并形成管理评审报告。只要可行，应以客观方式监测和评价实验室安全管理体系的适用性和有效性。如遇有管理体系在实际运行中发生重大变更和变化时，机构主任可决定进行专项评审。

7.13.3.6 管理评审发现的问题和由此采取的措施，管理层应确保这些措施在适当和约定的时限内得到实施。

7.13.3.7 管理评审应详尽记录，其结果输入本机构下一年度的综合目标管理和管理评审。

7.13.3.8 管理评审后改进措施的检查、督促和验证工作由生物安全管理部门协助生物安全负责人组织实施。

7.13.4 相关支持性文件

7.13.4.1 《管理评审程序》（××××/CX ××）

7.13.4.2 《纠正措施程序》（××××/CX ××）

7.13.4.3 《预防措施程序》（××××/CX ××）

7.14 实验室人员管理

7.14.1 总则

7.14.1.1 为保证生物安全工作的正常开展，本机构根据岗位要求配备足够的、具备相应资质和能力要求的人员，保证在岗人员和新上岗人员获得必要的培训、考核和评估，且应培训员工独立工作的能力。应开展健康监护并建立健康档案，同时对所有实验人员进行准入审批活动，员工的工作量和工作时间安排不应影响实验室活动的质量和员工的健康，符合国家法规要求。

7.14.1.2 生物安全负责人应指定若干适当的人员承担实验室安全相关的管理职责，如培训、健康监护。实验室安全管理人员应具备专业教育背景；熟悉国家相关政策、法规、标准；熟悉所负责的工作，有相关的工作经历或专业培训；熟悉实验室安全管理工作；定期参加相关的培训或继续教育。

7.14.1.3 除在职专业人员外，机构授权各专业实验室根据工作需要，提出聘请使用技术人员和签订合同的支持人员的需求，人事管理部门负责考察和办理聘用手续。这些人员正式上岗前，必须提供证明其具备所聘岗位相应资格和能力的材料（证书或证明等），并接受相应的培训、考核和监督，确保这些人员在检测工作中能按照本机构的管理体系要求开展工作。

7.14.1.4 各实验室主任定期对本实验室员工是否可以胜任其工作任务的

能力进行评价，应按工作的复杂程度定期评价所有员工的表现，至少每12个月评价一次。

7.14.2 人员培训

每年对工作人员进行培训，保证其掌握实验室技术规范、操作规程、生物安全防护知识和实际操作技能，并进行培训效果的评价。具体执行《人员培训程序》。

7.14.3 健康监护

人事管理部门定期组织各专业实验室工作人员参加体检，BSL-3实验室人员体检每年不少于一次，体检结果和病史应归入工作人员健康档案。上述人员本底血样由生物安全管理部门保管。具体执行《员工健康监护程序》。

7.14.4 人员准入

7.14.4.1 从事高致病性病原微生物相关实验活动的工作人员或者其他有关人员，需按照准入审批程序，获得批准后，方可进入实验室。具体执行《生物安全实验室人员准入程序》。

7.14.4.2 按照实验室管理要求建立人员技术档案等工作。

7.14.4.3 进入实验室工作的人员接受管理人员的监督管理。

7.14.5 人员档案

人事管理部门负责维持每个员工的人事资料，可靠保存并保护隐私权。人事档案应包括（不限于）：

（1）员工的岗位职责说明；

（2）岗位风险说明及员工的知情同意证明；

（3）教育背景和专业资格证明；

（4）培训记录，应有员工与培训者的签字及日期；

（5）员工的免疫、健康检查、职业禁忌症等资料；

（6）内部和外部的继续教育记录及成绩；

（7）与工作安全相关的意外事件、事故报告；

（8）有关确认员工能力的证据，应有能力评价的日期和承认该员工能力的日期或期限；

（9）员工表现评价。

7.14.6 相关支持性文件

《人员管理程序》 （××××/CX ××）

7.15 实验室材料管理

7.15.1 总则

为确保机构配备的实验室材料满足生物安全和所开展检验活动的需要，

机构制定并维持《服务和供应品的管理程序》，为实验研究、样本检测等实验活动提供有力的安全保障。

7.15.2 实验室提出实验室材料的采购申请，报所在实验室负责人审核批准后，统一报送采购管理部门。

7.15.3 采购管理部门负责制定采购计划，实施采购和管理，收集服务方背景资料、资质证明、授权证明和其他反映信誉的资料，建立合格服务方的档案，负责跟踪调查服务方的服务质量。

7.15.4 实验室负责对所有与安全相关的实验室材料进行验收，只有在经检查或证实其符合有关规定的要求之后方可投入使用，做好并保留验收记录。

7.15.5 采购管理部门应对所有危险材料建立清单，包括来源、接收、使用、处置、存放、转移、使用权限、时间和数量等内容，相关记录安全保存，保存期限不少于20年。

7.15.6 各实验室应按国家相关规定的要求使用和管理实验室危险材料，采取可靠的物理措施确保实验室危险材料的安全和安保。具体执行《危险化学品安全管理程序》、《菌种、毒种（株）和阳性标本管理程序》。

7.15.7 相关支持性文件

7.15.7.1 《服务和供应品的管理程序》（××××/CX ××）

7.15.7.2 《危险化学品安全管理程序》（××××/CX ××）

7.15.7.3 《菌种、毒种（株）和阳性标本管理程序》（××××/CX ××）

7.16 实验室活动管理

7.16.1 总则

为规范工作人员的生物安全操作行为，保持实验室始终处于良好的运行状态，避免实验室活动对人员造成的危害、或对环境造成的污染，机构制定和维持《生物安全实验室活动管理程序》，对生物安全实验室活动的计划、申请、批准、实施、监督和评估予以规定。

7.16.2 实验室负责人指定每项实验室活动的项目负责人。

7.16.3 实验室主任负责制定年度活动计划，实验室生物安全负责人根据提交的计划，结合上级下达的任务和本实验室总体情况编制全年工作计划，经机构主任批准后执行。

7.16.4 项目负责人提出项目的生物安全审核报告，生物安全委员会进行审核。报告的内容应包括：研究内容；技术路线；项目人员名单及培训和获得上岗证书的情况；研究预计涉及的感染性材料、危险化学品和同位素名称；所用的技术是否已经过批准；实验场所及防护设备是否具备；感染性材料的风险评估报告以及项目内部的安全管理方案等。感染性材料的风险评估执行《生物风险评估及风险控制程序》。

7.16.5 采集病原微生物样本应当具备下列条件:

(1) 具有与采集病原微生物样本所需要的生物安全防护水平相适应的设备;

(2) 具有掌握相关专业知识和操作技能的工作人员;

(3) 具有有效的防止病原微生物扩散和感染的措施;

(4) 具有保证病原微生物样本质量的技术方法和手段。

采集高致病性病原微生物样本的工作人员在采集过程中应当防止病原微生物扩散和感染,并对样本的来源、采集过程和方法等作详细记录。

7.16.6 在开展活动前,专业实验室主任应确保相关工作人员充分了解实验室活动涉及的任何危险,掌握良好工作行为,并为实验人员提供如何在风险最小情况下进行工作的详细指导,包括正确选择和使用个体防护装备。

7.16.7 涉及微生物的实验室活动操作规程应利用良好微生物标准操作要求和(或)特殊操作要求。

7.16.8 生物安全监督员负责日常生物安全监督工作;生物安全管理部门每季度对实验室生物安全情况进行检查。

7.16.9 实验室使用新技术、新方法从事高致病性病原微生物相关实验活动的,应当符合防止高致病性病原微生物扩散、保证生物安全和操作者人身安全的要求,并经国家病原微生物实验室生物安全专家委员会论证;经论证可行的,方可使用。

7.16.10 在同一个实验室的同一个独立安全区域内,只能同时从事一种高致病性病原微生物的相关实验活动。

7.16.11 实验室应当建立实验档案,记录实验室使用情况和安全监督情况。实验室从事高致病性病原微生物相关实验活动的实验档案保存期,不得少于20年。

7.16.12 年终,专业实验室主任向生物安全负责人提交实验室运行安全情况报告。报告内容包括:本年度的研究、工作内容;参与人员名单;涉及的感染性材料、危险化学品和同位素名称;标准操作规程(SOP)是否有更改;实验室意外事故和实验室感染情况;人员工作状态描述等。

7.16.13 相关支持性文件

7.16.13.1 《生物风险评估及风险控制程序》(××××/CX ××)

7.16.13.2 《生物安全实验室活动管理程序》(××××/CX ××)

7.17 实验室内务管理

7.17.1 总则

为使生物安全工作规范、有序，机构制定和维持《生物安全实验室内务管理程序》，对实验室的清洁卫生、清洁剂和消毒剂的使用、压力蒸汽灭菌器灭菌效果监测、废弃物处理和处置等内务进行控制，最大程度保护人员和环境安全。

7.17.2 各专业实验室应落实安全卫生责任制，明确安全卫生责任人，负责实验室的清洁卫生、安全等工作。

7.17.3 不应在工作面放置过多的实验室耗材，应时刻保持工作区整洁有序。

7.17.4 专业实验室主任应指定专人使用经核准的方法和个体防护装备进行内务工作；不应混用不同风险区的内务程序和装备；应在安全处置后对被污染的区域和可能被污染的区域进行内务工作。

7.17.5 实验室设施设备去污染、清洁和消毒灭菌执行《生物安全实验室设施设备去污染、清洁、消毒灭菌方案》《生物安全实验室消毒剂的选择和使用程序》。

7.17.6 实验室应指定专人监督内务工作，填写《实验室内务管理检查表》。

7.17.7 实验室的内务规程和所用材料发生改变时应通知专业实验室主任；实验室规程、工作习惯或材料的改变可能对内务人员有潜在危险时，应通知专业实验室主任并书面告知机构生物安全负责人。

7.17.8 发生危险材料溢洒时，执行《实验室生物安全事故应急处置程序》。

7.17.9 高压蒸汽灭菌器的效果监测执行《高压灭菌器监测操作规程》。

7.17.10 实验室废弃物的处理和处置执行《废弃物的处理和处置程序》。

7.17.11 相关支持性文件

《生物安全实验室内务管理程序》（××××/CX ××）

7.18 实验室设施设备管理

7.18.1 总则

7.18.1.1 为确保机构配备的实验室设施设备满足生物安全和所开展检验检测活动的需要，机构制定并维持《仪器设备管理程序》，对设施设备（包括个体防护装备）的完好性监控指标、巡检计划、使用前核查、安全操作、使用限制、授权操作、消毒灭菌、禁止事项、定期校准或检定，定期维护、安全处置、运输、存放等予以规定。

7.18.1.2 机构配备的仪器设备应满足所开展安全活动的需要，满足卫生检验实际工作需要（必要性），符合检测方法和技术规范要求（符合性），具备稳定可靠性能（可靠性），应考虑安全发展趋势（先进性）和本机构经济的承受能力。

7.18.2 设施设备在投入使用前设施设备管理员应核查并确认其性能可满足实验室的安全要求和相关标准。每次使用前或使用中设施设备使用者应根据监控指标确认设施设备的性能处于正常工作状态，并记录。如果使用个体呼吸保护装置，应做个体适配性测试，每次使用前核查并确认符合佩戴要求。

7.18.3 设施设备应由经过授权的人员操作和维护，现行有效的使用和维护说明书应便于有关人员使用。

7.18.4 设施设备管理员应在设施设备的显著部位标示出其唯一编号、校准或检定日期、有效期、仪器状态（合格、准用、禁用、完好），并明确标示出设施设备中存在危险的部位。

7.18.5 设施设备维护、修理、报废或被移出实验室前应先去污染、清洁和消毒灭菌；维护人员须穿戴适当的个体防护装备。应停止使用并安全处置性能已显示出缺陷或超出规定限度的设施设备。

7.18.6 应依据制造商的建议使用和维护实验室设施设备。

7.18.7 无论什么原因，如果设备脱离了实验室的直接控制，待该设备返回后，应在使用前对其性能进行确认并记录。

7.18.8 发生事故或溢洒时，应对设施设备去污染、清洁和消毒灭菌，具体执行《生物安全实验室设施设备去污染、清洁、消毒灭菌方案》。

7.18.9 采购管理部门应维持设施设备的档案，适用时，内容应至少包括（不限于）制造商名称、型式标识、序列号或其他唯一性标识；验收标准及验收记录；接收日期和启用日期；接收时的状态（新品、使用过、修复过）；当前位置；制造商的使用说明或其存放处；维护记录和年度维护计划；校准（验证）记录和校准（验证）计划；任何损坏、故障、改装或修理记录；服务合同；预计更换日期或使用寿命；安全检查记录。

7.18.10 相关支持性文件

《仪器设备管理程序》（××××/CX ××）

7.18 实验室设施设备管理

7.18.1 总则

7.18.1.1 为确保机构配备的实验室设施设备满足生物安全和所开展检验活动的需要，机构制定并维持《仪器设备管理程序》，对设施设备（包括个体防护装备）的完好性监控指标、巡检计划、使用前核查、安全操作、使用限制、授权操作、消毒灭菌、禁止事项、定期校准或检定，定期维护、安全处置、运输、存放等予以规定。

7.18.1.2　机构配备的仪器设备应满足所开展安全活动的需要，满足检验检测实际工作需要（必要性），符合检测方法和技术规范要求（符合性），具备稳定可靠性能（可靠性），应考虑安全发展趋势（先进性）和本机构经济的承受能力。

7.18.2　设施设备在投入使用前设施设备管理员应核查并确认其性能可满足实验室的安全要求和相关标准。每次使用前或使用中设施设备使用者应根据监控指标确认设施设备的性能处于正常工作状态，并记录。如果使用个体呼吸保护装置，应做个体适配性测试，每次使用前核查并确认符合佩戴要求。

7.18.3　设施设备应由经过授权的人员操作和维护，现行有效的使用和维护说明书应便于有关人员使用。

7.18.4　设施设备管理员应在设施设备的显著部位标示出其唯一编号、校准或检定日期、有效期、仪器状态（合格、准用、禁用、完好），并明确标示出设施设备中存在危险的部位。

7.18.5　设施设备维护、修理、报废或被移出实验室前应先去污染、清洁和消毒灭菌；维护人员须穿戴适当的个体防护装备。应停止使用并安全处置性能已显示出缺陷或超出规定限度的设施设备。

7.18.6　应依据制造商的建议使用和维护实验室设施设备。

7.18.7　无论什么原因，如果设备脱离了实验室的直接控制，待该设备返回后，应在使用前对其性能进行确认并记录。

7.18.8　发生事故或溢洒时，应对设施设备去污染、清洁和消毒灭菌，具体执行《生物安全实验室设施设备去污染、清洁、消毒灭菌方案》。

7.18.9　采购管理部门应维持设施设备的档案，适用时，内容应至少包括（不限于）制造商名称、型式标识、系列号或其他唯一性标识；验收标准及验收记录；接收日期和启用日期；接收时的状态（新品、使用过、修复过）；当前位置；制造商的使用说明或其存放处；维护记录和年度维护计划；校准（验证）记录和校准（验证）计划；任何损坏、故障、改装或修理记录；服务合同；预计更换日期或使用寿命；安全检查记录。

7.18.10　相关支持性文件

《仪器设备管理程序》（××××/CX ××）

7.19 废弃物处置

7.19.1 总则

为了确保机构工作人员和来访人员的安全，防止发生职业暴露和环境污染，机构制定和维持《废弃物的处理和处置程序》，对将操作、收集、运输、处理及处置废物（包括对排放标准及监测）予以规定。

7.19.2 各实验室危险废物处理和处置的管理应符合国家或地方法规和标准的要求，应遵循以下原则处理和处置危险废物：

（1）将操作、收集、运输、处理及处置废物的危险减至最小；

（2）将其对环境的有害作用减至最小；

（3）只可使用被承认的技术和方法处理和处置危险废物；

（4）排放符合国家或地方规定和标准的要求。

7.19.3 各实验室应根据危险废物的性质和危险性按相关标准分类处理和处置废物。危险废物应弃置于专门设计的、专用的和有标识的用于处置危险废物的容器内，装量不能超过建议的装载容量；锐器（包括针头、小刀、金属和玻璃等）应直接弃置于耐扎的容器内。不应积存垃圾和实验室废物。在消毒灭菌或最终处置之前，应存放在指定的安全地方。

7.19.4 机构实验室安全委员会负责组织废弃物处理和处置的风险评估。

7.19.5 应由经过培训的人员处理危险废物，并应穿戴适当的个体防护装备，应避免危险废物处理和处置方法本身的风险。

7.19.6 各实验室主任负责本实验室废弃物处理和处置的安全管理，指定相关人员依据《废弃物的处理和处置程序》处理和处置废弃物，并做好废弃物处置记录。含活性致病性生物因子的废物应在实验室内消毒灭菌后再交由专业公司处理。不应从实验室取走或排放不符合相关运输或排放要求的实验室废物。

7.19.7 如果法规许可，只要包装和运输方式符合危险废物的运输要求，可以运送未处理的危险废物到指定机构处理。

7.19.8 生物安全监督员负责监督实验室废弃物的规范化处理和处置过程，及时发现处理和处置中存在的安全隐患。

7.19.9 相关支持性文件

《废弃物的处理和处置程序》（××××/CX ××）

7.20 危险材料运输

7.20.1 总则

为了确保感染性样本、菌（毒）种等危险材料运输的安全，机构制定和维持《危险材料运输程序》，对危险材料在专业实验室内、实验室所在机构内及机构外部的运输予以文件化规定。

7.20.2 保卫科应建立并维持危险材料接收和运出清单，至少包括危险材料的性质、数量、交接时包装的状态、交接人、收发时间和地点等，确保危险材料出入的可追溯性。

7.20.3 实验室主任或其授权人员应负责向为实验室送交危险材料的所有部门提供适当的运输指南和说明。

7.20.4 危险材料应置于被批准的本质安全的防漏容器中运输，必须防止污染人员或环境，并有可靠的安保措施。运输高致病性病原微生物菌（毒）种或者样本，必须由不少于2人专人护送，并采取相应的防护措施。

7.20.5 实验室应按国家或国际现行的规定和标准，包装、标示所运输的物品并提供文件资料。

7.20.6 不得通过公共电（汽）车和城市铁路运输高致病性病原微生物菌（毒）种或者样本。确有需要的，实验室应当凭《病原微生物实验室生物安全管理条例》第十一条规定的批准文件予以运输，确保所运输的高致病性病原微生物菌（毒）种或者样本的安全，严防发生被盗、被抢、丢失、泄漏事件。

7.20.7 高致病性病原微生物菌（毒）种或者样本在运输中被盗、被抢、丢失、泄漏的，承运单位、护送人、保藏机构应采取必要的处理措施，并在2小时内分别向承运单位的主管部门、护送人所在单位和保藏机构的主管部门报告，同时向所在地的县级人民政府卫生主管部门或者兽医主管部门报告，发生被盗、被抢、丢失的，还应当向所在地公安机关报告。

7.20.8 运输高致病性病原微生物菌（毒）种或者样本，应当具备下列条件：

（1）运输目的、高致病性病原微生物的用途和接收单位符合国务院卫生主管部门或者兽医主管部门的规定；

（2）高致病性病原微生物菌（毒）种或者样本的容器应当密封，容器或者包装材料还应当符合防水、防破损、防外泄、耐高（低）温、耐高压的要求；

（3）容器或者包装材料上应当印有国务院卫生主管部门或者兽医主管部门规定的生物危险标识、警告用语和提示用语。

运输高致病性病原微生物菌（毒）种或者样本，应当经省级以上人民政府卫生主管部门或者兽医主管部门批准。在省、自治区、直辖市行政区域内运输的，由省、自治区、直辖市人民政府卫生主管部门或者兽医主管部门批准；需要跨省、自治区、直辖市运输或者运往国外的，由出发地的省、自治区、直辖市人民政府卫生主管部门或者兽医主管部门进行初审后，分别报国务院卫生主管部门或者兽医主管部门批准。

通过民用航空运输高致病性病原微生物菌（毒）种或者样本的，除依照7.20.8（2）、（3）规定取得批准外，还应当经国务院民用航空主管部门批准。

7.20.9　实验室在相关实验活动结束后，应当依照国务院卫生主管部门或者兽医主管部门的规定，及时将病原微生物菌（毒）种和样本就地销毁或者送交保藏机构保管。

7.20.10　相关支持性文件

《危险材料运输程序》（××××/CX ××）

7.21　应急措施

7.21.1　总则

为强化各专业实验室的安全管理，防止安全事件/事故的进一步扩大，机构制定和维持《实验室生物安全事故应急处置程序》，对在实验室出现意外情况下采取的紧急应对措施予以文件化规定。

7.21.2　生物安全负责人负责制定《实验室生物安全事故应急处置程序》，程序至少应包括负责人、组织、应急通信、报告内容、个体防护和应对程序、应急设备、撤离计划和路线、污染源隔离和消毒灭菌、人员隔离和救治、现场隔离和控制、风险沟通等内容。

7.21.3　安全保卫部门负责本机构安全管理，制定和实施生物及化学安全应急处置预案。始终保持应急装备、报警系统和撤离程序功能及正常状态。

7.21.4　各实验室主任应负责本实验室所有人员（包括来访者）熟悉应急行动计划、撤离路线和紧急撤离的集合地点。

7.21.5　当实验室发生意外事故时，机构生物安全负责人负责组织生物安全事故的风险评估。

7.21.6　各实验室主任负责按照《实验室生物安全事故应急处置程序》进行应急事故处理，并上报机构生物安全负责人。

7.21.7　生物安全监督员负责检查和发现本实验室安全事故的隐患。

7.21.8　实验室发生病原微生物泄漏时，实验室工作人员应当立即采取控制措施，防止高致病性病原微生物扩散，并同时向负责实验室生物安全工作的机构或者人员报告。启动实验室感染应急处置预案，并组织人员对该实验室生物安全状况等情况进行调查，确认发生实验室感染或者高致病性病原微生物泄漏的，应向相关部门报告，并采取控制措施，对有关人员进行医学观察或者隔离治疗，封闭实验室，防止扩散。

7.21.8 办公室负责在所有实验室电话机旁设置应急通信号码及地址。

7.21.9 采购管理部门和安全保卫部门应有针对性地在实验室适当位置配置并定期更新急救设备，如急救箱、灭火器等。

7.21.10 采购管理部门负责急救装备的配备和定期更新。

7.21.11 生物安全负责人每年应至少组织所有实验室人员进行一次演习。

7.21.12 相关支持性文件

《实验室生物安全事故应急处置程序》（××××/CX ××）

7.22 消防安全

7.22.1 总则

实验室消防安全是保证生物安全实验室安全运行的基础，为规范实验室消防安全工作，机构制定和维持《消防安全管理程序》，确保人员安全和防止实验室内的危险扩散。

7.22.2 安全保卫部门负责制定年度消防计划，内容至少包括（不限于）：

（1）对实验室人员的消防指导和培训，内容至少包括火险的识别和判断、减少火险的良好操作规程、失火时应采取的全部行动；

（2）实验室消防设施设备和报警系统状态的检查；

（3）消防安全定期检查计划；

（4）消防演习（每年至少一次）。

7.22.3 实验室的消防设计和建筑材料应符合国家的相关要求，实验室应向其消防主管部门征询意见和建议。

7.22.4 培训管理部门会同安全保卫科组织各专业实验室相关人员进行消防知识培训，并使所有人员理解，以确保人员安全和防止实验室内的风险扩散。

7.22.5 安全保卫部门负责各实验室的消防设施及设备的配备、检查维修和更新。应依据实验室可能失火的类型配置适当的灭火器材并定期维护，应给每个专业实验室配备控制可燃物少量泄漏的工具包。如果发生明显泄漏，应立即寻求消防部门的援助，并告知实验室内存在的危险。需要时，应使用防爆电器。

7.22.6 实验室内应尽量减少可燃气体和液体的存放量。应将可燃气体或液体放置在远离热源或打火源之处，将其存放在经批准的贮藏柜或库中，避免阳光直射。贮存量应符合国家相关的规定和标准。需要冷藏的可燃液体应存放在防爆（无火花）的冰箱中。

7.22.7 相关支持性文件

《消防安全管理程序》(××××/CX ××)

7.23 事故报告

7.23.1 总则

机构制定和维持《事件的记录、报告及调查程序》,规定各专业实验室事件、伤害、事故、职业相关疾病以及潜在危险的记录、报告以及调查的程序,为相关善后工作提供指导性意见和处理依据。

7.23.2 当实验室发生意外事故(事件)时,当事人或首先发现人应立即进行记录,记录的内容应包括事故(事件)发生的详细时间、地点、涉及人员、影响情况。

7.23.3 根据事故(事件)的具体情况,分别向实验室主任和(或)生物安全负责人报告。

7.23.4 所有事故报告应形成书面文件并存档(包括所有相关活动的记录和证据等文件)。适用时,报告应包括事实的详细描述、原因分析、影响范围、后果评估、采取的措施、所采取措施有效性的追踪、预防类似事件发生的建议及改进措施等。

7.23.5 事故报告(包括采取的任何措施)应提交实验室管理层和实验室安全委员会评审,适用时,还应提交更高管理层评审。

7.23.6 实验室任何人员不得隐瞒实验室活动相关的事件、伤害、事故、职业相关疾病以及潜在危险,应按规定上报。

7.23.7 生物安全负责人接到事故(事件)的报告后,应会同有关部门,根据事故(事件)的影响情况,涉及范围,组织开展事故(事件)的调查。

7.23.8 生物安全负责人根据事故(事件)的调查情况和结论,提出处理意见。同时启动《不符合工作控制程序》、《纠正措施程序》和《预防措施程序》。

7.23.9 调查处理资料的归档

涉及事件(事故)调查的所有记录均应汇总归档,档案长期保存。

7.23.10 相关支持性文件

《事件的记录、报告及调查程序》(××××/CX ××)

第四章 实验室安全手册实例

实验室安全手册

Laboratory Safety Manual
甘肃省疾病预防控制中心

目 录

1.一般安全守则

2.消防安全

3.水电安全

4.化学品安全

5.生物安全

6.特种设备安全

7.一般设备安全

8.生物安全设施和个体防护

9.事件、事故处理的规定和程序

附件

1.实验室安全标识

2.实验室平面图、紧急出口、撤离路线

紧急联系电话

序号	科室	联系人	联系电话
1	安全保卫部门		
2	突发公共卫生事件应急管理部门		
3	安全管理部门		
4	后勤管理部门		

一、一般安全守则

1.进入实验室必须遵守实验室的各项规定，严格执行操作规程，做好相关记录。

2.保证实验室观察窗的可视性，门口需张贴安全标识，并及时更新。

3.保持实验室整洁和地面干燥，及时清理废旧物品，保持消防通道畅通。

4.实验中人员不得脱岗，进行危险实验室需有2人同时在场。

5.进入实验室应了解潜在安全隐患和应急处置方法，采取适当的安全防护措施。

6.实验人员应根据需求选择适当的防护用品。防护用品使用前应确认其使用范围、有效期等保证防护用品有效；熟悉其使用、维护和保养方法。

7.禁止在实验室内吸烟、饮水、进食、睡觉等，禁止放置与实验无关的物品。不得在实验室内追逐等。

8.对于特殊岗位和特种设备，需经过相应的培训，持证上岗。

9.实验结束后，应及时清理；临时离开实验室，应随手锁门；最后离开实验室，应关闭水、电、气、门窗等。

10.仪器设备不得开机过夜，如确有需要，必须采取必要的预防措施。特别注意空调、电脑、饮水机等不得开机过夜。

11.发现安全隐患或发生实验室安全事故，应及时采取必要措施，并立即报告实验室负责人。

二、消防安全

1.火灾的扑救

1.1　救火原则及器械使用

救火原则。扑救初期火灾时，应立即大声呼叫，组织人员选用合适的方法进行扑救，同时立即报警。扑救时应遵循先控制、后消灭，救人重于救火，先重点后一般的原则。

1.2　灭火器的使用

1.2.1　上下颠倒摇晃使干粉松动。

1.2.2　拉出保险销

1.2.3　保持安全距离（距离火源约2-3米），左手扶喷管，喷嘴对准火焰根部，右手用力压下压把。

注意事项

检查灭火器压力阀，指针应指在绿色区域，红色区域代表压力不足，黄色代表压力过高。

手提干粉灭火器必须竖立使用。

保险销拔掉后，喷管口禁止对人，以防伤害。

灭火时，操作者必须处于上风向操作。

注意控制灭火点的有效距离和使用时间。

1.3　消防栓的使用

1.3.1　打开消火栓门，同时按下内部火警按钮（按钮是报警和启动消防泵的）。

1.3.2　将原本折叠好的消防水带展开来。

1.3.3　将消防水带的一头接到消防栓接口上。

1.3.4　将消防水带的另外一端接上消防水枪。

1.3.5　另外一个人打开消防栓上的水阀开头。

1.3.6　逆时针打开阀门水喷出，对准火源根部，进行灭火。

2.逃生自救

熟悉实验室的逃生路径、消防设施及自救逃生的方法，积极参加应急逃生演练，将会事半功倍。

2.1　保持镇静、明辨方向、迅速撤离，请勿相互拥挤、乱冲轮窜。在时间允许范围内一定要记得拨打火警电话"119"。要向逆风的方向逃生，在逃生时要随手关上通道上的门窗，防止浓烟蔓延。若果火源在自己所在的楼层，应该向楼下逃生。

2.2　时间就是生命，火灾袭来要迅速撤离危险区，不要贪恋财物。

2.3加强个人防护，防止或减少烟气的侵害。用水将毛巾等浸湿，扎住口鼻，防止吸入高温烟气。要匍匐前进，避免吸入浓烟。

2.4　穿过烟火区时，用水浸湿地毯等，包裹好身体，就地滚出火焰区逃生。要爬行或尽量使身体贴近地面，千万不要站立行走。

2.5　发生火灾后，千万不要乘坐电梯逃生。因为大火会烧断线路，导致电梯不能正常运行。

2.6　身上着火千万不能奔跑，可迅速撕脱衣物、就地打滚或用厚重的衣物压灭火焰。

2.7　发生火灾时不能随便开启门窗，防止新鲜空气大量涌入，火势迅速发展。

三、水电安全

1.用电安全

1.1　实验室电路容量、插座等应满足仪器设备的功率需求；大功率用电设备需单独拉线。

1.2　确保仪器设备状态完好，方可接通电源。

1.3 电器设施应有良好的散热环境，远离热源和可燃物品，确保电器设备接地、接零良好。

1.4 不得擅自拆、改电器线路、修理电器设备；不得乱拉、乱接电线，不准使用闸刀开关、木质配电板和花线等。避免多个电器共用接线板。

1.5 使用电器设备时，应保持手部干燥。当手、脚或身体沾湿或站在潮湿地面上时，切勿启动电源开关、触摸通电的电器设备。

1.6 对于长时间不间断使用的电器设备，需采取必要的预防措施。

1.7 对于高电压、大电流的危险区域，应设立警示标识，不得擅自进入。

1.8 存在易燃易爆化学品的场所，应避免产生电火花或静电。

1.9 发生电器火灾时，首先需要切断电源，尽快拉闸断电后使用灭火器灭火。

2.触电救护

2.1 尽快让触电人员脱离电源。应立即关闭电源或拔掉插头。若无法及时找到或切断电源，可用干燥木棒、竹竿等绝缘物挑开电线；不得直接接触带电物体和触电者。

2.2 实施急救并求医。触电者脱离电源后，应迅速将其移到通风干燥的地方仰卧。若触电者呼吸、心跳均停止，应在保持触电者气道通畅的基础上，立即交替进行人呼吸和胸外按压等急救措施，同时立即拨打"120"，尽快将触电者送往医院，途中继续进行心肺复苏术。

2.3 人工呼吸施救要点

2.3.1 将伤员仰头抬颌，取出口中异物，保持气道通畅；

2.3.2 捏住伤员鼻翼，口对口吹气（不能漏气），每次1~1.5秒，每轮12~16次；

2.3.3 如伤员牙关紧闭，可口对鼻进行人工呼吸，注意不要让嘴漏气。

2.4 胸外按压施救要点

2.4.1 找准按压部位：右手的食指和中指沿触电者的右侧肋弓下缘向上，找到肋骨和胸骨接合处的中点；两手指并齐，中指放在切迹中点（剑突底部），食指平放在胸骨下部；另一只手的掌根紧挨食指上缘，置于胸骨上，即为正确按压位置；

2.4.2 按压动作不走形：两臂伸直，肘关节固定不屈，两手掌根相叠，每次垂直将成人胸骨压陷3~5厘米，然后放松；

2.4.3 以均匀速度进行，每分钟80次左右。

3.用水安全

3.1 了解实验楼自来水各级阀门的位置。

3.2 水龙头或水管漏水、下水道堵塞时，应及时联系修理、疏通。

3.3 水槽和排水渠道必须保持通畅。

3.4 杜绝自来水龙头打开而无人监管的现象。

3.5 定期检查冷却水装置的连接管接口和老化情况，及时更换，以防漏水。

3.6 需在无人状态下用水时，要做好预防措施及停水、漏水的应急准备。

四、化学品安全

1.化学品采购

1.1 剧毒、易制毒、易制爆等危险化学品由机构物资采购部门统一采购，并报机构安全保卫部门备案。

1.2 麻醉和精神类药品购买，由机构物资采购部门统一采购，并报机构安全保卫部门备案。

1.3 一般化学品应从具有化学品经营许可资质的公司购买。

1.4 不得通过非法途径购买（获取）、私下转让危险化学品和麻醉类、精神类药品。

2.化学品保存

2.1 一般原则

2.1.1 所有化学品和配制试剂都应贴有明显标签，杜绝标签缺失、新旧标签共存、标签信息不全或不清等混乱现象。配制的试剂、反应产物等应有名称、浓度或纯度、责任人、日期等信息。

2.1.2 存放化学品的场所必须整洁、通风、隔热、安全、远离热源和火源。

2.1.3 实验室不得存放大桶试剂和大量试剂，严禁存放大量的易燃易爆品及强氧化剂；化学品应密封、分类、合理存放，切勿将不相容的、相互作用会发生剧烈反映的化学品混放。

2.1.4 实验室需建立并及时更新化学品台账，及时清理无名、废旧化学品。

2.1.5 实验室化学品保存环境、数量符合相关法规、标准要求。

2.2 危险品分类存放要求

2.2.1 剧毒化学品、麻醉类和精神类药品需存放在不易移动的保险柜或带双锁的冰箱内，实行"双人领取、双人运输、双人使用、双人双锁保管"的五双制度，并切实做好相关记录，领用需履行审批手续。

2.2.2 易爆品应与易燃品、氧化剂隔离存放，最好保存在防爆试剂柜、防爆冰箱内。

2.2.3　腐蚀品应放在防腐蚀试剂柜的下层；或下垫防腐蚀托盘，置于普通试剂柜的下层。

2.2.4　还原剂、有机物等不能与氧化剂、硫酸、硝酸混放。

2.2.5　强酸（尤其是硫酸），不能与强氧化剂的盐类（如：高锰酸钾、氯酸钾等）混放；遇酸可产生有害气体的盐类（如：氰化钾、硫化钠、亚硝酸钠、氯化钠、亚硫酸钠等）不能与酸混放。

2.2.6　易产生有害气体（烟雾）或难闻刺激气味的化学品应存放在配有通风吸收装置的试剂柜内。

2.2.7　金属钠、钾等碱金属应贮存于煤油中；黄磷、汞应贮存于水中。

2.2.8　易水解的药品（如：醋酸酐、乙酰氯、二氯亚砜等）不能与水溶液、酸、碱等混放。

2.2.9　卤素（氟、氯、溴、碘）不能与氨、酸及有机物混放。

2.2.10　氨不能与卤素、汞、次氯酸、酸等接触。

3.化学品使用

3.1　实验之前应先阅读使用化学品的安全技术说明书（MSDS），了解化学品特性，采取必要的防护措施。

3.2　严格按实验规程进行操作，在能够达到实验目的的前提下，尽量少用，或危险性低的物质替代危险性高的物质。

3.3　使用化学品时，不能直接接触药品、品尝药品味道、把鼻子凑到容器口嗅闻药品的气味。

3.4　严禁在开口容器或密闭体系中用明火加热有机溶剂，不得在烘箱内存放干燥易燃有机物。

3.5　实验人员应配戴防护眼镜、穿着合身的棉质白色工作服及采取其他防护措施，并保持工作环境通风良好。

4.化学废弃物处置

4.1　应及时清理化学废弃物，遵循兼容相存的原则，用原瓶或小口带螺纹盖子的容器分类收集，做好标识，定期移交危险废物处置中心处置。

4.2　废气排放前应先经过吸收、分解处理，才能排放。

5.应急救援

发生化学安全事故，应立即报告实验室主任，并积极采取措施进行应急救援，送医治疗。

5.1　化学烧伤

应立即脱去沾染化学品的衣物，迅速用大量清水长时间冲洗，避免扩大烧伤面。烧伤面较小时，可先用冷水冲洗30分钟左右，再涂抹烧伤膏；当烧伤面积较大时，可用冷水浸湿的干净衣物（或纱布、毛巾、被单）敷在创面上，然后就医。处理时，应尽可能保持水泡皮的完整性、不要撕去受损的皮肤，切勿涂抹有色药物或其他物质（如红汞、龙胆紫、酱油、牙膏等），以免影响对创面深度的判断和处理。

5.2 化学腐蚀

应迅速除去被污染衣服，及时用大量清水冲洗或用合适的溶剂、溶液洗涤受伤面。保持创伤面的洁净，以待医务人员治疗。若溅入眼内，应立即用细水冲洗；如果只溅入单侧眼睛，冲洗时水流应避免流经未受损的眼睛。

5.3 化学冻伤

应迅速脱离低温环境和冰冻物体，用40 ℃左右温水将冰冻融化后将衣物脱下或剪开，然后在对冻伤部位进行复温的同时，尽快就医。对于心跳呼吸骤停者要施行心脏按压和人工呼吸。严禁用火烤、雪搓、冷水浸泡或猛力捶打等方式作用于冻伤部位。

5.4 吸入性化学中毒

5.4.1 采取果断措施切断毒源（如关闭管道阀门、堵塞泄漏的设备等）；并通过开启门、窗等措施降低毒物浓度。

5.4.2 救护者在进入毒区抢救之前，应佩戴好防护面具和防护服。

5.4.3 尽快转移病人、阻止毒物继续侵入人体，采取相应的措施进行现场应急救援，同时拨打120求救。

5.5 误食性化学中毒

5.5.1 误食一般化学品。为降低胃内化学品浓度，延缓其被人体吸收的速度，保护胃黏膜，可立即吞服牛奶、鸡蛋、面粉、淀粉、搅成糊状的土豆泥、饮水等，或分次吞服含活性炭（一般10克～15克活性炭大约可以吸收1克毒物）的水进行引吐或导泻，同时迅速送医院治疗。

5.5.2 误食强酸。立刻饮服200毫升0.17%氢氧化钙溶液、或200毫升氧化镁悬浮液、或60毫升3%～4%的氢氧化铝凝胶、或者牛奶、植物油及水等，迅速稀释毒物；再服食10多个打溶的蛋做缓和剂。同时迅速送医院治疗。急救时，不要随意催吐、洗胃。

5.5.3 误食强碱。立即饮服500毫升食用醋稀释液（1份醋加4份水），或鲜橘子汁将其稀释，再服用橄榄油、蛋清、牛奶等。同时迅速送医院治疗。急救时，不要随意催吐、洗胃。

5.5.4 误食农药。对于有机氯中毒，应立即催吐、洗胃，可用1%～5%碳酸氢钠溶液或温水洗胃，随后灌入60毫升50%硫酸镁溶液；禁用油类泻剂。同时迅速送医院治疗。

对于有机磷中毒，一般可用1%食盐水或1%～2%碳酸氢钠溶液洗胃；误服敌百虫者应用生理盐水或清水洗胃。同时迅速送医院治疗。

5.6　气体爆炸

应立即切断电源和气源、疏散人员、转移其他易爆物品，拨打火警电话。

五、生物安全

1.涉及病原微生物的实验，应按《人间传染的病原微生物名录》按照所操作的病原生物，开展的实验活动，在规定的防护级别的实验室内开展实验。生物安全实验室分为BSL-1、BSL-2、BSL-3、BSL-4四个级别，其中BSL-4防护要求最高。

2.从事病原生物操作人员须经过生物安全相关培训，并通过考核，签署知情同意书，严格遵守实验操作规程，在授权的范围内开展实验活动。

3.不同等级的生物安全实验室应配备相应的生物安全柜、压力灭菌器。实验室入口须有生物危害警示标识、操作的致病性生物因子，并保持关闭，未经管理人员许可不得入内。

4.菌（毒）种和阳性生物样本的保藏由专人负责，实行"双人双锁、双人领用"，做好菌（毒）种和生物样本的采购、保藏、实验、销毁记录。

5.指定专人负责医疗废物处置，废物移交做好记录，记录内容包括废弃物产生单位、产生日期、废弃物类型（如感染性、损伤性、病理性、化学性、药物性和其他废物）以及需要的特殊说明等。

6.所有病原体的培养基、标本和菌种、毒种等高危险的废弃物在运出实验室之前应进行有效的消毒灭菌处理后，再按感染性废物收集处理。

7.应定期对可能接触病原微生物的实验场所、物品、设备等进行消毒灭菌，并开展消毒效果监测。

8.饲养实验动物及进行动物实验须在持有《实验动物使用许可证》的实验室内进行，严禁在其他场所进行。

9.使用动物需向具有《实验动物生产许可证》的单位购买，索要动物质量合格证明书；并遵循"3R"（即"减少、代替和优化"）原则，尽可能用别的方法或用低等动物代替高等动物。

10.生物类实验废弃物应用黄色专用塑料袋进行包装分类收集，做好标识，按机构有关规定及时送机构医疗废物暂存点。其中，锐器类废弃物需用牢固、耐扎的容器妥善包装。对于被病原微生物污染过的废弃物，须先在实验室进行有效灭菌（灭活）后方可送储。

11.发生事故，立即采取有效的应急措施控制影响范围，并向机构领导、设备管理安全部门、安全保卫部门报告。

六、特种设备安全

1.压力设备

1.1 压力设备需定期检验，确保其安全有效。启用长期停用的压力容器须经过特种设备管理部门检验合格后才能使用。

1.2 压力设备从业人员须经过有关单位组织的培训，持证上岗，严格按照操作规程进行操作。

1.3 使用时，人员不得离开。

1.4 发现异常现象，应立即停止使用，并通知设备管理人。

2.起重机械

2.1 起重机械设备需定期检验，确保其安全有效。

2.2 起重机械从业人员须经过有关单位组织的培训，持证上岗，严格按照操作规程进行操作。

2.3 在使用各种起重机械前，应认真检查。

2.4 起重机械不得起吊超过额定载重量的物体。

2.5 无论在任何情况下，起重机械操控范围内严禁站人。

3.辐射设备

3.1 辐射设备需定期检验，确保其安全有效。每天要针对放射源屏蔽体进行检查，确保无辐射泄露。

3.2 射线作业人员必须参加省环境保护部门举行的辐射安全和防护知识教育培训，并进行考核，考核合格及经过专门体检合格后，持证上岗。

3.3 每天工作前，应事先做好一天工作计划和可能发生事故的应急准备后，方可开展正常工作。

3.4 机房内应安装有辐射监测器，并配有声光报警功能，一旦辐射剂量超过设定值，监测系统立即发出声光报警，此时应退出所有人员，采取措施，消除事因。

3.5 非专业人员禁止使用和接触放射装置，需维修时应由专业人员维修，对不能使用的射线装置和配件退回原生产厂或送指定放射性废物库储存，任何人不得随意处置。

4.气体钢瓶

4.1 使用单位需确保采购的气体钢瓶质量可靠，标识准确、完好，不得擅自更改气体钢瓶的钢印和颜色标记（见下表）。

钢瓶颜色及气体名称

钢瓶颜色	气体名称
黑	空气、氮
银灰	氩、氖、氦、二氧化硫、一氧化碳、一氧化二氮(笑气)、六氟化氢
白	乙炔、一氧化氮、二氧化氮
铝白	二氧化碳、四氟甲烷
淡黄	氟
棕	乙烯、丙烯、甲烷、丙烷、环丙烷
淡兰	氧
淡绿	氢
深绿	氯

4.2 气体钢瓶存放地应严禁明火、保持通风和干燥、避免阳光直射，配备应急救援设施、气体检测和报警装置。

4.3 气体钢瓶须远离热源、易燃易爆和腐蚀物品，实行分类隔离存放，不得混放，不得存放在走廊和公共场所。空瓶内必须保留一定的剩余压力，与实瓶应分开放置，并有明显标识。

4.4 气体钢瓶须直立放置，妥善固定，并做好气体钢瓶和气体管路标识，有多种气体或多条管路时需制定详细的供气管路图。

4.5 供气管路需选用合适的管材。易燃、易爆、有毒的危险气体（乙炔除外）连接管路必须使用金属管；乙炔的连接管路不得使用铜管。

4.6 使用前后应检查气体管道、接头、开关及器具是否有漏气，确认盛装气体类型并做好应对可能造成的突发事件的应急准备。

4.7 使用后，必须关闭气体钢瓶上的主气阀和释放调节器内的多余气体。

4.8 移动气体钢瓶使用手推车，切勿拖拉、滚动或滑动气体钢瓶。

4.9 严禁敲击、碰撞气体钢瓶；严禁使用温度超过40℃的热源对气瓶加热。

4.10 实验室内应保持良好的通风；若发现气体泄漏，应立即采取关闭气源、开窗通风、疏散人员等应急措施。切记在易燃易爆气体泄漏时开关电源。

4.11 对于气体钢瓶有缺陷、安全附件不全或已损坏、不能保证安全使用的，需退回供气商或请有资质的单位进行及时处置。

七、一般设备安全

总则：使用设备前，需了解其操作程序，规范操作，采取必要的防护措施。对于精密仪器或贵重仪器，应制定操作规程，配备稳压电源、UPS不间断电源，必要时可采取双路供电。设备使用完毕需及时清理，做好使用记录和维护工作。设备如出现故障应暂停使用，并及时报告、维修。

1.机械加工设备。在机械加工设备的运行过程中，易造成切割、被夹、被卷等意外事故。

1.1 对于冲减机械、刨床、圆盘锯、堆高机、研磨机、空压机等机械设备，应有护罩、套筒等安全防护设备。

1.2 对车床、滚齿机械等高度超过作业人员身高的机械，应设置适当高度的工作台。

1.3 佩戴必要的防护器具（工作服和工作手套），束缚好宽松的衣物和头发，不得佩戴长项链，不得穿拖鞋，严格遵守操作规程。

2.冰箱

2.1 冰箱应放置在通风良好处，周围不得有热源、易燃易爆品、气瓶等，且保证一定的散热空间。

2.2 存放危险化学药品的冰箱应粘贴警示标识；冰箱内各药品须粘贴标签，并定期清理。

2.3 危险化学品须贮存在防爆冰箱或经过防爆改造的冰箱内。存放易挥发有机试剂的容器必须加盖密封，避免试剂挥发至箱体内积聚。

2.4 存放强酸强碱及腐蚀性的物品必须选择耐腐蚀的容器，并且存放于托盘内。

2.5 存放在冰箱内的试剂瓶、烧瓶等重心较高的容器应加以固定，防止因开关冰箱门时造成倒伏或破裂。

2.6 食品、饮料严禁存放在实验室冰箱内。

2.7 若冰箱停止工作，必须及时转移化学药品并妥善存放。

3.高速离心机

3.1 高速离心机安放在平稳、坚固的台面上。启动之前要扣紧盖子。

3.2 离心管安放要间隔均匀，确保平衡。

3.3 确保分离开关工作正常，不能在未切断电源时打开离心机盖子。

4.加热设备。加热设备包括：明火电炉、电阻炉、恒温箱、干燥箱、水浴锅、电热枪、电吹风等。

4.1 使用加热设备，必须采取必要的防护措施，严格按照操作规程进行操作。使用时，人员不得离岗；使用完毕，应立即切断电源。

4.2 加热、产热仪器设备须放置在阻燃的、稳固的实验台上或地面上，不得在其周围堆放易燃易爆物或杂物。

4.3 禁止用电热设备烘烤溶剂、油品、塑料筐等易燃、可燃挥发物。若加热时会产生有毒有害气体，应放在通风柜中进行。

4.4 应在断电的情况下，采取安全方式取放被加热的物品。

4.5 实验室不允许使用明火电炉，如有特殊情况确需使用的，需向安全保卫部门申请《明火电炉使用许可证》。

4.6 使用管式电阻炉时，应确保导线与加热棒接触良好；含有水分的气体应先经过干燥后，方能通入炉内。

4.7 使用恒温水浴锅时应避免干烧，注意不要将水溅到电器盒里。

4.8 使用电热枪时，不可对着人体的任何部位。

4.9 使用电吹风和电热枪后，需进行自然冷却，不得阻塞或覆盖其出风口和入风口。

5.通风柜

5.1 通风柜内及其下方的柜子不能存放化学品。

5.2 使用前，检查通风柜的抽风系统和其他功能是否运作正常。

5.3 应在距离通风柜内至少15cm的地方进行操作；操作时应尽量减少在通风柜内以及调节门前进行大幅度动作，减少实验室内人员移动。

5.4 切勿储存会伸出柜外或妨碍玻璃视窗开合或者会阻挡导流板下方开口处的物品或设备。

5.5 切勿用物件阻挡通风柜口和柜内后方的排气槽；确需在柜内储放必要物品时，应将其垫高置于左右侧边上，同通风柜台面隔空，以使气流能从其下方通过，且远离污染产生源。

5.6 切勿把纸张或较轻的物件堵塞于排气出口处。

5.7 进行实验时，人员头部以及上半身绝不可伸进通风柜内；操作人员应将玻璃视窗调节至手肘处，使胸部以上受玻璃视窗所屏护。

5.8 人员不操作时，应确保玻璃视窗处于关闭状态。

5.9 若发现故障，切勿进行实验，应立即关闭柜门并联系维修人员检修。定期检测通风柜的抽风能力，保持其通风效果。

5.10 每次使用完毕，必须彻底清理工作台和仪器。对于被污染的通风柜应挂上明显的警示牌，并告知其他人员，以避免造成不必要的伤害。

八、生物安全设施和个体防护

根据机构微生物实验室所操作的微生物种类，已知对健康成年人有无致病作用，或可能存在的潜在危险，可以作为常规实验室技术控制，安全防护原则上采用一级和二级防护标准。

1.正确使用生物安全柜、超净台等专用安全设备。

2.工作人员在二级生物安全实验工作时应穿工作服，戴一次性医用口罩、手套、帽子。

3.工作人员手上有皮肤破损或皮疹时应戴手套。

4.每个实验室应设洗手池，洗手池宜设置在靠近出口处。

5.实验室围护结构内表面应易于清洁，地面应防滑、无缝隙，不得铺设地毯。

6.实验台表面应不透水，耐腐蚀，耐热。

7.实验室中的家具应牢固。为便于清洁，各种家具和设备之间应保持一定间隙。应有专门放置生物废弃物容器的台（架）。

8.实验室如有可开启的窗户，应设置纱窗。

9.应设置实施消毒的设施，如高压灭菌器、化学消毒装置，以便对废弃物进行处理。必要时应设置洗眼装置。

10.可能产生致病生物气溶胶的操作应在生物安全柜（以Ⅱ级生物安全柜为宜）或其他物理抑制设备中进行，并使用个体防护装备。

11.处理高浓度或大容量感染性材料时必须在生物安全柜（以Ⅱ级生物安全柜为宜）或其他物理抑制设备中进行，并使用个体防护装备。上述材料的离心操作应使用密封的离心机转子或安全离心杯，且它们只在生物安全柜中开闭和装载，则可在实验室中进行。

12.当操作不可能在生物安全柜内进行而必须采取外部操作时，为防止感染性材料溅出或雾化危害，操作人员必须使用面部保护装置（护目镜、面罩、个体呼吸保护用品或其他防溅出保护设备）。

13.离开实验室时，工作服、防护服必须脱下并留在实验室内，不得穿着外出，更不能携带回家。用过的工作服应先在实验室中消毒，然后洗涤或丢弃。

14.当手可能接触感染性材料、污染的表面或设备时，应戴手套；如可能发生感染性材料溢出或溅出时，宜戴两层手套。不得戴着手套离开实验室。工作完全结束后方可除去手套。

15.一次性手套不得清洗和再次使用。

九、事件、事故处理的规定和程序

1.自然灾害

1.1　火灾

实验人员停止实验，并拨打火警报警电话119，要讲清着火点所在的区及街道门牌号码；要说清是什么东西着火和火势的大小；要说清楚报警人的姓名和电话号码；要注意听清楚消防队员的询问，正确简洁地予以回答。待对方明确说明可以挂断电话时方可挂断电话。

实验人员向实验室负责人汇报，实验室负责人应向机构负责人进行报告，同时向机构安全保卫部门报告。实验室负责人组织实验室人员按机构要求撤离。

在火灾初级阶段实验室负责人可组织科室人员使用消防器材和设施在做好个人防护的情况下进行灭火。

1.2　水灾

实验人员停止实验，对样品、实验材料进行妥善处理，封闭实验室后撤离。撤离人员按照离开实验室的程序脱去个体防护装备，必要时用适当的消毒灭菌剂和水清洗所暴露皮肤。

实验室负责人组织人员撤离，人员到机构规定集合地点集合。

实验室负责人应向机构负责人进行报告。

2.实验室意外

2.1　实验室意外处理原则

2.1.1　菌（毒）种、样品外溢

2.1.1.1　撤离房间

（1）发生生物危险物质溢洒时，立即通知房间内的无关人员迅速离开，在撤离房间的过程中注意个人防护（气溶胶）。关门并张贴"禁止进入"、"溢洒处理"的警告标识，至少30分钟方可进入现场处理溢洒物。

（2）撤离人员按照离开实验室的程序脱去个体防护装备，用适当的消毒灭菌剂和水清洗所暴露皮肤。

（3）立即通知实验室负责人。必要时，由生物安全责任人安排专人清除溢洒物。

2.1.1.2　溢洒区域的处理

（1）准备清洁工具和物品，在穿着适当的个体防护装备（如：鞋、防护服、口罩、双层手套、护目镜、呼吸保护装置等）后进入实验室。需要两人共同处理溢洒物，必要时，还需要配备一名现场指导人员。

（2）判断污染程度，用消毒灭菌剂浸湿的纸巾（或其他吸收材料）覆盖溢洒物，小心从周围向中心倾倒适量的消毒灭菌剂，使其与溢洒物混合作用一定的时间。应注意按消毒灭菌剂的说明确定使用浓度和作用时间，或风险评估报告提供的浓度和作用时间。

（3）消毒灭菌到作用时间后，小心将吸收了溢洒物的纸巾（或其他吸收材料）连同溢洒物收集到专用的收集袋或容器中，并反复用新的纸巾（或其他吸收材料）将剩余物质吸收干净。破碎的玻璃或其他锐器要用镊子或钳子

处理。用清洁剂或消毒灭菌剂清洁被污染的表面。所处理的溢洒物以及处理工具（包括收集锐器的镊子或钳子等）全部置于专用的收集袋或容器中并封好。

（4）用消毒剂擦拭可能被污染的区域。

（5）按程序脱去个体防护装备，将暴露部位向内折叠，置于专用的收集袋或容器中并封好。

（6）按程序洗手。

（7）按程序处理溢洒物过程中形成的所有废物。

（8）接触人员必要时进行隔离。

2.1.1.3　生物安全柜内的溢洒处理

（1）处理溢洒物时不要将头伸入安全柜内，也不要将脸直接面对前操作口，应处于前视面板的后方。选择消毒剂时需考虑其对生物安全柜的腐蚀性。

（2）如溢洒的量不足 1 mL 时，可直接用消毒灭菌剂浸湿的纸巾（或替他吸收材料）擦拭。

2.1.1.4　生物安全柜内如溢洒量大或容器破碎，需按如下操作；

（1）使生物安全柜保持开启状态；

（2）在溢洒物上覆盖浸有消毒灭菌剂的吸收材料，作用一定时间以发挥消毒灭菌作用。必要时，用消毒灭菌剂浸泡工作台表面以及排水沟和接液槽；

（3）在安全柜内对所戴手套消毒灭菌后，脱下手套。如果防护服已被污染，脱掉所污染的防护服后，用适当的消毒灭菌剂清洗暴露部位；

（4）穿好适当的个体防护装备，如双层手套、防护服、护目镜和呼吸保护装置等；

（5）小心将吸收了溢洒物的纸巾（或替他吸收材料）连同溢洒物收集到专用的收集袋或容器中，并反复用新的纸巾（或替他吸收材料）将剩余物质洗净；破碎的玻璃或其他锐器要用镊子或钳子处理；

（6）用消毒灭菌剂擦拭或喷洒安全柜内壁、工作台表面及前视窗的内侧；作用一定时间后，用洁净水擦干净消毒灭菌剂；

（7）如果需要浸泡接液槽，在清理接液槽前要报告主管人员；可能需要用其他方式消毒灭菌后进行处理；

（9）接触人员必要时进行隔离。

2.1.1.5　如果溢洒物流入生物安全柜内部，需要评估后采取适用的措施。

2.2 离心机内的溢洒处理

（1）在离心感染物质时，要使用密封管以及密封的转子或安全桶。每次使用前，检查并确认所有密封圈都在位并状态良好。

（2）离心结束后，至少等候5分钟打开离心机盖。

（3）如果打开盖子后发现离心机已经被污染，立即小心关闭盖子，关闭离心机。如果离心期间发生离心管破碎，立即关机，禁止打开盖子，切断离心机电源，至少30分钟后开始清理工作。

（4）穿着适当的个体防护装备，准备好清理工具。必要时，清理人员需要佩戴呼吸保护装置。

（5）消毒灭菌后小心将转子移到生物安全柜内，浸泡在适当的非腐蚀性消毒灭菌剂内，建议浸泡60分钟以上。

（6）小心将离心管转移到专用的收集容器中。一定要用镊子夹取破碎物，可以用镊子夹着棉花收集细小破碎物。

（7）通过适当的消毒灭菌剂擦拭和喷雾的方式消毒灭菌离心转子舱室和其他可能被污染的部位，空气晾干。

（8）如果溢洒物流入离心机内部，需要评估后采取适用的措施。

（9）接触人员必要时进行隔离。

2.3 皮肤刺伤

2.3.1 发生了针刺或扎伤，暂停或停止实验。

2.3.2 受伤人员按照离开实验室的程序脱去个体防护装备，用适当的消毒灭菌剂和水清洗所暴露皮肤。

2.3.3 在针刺或扎伤，可以用消毒灭菌剂和水清洗受伤区域，挤压伤处周围以促使血往伤口处流；如果发生黏膜暴露，至少用水冲洗暴露区域15分钟。立即向科室负责人报告。

2.3.4 受伤人员必要时进行隔离。

参考文献

［1］中华人民共和国国家质量监督检验检疫总局，中国国家标准化管理委员会．GB 19489-2008 实验室生物安全通用要求［S］．北京：中国标准出版社，2008．

［2］中华人民共和国国家质量监督检验检疫总局，中国国家标准化管理委员会．GB/T 27921-2011 风险管理、风险评估技术［S］．北京：中国标准出版社，2011．

［3］中华人民共和国国家卫生和计划生育委员会．WS 233-2017病原微生物实验室生物安全通用准则［S］．北京：人民卫生出版社，2017．

［4］中华人民共和国住房和城乡建设部，中华人民共和国国家质量监督检验检疫总局．GB50346-2011生物安全实验室建筑技术规范［S］．北京：中国建筑出版社，2011．